眼疾患アトラスシリーズ
Atlas of ocular diseases | 3

外眼部アトラス

監修
大鹿 哲郎
筑波大学

編集
野田 実香
慶應義塾大学
渡辺 彰英
京都府立医科大学

総合医学社

眼疾患アトラスシリーズ

序　文

　眼科診療において病歴や主訴の聴取はもちろん重要ですが，なんといっても診断にダイレクトに結びつくのは所見そのもの，すなわち前眼部所見や眼底所見などの画像情報でしょう．異常が目に見える形として現出しやすい，そしてそれを所見として直接捉えやすいというのが，眼科の特徴であり利点です．

　とすれば，様々な疾患を診断する能力を磨くには，できるだけ多くの病変なり疾患を自ら観察し，経験を積み重ね，病変パターンを見分ける力を培っておく必要があります．しかし，できるだけ多くの疾患を経験するといっても，そこには自ずと限界があります．専門医を養成するまでの数年間で経験できる疾患数は限られているでしょうし，頻度の少ない疾患にはそれこそ極まれにしか遭遇しません．

　そこにアトラスの意義があります．臨床医や学習者が，困ったとき，迷ったときにすぐ当たることのできる図版集としてのアトラスです．

　今回，眼科分野を網羅した眼疾患アトラスを企画しました．眼科日常診療に必要な画像を部位別およびモダリティ別にまとめ，眼科医の診断能力の向上に役立つものとすることを狙いとしています．構成は，1. 前眼部アトラス，2. 後眼部アトラス，3. 外眼部アトラス，4. 眼病理アトラス，5. 目と全身病アトラス，となります．

　本シリーズの特徴は下記のようになります．
①眼科領域の主要疾患の画像を網羅したアーカイブをめざす．
②各疾患および鑑別すべき疾患のベストクオリティの画像を集める．頻度の低い疾患，最近目にしなくなった疾患についても，積極的に過去の症例を発掘して未来への遺産としてのアーカイブを構築する．
③広い読者層に役立つものとする．眼科専攻医からベテランまで，読者の目的に合わせて引けるものとする．
④自在に検索できるものをめざす．総索引を作成し，疾患名，所見名等のキーワードから，必要情報に簡単に辿り着けるようにする．

　前眼部から後眼部，外眼部，また眼病理から全身病までをここまで広く網羅したアトラスは，欧米でも見当たりません．多くの先生方の執筆，また写真提供により，世界に類を見ない素晴らしい眼疾患アトラスシリーズとなりました．御協力頂いた先生方に今一度心より御礼申し上げると共に，本シリーズが皆様の日常診療および生涯教育に資することを願って，序と致します．

2019年9月

大鹿哲郎

外眼部アトラス
序　文

　近年，眼瞼疾患，涙道疾患などの外眼部の分野は大変注目されてきています．それに伴い多くの出版物を目にするようになりました．しかしそれらは手術の方法が中心のものばかりで，意外なことに外来で役立つ"診断のためのアトラス"で系統立ったものは見当たりません．

　外来にて一般眼科医が外眼部疾患に遭遇したときに慌ててしまったり，重要な疾患を見逃したりしてしまわないために．また適切な画像検査をオーダーできるようになるために．できることなら画像検査の結果を見てある程度の診断をつけられるように，このアトラス形式の本は企画されました．特に今回の「外眼部アトラス」は，手術をしない眼科医にこそ知っておいていただきたい様々な疾患の画像，外眼部の写真，MRIやCT，エコーなど数多く紹介しています．またアトラスらしく治療や手術については割愛しているのも，外来での使い勝手を重視した結果です．

　外来でよく遭遇する疾患から珍しい疾患まで広く網羅するように項目立てており，それぞれ専門の先生方から知見をお借りしております．写真集として見ているだけでも飽きなく楽しい本となっています．本書の完成は，ひとえに諸先生方から御協力いただいたおかげと心より感謝いたします．

　一般外来で外眼部疾患を診る機会のある眼科医が，眼科外来に置いておきたいと思うような"伝説のアトラス"になったと自負しております．末筆ではありますが，企画から本書に携わらせていただいたことに重ね重ね感謝いたします．

野田実香　渡辺彰英

執筆者一覧 (執筆順)

蓮見由紀子	横浜市立大学大学院医学研究科眼科学教室	菅谷哲史	日本大学医学部視覚科学系眼科学分野
今川幸宏	大阪回生病院眼科	豊野哲也	東京大学大学院医学系研究科眼科学教室
吉田清香	東北大学大学院医学系研究科神経感覚器病態学講座・眼科学分野	福岡詩麻	大宮はまだ眼科　西口分院
羅　秀玉	ら(羅)眼科	加藤　基	東京大学大学院医学系研究科形成外科
佐々木香る	関西医科大学眼科学教室	西田奈央	獨協医科大学眼科学教室
山中行人	京都府立医科大学眼科学教室	有田玲子	伊藤医院
木下慎介	MIE眼科四日市	吉村彩野	兵庫医科大学眼科学教室
三村真士	大阪医科大学眼科学教室	馬場直子	神奈川県立こども医療センター皮膚科
小久保健一	藤沢湘南台病院形成外科	高橋勇人	慶應義塾大学皮膚科
鄭　暁東	愛媛大学大学院医学系研究科医学専攻器官・形態領域眼科学講座	福田昌彦	近畿大学奈良病院眼科
末岡健太郎	広島大学大学院医系科学研究科視覚病態学	高山真祐子	群馬大学大学院医学系研究科眼科学
太田　優	慶應義塾大学医学部眼科学教室	加瀬　諭	北海道大学大学院医学研究院眼科学教室
野田実香	慶應義塾大学医学部眼科学教室	伊沢英知	国立がん研究センター中央病院眼腫瘍科
白川理香	東京大学大学院医学系研究科眼科学教室	平山雅敏	東京歯科大学市川総合病院眼科
上笹貫太郎	鹿児島大学大学院医歯学総合研究科眼科学	山口剛史	東京歯科大学市川総合病院眼科
門田英輝	九州大学病院形成外科	元村尚嗣	大阪市立大学大学院医学研究科形成外科学
小林　真	小林眼科医院	新井雪彦	岩手医科大学形成外科
重安千花	杏林大学医学部眼科学教室	須賀洸希	東京都保健医療公社　大久保病院眼科
北口善之	大阪大学大学院医学系研究科眼科学教室	竹中祐子	東京女子医科大学皮膚科
山中亜規子	総合病院 聖隷浜松病院眼形成眼窩外科	齋藤昌美	福島県立医科大学形成外科
林　憲吾	横浜桜木町眼科	兼森良和	カネモリ眼科形成外科クリニック
石瀬久子	兵庫医科大学形成外科	尾山徳秀	うおぬま眼科
中山知倫	京都府立医科大学眼科学教室	髙村　浩	公立置賜総合病院眼科
渡辺彰英	京都府立医科大学眼科学教室	吉川　洋	九州大学大学院医学研究院眼科学分野
山下　建	札幌医科大学形成外科	大城貴史	大城クリニック
大久保智貴	茨城西南医療センター病院眼科	大城俊夫	大城クリニック
田邉美香	九州大学大学院医学研究院眼科学分野	春田雅俊	久留米大学医学部眼科学講座
山道光作	福岡山王病院形成外科	江口功一	江口眼科医院
鈴木幸久	地域医療機能推進機構三島総合病院眼科	大湊　絢	新潟大学大学院医歯学総合研究科生体機能調節医学専攻感覚統合医学講座視覚病態学分野
酒井成貴	慶應義塾大学形成外科	原　かや	八重洲形成外科・美容皮膚科
岩佐真弓	井上眼科病院	林　暢紹	須崎くろしお病院眼科
舟木智佳	オリンピア眼科病院	井上　康	医療法人眼科康誠会　井上眼科
小幡博人	埼玉医科大学総合医療センター眼科	中茎敏明	藤田眼科
秋山玲奈	JR東京総合病院眼科	松村　望	神奈川県立こども医療センター眼科
川島素子	慶應義塾大学医学部眼科学教室	鎌尾知行	愛媛大学医学部附属病院診療科眼科学

執筆者一覧 (執筆順)

松山浩子	大阪赤十字病院眼科
田中　寛	国立長寿医療研究センター眼科
大江雅子	多根記念眼科病院眼科
鈴木　亨	鈴木眼科クリニック
宮崎千歌	兵庫県立尼崎総合医療センター眼科
渡辺このみ	あさひ総合病院眼科
藤本雅大	ナカノ眼科医院
佐々木次壽	佐々木眼科
岩崎明美	大多喜眼科
山田寛子	愛媛大学大学院医学系研究科医学専攻器官・形態領域眼科学講座
三谷亜里沙	愛媛大学大学院医学系研究科医学専攻器官・形態領域眼科学講座
今野公士	インフィニティメディカル近藤眼科
後藤　聡	東京慈恵会医科大学附属柏病院眼科
後藤英樹	後藤眼科医院
横井　匡	国立成育医療研究センター眼科
山本哲平	国立病院機構　北海道医療センター眼科
谷治尚子	オリンピア眼科病院
渡辺頼勝	東京警察病院形成外科・美容外科
荒牧典子	慶應義塾大学形成外科
秋山武紀	慶應義塾大学脳神経外科
兒玉達夫	島根大学医学部附属病院先端がん治療センター
大島浩一	国立病院機構　岡山医療センター眼科
上田幸典	総合病院 聖隷浜松病院眼形成眼窩外科
鈴木茂伸	国立がん研究センター中央病院眼腫瘍科
林　勇海	杏林大学医学部眼科学教室
楠原仙太郎	神戸大学大学院医学研究科外科系講座眼科学分野
髙鍬広章	総合病院 聖隷浜松病院眼形成眼窩外科
高比良雅之	金沢大学医薬保健研究域医学系視覚科学 (眼科学)
高橋めぐみ	総合病院 聖隷浜松病院眼形成眼窩外科
横山康太	昭和大学医学部眼科学講座
後藤洋平	昭和大学医学部眼科学講座
遠藤貴美	昭和大学横浜市北部病院眼科
張　大行	新潟大学大学院医歯学総合研究科生体機能調節医学専攻感覚統合医学講座視覚病態学分野
小野貴暁	川崎医科大学眼科学1
池田千花	岩手医科大学眼科学教室
大関尚行	総合新川橋病院
光安佐織	有限会社アツザワ・プロテーゼ九州
梶山新之助	株式会社 カジヤマプロテーゼ
日原正勝	関西医科大学形成外科
楠木健司	関西医科大学形成外科
河井信一郎	埼玉医科大学総合医療センター眼科
根岸貴志	順天堂大学大学院医学研究科眼科学
林　思音	山形大学医学部眼科学
遠藤高生	大阪母子医療センター眼科
横山吉美	独立行政法人地域医療機能推進機構中京病院眼科
鈴木由美	杏林大学医学部眼科学教室
中西 (山田) 裕子	神戸大学大学院医学研究科外科系講座眼科学分野
津久井真紀子	独立行政法人地域医療機能推進機構中京病院眼科
宇井牧子	CS眼科クリニック
中井義典	京都府立医科大学眼科学教室
彦谷明子	浜松医科大学眼科学教室
大野明子	東京都立多摩総合医療センター眼科
平野香織	千葉県こども病院眼科
鎌田さや花	京都府立医科大学眼科学教室
岡本真奈	兵庫医科大学眼科学教室
永野雅子	井上眼科病院
西　智	奈良県立医科大学眼科学教室
武田啓治	長岡赤十字病院眼科
清水有紀子	ツカザキ病院眼科
張　佑子	京都市立病院眼科
植木智志	新潟大学脳研究所統合脳機能研究センター
木村亜紀子	兵庫医科大学眼科学教室
林　孝雄	帝京大学医療技術学部視機能矯正学科
神前あい	オリンピア眼科病院
横山　連	大阪市立総合医療センター小児医療センター小児眼科
後関利明	北里大学医学部眼科

目　次
Contents

眼疾患アトラスシリーズ——3
外眼部アトラス

1. 眼瞼

総論 　2

各論

1）眼瞼の形態異常

(1)内眼角贅皮，逆内眼角贅皮 　8

(2)先天性眼瞼欠損 　10

(3)先天性索状眼瞼縁癒着症 　12

(4)瞼球癒着 　14

(5)眼瞼内反　下眼瞼

　①先天眼瞼内反 　16

　②加齢眼瞼内反 　18

　③瘢痕性眼瞼内反 　20

　④機械性眼瞼内反 　22

　眼瞼内反　上眼瞼

　①Lash ptosis 　24

　②加齢性上眼瞼内反 　26

　③瘢痕性眼瞼内反 　28

(6)眼瞼外反

　①先天眼瞼外反 　30

　②加齢眼瞼外反 　32

　③瘢痕性眼瞼外反 　34

　④機械性眼瞼外反 　37

　⑤麻痺性眼瞼外反，顔面神経麻痺 　40

(7)睫毛乱生・睫毛重生 　42

(8)異所性睫毛 　44

(9)眼瞼皮膚萎縮 　46

(10)眼裂狭小症 　48

2）眼瞼の機能障害

(1)眼瞼下垂

　①先天眼瞼下垂 　50

　②腱膜性眼瞼下垂

　　a.加齢性眼瞼下垂 　52

　　b.コンタクト眼瞼下垂 　54

　③神経原性眼瞼下垂

　　a.神経原性眼瞼下垂，動眼神経麻痺性眼瞼下垂 　56

　　b.Horner症候群 　58

　④筋原性眼瞼下垂

　　a.重症筋無力症 　60

b. 慢性進行性外眼筋麻痺	62
⑤機械性眼瞼下垂	64
⑥偽眼瞼下垂（眼瞼皮膚弛緩症）	66
(2) 眼瞼異常運動	
①開瞼失行症	68
②Marcus Gunn下顎眼瞼連合運動症候群（Marcus Gunn症候群）	70
(3) 眼瞼けいれんと類縁疾患	
①本態性眼瞼けいれん，Meige症候群	72
②薬物性眼瞼けいれん	74
③片側顔面けいれん	76
(4) 兎眼	78
(5) 眼瞼後退（症）	80
3) 眼瞼の炎症	
(1) 麦粒腫	82
(2) 霰粒腫	84
(3) Pyogenic granuloma	86
(4) 毛囊虫性眼瞼縁炎	88
(5) 脂漏性眼瞼縁炎	90
(6) 眼角眼瞼炎	92
(7) 眼瞼浮腫（Quincke浮腫）	94
(8) 眼瞼リンパ浮腫	96
(9) 涙腺脱臼	98
(10) マイボーム腺機能不全（後部眼瞼炎）	
①分泌低下型MGD	100
②分泌増加型MGD	102
(11) 薬剤性眼瞼皮膚炎	104
(12) アトピー性皮膚炎	106
(13) 丹毒	108
(14) 単純ヘルペスウイルス眼瞼炎	110
(15) 帯状ヘルペス眼瞼炎	112
(16) ブドウ球菌性眼瞼炎	114
(17) 睫毛ケジラミ症	116
(18) 外眼部マダニ刺症	118
4) 眼瞼の外傷，薬物障害	
(1) 光による傷害　放射線	120
(2) 火傷　花火外傷	122
(3) 眼瞼外傷	
①鈍的外傷	124
②眼瞼創傷（裂傷）	126
③眼瞼挙筋の断裂，眼瞼下垂	128
④眼瞼欠損	130

⑤眼瞼瘢痕		132
⑥眼瞼異物		
	a.ハードコンタクトレンズ	134
	b.ヒアルロン酸注入により生じた異物肉芽腫	136
	c.ポリアクリルアミド	138
	d.重瞼術後縫合糸脱出	140
	e.ケナコルト注射後	142

5)眼瞼の腫瘍

(1)良性腫瘍

①皮様嚢腫	144
②母斑細胞性母斑	146
③脂漏性角化症(老人性疣贅)	148
④皮膚乳頭腫	150
⑤皮角	151
⑥尋常性疣贅	152
⑦伝染性軟属腫	153
⑧ケラトアカントーマ(角化棘細胞腫)	154
⑨Sturge-Weber症候群	156
⑩黄色腫, 黄色板症	158
⑪神経線維腫症1型(von Recklinghausen病)	160
⑫稗粒種	162
⑬表皮嚢胞(粉瘤)	164
⑭汗管腫	166

(2)悪性腫瘍

①基底細胞癌	168
②脂腺癌	170
③扁平上皮癌	172
④Merkel細胞癌	174

2. 涙器

総論	178

各論

1)涙腺

(1)先天異常

①異所性涙腺	182

2)涙道

(1)先天異常

①先天涙点閉鎖	184
②涙点欠損・涙小管欠損	186
③先天鼻涙管閉塞・狭窄	188

④副涙点	190
⑤涙嚢(皮膚)瘻	192
⑥涙嚢ヘルニア	194
（2）涙小管炎	
①涙小管炎	196
②涙小管嚢胞	198
（3）涙嚢炎	
①急性涙嚢炎	200
②慢性涙嚢炎	202
③新生児涙嚢炎	205
④涙道瘻炎	206
（4）涙道通過障害	
①涙点狭窄・閉鎖	208
②涙小管閉塞	210
③鼻涙管狭窄・閉塞	212
④続発性鼻涙管狭窄・閉塞	214
⑤涙道内腫瘍	216
（5）外傷	
①涙小管断裂	218
②涙道異物	220

3. 眼窩

総論	224

各論	

1）先天異常
（1）眼球の先天異常	
①無眼球	228
②小眼球	230
③潜伏眼球	234

2）眼球突出
（1）甲状腺眼症	236
（2）骨疾患による眼球突出	
①頭蓋顎顔面骨形成不全	239
②線維性骨異形(症)	242
（3）海綿静脈洞血栓	244
（4）頸動脈海綿静脈洞瘻	246
（5）副鼻腔粘液嚢胞, 膿性嚢胞	248
（6）副鼻腔炎の眼窩内進展	249
（7）眼窩腫瘍	
①涙腺部腫瘍	250

②眼窩MALTリンパ腫, 眼窩びまん性大細胞型リンパ腫	253
③海綿状血管腫	256
④リンパ管腫	258
⑤横紋筋肉腫	260
⑥神経線維腫	262

3) 眼窩の炎症

(1) 眼窩蜂巣炎　細菌性	264
(2) 眼窩真菌炎	266
(3) 眼窩筋炎	268
(4) 特発性眼窩炎症	270
(5) 木村病	272

4) 眼窩の外傷

(1) 眼窩壁骨折	
①眼窩内壁骨折	274
②眼窩下壁開放型骨折	276
③眼窩下壁骨折	278
④眼窩内下壁開放型骨折	280
(2) 鈍的外傷	
①外傷性視神経萎縮, 外傷性視神経症, 視神経管骨折	282
②眼窩出血, 眼窩気腫	284
③眼球破裂	286
(3) 眼窩異物	
①木片	288
②金属	290
③マイラゲル	292

5) 義眼

(1) 義眼と義眼台	294
(2) 正常な義眼装用者	296
(3) 義眼脱出	298
(4) 義眼台脱出	300

4. 斜視

総論	304

各論	

1) 斜位	308
2) 内斜視	
(1) 先天内斜視 (乳児内斜視)	310
(2) 後天内斜視	
①調節性内斜視	
a. 屈折性調節性内斜視	312

b.非屈折性調節性内斜視　314

c.部分調節性内斜視　316

　②続発内斜視　318

3)外斜視

(1)間欠性外斜視　320

(2)恒常性外斜視　322

4)上下斜視　324

5)回旋斜視　326

6)A-V型斜視　328

7)交代性上斜位　330

8)微小斜視　332

9)症候群

(1)Duane症候群(Duane眼球後退症候群)　334

(2)Möbius症候群　336

(3)外眼筋線維症　338

10)偽斜視

(1)$\gamma(\alpha,\ \kappa,\ \lambda)$角異常　340

11)麻痺性斜視　342

12)固定内斜視　344

13)急性内斜視　346

5. 眼球運動異常

総論　350

各論

1)核上性眼球運動障害

(1)側方注視麻痺(共同偏視),Foville症候群,Millard-Gubler症候群　354

(2)内側縦束症候群　356

(3)One-and-a-half症候群　358

(4)斜偏位　360

(5)Fisher症候群　362

(6)中脳背側症候群,Parinaud症候群　364

(7)進行性核上性麻痺　365

(8)眼振　366

2)核および核下性眼球運動障害

(1)眼球運動神経麻痺(動眼神経麻痺,滑車神経麻痺,外転神経麻痺)　368

(2)複合神経麻痺

①海綿静脈洞症候群,Tolosa-Hunt症候群,有痛性外眼筋麻痺　370

②眼窩先端部症候群(上眼窩裂症候群)　372

3)神経筋接合部障害

(1)重症筋無力症　374

4)筋原性眼球運動障害

(1)甲状腺眼症　376

(2)Brown症候群　380

(3)強度近視性内斜視　382

(4)眼窩炎症(特発性, IgG4関連)　384

(5)Sagging eye syndrome　386

(6)慢性進行性外眼筋麻痺　388

索引　390

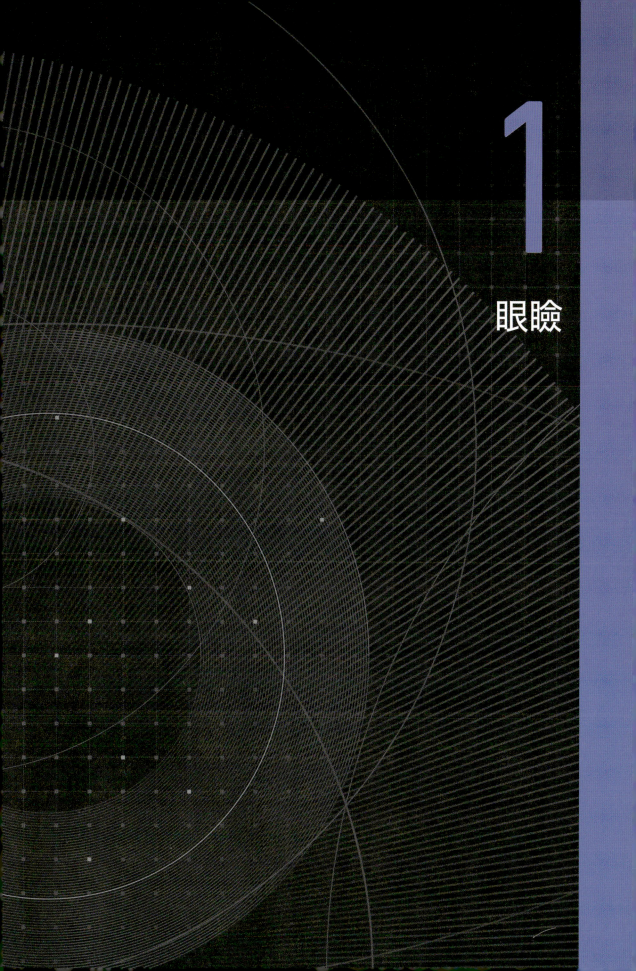

1

眼瞼

総論

1 はじめに

眼瞼(まぶた)は機能的には眼球の保護，開瞼による視野の確保，瞬きによる眼表面のクリアランス，涙液の均一な分配などの役割がある．このように視機能を保つために大切な要素であると同時に，顔面の主要な構成要素でもあり，整容的観点からも重要視される．眼瞼は皮膚，皮下組織，筋肉，瞼板，結膜など，複数の組織で構成される複雑な構造をしている．また，瞬目(瞬き)は通常自発的に起こり，顔面神経と動眼神経によって支配される．眼瞼の異常は，これら組織の形態的異常と機能的異常から起こる．また，眼科領域では症例数の少ない腫瘍性疾患の好発部位でもある．ここでは正常の構造と働き，機能を評価するための各種検査につき述べる．

2 眼瞼の構造

上下眼瞼の矢状断の組織標本とそれに対応する模式図を図1a, bに示す．眼瞼は眼窩隔膜によって前葉と後葉に分けられる．前葉は皮膚と眼輪筋，皮下組織から成り，後葉は瞼板，上眼瞼挙筋，瞼板筋(ミュラー筋)，副涙腺，瞼結膜から成る．上下の眼瞼はほぼ対称な構造をしているが，最も大きな違いは下眼瞼には挙筋のような大きな随意筋がないことである．

眼瞼の皮膚は人体の中でも最も薄いという特徴を持つ．眼瞼縁には横紋筋であるリオラン筋が透けて見え，グレイラインと呼ぶ．グレイラインで眼瞼は前葉と後葉に分けられる．グレイラインを挟んで皮膚側(前葉)に睫毛が生えており(図2a)，睫毛根には脂腺のツァイス腺(図10)，エクリン汗腺，アポクリン汗腺であるモル腺(図10, 12)などがある．グレイラインより結膜側(後葉)にマイボーム腺の開口部が並んでいる(図2, 11, 13)．皮膚と結膜の境目である粘膜皮膚移行部は，さらに結膜側に存在する(図2b)．ただし，皮膚粘膜移行部は加齢とともに結膜側へ移行する．

眼輪筋は眼瞼皮膚の下，瞼板の前面に広がっている．内側眼瞼靱帯から始まり，外側眼瞼靱帯へと，眼窩内を同心円状に走行する．眼輪筋は細い線維の眼瞼部と太い線維の眼窩部に分けられ，細い線維が瞬目運動などの速い動き，太い線維がゆっくりでより強い閉瞼に働く．眼輪筋は顔面神経支配である一方で，開瞼に働く筋肉は上眼瞼挙筋であり，動眼神経支配である．両者は拮抗筋で相反性支配にあり，一方が収縮すると一方は弛緩する．開瞼時は上眼瞼挙筋が収縮し，眼輪筋が弛緩する．開瞼の維持には交感神経支配であるミュラー筋の収縮が関与している．

眼窩隔膜は眼窩縁の骨膜から瞼板に向かって伸びる結合組織の膜である．厚みは一定ではなく，中央では薄く，周辺部は厚くなる．眼瞼の炎症などが眼窩に侵入しないようブロックする機能があり，加齢に伴い弛緩すると眼窩の脂肪が前方へ脱出して，下眼瞼ではbaggy eyelidとなる(図3)．

上眼瞼挙筋は眼窩の先端のチン総腱輪から起始し，上直筋の上を前方に走行する横紋筋である．遠位端は上眼瞼挙筋腱膜となり，機能的に前層と後層に分けられる．前層は白く厚い線維性組織であり，瞼板上方で折り返して眼窩隔膜と連続する．後層は疎な線維組織で瞼板に付着している．また，一部眼輪筋を貫いて皮下に至り重瞼を形成する眼輪筋穿通枝がある．眼瞼挙筋が腱膜に移行する部位付近には，挙筋の筋腹を横切るウィットナールの横走靱帯がある．この靱帯は結合組織の束で滑車の役割をして挙筋収縮の作用方向を変換し，眼瞼の挙上効率を上げている．

ミュラー筋(瞼板筋)は上眼瞼挙筋の下方に起始し，腱となって瞼板上面に付着する平滑筋である．ミュラー筋は交感神経支配で，その主な働きは瞼板を挙上し，上眼瞼の位置を微調節することである．ミュラー筋自体の収縮で，眼瞼は2mm程度挙上する．

下眼瞼牽引筋腱膜は，層状の線維組織と平滑筋の複合組織であり，瞼板を眼球に沿って下方に牽引する．上眼瞼挙筋と違い随意的に収縮する筋はないが，一部はミュラー筋のように瞼板の下縁に付着し，下眼瞼を垂直方向に下後方固定している．

瞼板は膠原線維が密に集まってできている半月板状の組織であり，眼瞼の骨格としての役割を有する．瞼板の中には脂腺であるマイボーム腺が垂直に並ん

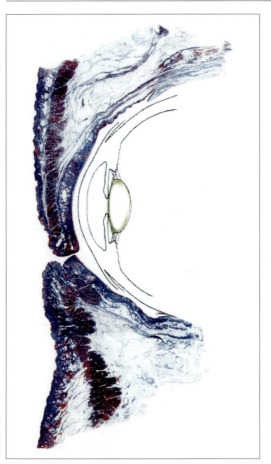

図1a｜上下眼瞼中央部の組織切片（矢状断）
若年女性の上下眼瞼を30μmの厚さで切片を作成しMasson-Goldner-Goto染色で観察したもの．
（新横浜形成クリニック　岩波正陽先生のご厚意による）

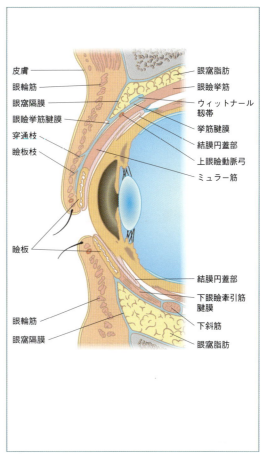

図1b｜上下眼瞼中央部の解剖図（矢状断）
上眼瞼では，薄い眼瞼に多くの器官が含まれ，複雑な構造を成している．
下眼瞼は随意的に収縮する筋はない．

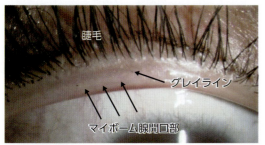

図2a｜上眼瞼縁
グレイラインを挟んで皮膚側に睫毛が生えている．上下の眼瞼ともにグレイラインよりも結膜側にマイボーム腺の開口部が並ぶ．

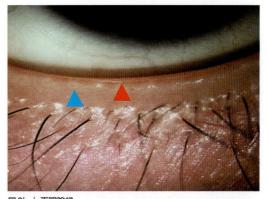

図2b｜下眼瞼縁
赤矢頭：皮膚粘膜移行部，青矢頭：グレイライン．
（小林眼科医院　小林　真先生のご厚意による）

でいる．上眼瞼の瞼板は幅約27mm，中央の高さ約11mm，厚さ約1mmの大きさで，下眼瞼は幅と厚みはほぼ同じだが，高さは約5mmである．マイボーム腺開口部は眼瞼縁のグレイラインより結膜側に並んでおり，上眼瞼に30〜40，下眼瞼には25〜30孔ある．

副涙腺には球結膜に開口するクラウゼ腺，瞼結膜に開口するヴォルフリング腺があり，漿液腺である．

瞼結膜は血管に富んだ粘膜であり，円蓋部で折り返し球結膜となる．

3 眼瞼の脈管，神経系

1．動脈系

眼窩深部より内頸動脈由来の眼動脈が分岐して眼球を取り囲むように走行し，眼窩隔膜を貫いて眼瞼動脈弓に流入する．一方で外頸動脈由来の顔面動脈より外側からの流入があり，吻合して瞼板動脈弓を形成している．眼瞼の周囲組織は双方からの血液供給を受けるため，非常に血行に富み，手術時に感染のリスクが少ない一方で，出血量は多くなる．上眼瞼には外側瞼板動脈弓と内側瞼板動脈弓の2つの動脈弓があり，下眼瞼には下瞼板動脈弓がある．

2．静脈系

眼瞼内側では主に眼角静脈へ入り顔面静脈へ流入する．一部は滑車か静脈や鼻背静脈から圧勾配によって眼窩内へ流入し，上眼静脈に合流する．外側の静脈は浅側頭静脈を経て顔面静脈へ合流する．

3．リンパ系

上眼瞼の外側2/3と下眼瞼外側1/3のリンパ流は耳前リンパ節へ入る．下眼瞼の内側2/3と上眼瞼の内側1/3は下方へ向かい，顎下リンパ節に入る．

4．神経系

知覚神経である三叉神経は，眼窩先端部から眼瞼に向けて分岐しながら走行する．上眼瞼は主に三叉神経第Ⅰ枝，下眼瞼は主に三叉神経第Ⅱ枝支配である．

4 眼瞼に対する基本検査

眼球の最も表面にある組織であることから，視診が基本となる．正面から眼瞼を観察した時に認められる主な構造を図4，5に，側方を図6に示す．静的な観察のみでなく，入室時からの動的な観察も重要である．瞼裂の高さ，重瞼線の有無，左右の非対称性，眉毛の挙上の有無，額のしわ，顎上げの姿勢などは診断の一助になる．できれば写真を残しておく

ことが望ましい．動画撮影も有用だが，静止画の場合は正面視に加え，上方視，下方視，閉瞼時を記録しておくと挙筋機能などの評価に役立つ（図7a〜c）．

問診は病歴，既往症，内服薬を含めた使用薬剤に対して詳細に行う．いつから，どのような症状があるか，症状は持続性なのか変動があるのかを明確にする必要がある．

既往歴においては，外傷歴，コンタクトレンズの使用の有無，長期にわたる点眼薬の使用，内眼・外眼手術の既往，顔面神経麻痺に関する情報は重要である．とりわけ，美容目的の患者など，過去の手術歴を明らかにしたがらない患者も存在するため，注意が必要である．

細隙灯顕微鏡検査では睫毛の異常，睫毛乱生や内反，外反，ドライアイの所見の有無，点状表層角膜層などを見ておくことが重要である．開瞼状態の観察後，瞬目を促して，閉瞼不全の有無，速瞬，軽瞬，強瞬などを促すと眼瞼けいれんを誘発できることがある．さらに上下の眼瞼はできれば翻転させて観察する（図8，9）．

閉瞼状態で眼球が上転することをベル現象と呼ぶ．軽い閉瞼を指示し，上眼瞼を徒手的に挙上して確認する．ベル現象がない患者に挙筋短縮術を行ってはならないため，術前検査として重要である．

5 眼瞼の機能観察項目

1．瞬目

瞬目反射には，周期性，反射性，随意性の3種類がある．瞬目の役割は，涙液の分泌，排出，角膜表面への涙液の均一な分配，異物の除去などである．

周期性瞬目は覚醒時に無意識に繰り返される瞬目で，最も生理的な瞬目である．通常の瞬目は0.07秒くらいかかり，1分間に10〜20回の頻度で行われるが，環境や感情状態で頻度は変化する．パーキンソン病，甲状腺機能亢進症などでは瞬目が減少する．

反射性瞬目は眼球を保護する防御反射で，異物や角膜損傷などに反応して起こる運動である．触覚，視覚，聴覚などの知覚刺激で入力される．

随意性瞬目は精神的過敏によって増加する瞬目で，緊張，不安，虚言時などに頻繁に見られる．閉瞼とは異なり，積極的な筋収縮による．大脳の運動野から錐体路を経て対側の顔面神経核に伝達される．この瞬目が頻度過剰に起こるのがチック症であ

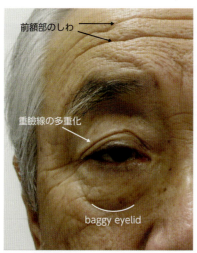

図3 | 眼瞼の加齢性変化
高齢男性の右眼瞼．眼瞼下垂，皮膚弛緩，前頭部のしわ，baggy eyelidが見られる．

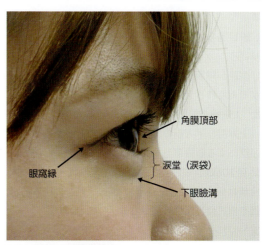

図6 | 側面からの眼瞼の観察
左側面から視診にて観察をする．

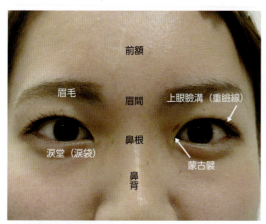

図4 | 若年女性の眼瞼の全体像
正面視時の健康な眼瞼．

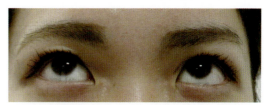

図7a | 上方視時
下方の強膜が露出する．

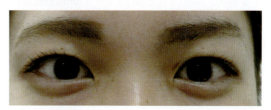

図7b | 正面視時

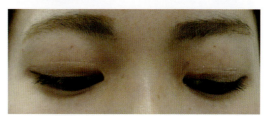

図7c | 下方視時
重瞼線が消失し，下眼瞼溝が深くなる．

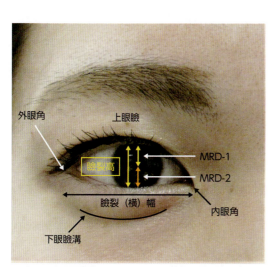

図5 | 若年女性の右眼
正面視時の左眼．

る.

瞬目過多と瞬目減少をきたす疾患,状態を表1に挙げる.

開瞼が障害される病態は表2のような疾患,状態が考えられる.

2. 上眼瞼挙筋機能検査(levator function)

上方視と下方視の上眼瞼縁の距離を計測する.前頭筋による眼瞼挙上をブロックして行う.正常値は,幼児10mm,20〜30代15mm,70代11mm.異常値は成人で12mm以下である.下垂の程度の評価や術式の決定に必要である.

3. ヘリングの法則

同一作用方向を持った両眼の外眼筋は中枢から同量の神経活動を受けるという法則は挙筋にも当てはまり,片眼の眼瞼下垂例では下垂眼の挙上努力が健側の瞼裂開大を引き起こすことがある.下垂眼を挙上した際のもう片眼の瞼裂高の変化を確認する.

4. 瞼縁角膜反射間距離margin reflex distance (MRD)

瞼裂高の表記方法で,角膜反射と上眼瞼縁の距離をMRD-1,角膜反射と下眼瞼縁の距離をMRD-2とする(図5).MRD-1は通常は3.5〜5.5mm程度である.低下で眼瞼下垂症,増加で甲状腺眼症による眼瞼後退などが疑われる.

6 画像検査

1. デジタルカメラ

眼瞼の治療では整容面も重要であり,形態面での客観的な記録として写真撮影は有用である.術前,術中,術後の記録は治療の評価や医療トラブル対策にも役立つ.コンパクトデジタルカメラで画質は十分であり,フラッシュ機能とマクロ機能があればなおよい.術前,術後で撮影距離と条件をなるべく揃える.

2. CT

外傷時など,金属片の迷入が疑われる時はCTが第一選択である.また,副鼻腔,眼窩の異常を疑った場合も,まずCTをオーダーする.

3. MRI

眼瞼は軟部組織なので補助診断にMRIが有用である.上眼瞼に腫瘤性病変があれば涙腺腫瘍,IgG4関連涙腺炎などが疑われる.甲状腺機能亢進症による眼筋肥大の診断にも役立つ.また,片側性の眼瞼下垂や顔面けいれんの原因検索にもCT,

● 表1 瞬目過多・減少をきたす病態

増加	減少
緊張,不安,精神的ストレス	注視,集中,近見作業
触覚刺激,光刺激	パーキンソン病およびパーキンソン症候群
眼瞼けいれん	糖尿病
片側顔面けいれん,ベル麻痺後の異所再生顔面けいれん	甲状腺機能亢進症
遅発性ジスキネジア	アルコール摂取
乾性角結膜炎	アセチルコリンアゴニスト投与
睫毛内反症	GABAアゴニスト投与
統合失調症	LASIK術後
チック症	瞬目麻酔
ドパミンアゴニスト投与	

● 表2 瞼裂狭小の鑑別

1. 偽眼瞼下垂 下斜視,上眼瞼皮膚弛緩症,前頭筋麻痺,眼表面の刺激
2. 真の眼瞼下垂 核上性,動眼神経麻痺,先天眼瞼下垂,重症筋無力症,ミオパチー,症候性(外傷性,機械的,腱膜性),マーカスガン現象,ホルネル症候群,general fibrosis
3. 眼輪筋の機能亢進(眼瞼けいれん)
4. 開瞼失行
5. 核上性開瞼困難

MRIを施行する.眼瞼下垂症例の術前にMRIをオーダーすることは稀であるが,上眼瞼挙筋の機能的,構造的な異常を描出できるため,術式選択の一助となる.

7 病理組織検査

眼瞼は眼科領域では稀な腫瘍性疾患の好発部位であり,時に生検が必要なこともある.正常な眼瞼組織の組織標本を図10〜13に示す.

8 おわりに

眼瞼の疾患は眼科で診断・治療が完結するものから,腫瘍や内科的疾患など他科と連携して治療を行うものまで多岐にわたる.症状も見た目で明らかなものから神経眼科的検査が必要なものまで多彩である.眼瞼は整容的にも重要なパーツであり,ゆえに眼瞼の形態異常や機能障害は患者のQOLを著しく損なう可能性もある.詳細な観察と検査を駆使して疾患の早期発見,早期治療につなげられるようにしたい.

(蓮見由紀子)

[参考文献]

1. 根木 昭(編):眼科プラクティス 5 これならわかる神経眼科,文光堂,東京,2005

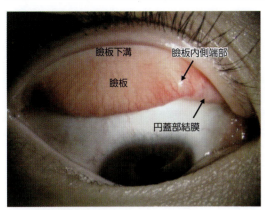

図8 | 上眼瞼翻転
下方視をしてもらうと，翻転しやすい．

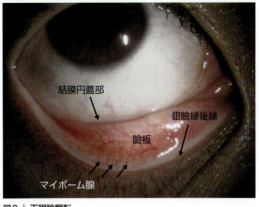

図9 | 下眼瞼翻転
翻転は上眼瞼より容易だが，上方視をしてもらうと円蓋部まで観察可能である．

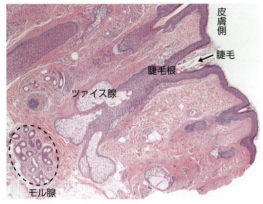

図10 | 正常眼瞼の組織標本（皮膚側）
眼瞼前葉の組織標本（×40）．毛根周囲にツァイス腺とモル腺を認める．

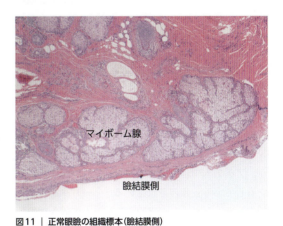

図11 | 正常眼瞼の組織標本（瞼結膜側）
眼瞼後葉の組織標本（×40）．結膜のすぐ内側に結合組織とマイボーム腺で構成された瞼板組織を認める．

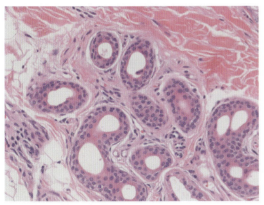

図12 | モル腺（×200倍）
アポクリン腺であるモル腺は睫毛の毛包に開口している．
（図10〜13　横浜市立大学分子病理学　古屋充子准教授のご厚意による）

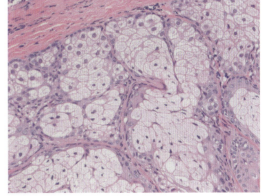

図13 | マイボーム腺（×200倍）
マイボーム腺は脂腺であり，導管から瞼縁に開口している．

2. 野田実香ほか：専修医 石嶋くんの眼瞼手術チャレンジノート，金原出版，東京，2017
3. 田野保雄（編）：眼科診療プラクティス 5 眼科手術に必要な局所解剖，文光堂，東京，1993
4. 丸尾敏夫ほか（編）：眼科学，文光堂，東京，2011
5. 野田実香（編）：眼手術学，2. 眼瞼，文光堂，東京，2013
6. 村上正洋ほか（編）：超アトラス眼瞼手術，全日本病院出版会，東京，2014
7. 岩波正陽ほか：日本人上下眼瞼の皮膚支帯構造と加齢による変化．日美容外会報39：97-104, 2017

1-1)-(1)

内眼角贅皮
Epicanthus

逆内眼角贅皮
Epicanthus inversus

診断のポイント

観察のポイント		
重要度	観察点	参照図
★★★	上眼瞼と内眼角ひだの連続性の確認	図1a, b
★★★	下眼瞼と内眼角ひだの連続性の確認	図2a, b
★★	瞼裂狭小症候群，ダウン症候群の有無	図2a, b
★★	内斜視の有無	図3
検査所見		
重要度	観察点	参照図
★★★	細隙灯顕微鏡検査による，先天睫毛内反・角膜上皮障害の有無	図4

鑑別が必要な疾患

鑑別が必要な疾患	鑑別のポイント	掲載頁
内斜視	必要に応じて斜視検査を行う	312頁

1 疾患の定義

内眼角贅皮とは，上眼瞼から連続する内眼角部を覆うひだのことであり，皮膚，皮下組織および眼輪筋から形成されている（図1）．眼輪筋は，その走行する部位によって3つのパート（瞼板前部，隔膜前部，眼窩部）に分類されるが，隔膜前部眼輪筋 preseptal orbicularis muscle の走行異常が，主な発症の原因と考えられている[1, 2]．通称，蒙古襞とも呼ばれるようにモンゴロイドに多く見られ，本邦でも多くの小児で観察することができる．顔面の成長（鼻が高くなるなど）に伴って改善する傾向があるが，アジア人では成人でも40〜90％が内眼角贅皮を有していると報告されている[3]．一方，逆内眼角贅皮とは，下眼瞼から連続するひだが内眼角部を覆うものであり，瞼裂狭小症候群やダウン症候群に特徴的とされている（図2）．逆内眼角贅皮は内眼角贅皮と異なり，成長による改善は乏しい[4]．

2 外眼部所見

内眼角贅皮の外眼部所見はひだの程度によってさまざまであるが，典型的には，上眼瞼から連続する皮膚が，涙丘〜鼻側強膜を覆うように丸いひだを形成する．程度が強いと両目が離れているように見えるため，整容的な問題をきたすこともある．逆内眼角贅皮は，内眼角贅皮の上下が反転した状態であり，下眼瞼から連続する皮膚が，涙丘〜鼻側強膜を覆うように丸いひだを形成する．

3 確定診断に必要な検査

診断は外眼部所見によるため，内眼角部を中心とした眼瞼の状態を，注意深く観察することが何よりも重要である．問診をする際には，瞼裂狭小症候群の家族歴（孤発性もしくは常染色体優性遺伝形式で発症）とダウン症候群の有無を必ず確認しておく．

4 鑑別すべき疾患

内斜視：内眼角贅皮の状態によっては，眼位に異常がなくても，一見して内斜視のように見えることがある（偽内斜視）（図3）．必要に応じて斜視検査を行い，鑑別する．

5 治療方針

内眼角贅皮は視機能へ影響することはなく，成長に伴って改善する傾向があるため，通常，治療の適応にはならない．ただし，先天睫毛内反に合併する内眼角贅皮は，睫毛をより内反させる方向に作用するため（図4），必要に応じて睫毛内反と同時に治療する．瞼裂狭小症候群に伴う逆内眼角贅皮は，開瞼に対する抵抗となるため，瞼裂狭小症候群による先天眼瞼下垂を治療する際には，併せて治療する必要がある[5]．内眼角贅皮，逆内眼角贅皮ともに，治療は内眥形成術を行う．

（今川幸宏）

［文献］

1. Kakizaki H, et al: Anatomy of the epicanthal fold. Plast Reconstr Surg 130: 494e-495e, 2012
2. Park JW, et al: Anatomy and histology of an epicanthal fold. J Craniofac Surg 27: 1101-1103, 2016
3. Park JI: Modified Z-epicanthoplasty in the Asian eyelid. Arch Facial Plast Surg 2: 43-47, 2000
4. Oley C, et al: Blepharophimosis, ptosis, epicanthus inversus syndrome (BPES syndrome). J Med Genet 25: 47-51, 1988
5. Sa HS, et al: A new method of medial epicanthoplasty for patients with blepharophimosis-ptosis-epicanthus inversus syndrome. Ophthalmology 119: 2402-2407, 2012

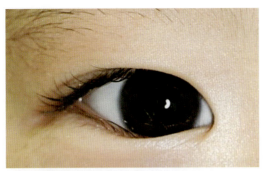

図1a｜内眼角贅皮の外眼部所見(右側の拡大像)
上眼瞼から連続する皮膚が，涙丘〜鼻側強膜を覆うように丸いひだを形成する．贅皮は皮膚，皮下組織および眼輪筋から形成される．

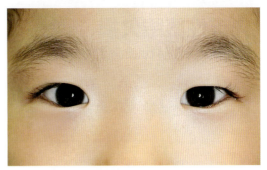

図1b｜内眼角贅皮の外眼部所見(全体像)

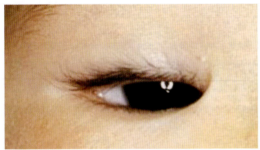

図2a｜逆内眼角贅皮の外眼部所見(右側の拡大像)
瞼裂狭小症候群．逆内眼角贅皮は，内眼角贅皮の上下が反転した状態．下眼瞼から連続する皮膚が，涙丘〜鼻側強膜を覆うように丸いひだを形成する．

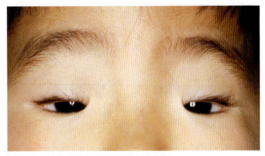

図2b｜逆内眼角贅皮の外眼部所見(全体像)

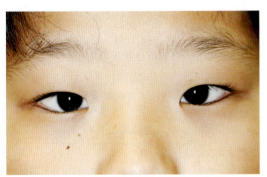

図3｜内眼角贅皮による偽内斜視
内眼角贅皮の状態によっては，眼位に異常がなくても，一見して内斜視のように見えることがある．必要に応じて斜視検査を行い，鑑別する．

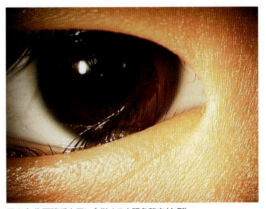

図4｜先天睫毛内反に合併する内眼角贅皮(右側)
上下眼瞼の先天睫毛内反＋内眼角贅皮の症例．内眼角贅皮は，睫毛をより内反させる方向に作用する．

1-1)-(2)

先天性眼瞼欠損
Congenital eyelid coloboma

診断のポイント

観察のポイント

重要度	観察目的	観察点	所見	参照図
★★★	有無の確認	眼瞼欠損	欠損の範囲と部位	図1a, 2
★★★	重症度の判定	角膜障害	乾燥性角膜障害 眼瞼角膜癒着の有無	図1a, b, 2
★★★		覚醒時・就寝時の観察	軽症例では睡眠時のみ角膜露出	図1b
★★	合併奇形の有無	前眼部・眼底・顔面	他部位コロボーマ デルモイド 顔面奇形	図1a, 2

検査所見

重要度	観察目的	観察点	所見	参照図
★★		ベル現象	閉瞼時の眼球上転の有無	図1b
★★★	細隙灯顕微鏡	フルオレセイン染色	結膜・角膜上皮障害，角膜混濁	
★★	眼底検査	脈絡膜，視神経や網膜	他部位コロボーマ合併の有無	
★★	屈折検査 視力検査	屈折異常 弱視の有無		

鑑別が必要な疾患

鑑別疾患	鑑別のポイント	掲載頁
小眼球	眼軸，超音波Bモード	230頁

1 疾患の定義

　先天性眼瞼欠損は，眼瞼の全層にわたる欠損を生じる先天性で稀な疾患で，コロボーマの一種とされている．胎生4～9週になんらかの異常が起こると，先天性眼瞼欠損が生じるとされるが，詳しい原因はわかっていない．

　単純型眼瞼欠損のほかに，頭蓋・顔面の形成異常や眼内の他の異常を合併する場合もあり，ゴールデンハー症候群や，第一第二鰓弓症候群などの全身異常の一症状としても知られている．

2 外眼部所見

　上眼瞼と下眼瞼のどちらかもしくは両方に，眼瞼の一部の切痕性病変から眼瞼全体までさまざまな範囲の欠損を認める．眼瞼欠損の部位は，上眼瞼の内側が最も多いといわれており，両眼性より片眼性が多い．

　瞼球癒着を伴う場合もあり，瞼球癒着の範囲は結膜の一部と癒着するのみの場合もあれば，角膜の輪部を超えて癒着する場合もある．

　眼瞼欠損が小さくベル現象も陽性の場合は，閉瞼時の角膜露出も少なく，待機的手術が可能な場合もある．しかし眼瞼欠損の範囲が広い場合や，瞼球癒着などにより眼球運動や閉瞼が障害されている場合は，早期の手術介入が必要となる．

3 確定診断に必要な検査

細隙灯顕微鏡検査：眼瞼欠損の位置や範囲，睫毛の状態，瞼球癒着の有無，角膜の状態（フルオレセイン染色にて角膜上皮障害の有無や角膜混濁，輪部デルモイドの有無）を確認する．ベル現象の有無についても確認し，閉瞼時の角膜の露出の程度についても評価する．

眼底検査：眼底の脈絡膜，視神経や網膜のコロボーマの合併の有無についても確認する．

4 鑑別すべき疾患

　小眼球症．

5 治療方針

　機能障害がなければ注意深く経過観察し，2～4歳時以降に待機的に手術を施行する．それまでは角膜の乾燥を防ぐため，ヒアルロン酸の点眼や眠前の眼軟膏点入を行う．

　定期的に視力，屈折検査を施行し，必要時は眼瞼装用や弱視治療を行う．

　頭蓋・顔面の形成異常や眼内の他の異常を合併する場合など，全身異常の合併を疑う場合は，精査のため小児科に紹介する．

（吉田清香）

［参考文献］

1. Smith HB, et al: The incidence, embryology, and oculofacial abnormalities associated with eyelid colobomas. Eye 29: 492-498, 2015
2. Tawfk HA, et al: Congenital upper eyelid coloboma: embryologic, nomenclatorial, nosologic, etiologic, pathogenetic, epidemiologic, clinical, and management perspectives. Ophthal Plast Reconstr Surg 31: 1-12, 2015

症例1 | 右先天性眼瞼欠損

8ヵ月女児

主訴：右眼の閉瞼不全，整容面

既往：難聴，左横隔神経麻痺，大動脈縮窄症複合，耳介変形(右副耳)，右巨口症，第一第二鰓弓症候群

経過：ベル現象陽性，意図的瞬目は可能であった．就寝時に角膜露出を認めたが，軽度であったため，ヒアルロン酸点眼と就寝時の眼軟膏点入にて経過観察を行った．経過中に遠視性乱視による不同視弱視を認め，眼鏡装用と弱視治療を行った．6歳時に待機的に手術を施行した．

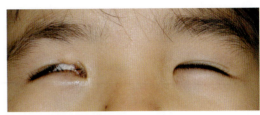

図1a | 右眼瞼欠損(6歳時)
意図的閉瞼時には，角膜露出を認めなかった．
(宮城県立こども病院形成外科 真田武彦先生，浅野裕香先生のご厚意による)

図1a | 右眼瞼欠損(8ヵ月時)
右眼上眼瞼の眼瞼欠損を認める．また，口角の左右差(右巨口症)を認める．
(宮城県立こども病院形成外科 真田武彦先生，浅野裕香先生のご厚意による)

症例2 | 左先天性眼瞼欠損

3歳男児

主訴：整容面

既往：頭頂部の毛髪欠損，左眼角膜上鼻側の輪部デルモイド，左眼上耳側のdermolipoma

経過：経過観察中，整容面の問題から4歳時に手術を施行した．

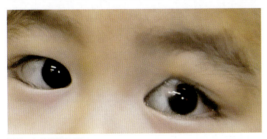

図2a | 左眼瞼欠損
左眼瞼欠損と左眼角膜輪部デルモイドを認める．

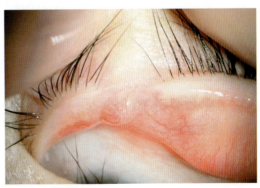

図2b | 左眼瞼欠損
左上眼瞼瞼結膜側の盛り上がっている部分が眼瞼欠損部．同部位に瞼板と睫毛の欠損を認めた．

1-1)-(3)

先天性索状眼瞼縁癒着症
Ankyloblepharon filiforme adnatum ; AFA

診断のポイント

観察のポイント

重要度	観察目的	観察点	所見	参照図
★★★	索状物の有無の確認	上眼瞼と下眼瞼を連結するもの	上下眼瞼を連結する索状物があること	図1, 2a, b
★★★	開眼困難の有無の確認	開瞼困難	開瞼器または用手的に開眼が困難であること	図1, 2a, b

検査所見

重要度	観察目的	観察点	所見	参照図
★★★	肉眼または顕微鏡検査	索状物	索状物の大きさ・長さ	図2a, b
★★★	病理	索状物の構成内容	弾性線維	図2c

鑑別が必要な疾患

鑑別疾患	鑑別のポイント	掲載頁
眼瞼部分欠損	上下眼瞼の癒着の有無	
臨床的無眼球症	眼球の有無・大きさによる開瞼困難	228頁
瞼裂狭小症	開瞼困難，上下左右の幅の短縮	48頁
先天性眼瞼下垂	自力で開瞼困難，徒手的に開瞼できる，索状物がない	50頁
霰粒腫	霰粒腫の自壊による肉芽腫の癒着	84頁

1 疾患の定義

AFAは片眼または両眼に見られ，単一（図1）または複数（図2a，2b）の細い索状の組織による部分的または完全な上眼瞼と下眼瞼の癒着を特徴とする稀な良性の先天性異常である．索状の組織はマイボーム腺開口部と睫毛の間に位置するグレイラインより発生する．

正常な発達において，眼瞼は妊娠5ヵ月目までは融合しており，その後，分離しはじめ，妊娠7ヵ月目までに完全に分離する．

通常は孤立所見として見られるが，しばしば他の異常や，よく定義された症候群と関連することがある．

AFAは4つのサブグループに分類される．

グループ1：合併症のない散発性のAFA

グループ2：心疾患（心室中隔欠損症や動脈管開存症など），消化器疾患（鎖肛），中枢神経疾患（水頭症，髄膜脊髄瘤）を伴うAFA

グループ3：外胚葉奇形症候群を伴うAFA

グループ4：本人または家族の口唇口蓋裂（ヘイ・ウエルズ症候群）を伴うAFA

最近，以下のサブグループが提唱されている．

グループ5：染色体異常（18トリソミー，複雑な染色体再配列）で特徴づけられるAFA

グループ6：常染色体優性遺伝を示すAFA

2 外眼部所見

片眼または両眼に見られ，単一または複数の細い索状の弾性組織により，部分的または完全に上眼瞼と下眼瞼が癒着している．

3 確定診断に必要な検査

・細隙灯顕微鏡検査
・病理検査

4 鑑別すべき疾患

眼瞼部分欠損，臨床的無眼球症，瞼裂狭小症，霰粒腫の自壊による肉芽腫，瞼縁縫着術後の離開．

5 治療方針

手術．癒着部を切開する．

刺激遮断弱視の発症を回避するために閉瞼の状態であれば，すぐに切開することが重要である．

本疾患が認められた場合には，他の身体的異常の関与を見つけるためにも全身的な検査が必要である．

（羅　秀玉）

［参考文献］

1. Ling Z, et al: Bilateral ankyloblepharon filforme adnatum associated with cardiac defects: A case report. AMJ 11: 34-36, 2018
2. Chakraborti C, et al: Ankyloblepharon filiform adnatum: report of two cases. Middle East Afr J Ophthalmol 21: 200-202, 2014
3. Evans DG, et al: Ankyloblepharon filiform adnatum in trisomy 18 Edwards syndrome. J Med Genet 27: 720-721, 1990
4. 吉川　洋ほか：先天性索状眼瞼癒着症．日眼紀 57: 169-170, 2006
5. 濱中紀子ほか：脊髄髄膜瘤と水頭症を合併した先天性索状眼瞼縁癒着症の1症例．日眼紀 49: 861-864, 1998

症例1 | 先天性索状眼瞼縁癒着症

3ヵ月男児
主訴：両眼目尻の薄い膜
既往：満期産，唇顎裂
経過：生下時より両眼に薄い膜が見られ，診断治療のために紹介された．点眼麻酔と局所麻酔にて眼瞼縁に平行に単純切開した．術直後から正常に開瞼可能となった．

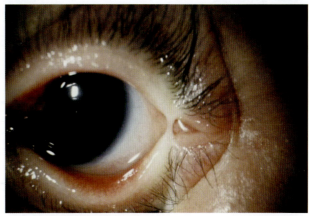

図1 | 先天性索状眼瞼縁癒着症（左眼）
左眼外眼角部に3×1×1mmの索状の眼瞼癒着を認める．軽度開瞼障害をきたしている．

症例2 | 先天性索状眼瞼縁癒着症

1歳2ヵ月男児
主訴：両眼瞼の癒着
既往：先天性心疾患，口蓋裂
経過：生直後より両眼の眼瞼の癒着に気づかれる．1歳2ヵ月で手術を行った．

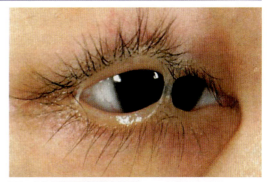

図2a | 先天性眼瞼縁癒着症（右眼）
右眼中央部および外眼角部に索状の眼瞼癒着を認める．開瞼障害をきたしている．
（吉川　洋先生のご厚意による）

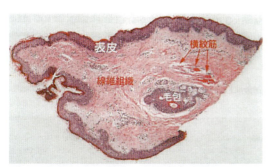

図2c | 切断した索状物の病理
重層扁平上皮に囲まれた線維組織，横紋筋，毛包が認められる．
（吉川　洋先生のご厚意による）

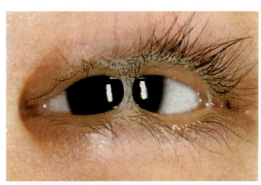

図2b | 先天性眼瞼縁癒着症（左眼）
左眼中央部および外眼角部に索状の眼瞼癒着を認める．開瞼障害をきたしている．
（吉川　洋先生のご厚意による）

1-1)-(4)

瞼球癒着
Symblepharon

鑑別が必要な疾患

診断名	鑑別に有用な所見・情報	治療における特記事項	参照図
眼類天疱瘡	自己免疫疾患 基底膜に対する抗体産生 皮膚症状もあり	皮膚科とともに加療	図1
偽眼類天疱瘡	薬剤により，眼類天疱瘡と似た所見を示す 市販点眼薬の乱用既往	まずは点眼中止	図2
SJS	全身皮膚所見・口内炎・感冒薬内服既往	結膜炎から急激に悪化．専門施設へ紹介・皮膚科へコンサル	図3
GVHD	骨髄前駆細胞移植既往 ドライアイ	血液内科とともに加療	図4
トラコーマ	高齢者 幼少時高度結膜炎既往	瘢痕性である 抗菌薬の過剰投与に注意	図5
再発翼状片	翼状片手術既往 瞼球癒着の限局性	再手術は，前回手術から1年以上経過した後，羊膜を用いて行う	図6

1 | 疾患の定義

結膜および結膜下組織において高度の炎症が生じた場合，結膜下線維組織の増生および瘢痕拘縮が生じ，結膜嚢の短縮や球結膜と瞼結膜が癒着した状態となる．このような高度の炎症を生じる原因疾患として，眼類天疱瘡，スティーブンス・ジョンソン症候群（SJS），GVHDなどの瘢痕性角結膜疾患，トラコーマに代表される重症結膜炎，線維下組織の増生が生じやすい翼状片術後再発などが挙げられる．

2 | 外眼部所見

その名のとおり，眼瞼結膜と眼球結膜が癒着する．ひも状の牽引として観察されることが多いが，重症になると眼瞼縁と球結膜が全面的に癒着し，円蓋部が完全に消失する．細隙灯顕微鏡の弱拡大倍率で，下眼瞼を下方へ牽引するとわかりやすい．軽度の場合，下眼瞼の牽引なしでは見逃すことも多く，眼瞼下垂や眼球運動障害を主訴として受診することも多い．炎症が持続している場合は充血が高度であるが，すでに消炎され瘢痕化している場合には，血管増生は存在するものの，充血を認めないこともある．

3 | 確定診断に必要な検査

原疾患が眼類天疱瘡の場合は，基底膜に対する自己免疫疾患であり，基底膜関連蛋白に対する自己抗体を検出できるが，研究室レベル．

4 | 鑑別すべき疾患

瞼球癒着は所見を表す用語であるので，原疾患を鑑別することが大切である．瘢痕性角膜疾患の場合，輪部機能不全，睫毛乱生，角結膜表面角化や血管侵入，涙腺導管閉塞によるドライアイなどを伴う．眼類天疱瘡では点眼薬使用歴，SJSでは感冒薬などの内服既往の情報も役立つ．SJSの初期には，口内炎や皮膚発赤とともに軽度の結膜炎から発症，急激に悪化し，その後，瞼球癒着を生じる．トラコーマの場合は，高齢者の幼少時における結膜炎の既往歴，再発翼状片では，手術既往歴や局所的な病変などが参考となる．瞼球癒着を生じる疾患は，その病態を把握されずに，慢性結膜炎として漠然と抗菌薬点眼が投与され耐性菌保菌につながることが多いため，瞼球癒着を発見することは，大変重要である．

5 | 治療方針

消炎と保湿につきる．ステロイドあるいは免疫抑制剤の局所あるいは全身投与を重症度によって選択する．さらに，ドライアイを伴う場合も多いので，人工涙液あるいは生理食塩水などで保湿する．防腐剤フリーが望ましい．

（佐々木香る）

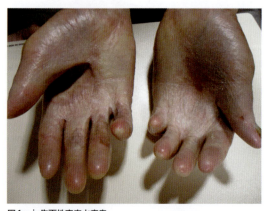

図1a｜先天性表皮水疱症
全身皮膚に水疱・潰瘍が生じ，図のように癒着を生じる．瞼球癒着も合併する．

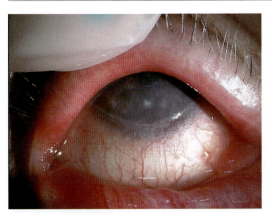

図1b | 図1aの前眼部所見
角膜への結膜上皮・血管の侵入を認め，鼻側下方に軽度の瞼球癒着を生じている．

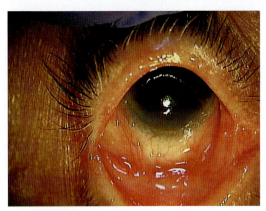

図2 | 初診時所見
結膜充血とともに，下眼瞼牽引にて瞼球癒着を認める．

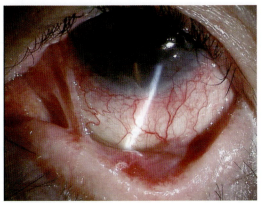

図3 | スティーブンス・ジョンソン症候群
市販の感冒薬内服を契機に発症したSJS．瞼球癒着とともに，眼瞼内反，睫毛乱生を認める．輪部不全により角膜に血管侵入が生じる．

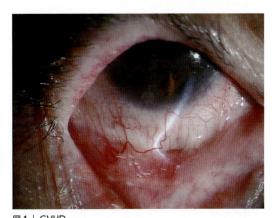

図4 | GVHD
10年前に造血幹細胞移植を受けた患者．GVHDとして全身ステロイド内服投与されていたが，ドライアイに対し，局所はヒアルロン酸点眼を投与されていた．瞼球癒着とともに結膜充血を認め，強い異物感を訴えていた．

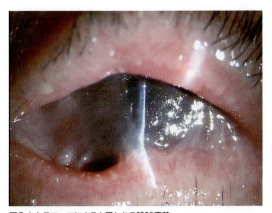

図5 | トラコーマによると思われる瞼球癒着
90歳女性．高齢のため，履歴は不明であるが，眼脂を主訴に来院した．幼少時結膜炎の既往があり，トラコーマが疑われる症例．市販点眼薬の既往もあり，明らかな原因は特定できないが，瞼球癒着が広範囲に広がり，円蓋部が消失している．

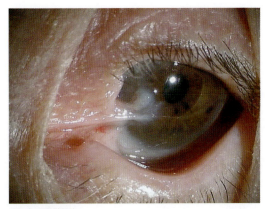

図6 | 再発翼状片
翼状片手術後に再発し，内眼角部瞼結膜と角膜に侵入した球結膜の強い癒着を認める．

1-1)-(5)-下眼瞼①

先天眼瞼内反
Congenital entropion

診断のポイント

観察のポイント

重要度	観察目的	観察点	所見	参照図
★★★	有無の確認	羞明・視力障害・流涙などの症状の有無	内反症の程度の把握	図1, 2
★★★	重症度の判定	内眼角贅皮の有無	下眼瞼の水平方向への牽引	図3

検査所見

重要度	観察目的	観察点	所見	参照図
★★	視力測定および屈折度数測定	弱視の有無の確認	視力・乱視の程度	
★★★	細隙灯顕微鏡検査	フルオレセイン染色	角膜および結膜上皮障害の有無	図4
★			涙液メニスカス	図5
★★	徒手的整復	重症度の判定	内眼角贅皮の牽引の程度	図3

鑑別が必要な疾患

鑑別疾患	鑑別ポイント	掲載頁
先天性鼻涙管閉塞症	鼻涙管閉塞の有無	188頁

1 疾患の定義

下眼瞼の内反症．乳幼児や小児において，眼瞼の位置に異常がないにもかかわらず，睫毛が角膜に接触している状態である(図1, 2)．

原因は，眼瞼皮膚の余剰による前葉の延長，内眼角贅皮による水平方向の短縮などが考えられている(図3)．これらにより睫毛が角膜の方に押された結果，睫毛が角膜に接触する．

アジア人の小児に特徴的であり，白人ではほとんど見られない．

2 外眼部所見

下眼瞼の内反．睫毛が角膜や結膜に接触することにより，点状表層角膜炎が惹起され，それに伴い球結膜の充血や流涙などを認めることもある(図4)．

一般的に睫毛内反症は自然軽快傾向が強いとされている．Nodaらの報告によれば日本人の小児のうち，睫毛内反の頻度は0歳時では40％以上あるが，3〜4歳時には約15〜19％，7〜8歳時には約4％，さらに10歳以降では2％前後と，成長とともに低下していく．流涙や異物感など内反症の自覚症状があるのは全体の約22％とされており，無自覚のことも珍しくない．

自然治癒傾向が強いため基本的には経過観察となるが，睫毛の角膜への接触が反復することにより角膜混濁をきたした症例や，角膜乱視が強い症例，矯正視力が不良である症例では，弱視が懸念されるため早期の手術加療が望ましい．また，流涙，羞明，異物感などの自覚症状の強い症例も早期手術の適応である．

3 確定診断に必要な検査

細隙灯顕微鏡検査：フルオレセイン染色にて，角膜や球結膜の上皮障害の有無を確認する．また，涙液メニスカスを確認する(図5)．乳児や年少の小児では角膜上皮障害を認めないこともしばしばである．涙液メニスカスは高く，流涙を訴えることが多い．

角膜の屈折度数の測定：乱視度を確認する．小児で片眼だけが視力不良の状態が続くと，弱視になる可能性がある．

4 鑑別診断

先天性鼻涙管閉塞症．

5 治療方針

手術加療が望ましい．

(山中行人)

［参考文献］

1. Woo K, et al: Surgical correction for lower lid epiblepharon in Asians. Br J Ophthalmol 84: 1407-1410, 2000
2. Noda S, et al: Epiblepharon with inverted eyelashes in Japanese children. I. Incidence and symptoms. Br J Ophthalmol 73: 126-127, 1989
3. Kakizaki H, et al: Cilial entropion: surgical outcome with a new modification of the Hotz procedure. Ophthalmol 116: 2224-2229, 2009

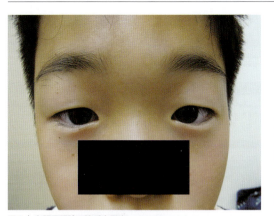

図1 | 左眼下眼瞼の睫毛内反症
右眼は問題ないが，左眼の内側で内反症を認める．

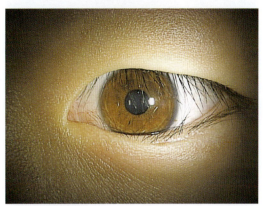

図2 | 図1の拡大写真
内側で睫毛が角膜に接触している．睫毛が接触する部位の結膜の充血を認める．

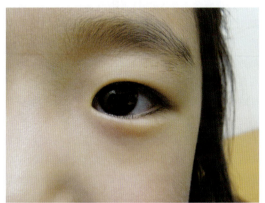

図3 | 左眼下眼瞼の睫毛内反症
内眼角贅皮による牽引が目立つ．このような症例では手術後の再発が多いため，内眥形成などの手術を併用するのが望ましい．

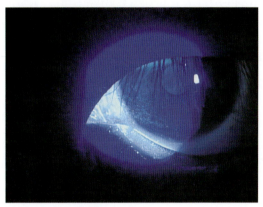

図4 | フルオレセイン染色
睫毛が接触する部位の角膜上皮障害が明らかである．

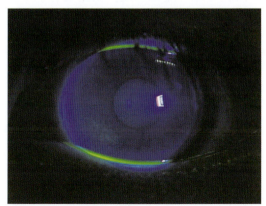

図5 | 内反症での涙液メカニズム
涙液メニスカスの高さを確認する．本症例では角膜上皮障害を認めるものの，それほど涙液メニスカスの上昇をきたしていない．

1-1)-(5)-下眼瞼②

加齢眼瞼内反
Senile entropion

診断のポイント				
観察のポイント				
重要度	観察目的	観察点	所見	参照図
★★★	有無の確認	下眼瞼の位置	下眼瞼自体の内反	図1
検査所見				
重要度	観察目的	観察点	所見	参照図
★★★	確定診断	下眼瞼皮膚を下方へ牽引し，内反を矯正	瞬目制限で下眼瞼の位置が保たれる	図3

鑑別が必要な疾患		
鑑別疾患	鑑別のポイント	掲載頁
瘢痕性下眼瞼内反症	瞬目制限で下眼瞼の位置が保たれず内反が生じる	20頁

1 疾患の定義

　加齢変化によって下眼瞼自体が内反した状態．加齢により眼瞼水平方向やcapsulopalpebral fascia (CPF) の瞼板枝および皮膚穿通枝が弛緩して瞼板が回転しやすくなり，さらに眼輪筋前隔膜部が眼輪筋前瞼板部に乗り上げやすい状態になることで下眼瞼の内反が生じる．

2 外眼部所見

　下眼瞼が眼球方向に回転し，下眼瞼縁が観察できないことが多いため，見かけの瞼裂高やmargin reflex distance-2 (MRD-2) が大きい（図1）．内反した下眼瞼は，下眼瞼皮膚を下方へ牽引することで容易に整復できる．また，下眼瞼縁が常時涙液に接触しているため，下眼瞼縁の皮膚粘膜移行部 (mucocutaneous junction) の不整や下眼瞼縁後端部の辺縁鈍化を認める症例もある．具体的には，下眼瞼縁のmucocutaneous junctionが前進し，マイボーム腺開口部より前方に存在していることが多い．なお，正常な眼瞼縁後端部は辺縁が鋭で，mucocutaneous junctionはマイボーム腺開口部より後方に存在する．

3 確定診断に必要な検査

　下眼瞼内反症の診断で重要なことは，加齢性と瘢痕性の鑑別である．これは，外科的介入の方針が両者で大きく異なるためである．鑑別に役立つ検査は，下眼瞼皮膚を下方へ牽引し内反を矯正した後，瞬目制限を行うことである（図3）．瞬目制限によって眼瞼の位置が保たれ，内反を生じないのが加齢性下眼瞼内反症であり，瞬目制限下であっても自然に内反を生じるのが瘢痕性下眼瞼内反症である．また，下眼瞼皮膚を下方に牽引して下眼瞼縁を確実に観察することで，睫毛乱生の合併の有無も確認する．眼異物感や眼痛などの自覚症状があるにもかかわらず下眼瞼内反症を認めない場合は，複数回の強い瞬目を指示した後に再度診察を行うと，下眼瞼内反症が出現していることが多い．なお，下眼瞼内反症の有無は通常肉眼で判断できるが，瞬目制限を行った場合は，下眼瞼が内反する動きは緩徐であるため肉眼では判断できない可能性がある．また，睫毛乱生の合併を肉眼で看破することも非常に困難である．したがって，正確な診断を行うためには，細隙灯顕微鏡を用いることが重要である．

4 鑑別すべき疾患

　瘢痕性下眼瞼内反症，睫毛乱生．

5 治療方針

　手術．

（木下慎介）

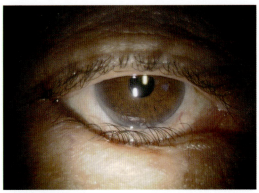

図1｜外眼部所見
下眼瞼が眼球方向に回転し，下眼瞼縁が観察できない．見かけの瞼裂高やmargin reflex distance-2（MRD-2）が大きい．

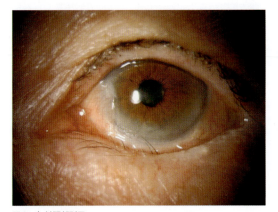

図2a｜外眼部所見
下眼瞼内反症により下眼瞼縁が常時涙液に接触している．

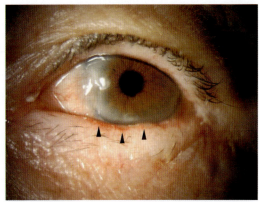

図2b｜術後所見
図2aの下眼瞼縁所見．下眼瞼縁の皮膚粘膜移行部（mucocutaneous junction）が前進し，マイボーム腺開口部より前方に存在している．また，眼瞼縁後端部は鈍になっている．なお，正常な眼瞼縁後端部は辺縁が鋭で，mucocutaneous junctionはマイボーム腺開口部より後方に存在する．

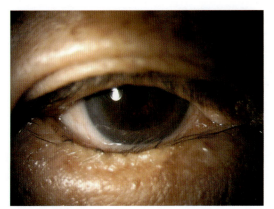

図3a｜下眼瞼内反症

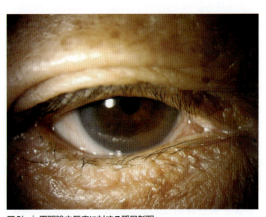

図3b｜下眼瞼内反症に対する瞬目制限
下眼瞼皮膚を下方へ牽引し内反を矯正後，瞬目制限を行った場合に眼瞼の位置が保たれ，内反が生じないのが加齢性下眼瞼内反症である．

1-1)-(5)-下眼瞼③

瘢痕性眼瞼内反
Cicatricial entropion

診断のポイント

観察のポイント

重要度	観察目的	観察点	所見	参照図
★★★	診断	炎症の状態	結膜炎，眼瞼炎	図1a～c
★★★	診断	後葉の状態	後葉の短縮を認める	図1c
★★★	診断，鑑別	眼瞼全体の視診	眼瞼の瘢痕や先天異常の有無	図1a～c

検査所見

重要度	観察目的	観察点	所見	参照図
★★★	細隙灯顕微鏡	角結膜炎，眼瞼縁の角化の有無	後葉の瘢痕性短縮および眼瞼縁の角化を認める	図1c, d
★★★	digital eversion test	後葉の状態	後葉の短縮	図2b
★	涙小管閉塞合併の有無	涙小管閉塞	涙小管閉塞を合併している	図2b

鑑別が必要な疾患

鑑別疾患	鑑別のポイント	掲載頁
加齢性眼瞼内反症	lower eyelid retractor 弛緩の有無	26頁
痙攣性眼瞼内反症	眼輪筋の痙攣の有無	
機械性眼瞼内反症	眼球に対する眼瞼の位置の評価	22頁
睫毛乱生および重生，睫毛内反症	睫毛異常の有無	42頁

1 │ 疾患の定義

　瘢痕性内反症は，眼瞼後葉が短縮して背側（眼球側）に弯曲してしまい，睫毛および角化した瞼縁が眼球に当たることで角結膜障害をきたす疾患である．本疾患にいたるには，高度な眼瞼後葉の炎症が持続することが必要である．以前はトラコーマといった細菌感染が原因として最も高頻度であったが，抗菌薬の発展および普及によりその頻度は激減している．その一方で，長期間にわたる緑内障点眼などによる薬剤性の症例や，スティーブンス・ジョンソン症候群に代表される自己免疫疾患や外傷などが原因となった症例を散見する．また，機序は異なるが，甲状腺眼症などによる眼窩および眼窩周囲組織の炎症により眼瞼後葉とその牽引靱帯(lower eyelid retractor)が短縮して内反をきたす場合も，広義には本疾患に含まれると考えられる．

2 │ 外眼部所見

　眼瞼および睫毛の内反により，角結膜障害をきたす．重度の結膜炎に伴って発症した場合は瞼球癒着が認められることがあり，また，外傷に伴って発症した場合は，外傷性瘢痕が皮膚や結膜に認められることがある．後葉の詳細な観察を行うと，屈曲した瞼板と瘢痕化して短縮した眼瞼結膜が認められる．また，進行した瘢痕性眼瞼内反症の場合は，眼瞼縁の角化が認められることがある．さらには，睫毛乱生，睫毛重生などの睫毛異常を伴うことも多い．その他，眼瞼後葉の炎症の原因となる眼炎症性疾患および全身疾患の有無を注意深く評価する．

3 │ 確定診断に必要な検査

視診：眼瞼の瘢痕や外傷痕，先天異常の有無を確認．また，甲状腺眼症や眼窩疾患に伴う場合は，眼球突出の有無につき worm's eye view（顔面を下から覗き込む）で評価する．

細隙灯顕微鏡検査：フルオレセイン染色を用いた眼表面の評価，眼瞼後葉の瘢痕，短縮，角化の有無，涙液メニスカスの評価．

digital eversion test：眼瞼皮膚をつまんでひっぱり，その抵抗や翻転の程度を評価する．

通水検査：瘢痕性涙小管閉塞の有無．

4 │ 鑑別すべき疾患

　加齢眼瞼内反症，痙攣性眼瞼内反症，機械性眼瞼内反症，睫毛乱生および重生，睫毛内反症

5 │ 治療方針

　炎症が遷延している場合は，局所療法で消炎を図る．瘢痕期においては，角結膜障害がない，もしくは点眼でコントロールできる場合は，保存的加療で間に合うことがあるが，やはりメンテナンスフリーとするためには手術加療が望ましい．さまざまな手術方法があるが，基本は短縮した後葉の延長および変形の矯正が基本方針である．瘢痕の解除，必要に応じて後葉を矯正し，瘢痕性内反症による角結膜障害を改善する．

（三村真士）

［参考文献］

1. Basic and Clinical Science Course; Section 7 Orbit, Eyelids, and Lacrimal System. American Academy of Ophthalmology, San Francisco, CA, 197-198, 2015

症例1 | 瘢痕性眼瞼内反症

87歳女性
主訴：眼痛，流涙，眼脂
既往：慢性結膜炎を繰り返していた．
経過：上眼瞼内反症に対して手術を行った．

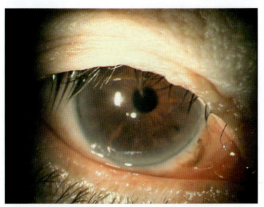

図1a | 右眼上眼瞼耳側約1/3の瘢痕性内反症（開瞼時）
上眼瞼耳側1/3の眼瞼および睫毛が内反している．

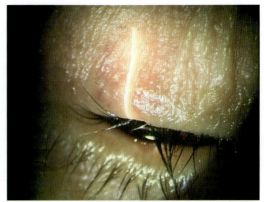

図1b | 右眼上眼瞼耳側約1/3の瘢痕性内反症（閉瞼時）
スリット光で観察すると，眼瞼が背側に屈曲していることがわかる．

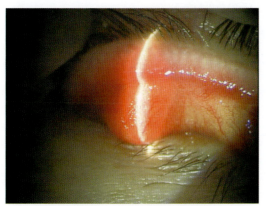

図1c | 右眼上眼瞼耳側約1/3の瘢痕性内反症（翻転時）
後葉の炎症所見を認め，後葉が短縮して屈曲している．

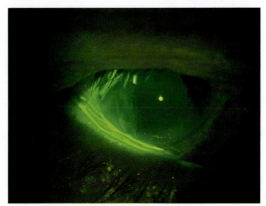

図1d | フルオレセイン染色
内反部分に一致して角膜障害を認める．

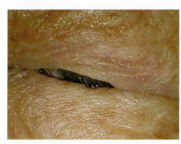

図2a | 上下瘢痕性眼瞼内反症
上下眼瞼の全体が背側に屈曲している．

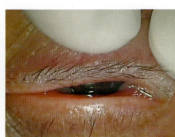

図2b | digital eversion test
後葉の短縮が屈曲の原因とわかる．睫毛重生も伴う．

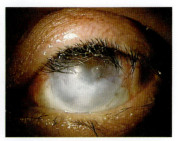

図2c | アルカリ外傷後 lash ptosis
（鄭　暁東先生のご厚意による）

1-1)-(5)-下眼瞼④

機械性眼瞼内反
Mechanical entropion

診断のポイント				
観察のポイント				
重要度	観察目的	観察点	所見	参照図
★★	有無の確認	眼球突出		図3a
★	有無の確認	眼球陥凹		図2
★★	有無の確認	無眼球・小眼球		図2
★	有無の確認	前葉の腫脹		図1
★	有無の確認	牛眼	角膜径拡大	
検査所見				
重要度	観察目的	観察点	所見	参照図
★	細隙灯顕微鏡	フルオレセイン	角膜上皮炎	
★★★	ヘルテル	眼球突出・陥凹		
★★	CT	骨折・炎症		
★★	MRI	筋肥大・炎症		
★	ピンチテスト	眼瞼の緊張度	緊張, 弛緩	

鑑別が必要な疾患		
鑑別疾患	鑑別のポイント	掲載頁
睫毛内反	睫毛のみ内反か, 眼瞼ごと内反か	42頁

1 疾患の定義

　機械的内反とは，無眼球，眼球ろう，骨折などによる眼窩の容積拡大，眼球陥凹，牛眼，甲状腺眼症による眼球突出（甲状腺眼症による内反の原因は眼球突出のみではないが），眼瞼の腫瘍や炎症・腫脹，過度の肥満[1]などによって起こる内反症である．上下眼瞼に起こりえる疾患である．

　角膜と眼瞼皮膚および睫毛が接触することにより，異物感，充血，流涙，角膜障害などを伴う．

2 外眼部所見

　上眼瞼または下眼瞼の内反．

　眼窩の腫瘍や炎症，甲状腺眼症による眼球突出や牛眼による眼球拡大では，後方から眼瞼を押し出す力が働くため，眼瞼が緊張し，内反を生じる．

　眼窩骨折や頬骨骨折による眼窩拡大，無眼球などでは，後方組織による支持が脆弱化するため眼瞼が弛緩し，内反を生じる．

　眼瞼の腫瘍・炎症や肥満などによる腫脹では，眼瞼前葉が増大し，内反を生じる．

　以上の病態を考慮して診察すると，二次的に起こる内反の原因が理解しやすい．

3 確定診断に必要な検査

ヘルテル検査：眼球陥凹や突出の計測に必要となる．

CT, MRI：眼窩と眼球のアンバランスに対して，CTやMRIは有用である．骨折，腫瘍や炎症，筋肥大などの検索にも必要となる．

細隙灯顕微鏡検査：角膜上皮炎や眼瞼結膜の露出・浮腫・炎症・角化などを認める．

ピンチテスト：眼瞼が弛緩しているのか，緊張しているのかがわかる．

4 鑑別すべき疾患

　睫毛内反．

5 治療方針

　一次的な原因の除去が第一選択となる．

　炎症が原因であれば抗炎症治療，骨折が原因であれば骨折の治療，腫瘍が原因であれば腫瘍に対する治療を行う．甲状腺眼症が原因であれば減圧手術，無眼球などに対しては，義眼床の再建や義眼の交換を考慮する．そのうえで必要であれば，内反症に対する眼瞼の手術を施行する．

（小久保健一）

［文献］
1. Raina J, et al: Obesity as a cause of mechanical entropion. Am J Ophthalmol 122: 123-125, 1996

症例1 | 右慢性涙嚢炎の急性増悪に伴う内反症

85歳女性
主訴：右顔面腫脹，流涙，眼脂
既往：糖尿病
経過：4年前より鼻涙管閉鎖を指摘されていたが放置．当科初診時に涙嚢切開施行．

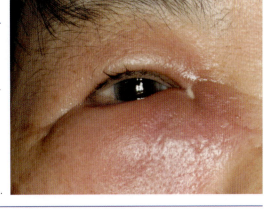

図1 | 初診時所見
右下眼瞼が前葉の腫脹により内反している．

症例2 | 右義眼に伴う上下眼瞼内反症

74歳女性
主訴：眼瞼掻痒感，整容
経過：5歳時に網膜芽細胞腫により眼球摘出．以降，義眼使用．

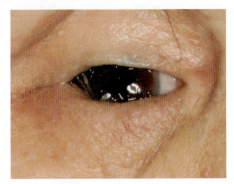

図2a | 初診時所見
義眼装用時，右上下眼瞼の内反を認める．

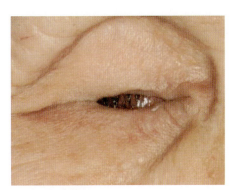

図2b | 初診時所見
右上下眼瞼の内反を認める．

症例3 | 甲状腺眼症に伴う両下眼瞼内反症

40歳女性
主訴：違和感
既往：橋本病
経過：8年前より橋本病を指摘され，以降，近医内科で定期的にフォローされていた．6ヵ月前より近医眼科で下眼瞼の内反を指摘されており，睫毛抜去されており当科紹介となった．来院時に複視は認めなかった．活動性はCAS1点であった．

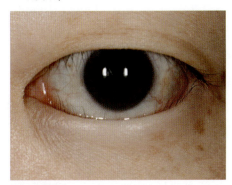

図3a | 正面
下眼瞼後退を認める．

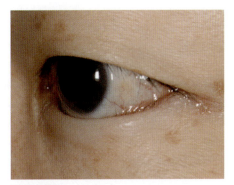

図3b | 斜め
上下眼瞼の内反および眼球突出を認める．

1-1)-(5)-上眼瞼①

Lash ptosis

診断のポイント

観察のポイント

重要度	観察目的	観察点	所見	参照図
★★★	有無の確認	睫毛の向き	lash ptosis重症度	図1
★★★	手術適応の判断	角膜	上皮障害	
★★★	術式の判断	MRD-1	眼瞼下垂に併発	図2
★★★	術式の判断	眼瞼皮膚	皮膚弛緩	図3

検査所見

重要度	観察目的	観察点	所見	参照図
★★★	細隙灯顕微鏡	フルオレセイン染色	点状上皮障害	
★	流涙症	涙液量	高涙液メニスカス	
★★★		眼瞼下垂の確認	眼瞼下垂に併発	図2
★★★	徒手的に開瞼, lash ptosis整復	floppy eyelidの確認	皮膚弛緩および内外眼角靱帯の脆弱	図3
★★	lash ptosisによる視機能の影響 OPD, CASIA2, etc	テーピング開瞼前後のコントラスト視力, 実用視力など	シミュレーション開瞼による視機能改善の有無	

鑑別が必要な疾患

鑑別疾患	鑑別のポイント	掲載頁
顔面神経麻痺	顔面神経麻痺の有無	40頁
floppy eyelid syndrome	上下眼瞼の皮膚弛緩, 内外眼角靱帯の脆弱	図2
瘢痕性内反症	眼表面および眼枝異常の有無	18, 28頁

1 | 疾患の定義

正常な睫毛は上眼瞼には約100本(下眼瞼の倍の数)あり,通常,瞼板前面の瞼縁から外上方に伸びる. Lash ptosisとは,上眼瞼の睫毛が下方もしくは内方に向き,視軸を塞ぐことや角膜に接触することによって視機能障害や異物感,流涙もしくは整容的な問題を引き起こす状態である.

Lash ptosisの原因は,先天性と後天性がある.眼瞼下垂に併発することが多く,特に先天性下垂では加齢による退行性下垂より著明である(図1).特にアジア人種においては,加齢に伴い眼窩隔膜が瞼板前面までに下がり,前葉のボリュームアップと皮膚弛緩の相乗効果でlash ptosisを合併することが多く見られる.一方,アルカリ外傷,類天疱瘡,魚鱗癬やハンセン病などの疾患に続発するケースもある.また,近年ではfloppy eyelid syndromeや緑内障プロスタグランジン製剤点眼によるlash ptosisが注目されている(図2).

2 | 外眼部所見

Lash ptosisによる角膜上皮障害は異物感,流涙症を訴えることが多い.上皮障害の特徴は点状表層であり,角膜の上方に多い.小児の場合はアレルギー性結膜炎を合併することも多く,瞼板結膜の乳頭増殖を認める.

退行性眼瞼下垂に合併する場合は,MRD-1の低下とともにlash ptosisを認めることも多い(図3).さらに,眼瞼皮膚弛緩症を合併する場合には,用手的に開瞼するとlash ptosisが改善され,このような症例においては下垂手術と同時にblepharoplastyを併用することで,lash ptosisが矯正される(図4).

続発性のものはlash ptosisとともに原疾患によって特徴的な臨床所見があり,たとえばアルカリ外傷や類天疱瘡などには眼球癒着,角膜上皮欠損や実質混濁などが見られる.

3 | 確定診断に必要な検査

Lash ptosisの重症度を分類するには,MalikのLPR(lash ptosis rating)法が用いられる.

細隙灯顕微鏡による角膜上皮障害および涙液メニスカスの確認は重要である.さらに広角な観察をし,眼瞼皮膚の弛緩度,眼瞼縁,睫毛の向き,角膜との位置関係の把握をすることが病因診断に不可欠となる.

Lash ptosisは視機能へ影響し,高次収差の増大を引き起こすとされているので,角膜形状解析装置,たとえばOPDや前眼部OCTなどがその程度を精査するのに有用である.さらに,通常の視力検査だけでなく,コントラスト視力や実用視力は実際の視機能を反映する検査法といえる.

4 | 治療方針

Blepharoplasty術による矯正,症例によっては,lid splittingを併用する.　　　　　(鄭　暁東)

[参考文献]
1. Malik KJ, et al: Arch Ophthalmol 125: 1613-1615, 2007
2. 三戸秀哲ほか:臨床眼科情報5:364, 2006
3. Kim JW, et al: J Craniofac Surg 24: 1582-1585, 2013

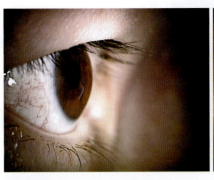
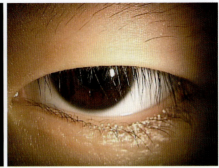

図1 | 一重瞼のlash ptosis

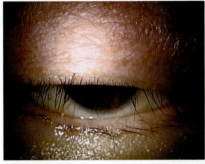
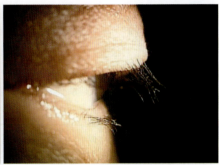

図3 | 眼瞼下垂に合併するlash ptosis症例

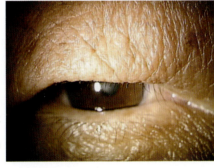
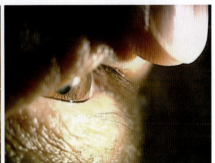

図4 | 眼瞼皮膚弛緩症に合併するlash ptosis
用手的に開瞼するとlash ptosisが改善される.

症例1 | floppy eyelid syndrome

78歳男性
主訴：流涙，異物感，開瞼困難
既往：心疾患，無呼吸症候群
経過：高度眼瞼下垂，皮膚弛緩症にlash ptosisを合併する．

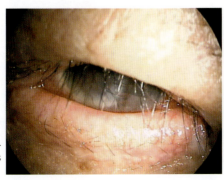
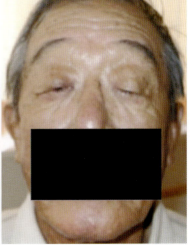

図2 | Floppy eyelid syndromeに合併するlash ptosis症例

1-1)-(5)-上眼瞼②

加齢性上眼瞼内反
Involutional entropion of the upper eyelid

診断のポイント

観察のポイント

重要度	観察目的	観察点	所見	参照図
★★★	有無の確認	眼瞼皮膚	弛緩	図1a
★★		睫毛	内反	図1c
★	重症度の判定	睫毛	眼表面への接触	図1b
★★★		角膜	角膜上皮障害	図1b

検査所見

重要度	観察目的	観察点	所見	参照図
★	細隙灯顕微鏡	睫毛列	眼表面への接触	図1b
★★★		フルオレセイン染色	角膜上皮障害	図1b
★★	徒手的整復	睫毛の向き	徒手的に改善	

鑑別が必要な疾患

鑑別疾患	鑑別のポイント	掲載頁
lash ptosis	皮膚弛緩の有無	24頁
瘢痕性眼瞼内反	瞼結膜面の瘢痕の有無	20, 28頁
顔面神経麻痺	顔面神経麻痺の有無	図2
睫毛乱生	睫毛列の異常の有無	42頁

1 疾患の定義

　弛緩して余剰となった上眼瞼皮膚による押し下げで，睫毛が内反した状態であり，前後葉のバランスのずれ(前葉の余剰)による．

　原因は，加齢による上眼瞼前葉の皮膚の弛緩である．

2 外眼部所見

　上眼瞼の皮膚弛緩(図1a)．軽症例では上眼瞼の瞼縁に弛緩した余剰皮膚が重なる程度だが，重症例では内反した睫毛が眼表面に接触する(図1c)ことで高度角膜上皮障害を生じ，羞明や眼痛，視力低下をきたすこともある．

3 確定診断に必要な検査

　細隙灯顕微鏡検査で睫毛列の異常(乱生や重生など)がないこと，上眼瞼を翻転して上瞼結膜面に瘢痕などによる後葉の引き込みがないことを確認する．フルオレセイン染色にて，角膜上皮障害の有無を確認する(図1b)．

　徒手的に上眼瞼の余剰となった皮膚をつまむことで睫毛の向きが改善されることを確認する．

4 鑑別すべき疾患

　lash ptosis，瘢痕性眼瞼内反，顔面神経麻痺(図2)，睫毛乱生．

5 治療方針

　手術．

(末岡健太郎)

症例2 │ 顔面神経麻痺性上眼瞼内反

85歳男性
主訴：両眼の異物感，右眼の流涙
既往：8年前に右顔面神経麻痺
経過：顔面神経麻痺以降，右まぶたが下がってきて，前医で定期的に睫毛抜去を行っていた．

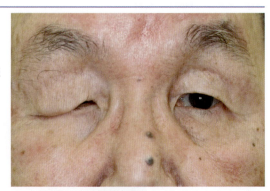

図2 │ 顔面神経麻痺性上眼瞼内反
顔面神経麻痺による右上眼瞼皮膚の高度弛緩がある．

症例1 | 加齢性上眼瞼内反

80歳男性
主訴：両眼の異物感・眼痛，左眼の霧視
既往：左眼黄斑上膜および両眼白内障の術後
経過：上記術後で両眼の異物感・眼痛があり，左眼の霧視が出てきて治療を希望された．

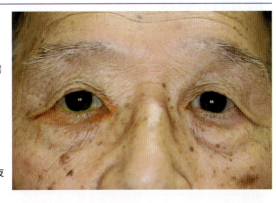

図1a | 加齢性上眼瞼内反
上眼瞼の皮膚弛緩がある．

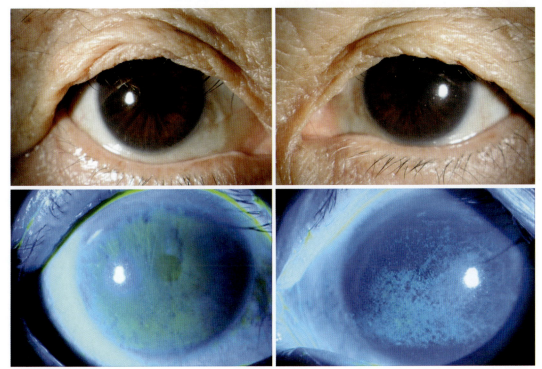

図1b | 加齢性上眼瞼内反
睫毛接触による角膜上皮障害がある．

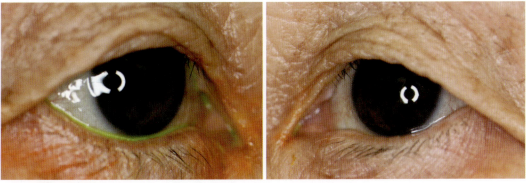

図1c | 加齢性上眼瞼内反
斜め横から見ると，睫毛の内反の程度がわかりやすい．

1-1)-5)-上眼瞼③

瘢痕性眼瞼内反
Cicatricial entropion

1 疾患の定義

外傷や慢性炎症により，眼瞼結膜をはじめとする眼瞼後葉が瘢痕性に収縮することにより起こる．外傷では化学熱傷（アルカリ外傷など）や裂傷，慢性炎症ではスティーブンス・ジョンソン症候群，GVHD（移植片対宿主病）などの疾患が原因として多い．

2 外眼部所見

眼瞼結膜の瘢痕性の収縮，瞼板の変形などにより，眼瞼後葉が短縮し，短縮した部分に一致して睫毛が角膜表面に接触する．

3 確定診断に必要な検査

細隙灯顕微鏡検査，生体染色．

4 鑑別すべき疾患

睫毛内反症，眼瞼内反症，眼瞼腫瘍．

診断のポイント

観察のポイント

重要度	観察目的	観察点	所見	参照図
★★	有無の確認/重症度の判定	睫毛内反	重症例では睫毛が広範に強く内反している	
★★		角膜上皮障害	内反した睫毛が眼表面に接触し，角膜上皮障害や重症例では角膜潰瘍ができる	
★★★		眼瞼結膜の短縮・変形	重症例では広範に眼瞼結膜が短縮・変形している	

検査所見

重要度	観察目的	観察点	所見	参照図
★★★	細隙灯顕微鏡	眼瞼結膜の状態の観察	眼瞼結膜の変形，短縮	
		フルオレセイン染色	角膜上皮障害	

鑑別が必要な疾患

鑑別疾患	鑑別のポイント	掲載頁
睫毛内反症（先天性）	瞼板変形の有無，外傷の既往の有無，発症歴	42頁
眼瞼内反症（加齢性）	眼瞼の水平，垂直方向への緩み+同上	18, 26頁

5 治療方針

手術治療となる．内反している睫毛が少数で一部分に限局される場合は，その部分のみの睫毛の毛根切除で治る場合もある．眼瞼後葉の短縮が重度ではない場合はホッツ変法を用いる．

眼瞼結膜の短縮，瞼板の変形が広範囲かつ重度に睫毛内反をしている場合はlid split等の手技も併用や，場合によっては短縮した後葉を延長するための粘膜移植が必要な場合もある．

（太田　優）

症例 1 ｜ 瘢痕性眼瞼内反

50 歳男性
既往：セメントによるアルカリ外傷．受傷から半年後．局所的に瞼結膜が短縮し，瞼板が変形し，睫毛内反症となっている．

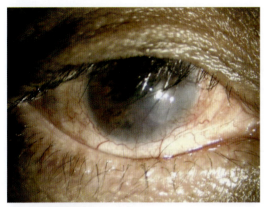

図 1a ｜ 瘢痕性眼瞼内反

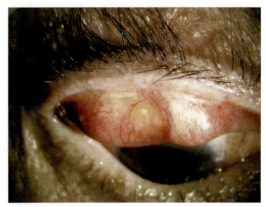

図 1b ｜ 瘢痕性眼瞼内反

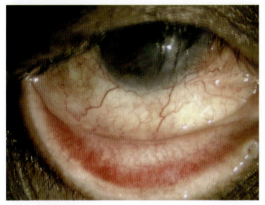

図 1c ｜ 瘢痕性眼瞼内反

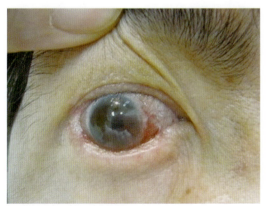

図 2 ｜ SJS による瘢痕性眼瞼内反
後葉拘縮による上下眼瞼の内反，眼球癒着を認める．
（渡辺彰英先生のご厚意による）

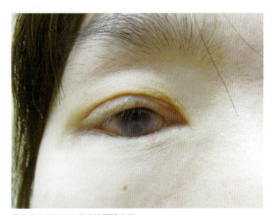

図 3 ｜ SJS による瘢痕性眼瞼内反
下眼瞼の後葉拘縮による内反を認める．
（渡辺彰英先生のご厚意による）

1-1)-(6)-①

先天眼瞼外反
Congenital ectropion

診断のポイント				
観察のポイント				
重要度	観察目的	観察点	所見	参照図
★★★	有無の確認	皮膚疾患	皮膚の硬化, 短縮	
★		小眼球症		
★★		眼裂狭小症		図2
★★★	重症度の判定	覚醒時・就寝時の観察	軽度例では睡眠時のみ外反	図1
検査所見				
重要度	観察目的	観察点	所見	参照図
★	細隙灯顕微鏡検査	フルオレセイン染色	角膜上皮炎	
★★★			涙液メニスカス	図2
★★	徒手的, テーピングによる整復	重症度確認	軽症では徒手的に復位	図1

鑑別が必要な疾患	
鑑別疾患	鑑別のポイント
先天顔面神経麻痺	顔面神経麻痺の有無

1 疾患の定義

　上眼瞼または下眼瞼の外反症. 眼瞼の形態異常により瞼結膜が眼表面に接していない状態. 先天性はダウン症や皮膚疾患に伴うことが多く, 人種では黒人種に多い.

　原因は, 皮膚の短縮などによる前葉の短縮, 外眼角部の靱帯欠損による水平方向の弛緩, 眼輪筋の低緊張, 挙筋腱膜の瞼板への付着位置異常, 後葉の延長などが考えられている.

　下眼瞼は稀. 上眼瞼でも1992年までに報告されたのは50例と, 非常に稀な病態.

2 外眼部所見

　上眼瞼または下眼瞼の外反.

　本態性では, 瞼板の欠損または異常, 続発性では皮膚の硬化や短縮, 小眼球症, 眼裂狭小症, Euryblepharon (外眼角における瞼裂の異常形成) に伴う.

　生下時に認められるものの多くは2週間程度で自然軽快する.

　軽度例では強閉瞼時や睡眠時のみ外反となり, 徒手的整復にて簡単に復位する. 高度例では覚醒時も外反となる.

　重症例では皮膚疾患による前葉の短縮を伴うことが多い. テーピングでも整復できない例もある. 新生児期に認められる重症例では, 整復しなければ結膜浮腫を呈してさらに整復が困難になる悪循環に陥ることがある. 早めの介入が望ましい.

3 確定診断に必要な検査

細隙灯顕微鏡検査：フルオレセイン染色にて, 角膜上皮炎や涙液メニスカスを確認する. 特に小児では角膜に問題がないことが多い. 涙液メニスカスは高く, 流涙を訴えることがある.

　徒手的整復やテーピングによる整復にて重症度を見積もる.

4 鑑別すべき疾患

　先天顔面神経麻痺. 皮膚疾患.

5 治療方針

　手術. 点眼. 就寝時のテーピングでの保存的加療.

(野田実香)

[文献]

1. Watts MT, et al: Congenital eversion of the upper eyelid: a case report. Ophthalmic Plast Reconstr Surg 11: 293–295, 1995
2. Sellar PW, et al: Late presentation of congenital ectropion of the eyelids in a child with Down syndrome: a case report and review of the literature. J Pediatr Ophthalmol Strabismus 29: 64–67, 1992

症例1 | 先天眼瞼外反

7歳女児

主訴：特に就寝時に眼瞼が外反する

既往：内斜視術後，21トリソミーダウン症候群，1型DM，ASD（自然閉鎖）

経過：生下時より閉瞼時や泣涕時に上眼瞼外反あり．経過観察にて改善せず．

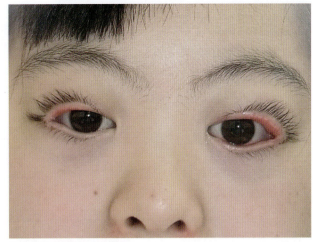

図1a | 先天眼瞼外反の開瞼時
軽度の外反を呈している．

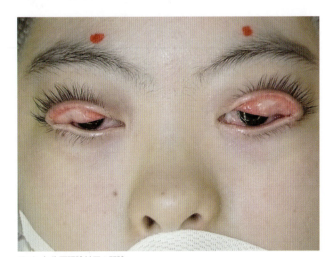

図1b | 先天眼瞼外反の閉瞼
就寝時には上眼瞼が完全に翻転する．

症例2 | 瞼裂狭小症に伴う両下眼瞼外反

12歳女児

主訴：流涙，整容面

既往：瞼裂狭小症，家族歴：父：瞼裂狭小症

経過：生下時より瞼裂狭小症を認めた．6歳頃から流涙を自覚．小学校高学年になり授業中に黒板の文字が見えにくいなど視機能に異常を認めて治療を希望された．

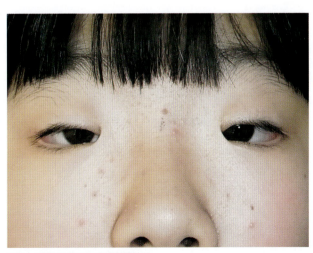

図2 | 瞼裂狭小症に伴う両下眼瞼外反
目尻側で下眼瞼が浮いて外反症を呈している．

1-1)-(6)-②

加齢眼瞼外反
Age-related ectropion

診断のポイント

観察のポイント				
重要度	検査項目	観察点	所見	参照図
★★★	肉眼所見	開瞼時	結膜充血, 眼脂, 流涙, 下涙点の露出	図1a, 2a
★★		閉瞼時	眼瞼結膜の露出	図1b, 2b
★★	細隙灯顕微鏡	フルオレセイン染色	角結膜上皮障害	
★★★			涙液メニスカス形成不良	
★★★	ピンチ(Pinch)テスト		下眼瞼の垂直・水平方向の弛緩	
★★★	眼瞼耳側・鼻側牽引テスト		内・外眼角靱帯の弛緩	

鑑別が必要な疾患

鑑別疾患	鑑別のポイント
先天性	発症年齢
瘢痕性	外傷, 手術の既往の有無
炎症性	重症結膜炎 眼瞼炎の有無
麻痺性	顔面神経麻痺, 脳外科・耳鼻科手術の既往の有無
眼瞼腫瘍	局所的な眼瞼腫脹の有無
眼窩腫瘍	眼窩画像検査
甲状腺機能亢進症	甲状腺機能(血液検査), 眼窩MRI

1 疾患の定義

加齢による眼瞼の弛緩で, 眼瞼結膜および瞼板が外を向いた(外反した)状態. 通常, 下眼瞼に起きる. この弛緩は重力と眼輪筋, 内眼角靱帯, 外眼角靱帯の萎縮のコンビネーションにより引き起こされる. 下眼瞼が眼球のカーブに沿うことができず, 瞼板の向きがアンバランスになる. 涙液メニスカス形成不全, 角結膜の露出によって刺激症状, 炎症が起きる. 筋緊張の低下と眼瞼の位置異常により起きる流涙も症状の一つである. これらの症状が原因で患者は目をこすりやすくなり, 病態がさらに悪化する[1].

下眼瞼の内反・外反の頻度は人種差がある. 手術症例の内反:外反の割合は, アジア人では10:1, 欧米人では2:3という報告[2]があり, アジア人は内反がかなり多い. また, 瞼板のサイズが年齢正常値よりも大きい場合は外反になり, 小さい場合は内反になりやすい[3]. 内反は女性に多く, 外反は男性に多い[3].

2 外眼部所見

症状:流涙, 目が赤い, 眼刺激感, 眼脂.

所見:眼球結膜, 眼瞼結膜充血, 特に外反した眼瞼結膜部に強い. 正面視で下涙点が露出. 角結膜上皮障害. 長期にわたると眼瞼結膜の表皮化, 眼瞼縁の肥厚, 涙点の表皮化による閉塞が起きることもある.

3 確定診断に必要な検査

フルオルセイン染色:涙液メニスカス形成不良, 角結膜上皮障害.

ピンチ(Pinch)テスト:下眼瞼中央の皮膚をつまんで引き下げ, 瞼縁が眼球表面からどれだけ離れるかを確かめる. 正常は5mm程度だが, 8mm以上離れたら陽性と判断する[4].

眼瞼耳側・鼻側牽引テスト:内・外眼角靱帯の弛緩を判断する.

4 鑑別すべき疾患

先天性, 瘢痕性, 炎症性, 麻痺性(顔面神経麻痺)など他の要因による眼瞼外反, 眼瞼および眼窩腫瘍, 甲状腺機能亢進症.

5 治療方針

・角結膜上皮障害に対して人工涙液, 眼軟膏の頻回投与.
・テーピングやメパッチ®, テガダーム™を使用した, ドレッシングによる保存的治療.
・手術

(白川理香)

[文献]

1. Guthrie AJ, et al: Eyelid malposition repair: A review of the literature and current techniques. Semin Plast Surg 33: 92-102, 2019
2. Carter SR, et al: Involutional entropion and ectropion of the Asian lower eyelid. Ophthalmic Plast Reconstr Surg 16: 45-49, 2000
3. Rajabi MT, et al: The influence of orbital vector on involutional entropion and ectropion. Orbit 37: 53-58, 2018.
4. 野田実香ほか:手術の適応. 専修医石嶋くんの眼瞼手術チャレンジノート, 金原出版, 東京, 178-188, 2017

症例1 | 両眼瞼外反

86歳男性

主訴：眼脂，目が赤い

既往：高血圧，不整脈，頸椎症

経過：幼少時より目が大きいといわれていた．2〜3年前より下眼瞼の垂れ下がり，充血が強くなった．甲状腺機能異常なし．眼窩MRI異常なし．手術治療（両下眼瞼水平短縮術）を希望．

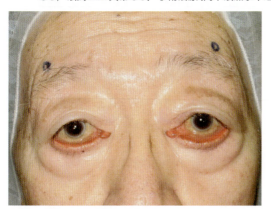

図1a | 両眼瞼外反の開瞼時
下眼瞼の外反部に充血が強い．

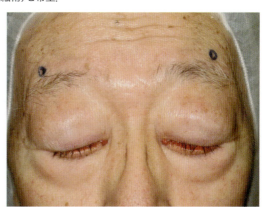

図1b | 両眼瞼外反の閉瞼時
閉瞼しても下眼瞼結膜が露出している．

症例2 | 左眼瞼外反

70歳代女性

主訴：瞼が赤い，朝の違和感，流涙

所見：眼瞼結膜が外反して赤くなっている．閉瞼しても外反に変化はない．

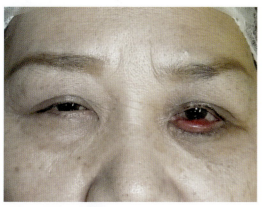

図2a | 左眼瞼外反の開瞼時
左下眼瞼のみ外反している．

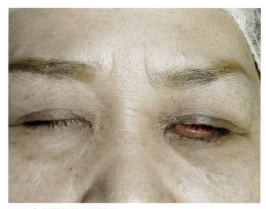

図2b | 左眼瞼外反の閉瞼時
閉瞼しても外反に変化はない．

1-1)-(6)-③

瘢痕性眼瞼外反
Cicatricial ectropion

診断のポイント				
観察のポイント				
重要度	観察目的	観察点	所見	参照図
★★★	外傷，手術痕の有無	眼瞼皮膚	皮膚の瘢痕，炎症	図1〜3
★★	可動性の確認	触診	瘢痕の範囲，深さ	図4
★	後葉弛緩の有無	弛緩テスト	弛緩	
検査所見				
重要度	観察目的	観察点	所見	参照図
★★	細隙灯顕微鏡	フルオレセイン染色	角膜上皮障害	
★★			涙液メニスカス	
★★		瞬目	閉瞼障害	
★	CT，MRI	癒着の原因，範囲	深部に及ぶ瘢痕	図5

1 疾患の定義

下眼瞼外反症は，眼瞼が外反することで閉瞼障害が起こり，炎症，疼痛，羞明，流涙，視力低下などの症状をきたす疾患である．長期的に見ると再発しやすい疾患であるため，原因を正確に評価し，適切な治療を選択する必要がある．

眼瞼外反症の原因は，先天性，退行性，瘢痕性，麻痺性などに分類される．先天性は，ダウン症や皮膚疾患による形態異常によるものが多い．退行性は眼瞼の弛緩によって，麻痺性は顔面神経麻痺による眼輪筋の弛緩などによって眼瞼が水平方向に弛緩する病態である．瘢痕性は外傷，熱傷後の皮膚の瘢痕によって前葉が拘縮し，瞼縁が牽引されて起こる．ただし，外傷の程度によっては瘢痕が後葉，眼窩内まで及んでいる場合もある．

2 外眼部所見

外傷歴や眼瞼手術の既往がある場合は，眼瞼皮膚に拘縮や引きつれが見られる．また，外傷歴がなくても点眼などによる接触性皮膚炎が原因で眼瞼外反をきたす場合もある（炎症性）．

上眼瞼外反では閉瞼障害を認め，兎眼による角膜上皮障害を認める．下眼瞼の外反では，さらに涙液メニスカスが不整となり，角膜上皮障害や流涙症の原因となる．

3 確定診断に必要な検査

問診：外傷歴，手術歴，皮膚疾患の有無を聴取する．前医での治療歴について情報提供が得られれば治療方針を決めるうえで助けとなる．
前葉の診察：皮膚表面の観察と触診で，可動性を見ながら炎症や瘢痕の範囲，拘縮の方向，深さを判断する．外傷手術が原因である場合，表層のみの治療では根治できない可能性がある．そのため，可動性が極端に不良であれば，CT，MRIなどの画像検査で瘢痕の範囲，深さを確認する．
後葉の診察：snap back testやpinch testで後葉の弛緩を伴っていないか確認する．

4 鑑別すべき疾患

瘢痕性以外の原因による眼瞼外反．

5 治療方針

外傷歴，手術歴がなく，皮膚炎が原因と考えられる場合は，ステロイド眼軟膏による消炎を行う（図1）．

外傷，手術などによるものは，まずはリザベン®内服，ステロイドの局所投与，瘢痕部のマッサージを行い，効果がなければ，手術を検討する（図2, 3, 4）．

瘢痕拘縮が前葉のみにとどまらない症例もあるため，術前に瘢痕の範囲，程度を入念に評価し，オーダーメイドで術式をプランニングすることが重要である．最近では，脂肪組織やヒアルロン酸充填剤などの注入によって前葉を拡張する治療法の報告もある．

聖隷浜松病院眼形成眼窩外科の嘉鳥信忠先生のご厚意により，実際の症例をいくつか提示させていただく．

（上笹貫太郎）

［参考文献］
1. 太田　優：眼瞼外反症．臨眼 70: 1732-1737, 2016

症例1 ｜ 右眼瞼皮膚炎による眼瞼外反症

76歳男性

経過：緑内障点眼による接触性皮膚炎が外反症の原因と考えられた．点眼を中止し，ステロイド眼軟膏を開始したところ，2週間後に皮膚炎は改善し，眼瞼外反症も消失した．

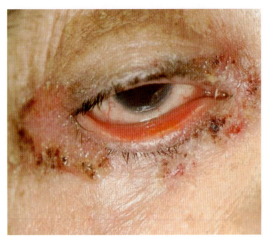

図1a ｜ 右眼瞼皮膚炎に伴う眼瞼外反症
皮膚炎による前葉の短縮．

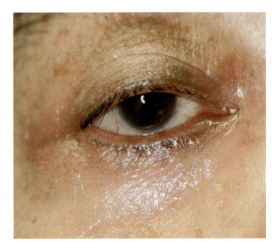

図1b ｜ 右眼瞼皮膚炎に伴う眼瞼外反症
ステロイド眼軟膏塗布．軟膏開始後2週間で消失．

症例2 ｜ 右下眼瞼裂傷後の眼瞼外反症

61歳男性

経過：右眼瞼裂傷，涙小管断裂に対し，前医で皮膚縫合のみが行われていたため，改めて涙小管再建術および眼瞼縫合術を行った．術後の外反症に対しリザベン®内服，ケナコルト®局所注射，マッサージを行ったが改善しなかったため，Z形成術で垂直方向に前葉を延長した．

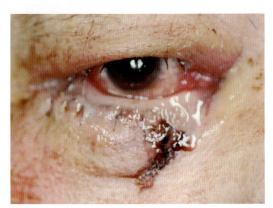

図2a ｜ 右下眼瞼裂傷後の眼瞼外反症
受傷直後．皮膚のみの縫合．

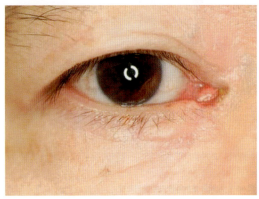

図2b ｜ Z形成手術施行
術後9ヵ月．眼瞼外反症は消失．

症例3 | 眼瞼植皮術後の眼瞼外反症

60歳女性

経過： 幼少期に顔面熱傷に対し植皮術を受けていた．下眼瞼全体の植皮量の不足による眼瞼外反症と診断し，眉毛下皮弁による前葉の再建術を行った．

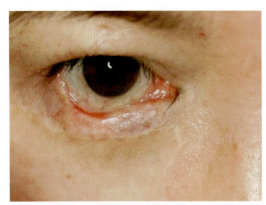

図3a | 右顔面熱傷に対する植皮後の眼瞼外反症
下眼瞼皮膚が広範囲に不足．

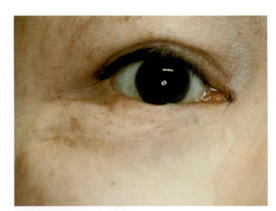

図3b | 眉毛下局所皮弁手術施行
術後6ヵ月．眼瞼外反症は消失．

症例4 | 骨折整復術後の眼瞼外反症

48歳男性

経過： 他院形成外科で左頬骨骨折の整復術を受けた．術後の眼瞼外反症に対し，癒着切除および癒着剥離術を2回，チタンプレート摘出，大腿筋膜移植および脂肪移植術を施行されたが，改善しなかった．リザベン®内服，ケナコルト®局所注射，およびマッサージを行うも効果はなかった．下眼瞼全体が眼窩縁に癒着しており，後葉も強く弛緩していたため，癒着を切除した後，耳介軟骨移植，さらに癒着防止と可動性の確保のために脂肪移植を併施した．

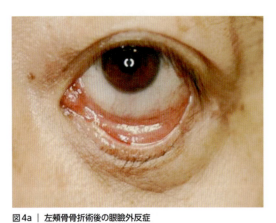

図4a | 左頬骨骨折術後の眼瞼外反症
眼窩縁に下眼瞼全体が癒着．
（図1〜4：聖隷浜松病院　嘉鳥信忠先生のご厚意による）

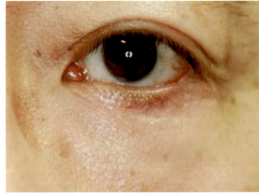

図4b | 術後1年
再発はない．

1-1)-(6)-④

機械性眼瞼外反
Mechanical ectropion

診断のポイント			
観察のポイント				
重要度	観察目的	観察点	所見	参照図
★★	有無の確認	眼瞼結膜の炎症	発赤・腫脹	
★	有無の確認	眼瞼皮膚疾患	硬化	
★★★	有無の確認	眼瞼腫瘍	腫瘍	図1a, 2
★	有無の確認	手術痕	皮弁など	
検査所見				
重要度	観察目的	観察点	所見	参照図
★	細隙灯顕微鏡	フルオロセイン	角膜上皮炎	
★	ピンチテスト	眼瞼の緊張度	緊張, 弛緩	
★	パッチテスト	アレルギーの有無	紅斑, 浮腫など	

鑑別が必要な疾患		
鑑別疾患	鑑別のポイント	掲載頁
顔面神経麻痺	眉毛や口角の位置, 左右対称性	40頁

1 疾患の定義

　機械的外反とは，重力，炎症，腫瘍，baggy eyelid，液体貯留，中顔面に用いられた皮弁による重み（皮弁や植皮による手術瘢痕により牽引されるものは瘢痕性外反に分類される），フィッティングの悪い眼鏡などによって起こる外反症である．下眼瞼に多い疾患で，上眼瞼は稀である．

　眼瞼の外反により，異物感，充血，流涙，角膜炎症状などを伴う．

2 外眼部所見

　重力および重力に加担する力により眼瞼の外反を認める．

3 確定診断に必要な検査

細隙灯顕微鏡検査：角膜上皮炎や眼瞼結膜の露出・浮腫・炎症・角化などを認める．瞼縁や涙点の外反を認めることもあり，流涙症状を伴うこともある．
ピンチテスト：弛緩の程度を確認することができる．
パッチテスト：点眼薬による接触性皮膚炎の診断に役立つ．

4 鑑別すべき疾患

　顔面神経麻痺（麻痺性外反）を含めた他の原因による外反症．

　ただし外反症は病期により明確に分類できない場合もあると考えられる．

　薬剤過敏性の眼瞼内反においては，初期には点眼薬などにより眼瞼皮膚炎が生じ，前葉が短縮し外反が出現する．結膜浮腫などにより，さらなる外反を伴い慢性化すると，瘢痕性の外反に進行する可能性もある．

5 治療方針

　原因の除去が最初の治療となる．

　炎症が原因であれば抗炎症治療を行う．特に薬剤性の外反では，トルソプト，アイファガンなどの抗緑内障薬などが原因として報告されており，点眼中止，保存料フリー点眼薬への転換およびステロイド点眼などで早期に抗炎症を図る必要がある．

　腫瘍が原因であれば腫瘍の切除．場合によっては，瞼板も含めた腫瘍切除．

　以上の原因を除去しても改善しない場合や，不可逆性な段階にある場合には，lateral tarsal strip や medial canthal tendon plication，瞼板結膜の菱形切除など，一般的な外反症手術を行う．

（小久保健一）

［参考文献］

1. Bedran EG, et al: Ectropion. Semin Ophthalmol 25: 59-65, 2010
2. Hegde V, et al: Drug-induced ectropion: what is best practice? Ophthalmology 114: 362-366, 2007

症例1 | 右下眼瞼母斑に伴う外反症

85歳男性

主訴：流涙，整容面の不満

既往：特になし

経過：8年前より自覚．当科初診1ヵ月後に腫瘍を含めた下眼瞼の五角形切除を施行．

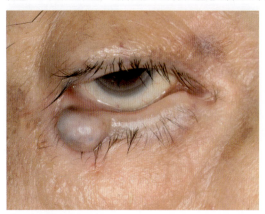

図1a | 初診時
右下眼瞼が母斑の重みで外反している．

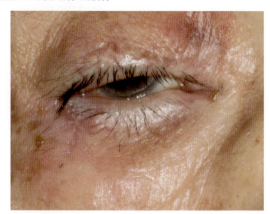

図1b | 術後3ヵ月
外反は改善している．また，流涙症状も改善した．

症例2 | 右下眼瞼脂漏性角化症に伴う外反症

85歳女性

主訴：腫瘍自覚

既往：特になし

経過：5年前より腫瘤自覚．当科初診1ヵ月後に生検を施行．

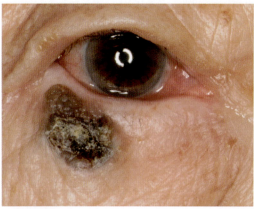

図2 | 初診時
右下眼瞼が腫瘤の重みで外反している．生検結果は脂漏性角化症であった．良性であったため，手術希望なく経過観察となった．

症例3 | 右下眼瞼結膜の慢性炎症に伴う外反症

39歳男性
主訴：流涙，整容面
既往：近医で点眼，内服，切開処置など行うも改善せず．
経過：ステロイド点眼，軟膏で改善せず，LERの短縮を施行．

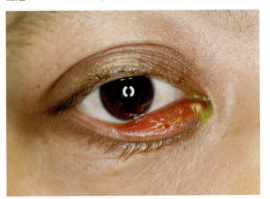

図3a｜初診時
眼瞼結膜の腫脹，発赤を伴う炎症を認める．涙点の外反も認める．
(図3a，b：聖隷浜松病院　嘉島信忠先生のご厚意による)

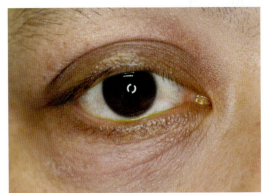

図3b｜術後1年
外反は改善している．また，流涙症状も改善した．

症例4 | 右下眼瞼眼窩脂肪の突出を伴う外反症

88歳男性
主訴：流涙，整容面の不満
既往：特になし
経過：10年くらい前から流涙および外反を自覚．

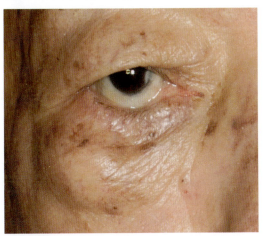

図4a｜正面
眼窩脂肪の突出，水平方向の眼瞼の弛緩により外反を認める．

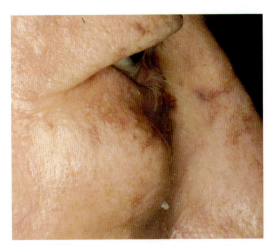

図4b｜右側面
眼瞼結膜は眼球から離れている．

1-1)-(6)-⑤

麻痺性眼瞼外反
Paralytic ectropion

顔面神経麻痺
Facial palsy

診断のポイント

観察のポイント

重要度	観察目的	観察点	所見	参照図
★★★		下眼瞼	外反, 下垂, 皮膚弛緩, 結膜露出, 睫毛の方向	図1～4
★★		眼球	結膜露出, 下眼瞼との接着低下, 角結膜炎	図1～4
★		眉毛	下垂	図1, 4

検査所見

重要度	観察目的	観察点	所見	参照図
★	vertical traction test	下眼瞼	下眼瞼を上方へ動かし, 移動距離を測定	
★	eyelid distraction test	下眼瞼	下眼瞼を下方に動かし, 眼球から離れる距離・時間を測定	
★	lateral tension test	下眼瞼	下眼瞼を側方に動かし, 水平方向への弛緩の程度を調べる	

鑑別が必要な疾患

鑑別疾患	鑑別のポイント	掲載頁
先天性眼瞼外反	発症時期, その他の先天性疾患(ダウン症など)の合併の有無	30頁
退行性眼瞼外反	年齢, 発症時期, 加齢に伴う病態の変化	
瘢痕性眼瞼外反	顔面外傷や手術の有無	34頁

1 | 疾患の定義

麻痺性眼瞼外反とは, 顔面神経麻痺に伴い眼輪筋の緊張が低下し, 下眼瞼が外反して眼瞼結膜が眼球に接していない状態を示す. 麻痺性眼瞼外反の原因となる顔面神経麻痺は, 単純ヘルペスウイルスあるいは帯状疱疹ウイルスの感染, 側頭骨骨折等の顔面外傷, 脳卒中等の中枢神経疾患, 耳下腺や中耳炎手術などで発症する.

2 | 外眼部所見

眼輪筋の緊張低下により眼瞼周囲の皮膚が弛緩し, 下眼瞼が外反する. 眼輪筋の麻痺が軽度であれば, 下眼瞼は主に垂直方向へ下垂する(図1). 眼輪筋の麻痺が高度になると, 下眼瞼は垂直方向の下垂に加えて水平方向に外反し, 眼球との接着性が失われ, 眼瞼結膜が露出する(図2, 3). 眼輪筋が完全麻痺のまま長期間経過すると乾燥性角結膜炎や角膜潰瘍を合併する(図4).

3 | 確定診断に必要な検査

一般的に臨床所見のみで診断可能である. 検査法は下眼瞼を上方へ動かして移動距離を測定するvertical traction test, 下眼瞼を下方に動かして眼球から離れる距離と元に戻るまでの時間を測定するeyelid distraction test, 下眼瞼を側方に動かして水平方向の弛緩の程度を調べるlateral tension testなどが報告されている[1].

眼瞼外反が麻痺性かどうかの診断には, 顔面神経麻痺の有無を評価する必要がある. 顔面神経麻痺は下眼瞼の形態変化以外にも眉毛下垂, 上下眼瞼の閉瞼障害, 口角下垂, 鼻唇溝の消失, 口すぼめ運動の障害, といった所見を認めることが多く, 顔面の運動を観察することで比較的容易に診断できる. 顔面神経麻痺の原因精査には頭部・耳下腺MRI, 側頭骨CT, ウイルス抗体価検査などが有用である.

4 | 鑑別すべき疾患

先天性眼瞼外反, 退行性眼瞼外反, 瘢痕性眼瞼外反などが挙げられる.

5 | 治療方針

異物感や疼痛といった乾燥性角結膜炎の症状がある場合, ヒアルロン酸ナトリウムの点眼薬を使用する. 点眼でも上記症状が改善しない症例, 整容面の改善を希望する症例には手術を行う. 手術法は外眼角靱帯をより眼窩外側に固定するlateral transorbital canthopexy法[1], 瞼板および眼瞼結膜を5mmほど切除し, 眼輪筋を外上方に固定するKuhnt-Szymanowski法(KZ法)[2], 内眼角形成術, 側頭筋移行術などが挙げられる. 重症例では, 下眼瞼への大腿筋膜や軟骨移植を併用する.

(門田英輝)

[文献]

1. Moe KS, et al: The lateral transorbital canthopexy for correction and prevention of ectropion: report of a procedure, grading system, and outcome study. Arch Facial Plast Surg 2: 9-15, 2000
2. 多久嶋亮彦ほか:顔面神経麻痺における眼瞼再建. PEPARS 43:57-63, 2010

図1｜顔面神経鞘腫による左麻痺性眼瞼外反

64歳女性．左下眼瞼の垂直方向への下垂，水平方向への軽度外反を認める．疼痛，流涙を認めたため，KZ法による下眼瞼形成術を施行．術後に症状は改善した．

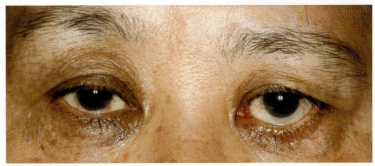

図2｜上顎癌術後の眼輪筋麻痺による右麻痺性眼瞼外反

72歳男性．術後2週の状態を示す．右下眼瞼は弛緩・外反し，眼瞼結膜が露出している．下眼瞼は眼球と全く接していない．

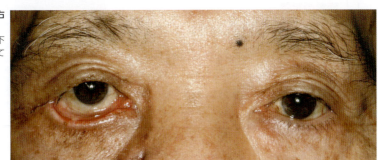

図3｜上顎癌術後の眼輪筋麻痺による右麻痺性眼瞼外反

58歳男性．術後7ヵ月の状態を示す．右下眼瞼は弛緩・外反し，涙小点は外側に偏位，涙丘が露出している．

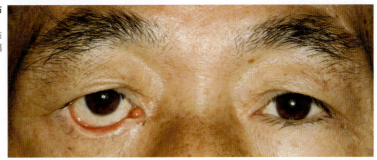

図4｜中耳炎術後の顔面神経完全麻痺による左麻痺性眼瞼外反

72歳男性．60年以上前の手術により左顔面神経完全麻痺となった．乾燥性角結膜炎を合併，強い疼痛と視力低下を認めたため，KZ法による下眼瞼形成術および内眼角形成術を施行．術後に症状は改善した．

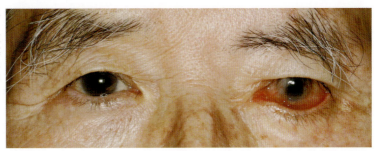

1-1)-(7)

睫毛乱生・睫毛重生
Trichiasis・Distichiasis

診断のポイント

重要度	観察目的	観察点	所見	参照図
★★★	睫毛の状態	睫毛が生えている部位と方向	睫毛列の乱れと眼表面への接触	図2
★★	marginal entropion	瞼結膜粘膜移行部の位置	マイボーム腺開口部まで前進しているか，それを越えている	図2

検査所見

重要度	観察目的	観察点	所見	参照図
★★★	細隙灯顕微鏡	フルオレセイン染色	角膜上皮障害，結膜炎	

鑑別が必要な疾患

鑑別疾患	鑑別のポイント	掲載頁
眼瞼内反症 (entropion)	瞼板が眼瞼縁側を軸に内側に回旋し，睫毛が眼表面に接触しているが，回旋を解除すると睫毛は接触しなくなる	
睫毛内反 (epiblepharon)	眼瞼の余剰皮膚が睫毛を内向きに押し，睫毛が眼球と接触している．ほとんどが先天性（常染色体優性遺伝）で，小児に多く見られる	
睫毛重生 (distichiasis)	マイボーム腺開口部から異所性に睫毛が生えるため，睫毛列は2列．常染色体優性の遺伝形式をとるが，特発性もある	
眼瞼皮膚弛緩症 (blepharochalasis)	弛緩した眼瞼皮膚が睫毛の根本を圧迫して，睫毛を眼球側に押し倒している．眼瞼皮膚の圧迫を解除すると睫毛は眼球に接触しなくなる	

1 | 疾患の定義

　睫毛乱生は，皮膚や眼瞼の状態は正常であるが，本来は外向きに1列に生えるべき睫毛列がばらばらの方向に乱れ，睫毛と眼球が接触している状態である．上眼瞼，下眼瞼どちらにも見られる．

　原因は，炎症により眼瞼縁にわずかな内反が生じたmarginal entropionが毛根部に波及することによる．

　また，かつて多かったトラコーマによる瘢痕性のものは現在遭遇する機会はほとんどなく，火傷や化学熱傷などの外傷やスティーブンス・ジョンソン症候群が原因となっている．

　睫毛重生は，睫毛がマイボーム腺から異所性に生え，睫毛列は2列になっている．常染色体優性遺伝の形式をとり，稀な疾患である．検査，治療は睫毛乱生症に準ずる．

2 | 外眼部所見

　加齢性の内反症と異なり，瞼板は眼瞼縁側を軸に回旋せず，眼表面と平行．睫毛は外に向いて生えずに内に向いて生えているか，あるいは方向がばらばらの状態で，角膜や結膜表層に接触している．小児や長年にわたり睫毛と角膜が接触した状態が続く高齢者は，異物感をあまり訴えないことがある．

3 | 確定診断に必要な検査

細隙灯顕微鏡検査：文字通り乱生した睫毛が角膜や結膜表面に接触していることは一目瞭然であるが，フルオレセイン染色にて角膜障害の有無も確認する．眼瞼後葉の異常要素はなく，眼瞼皮膚粘膜移行部がマイボーム腺開口部付近まで前進し，瞼縁後端部は丸みを帯びている．

4 | 鑑別すべき疾患

　眼瞼内反症，睫毛内反，睫毛重生，眼瞼皮膚弛緩症．

5 | 治療方針

　乱生が少数の場合は睫毛抜去で対応．睫毛根電気分解も行われるが，多くの場合，繰り返して施行する必要がある．

　根治的な治療のためには手術が必要．

　代表的な手術手技は，lid splitting with lash resection, lid margin split, 毛根切除術などがある．

　睫毛抜去のためだけに長年外来通院している患者は多いが，高齢のために通院困難になり適切な処置を受けられず，角膜障害が遷延化して視力障害を引き起こす可能性がある場合は，積極的に手術をし，完治を目指すべきである．

（小林　真）

症例 1 | 睫毛乱生症

64 歳女性

主訴：異物感，流涙，羞明

既往：トラコーマや外傷の既往なし．10 年以上前に上眼瞼に対して Hotz 氏変法手術を受ける．

経過：若い頃より睫毛内反症として加療されてきたが症状は改善せず，睫毛抜去のみで対応してきた．

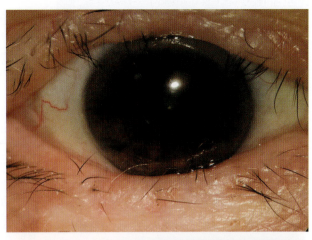

図 2a | 上下の睫毛乱生
上下の睫毛が角膜に接触している．

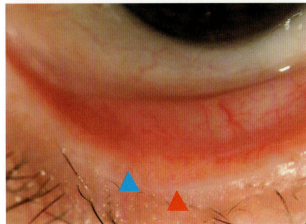

図 2b | marginal entropion
皮膚粘膜移行部がマイボーム腺開口部を越えている
▲：皮膚粘膜移行部．▲：マイボーム腺開口部

症例 2 | 睫毛重生

マイボーム腺から異所性に睫毛が生えるため，睫毛列は 2 列になっている(図 3)．

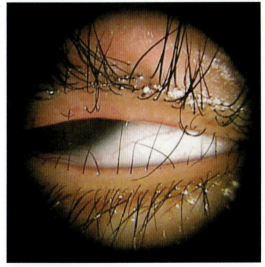

図 3a | 睫毛重生例(6 歳女児)
右側．引いている．
(佐藤さくら先生のご厚意による)

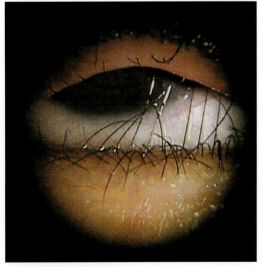

図 3b | 睫毛重生例(6 歳女児)
左側．引いていない．
(佐藤さくら先生のご厚意による)

1-1)-(8)

異所性睫毛
Aberrant eyelashes

診断のポイント

異所性睫毛を生じる瘢痕性角結膜症をきたす疾患を示す. ★細隙灯顕微鏡で観察し, 既往歴が診断のポイントとなる.

分類	疾患名	参照図
表皮・粘膜疾患	水疱性類天疱瘡, 粘膜類天疱瘡, 後天性表皮水疱症, 線状 IgA 水疱性皮膚症, 多形紅斑, スティーブンス・ジョンソン症候群, 中毒性表皮壊死症(TEN), アトピー性皮膚炎	図2, 3, 4, 5
免疫関連疾患	シェーグレン症候群, 移植片対宿主病(GVHD)	
薬剤性疾患	全身投与薬, 点眼薬(偽眼類天疱瘡)	
感染性疾患	トラコーマ, 慢性結膜炎	
物理的障害	熱傷・化学傷, 放射線障害	図6

TEN : Toxic epidermal necrolysis. GVHD : graft-versus-host disease.

鑑別が必要な疾患

障害部位	疾患名	主要症状	掲載頁
睫毛の異常	睫毛乱生 trichiasis	正常な睫毛が, 角膜に接触している状態	42頁
	睫毛重生 distichiasis	睫毛が重複してマイボーム腺の開口部から生える状態. 多くは先天性	42頁
眼瞼の異常	睫毛内反 cilial entropion	瞼縁の皮膚が余剰のため睫毛が眼表面側に向いてしまう状態. 多くは先天性	
	眼瞼内反 entropion of eyelid	眼瞼皮膚や瞼板を含む眼瞼の全層が内反することにより, 睫毛が眼表面に接する状態. 多くは退行性変化であり高齢者で見られるが, 瘢痕性変化でも生じる	14〜29頁

1 疾患の定義

異所性の睫毛の多くは, 眼瞼および結膜の慢性的な炎症に伴いマイボーム腺(瞼板腺)から発生するものである. 正常者でも稀に数本見られることがあるが(図1), 瘢痕性角結膜症をきたす疾患で見られることが多い[1]. 先天的に見られる際は睫毛重生(distichiasis)と呼ばれることが多く, また睫毛乱生(trichiasis;正常な前部眼瞼から発生するが, 発育方向の障害により角膜に接触)とは狭義の意味では区別して用いられ, 本書では前項に詳細を譲る[2].

一般的に多くの脂腺の導管は毛包の上部に開口して分泌されるが, 毛包に付属しない独立脂腺も存在する. マイボーム腺も独立脂腺の一種であり, 正常なマイボーム腺は脂腺に分化し, 毛包の発毛機能は失われている. それに対して異所性の睫毛は, 慢性的な炎症によりマイボーム腺が毛包の発毛機能を, いわゆる「先祖返り」により獲得したものと考えられている[3].

2 外眼部所見

細隙灯顕微鏡所見では, マイボーム腺から発生する睫毛が見られる. 発育は不良で色素を欠くことも多いが, 太く眼表面に束のように倒れて接触する場合もある[4].

自覚的には異物感, 他覚的には角膜上皮障害を生じ(図2), 眼表面の慢性疾患を背景に持つものが多いため, 角膜上皮障害を契機とした感染性角膜炎には注意が必要である.

瘢痕性角結膜症を生じる疾患は, 粘膜類天疱瘡(図2, 3)やスティーブンス・ジョンソン症候群(図4, 5)などの皮膚・粘膜疾患が多く, シェーグレン症候群などの免疫関連疾患, 偽眼類天疱瘡などの薬剤性, トラコーマなどの感染性, 熱傷後(図6)などの物理的な障害などでも見られる.

3 確定診断に必要な検査

細隙灯顕微鏡の所見より, 診断する. 原疾患の確定には問診の聴取に加え, 全身検査が必要になることもある. 大半は瘢痕期の症状であり, 原疾患が確定されていることが多いが, 急性期を伴わない軽微な慢性炎症による一部の類天疱瘡, 偽眼類天疱瘡は診断に至っていない場合もある.

4 鑑別すべき疾患

全体として「逆さまつげ」と表現されることが多いが, 治療法を決定するうえで, 睫毛の異常によるものなのか, 眼瞼の異常によるものなのかを鑑別する必要がある.

5 治療方針

少量であれば抜去し, 角膜障害を生じる場合は対症療法としては保護用コンタクトレンズ, 根治的には手術加療である. ただし, 類天疱瘡では手術加療を契機に病態の悪化が危惧されることがあり, 適応には注意を要する.

(重安千花)

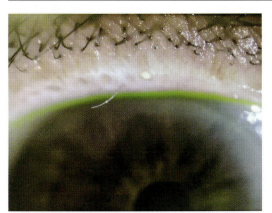
図1 | 異所性睫毛(正常者)の前眼部所見
マイボーム腺より色素を欠いた,細い睫毛が見られる.

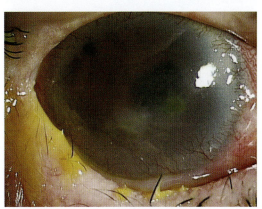
図2 | 粘膜類天疱瘡に伴う異所性睫毛の前眼部所見
慢性期.異所性睫毛により角膜上皮びらんが生じている.

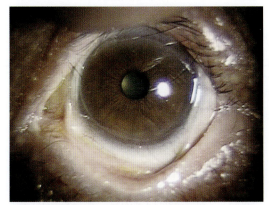
図3 | 粘膜類天疱瘡に伴う異所性睫毛の前眼部所見
慢性期.著明な瞼球癒着と異所性睫毛が見られる.

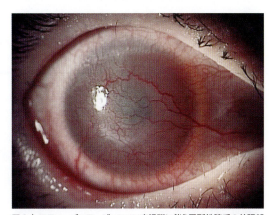
図4 | スティーブンス・ジョンソン症候群に伴う異所性睫毛の前眼部所見
慢性期.発育の悪い短い異所性睫毛が上眼瞼,下眼瞼ともに多数見られる.

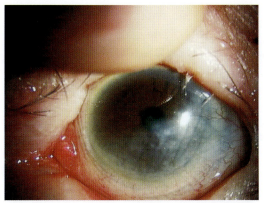
図5 | スティーブンス・ジョンソン症候群に伴う異所性睫毛の前眼部所見
慢性期.色素を欠いた比較的長い異所性睫毛が見られる.

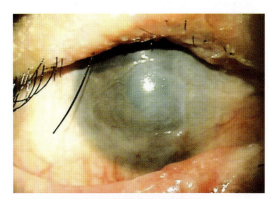
図6 | 熱傷後の瘢痕に伴う異所性睫毛の前眼部所見
慢性期.眼瞼の瘢痕も伴っているが,マイボーム腺からの異所性睫毛が見られる.

[文献]

1. Bernauer W, et al: Eye 7: 371-378, 1993
2. Agarwala HS, et al: J All India Ophthalmol Soc 14: 253-257, 1966
3. Scheie HG, et al: Am J Ophthalmol 61: 718-720, 1966
4. Elder MJ: Management of trichiasis / distichasis. Spaeth G, et al (eds): Ophthalmic surgery: principles and practice, 4th ed, Elsevier, Philadelphia, 2011

1-1)-(9)

眼瞼皮膚萎縮
Eyelid skin atrophy

診断のポイント

観察のポイント

重要度	観察目的	観察点	所見	参照図
★★	有無の確認	眼瞼の外反	細隙灯顕微鏡で眼瞼縁が浮いていることを確認	図1a
★★★		眼瞼皮膚萎縮	皮膚を伸ばす方向に眼瞼縁を牽引	図1a
★★★	原因特定	皮膚疾患	皮膚萎縮の局在, 眼瞼以外の皮膚病変, 既往歴・薬剤投与歴	図1b

検査所見

重要度	観察目的	観察点	所見	参照図
★★★	治療方針	細隙灯顕微鏡	角膜上皮びらん, 角膜菲薄化	図1c, d
★			涙液メニスカス	

鑑別が必要な疾患

鑑別疾患	鑑別のポイント	掲載頁
魚鱗癬	皮膚の乾燥, 紅皮症	図a
多発性ケラトアカントーマ	多発する丘疹	症例1
乾癬	紅斑, 肥厚, 鱗屑	
薬剤性	薬剤投与歴, 皮膚萎縮の局在	

1 | 疾患の定義

眼瞼皮膚萎縮の原因として頻度が高いのは日光によるダメージである. 日光による皮膚萎縮は, 赤くなるもののほとんど黒くならないタイプの皮膚 (Fitzpatrick scale type I あるいは II) に起こりやすく, 弾性線維の減少に伴う伸展障害により兎眼や外反症をきたす. しかし日本人は欧米人よりメラニン色素が多く (Fitzpatrick scale type II〜IV), 日光による眼瞼位置異常が臨床的に問題となることは少ない.

一方, 魚鱗癬や多発性ケラトアカントーマ, 乾癬といった全身の皮膚疾患や, 緑内障点眼や抗癌薬 (5-FU) の薬剤毒性なども眼瞼皮膚萎縮の原因として報告されている.

2 | 外眼部所見

皮膚萎縮が上眼瞼に生じた場合には兎眼を, 下眼瞼に生じた場合には外反症を生じる. 皮膚萎縮による下眼瞼外反症は瘢痕性外反症(前項参照)に分類される. 角膜上皮障害や流涙症があれば, 治療の適応となる.

3 | 確定診断に必要な検査

既往歴や薬剤の使用歴をていねいに問診し, 原因を特定する. 全身に皮膚病変があるかどうか観察することも重要である. 眼瞼皮膚萎縮の程度は, 眼瞼皮膚を引き伸ばす方向に眼瞼縁を牽引することにより評価する.

4 | 鑑別すべき疾患

魚鱗癬：ケラチン遺伝子の異常による. 乳幼児期に発症するものが多いが, 悪性腫瘍や栄養障害による後天性のものもある.

多発性ケラトアカントーマ：3〜40mmの丘疹が多発する. 生検により診断する.

乾癬：刺激を受けやすい部位に紅斑, 肥厚, 鱗屑が出現する.

5 | 治療方針

角膜上皮障害が軽度であれば, 人工涙液の点眼を処方して保存的に経過を見る. 角膜上皮障害の軽減に外側瞼板縫合が有効なこともある. 同時に, 皮膚萎縮を悪化させている要因(日光, 薬剤)を特定し, 要因を除去する. 他部位にも皮疹がある場合には, 皮膚科と連携して診断・治療を行う.

重度の角膜上皮障害や角膜菲薄化がある場合には, 皮弁あるいは全層皮膚移植による前葉の延長を行う. 全層皮膚移植には上眼瞼, 耳介後部, 鎖骨上からの採皮がカラーマッチ・テクスチャーマッチの面で優れるが, 露出部の皮膚が萎縮している場合には, 上腕部や口腔粘膜などを削ることができる.

(北口善之)

[参考文献]

1. Culter-Peck CM, et al: Essential skin shrinkage: cicatricial ectropion, a histopathologic evaluation and clinical analysis. Orbit 20: 1-5, 2019
2. Vallabhanath P, et al: Ectropion and entropion. Curr Opin Ophthalmol 11: 345-351, 2000
3. Rath S, et al: Cicatricial ectropion in grzybowski type of multiple eruptive keratoacanthomas. Ophthalmic Plast Reconstr Surg 30: e42-43, 2014

症例1 | Grzybowski型多発性ケラトアカントーマ

68歳女性
主訴：多発性の小丘疹，病理検査でケラトアカントーマと診断
既往：慢性腎不全
経過：角膜菲薄化が進行したため，鎖骨上からの全層皮膚移植を行った．

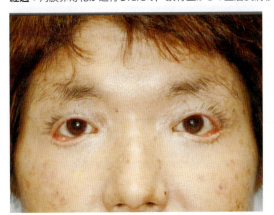

図1a | 開瞼時
上下眼瞼とも外反を呈している．

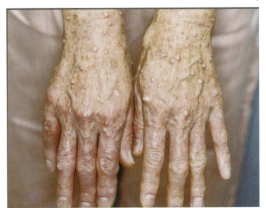

図1b | 皮疹
手足および顔面に4mm大の小丘疹を認める．

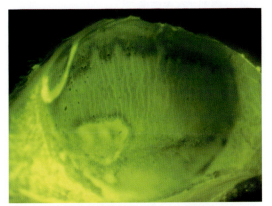

図1c | 右眼の細隙灯顕微鏡所見（フルオレセイン染色）
外下側角膜に菲薄化を認める．

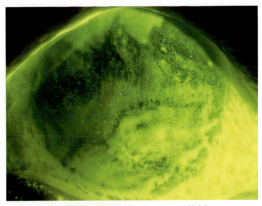

図1d | 左眼の細隙灯顕微鏡所見（フルオレセイン染色）
右眼同様，外下側角膜に菲薄化を認める．

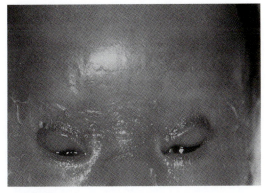

図2 | 魚鱗癬
（西村由布ほか：葉状魚鱗癬に伴う眼瞼外反症の治療経験．眼臨医報 92：168，1998より）

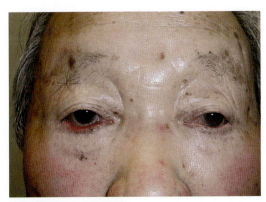

図3 | 乾皮症による下眼瞼内反

1-1)-(10)

瞼裂狭小症
Blepharophimosis

診断のポイント

観察のポイント				
重要度	観察目的	観察点	所見	参照図
★★★	有無の確認	4主徴	瞼裂狭小	図1, 2a
★★★			眼瞼下垂	図1, 2a
★★★			逆内眼角贅皮	図1, 2a
★★★			内眼角間開大	図1, 2a

検査所見				
重要度	観察目的	観察点	所見	参照図
★	瞼裂狭小の評価	眼瞼裂長	基準値：25～30mm	
★★★	視力検査	弱視，屈折異常の有無		
★★★	屈折検査			

鑑別が必要な疾患

鑑別疾患	鑑別のポイント	掲載頁
先天眼瞼下垂	瞼裂狭小や内眼角贅皮の所見を欠く	50頁
ヤング・シンプソン症候群	鼻涙管閉塞や内反足，甲状腺機能低下症，精神発達遅滞を認める	

1 疾患の定義

瞼裂の水平径と垂直径の両者が縮小している状態で，①眼の縦と横の幅が短い（瞼裂狭小 blepharophimosis），②眼瞼下垂 ptosis，③下眼瞼の鼻側の皮膚が上方にせり上がっている（逆内眼角贅皮 epicanthus inversus），④内眼角間開大を主徴とする．広義の先天眼瞼下垂のうち3.5％を占め原則として常染色体優性遺伝形式をとるが，程度は軽症から重症のものまである．

女性患者では原発性卵巣機能障害により不妊となるⅠ型と，不妊を伴わないⅡ型に分類される．約80％の患者において，3q23に存在する*FOXL2*遺伝子の異常が見出されている．

精神発達遅滞，成長障害を合併することがあるが，生命予後は良好とされる．

2 外眼部所見

4主徴の他に，内斜視，小眼球症，下眼瞼外側の外反症，眼振，低い鼻根や耳介変形などを伴うこともある．

睫毛内反症による角膜上皮障害を認めることがある．

3 確定診断に必要な検査

上記の4主徴を認める特徴的な顔貌から診断に至ることが多い．両親のいずれかが瞼裂狭小症でないか確認することも診断に有用である．

また弱視を合併していることもあるため屈折検査や視力検査も行っておく．

4 鑑別すべき疾患

シュワルツ-ヤンペル症候群でも瞼裂縮小を伴うが，逆内眼角贅皮は瞼裂狭小症に特異的な所見である．ヤング・シンプソン症候群では瞼裂狭小の他に鼻涙管閉塞や骨格異常(内反足など)，甲状腺機能低下症や精神発達遅滞が認められる．

5 治療方針

眼瞼下垂に対しては吊り上げ術，内眼角贅皮に対しては内眥形成術を行う．手術時期については，眼瞼下垂による弱視の可能性が疑われる場合には，早期の手術が必要となるが，整容面から早期の治療を希望する症例も少なくない．

また，卵巣機能不全の合併は，ホルモン検査により診断する．瞼裂狭小症の確定診断がついた場合は，*FOXL2*遺伝子解析，思春期前のGnRH負荷試験が勧められる．

(山中亜規子)

症例1 | 瞼裂狭小症

0歳男児

主訴：眼が小さく開きづらそう

経過：生下時より瞼裂狭小を認め，治療を希望された．

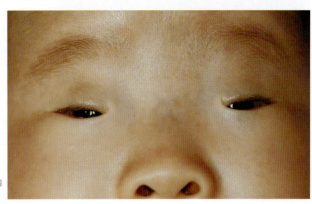

図1 | 瞼裂狭小症
両側の眼瞼下垂，瞼裂狭小，内眼角贅皮を認める．

症例2 | 瞼裂狭小症

0歳女児

主訴：瞼裂狭小

経過：生下時より瞼裂狭小を認め，治療を希望された．

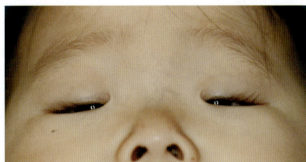

図2a | 瞼裂狭小症
両側の眼瞼下垂，瞼裂狭小，内眼角贅皮を認める．下垂により顎挙上も認めている．

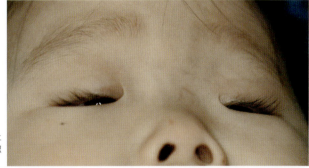

図2b | 瞼裂狭小症（上方視時）
挙筋機能をほとんど認めず，上方視しようとすると顎挙上を認める．

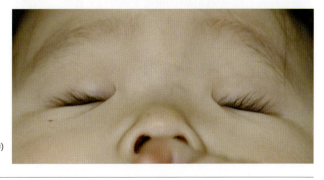

図2c | 瞼裂狭小症（下方視時）
逆内眼角贅皮が顕著である．

1-2)-(1)-①

先天眼瞼下垂
Congenital blepharoptosis

診断のポイント

観察のポイント				
重要度	観察目的	観察点	所見	参照図
★★★	有無の確認	上方視	上眼瞼下垂が著明になる	図1b
★★		下方視	健側より裂瞼幅が大きく見える	
★★★		眉毛挙上		図1a, 2
★★		顎挙上		図2

検査所見				
重要度	観察目的	観察点	所見	参照図
★★★	重症度の判定	MRD-1	軽度：3.5mm～瞳孔上縁	
			中等度：瞳孔上縁～−0.5mm	
			重度：−0.5mm以下	
★★★	視力検査	弱視，屈折異常の有無		
★★★	屈折検査			

鑑別が必要な疾患

鑑別疾患	鑑別のポイント	掲載頁
瞼裂狭小症候群	瞼裂狭小，眼瞼下垂，逆内眼角贅皮などの特徴的な顔貌	48頁
重症筋無力症	アイステスト，上方注視負荷テスト	60頁
マーカスガン瞳孔	噛む動作や哺乳時などに下垂が軽快	70頁
ホルネル症候群	縮瞳所見，フェニレフリン塩酸塩点眼後で症状改善	58頁
動眼神経麻痺	眼球運動障害，瞳孔散大（頭蓋内病変の精査が必須）	368頁

1 | 疾患の定義

生まれつき瞼裂の垂直幅が狭い状態のことを指し，両側性と片側性のいずれもある．発症頻度は0.12～0.18％であり，原因は眼瞼挙筋の線維化や形成不全が多い．

先天眼瞼下垂の90％以上を占める単純先天眼瞼下垂（狭義の先天眼瞼下垂）の他に，瞼裂狭小症候群，重症筋無力症，マーカスガン瞳孔，ホルネル症候群，動眼神経麻痺などがあるが，ここでは狭義の先天眼瞼下垂について述べる．

2 | 外眼部所見

上眼瞼挙筋の収縮のみならず伸展も不良であるため，上方視時では眼瞼下垂が著明になる（図1b）一方で，下方視時では瞼裂幅がむしろ大きくなるのが特徴である．また，物を明視するために，眉毛や顎を挙上する代償動作（図1a, 2）が見られる．

3 | 確定診断に必要な検査

生下時より上眼瞼下垂があり，上眼瞼挙筋の挙筋機能levator function（LF）が弱い状態で，他の疾患を除外できれば先天眼瞼下垂と診断される．眼瞼下垂の程度の評価には，角膜反射と上眼瞼縁との距離であるmargin reflex distance（MRD）-1を用いる．軽度下垂はMRD-1が3.5mm～瞳孔上縁，中等度下垂は瞳孔上縁～−0.5mm，重度下垂ではそれ以下となる．

程度が重い場合には弱視に至ることもあるため，屈折異常や視力などの精査も重要である．

4 | 鑑別すべき疾患

瞼裂狭小症候群，重症筋無力症，マーカスガン瞳孔，ホルネル症候群，動眼神経麻痺，眼瞼部腫瘍

5 | 治療方針

基本的には眉毛を上下することで開閉瞼を得られるようにする吊り上げ術を行う．

手術の時期については，視機能の発達障害が疑われる場合には可及的速やかに行うが，就学などの社会生活におけるタイミングや，本人・家族の希望，局所麻酔手術が可能になる年齢なども考慮して手術時期を検討する．

（山中亜規子）

症例1｜右先天下垂

3歳男児

主訴：右眼瞼下垂

経過：生後3ヵ月頃から右眼瞼下垂を自覚．顎挙上も認め，経過観察で改善せず，治療希望された．

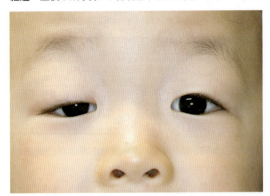

図1a｜正面視時
右眼瞼下垂を認め，下垂に伴い右眉毛挙上も認める．

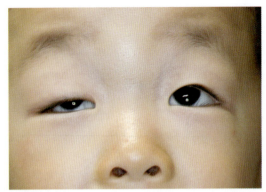

図1b｜上方視時
上方視時に右眼瞼下垂が顕在化する．

症例2｜成人の両先天下垂

41歳男性

主訴：両眼瞼下垂

経過：幼少児から眼瞼下垂があり，経過観察で改善せず，治療希望された．

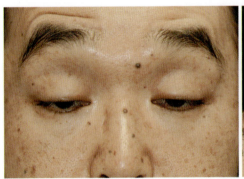
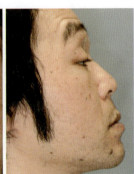

図2｜正面視時(手術前)
両眼瞼下垂を認め，下垂に伴う両眉毛挙上と顎挙上も認める．

症例3｜両先天下垂

3歳女児

主訴：両眼瞼下垂

経過：生下時より両眼瞼下垂を認め，治療希望された．

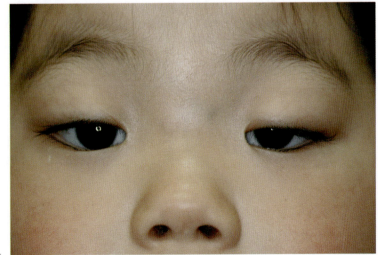

図3｜両先天下垂
両眉毛挙上を認める．

1-2)-(1)-②-a

加齢性眼瞼下垂
Senile ptosis

診断のポイント

観察のポイント

重要度	観察目的	観察点	所見	参照図
★★★	重症度の判定	MRD	皮膚弛緩は挙上し, 瞼縁を確認	図1
★★	視診	皮膚弛緩	瞼縁を越える皮膚弛緩の有無	
★		眼窩脂肪のボリューム	上眼窩の陥凹や隆起	図2

検査所見

重要度	観察目的	観察点	所見	参照図
★★	問診	発症時期, 日内変動	慢性的な緩徐な変化か	図○
★★★	視診	本文に記載	MRD, 皮膚弛緩, 重瞼線, 皮膚の厚みなど	図○
★	瞬目テスト	瞬目異常の有無	けいれんの有無	図○
★	細隙灯顕微鏡	フルオレセイン染色	角結膜上皮障害	図○

鑑別が必要な疾患

鑑別疾患	鑑別のポイント	掲載頁
上眼瞼皮膚弛緩	瞼縁を確認する	66頁
眼瞼けいれん	早い瞬目, 強い瞬目後の開瞼時のけいれんの有無	72頁
先天眼瞼下垂	幼小時期からの下垂の有無を問診	50頁
重症筋無力症	診察時の開瞼幅の動揺, 日内変動の有無	60頁
眉毛下垂	顔面神経麻痺の有無	

1 疾患の定義

加齢性(退行性)眼瞼下垂とは, 神経異常や筋麻痺などの特別な原因がなく, 加齢により挙筋腱膜やミュラー筋の菲薄化や瞼板付着部からの裂離により, 挙筋の収縮が瞼板に伝わらなくなることで生じる眼瞼下垂で, MRD (margin reflex distance) ≦ 3.5mmとなった状態を指す. 若干の左右差が見られることが多いが, 通常は両側性である.

2 外眼部所見

下垂の程度によって, 3段階に分類される. 軽度(上まぶたが瞳孔上縁にかかる程度: MRD = 2.0〜3.5mm, 図1a), 中等度(上まぶたが瞳孔中央付近: MRD = 0〜1.5mm, 図1b), 重度(上まぶたが瞳孔中央を越えて下垂している: MRD < 0mm, 図1c)に分類できる.

加齢性眼瞼下垂の多くの場合, 眼瞼前葉が弛緩し, 瞼縁より下方に皮膚が被さる上眼瞼皮膚弛緩を伴うことが多い. 上眼瞼皮膚だけを挙上し, 皮膚弛緩の影響を除外し, 睫毛根が見えている状態での瞼縁の位置で, 眼瞼下垂の程度を評価する必要がある.

また, 眼窩脂肪が多い眼瞼下垂(図2a)や, 逆に脂肪が少ないSunken eyeと呼ばれる上眼窩の凹み, 特に緑内障に対するプロスタグランジン関連点眼による上眼瞼溝深化(DUES: Deepening of upper eyelid sulus)を伴う眼瞼下垂(図2b)もある.

3 確定診断に必要な検査

問診: 下垂の発症の時期(先天性, 後天性), ハードコンタクトレンズの装用歴, 開瞼状態の日内変動の有無(重症筋無力症).

顔面の視診: 開瞼状態MRD, 挙筋機能LF (levator function, 4mm以下の場合, 前頭筋吊上げ術を考慮), 皮膚の弛緩の程度, 重瞼線(一重, 末広型の奥二重, 並行型の二重), 皮膚の厚み・硬さ(瞼縁からの皮膚切除か眉毛下皮膚切除を選択), 眼窩のボリューム(内側および外側の眼窩脂肪の切除を検討), 眼位・斜視(予定開瞼のピークの位置を検討), 眉毛位置の左右差.

瞬目テスト: 強瞬での開瞼障害の有無(眼瞼けいれん).

細隙灯顕微鏡検査: 術前のドライアイの有無.

4 鑑別すべき疾患

上眼瞼皮膚弛緩症: MRD>3.5mmと挙筋機能は正常.

眼瞼けいれん: 術前に瞬目異常の有無を確認.

先天眼瞼下垂: 高齢者でも先天性の要因がないか, 問診が重要.

重症筋無力症: 日内変動や複視がある場合, アイステストや抗アセチルコリン受容体抗体値などを検査.

眉毛下垂: 特に顔面神経麻痺の場合, 眉毛位置の左右差を確認.

5 治療方針

下垂の病因と程度に応じて術式を選択する. 主な術式として, 挙筋腱膜前転法, ミュラー筋タッキング, 挙筋短縮術, 前頭筋吊り上げ術などがある.

(林　憲吾)

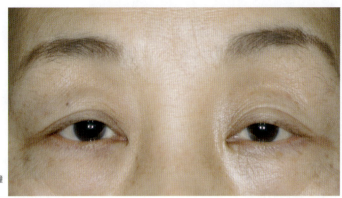

図1a｜加齢性眼瞼下垂
60歳代女性．両側の軽度の眼瞼下垂．上眼瞼が瞳孔上縁にかかる程度．

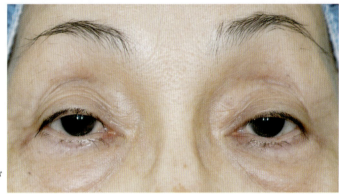

図1b｜加齢性眼瞼下垂
70歳代女性．両側の中等度の眼瞼下垂．上眼瞼が瞳孔中央付近．

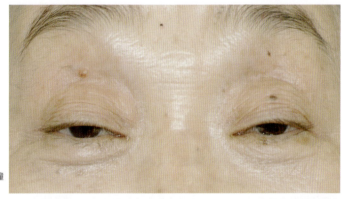

図1c｜加齢性眼瞼下垂
70歳代女性．両側の重度の眼瞼下垂．上眼瞼が瞳孔領を越えて下垂している．

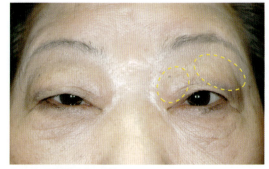

図2a｜眼窩脂肪の多い症例
70歳代女性．内側(medial fat pad)と中央〜外側(preaponeurotic fat pad)ともに隆起が著明(黄色点線)．

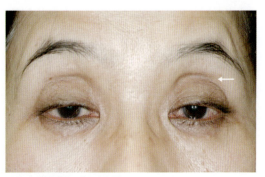

図2b｜眼窩脂肪の少ない症例
60歳代女性．PG剤によるDUES．中央〜外側(preaponeurotic fat pad)の萎縮が著明(矢印)．

1-2)–(1)–②–b

コンタクト眼瞼下垂
Contact lens-induced ptosis

診断のポイント

観察のポイント

重要度	観察目的	観察点	所見	参照図
★★	有無の確認	margin reflex distance-1（MRD-1）	軽度〜重度の眼瞼下垂	図1〜3
★★★	有無の確認	重瞼線の位置	上昇	図1〜3

検査所見

重要度	観察目的	観察点	所見	参照図
★★★	挙筋機能検査	挙筋機能測定	良好な挙筋機能	

鑑別が必要な疾患

鑑別疾患	鑑別のポイント	掲載頁
重症筋無力症	アイスパックテストでの眼瞼下垂の改善	60頁
ホルネル症候群	中等度縮瞳による瞳孔不同	58頁
先天眼瞼下垂	挙筋機能の不良	50頁

1 疾患の定義

　ハードコンタクトレンズ装用者に見られる眼瞼下垂．比較的若年者や中年者であっても眼瞼下垂が生じる．眼瞼下垂が生じる機序は，コンタクトレンズの取り外し操作に伴う眼瞼への過度の牽引やコンタクトレンズによる機械的刺激が慢性的に繰り返されることによる，眼瞼挙筋腱膜の菲薄化やミュラー筋の線維化である．眼瞼下垂の程度は軽度〜中程度とされているが，眼瞼下垂の進行には近視の強さ，年齢，装用期間が関与するため，高度近視者，高齢者，長期装用者には重度の眼瞼下垂を認めることも多い．

2 外眼部所見

　重瞼線の上昇を伴った眼瞼下垂を認める．重瞼線の上昇に重瞼線の多重化を伴う症例もある．これら重瞼線の所見以外は，基本的には加齢性眼瞼下垂と同様の所見である．

3 確定診断に必要な検査

　ソフトコンタクトレンズが眼瞼下垂の原因になることは非常に稀であるため，ハードコンタクトレンズの使用歴を確認することが重要である．ハードコンタクトレンズの使用歴がないにもかかわらず，

ハードコンタクトレンズ眼瞼下垂様の所見を認める場合は，筋原性，神経原性の眼瞼下垂の可能性を念頭に置いて必要な検査を行う．また，ハードコンタクトレンズ眼瞼下垂に先天眼瞼下垂が合併している場合もあるが，ハードコンタクトレンズ眼瞼下垂では挙筋機能が良好に保たれていることが多いため，鑑別は容易である．ただし，軽度の先天眼瞼下垂の場合は挙筋機能のみでは鑑別が困難な場合もあるので，問診だけではなく過去の顔写真を確認することが重要である．

4 鑑別すべき疾患

　筋原性眼瞼下垂，神経原性眼瞼下垂，先天眼瞼下垂．

5 治療方針

　ハードコンタクトレンズ使用開始後，早期であればハードコンタクトレンズの使用中止で改善が得られることがあるが，ほとんどの症例では手術が第一選択となる．

（木下慎介）

症例1 | コンタクト眼瞼下垂

48歳女性

経過：2年ほど前から眼瞼下垂症状を自覚していた．20年来，ハードコンタクトレンズを使用している．重瞼線の上昇を伴った中程度の眼瞼下垂であり，典型的なハードコンタクトレンズ眼瞼下垂である．中年者であってもハードコンタクトレンズ装用者であれば眼瞼下垂を生じる．

術後所見：手術により開瞼が改善する．術前に認められた開瞼を維持するための前頭筋の収縮（眉毛の挙上）は認めない．

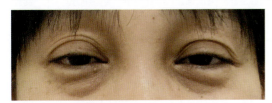

図1a | コンタクト眼瞼下垂の外眼部所見

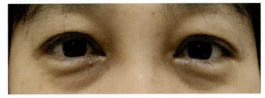

図1b | コンタクト眼瞼下垂の術後所見
手術により開瞼が改善する．術前に認められた開瞼を維持するための前頭筋の収縮（眉毛の挙上）は認めない．

症例2 | コンタクト眼瞼下垂

61歳女性

経過：右眼は弱視のため，コンタクトレンズの使用歴はない．一方で，左眼は40年来ハードコンタクトレンズを使用している．挙筋機能は良好であり，先天下垂は否定できた．右側上眼瞼の状態を勘案すると，左側眼瞼下垂の原因は加齢ではなく，ハードコンタクトレンズの使用であることが明らかである．

術後所見：ハードコンタクトレンズ眼瞼下垂では挙筋機能が良好に保たれており，挙筋腱膜の短縮により改善が得られる．

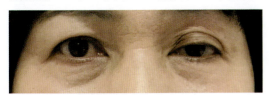

図2a | コンタクト眼瞼下垂の外眼部所見

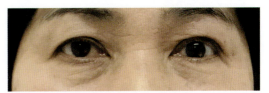

図2b | コンタクト眼瞼下垂の術後所見
ハードコンタクトレンズ眼瞼下垂では挙筋機能が良好に保たれているため，挙筋腱膜の短縮により改善が得られる．

症例3 | コンタクト眼瞼下垂

61歳女性

経過：右側は中程度，左側は重度の眼瞼下垂を認める．アイスパックテストは陰性，挙筋機能は右側12mm，左側8mmであった．また，過去の顔写真でMRD-1の左右差は認めない．54歳時に右眼，61歳時に左眼の白内障手術を受けるまで，16歳からハードコンタクトレンズを使用していた．白内障手術後はハードコンタクトレンズを使用していないため，眼瞼下垂の左右差はハードコンタクトレンズ使用期間の差を反映していると考えて矛盾はない．

術後所見：重度の眼瞼下垂であっても，ハードコンタクトレンズによる眼瞼下垂であれば手術で良好な結果が得られる．本症例は両側ともに挙筋腱膜の短縮を行った．MRD-1に左右差は認めない．

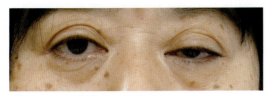

図3a | コンタクト眼瞼下垂の外眼部所見

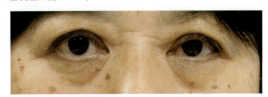

図3b | コンタクト眼瞼下垂の術後所見
重度の眼瞼下垂であっても，ハードコンタクトレンズによる眼瞼下垂であれば手術で良好な結果が得られる．本症例は両側ともに挙筋腱膜の短縮を行った．なお，下眼瞼の位置（margin reflex distance-2: MRD-2）に左右差があるため，瞼裂高としては右側が大きく見えるが，MRD-1に左右差は認めない．

1-2)-(1)-③-a

神経原性眼瞼下垂
Neurogenic blepharoptosis

動眼神経麻痺性眼瞼下垂
Ptosis as oculomotor nerve palsy

診断のポイントとなる検査所見

重要度	検査名	決め手となる所見	参照図
★★★	MRI or CT or angiography	脳動脈瘤の有無	図2
★★★	MRI	脳幹部の病変の有無	

鑑別が必要な疾患

型	主要症状	鑑別疾患	掲載頁
瞳孔回避型	複視，眼瞼下垂の日内変動	重症筋無力症	60頁

1 | 疾患の定義

動眼神経は，中脳の中心灰白質の両側に存在する動眼神経核より起こり，神経線維は腹側に向かって走行し，滑車神経，外転神経，眼神経とともに海綿静脈洞の上壁から上眼窩裂を通って眼窩内に入る．神経核から末梢までのどの部位が障害されても動眼神経麻痺を呈するが，核性と核下性とでは異なる麻痺パターンを生じ，障害部位やその程度により，さまざまな臨床症状を呈する．

2 | 外眼部所見

動眼神経は，外眼筋(上直筋，下直筋，内側直筋，下斜筋，眼瞼挙筋)と毛様体筋，瞳孔括約筋を支配している．そのため，麻痺が生じると眼瞼下垂，麻痺性外斜視，瞳孔散大，外転以外の眼球運動障害，対光反射，調節反射の消失が生じうる(図1)．障害部位，麻痺の程度により出現する症状は多彩であるが，責任病巣が核性または核下性(髄内線維，クモ膜下腔部，海綿静脈洞部，動眼神経上枝，下枝)により麻痺パターンは異なる．核性の場合の典型的な症状としては，病側の動眼神経麻痺と対側の上直筋麻痺および両側の眼瞼下垂と呈する．

核下性における所見として，最も注意が必要なのは，内頸動脈-後交通動脈の分岐部の動脈瘤(図2)である．動眼神経と後交通動脈はクモ膜下腔を走行しているため，内頸動脈-後交通動脈瘤による圧迫を受けやすい．次に，海面静脈洞部の障害では，動眼，外転，滑車，三叉神経などと複合麻痺を呈することが多く，海綿静脈洞症候群と呼ばれる．同部位の有痛性炎症を見る場合はTolosa-Hunt症候群を考慮する．

また，動眼神経は上眼窩裂より眼窩内に入る前に上枝，下枝に分かれる．上枝は上直筋，眼瞼挙筋，下枝は，下直筋，内直筋，下斜筋，瞳孔を支配する．したがって選択的に障害されている場合は，眼窩内の病巣となる．

3 | 確定診断に必要な検査

急な複視，眼瞼下垂，瞳孔散大，眼球運動障害などの症状が出た場合は，脳動脈瘤などが疑われるため，早急に麻痺の原因を調べる必要がある．MRI，CT，angiographyなどを至急行う．

瞳孔に異常がない(瞳孔回避型)は，糖尿病や高血圧などの虚血が原因として多く，その他，脳梗塞，脱髄疾患，海綿静脈洞の炎症などが原因として挙げられるため，画像診断などで精査する．

4 | 鑑別すべき疾患

瞳孔回避型の場合，筋無力症との鑑別が必要となる．眼瞼下垂，複視の日内変動が見られる場合は，テンシロンテストや抗アセチルコリン受容体抗体を調べる．また，動眼神経麻痺の特殊型として，小児において，頭痛が先行して起こる眼筋型片頭痛がある．

5 | 治療方針

原因疾患の治療を優先する．発症から半年経過しても麻痺による症状が続く場合は，外科的治療を考慮する．改善のない眼球運動障害に対しては斜視手術，眼瞼下垂に対しては，挙筋短縮術または前頭筋吊り上げ術を施行する．

(石瀬久子)

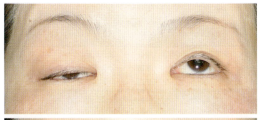
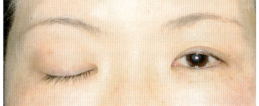
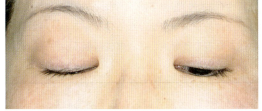

図1｜右動眼神経麻痺
76歳女性．海綿静脈洞部動脈瘤に対し，ステント塞栓術術後に右動眼神経麻痺を認めた．臨床所見では，右眼瞼下垂，外斜視，外転以外の眼球運動障害を認める．

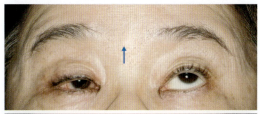
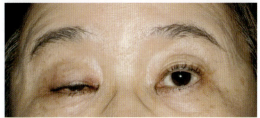
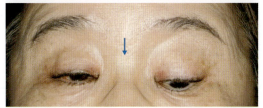
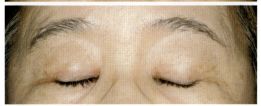

図3｜脳腫瘍切除後（術後2年）
58歳女性．右動眼神経麻痺．術前．眼瞼下垂，眼球運動障害，散瞳，調節障害を認める．

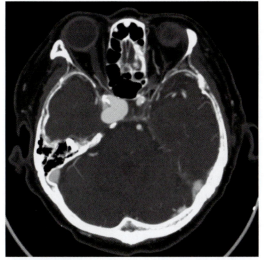

図2｜頭部MRI所見
81歳女性．右内頸動脈-後交通動脈瘤を認める．臨床所見では，数年前より右動眼神経麻痺による複視，眼瞼下垂，眼球運動障害を認める．

1–2)–(1)–③–b

ホルネル症候群
Horner syndrome

診断のポイント

観察のポイント				
重要度	観察目的	観察点	所見	参照図
★★★	交感神経障害の確認	瞳孔	瞳孔縮瞳	
★★★		眼瞼	眼瞼下垂	
★★		顔面	同側顔面発汗低下	

検査所見				
重要度	観察目的	観察点	所見	参照図
★★	交感神経障害の確認	眼瞼	塩酸フェニレフリン点眼で眼瞼挙上機能増強	
★★★	原因検索	画像検査	腫瘍, 脳幹部梗塞など	

鑑別が必要な疾患

鑑別疾患	鑑別のポイント	掲載頁
眼瞼下垂すべて	交感神経障害の有無	50〜67頁

1 疾患の定義

　交感神経麻痺による眼瞼下垂, 縮瞳, 顔面無汗症を生じる. 眼瞼下垂はミュラー筋機能不全により眼瞼が下垂する. 障害される交感神経の位置により, 中枢性(視床下部〜胸髄側角), 節前性(胸髄側角〜上腕神経節), 節後性(上腕神経節〜末梢)と分類される. 特発性もあるが, 上記のいずれかの部位における腫瘍や動脈瘤などによる物理的圧迫, 脳幹部梗塞や外傷が原因となりうる.

2 外眼部所見

　眼瞼の挙上においては, ミュラー筋は上眼瞼挙筋よりも作用が少ないため, 本病態では下垂は軽度であることが多い. 挙筋機能は保たれている.

3 確定診断に必要な検査

塩酸フェニレフリン点眼:選択的 α_1 刺激薬である. したがってミュラー筋の機能が保たれている場合は, その眼瞼挙上機能を増強することになる. ホルネル症候群は点眼に過敏反応し, 眼瞼下垂が軽減する.
画像撮像:腫瘍や脳幹部梗塞による症状を疑った場合, 有効な検査である.

4 鑑別すべき疾患

・先天性
単純先天下垂:片眼性と両眼性のどちらも見られる. 先天的に眼瞼挙筋が収縮のみならず伸展も障害されているため, 下方視時に上眼瞼が下がらないことも特徴である.
瞼裂狭小症候群:両眼の眼瞼下垂, 小眼瞼, 瞼裂縮小のほか, 内眼角間開大, 逆内眼角贅皮を伴う常染色体優性遺伝疾患である.
・後天性
1)筋性・腱膜性

退行性(加齢性)眼瞼下垂:両眼性が多いが, 進行に左右差があり, 片眼性となることもある. 挙筋機能は保たれることが多いが, 重度になると極度に低下することもある.
コンタクトレンズ眼瞼下垂:主にハードコンタクトレンズ(HCL)装用者に起こる下垂である. 退行性眼瞼下垂症より比較的若年に生じる.
内眼手術後眼瞼下垂:内眼手術後に起こる腱膜性の眼瞼下垂である. 白内障手術後の5〜7%で発症し, 比較的緑内障手術後に発症が多いとされている.
2)神経性
動眼神経麻痺:上眼瞼挙筋が働かなくなるため, 麻痺神経側の眼瞼下垂を生じる. 挙筋機能は低下を示す. 外直筋と上斜筋以外の外眼筋も麻痺するため, 通常, 外斜視となるが, 動眼神経上枝麻痺であれば下斜視となることもある. 脳動脈瘤(内頸動脈-後交通動脈分岐部動脈瘤)が原因となる場合があり, 注意が必要である.
重症筋無力症:抗アセチルコリン受容体抗体により, 神経筋接合部の刺激伝達が阻害されて生じる自己免疫性疾患である.
3)機械性・外傷性
　腫瘍による圧迫や, 炎症による組織腫大からの圧迫, あるいは挙筋機能の低下などで眼瞼下垂となることがある.

5 治療方針

　腫瘍や, 脳幹部梗塞など, 原疾患が明らかであれば, その治療を優先するが, 症状は非可逆的であることも多い. その場合は手術にて眼瞼下垂を改善させることは可能であり, 手術の適応となる.

(中山知倫・渡辺彰英)

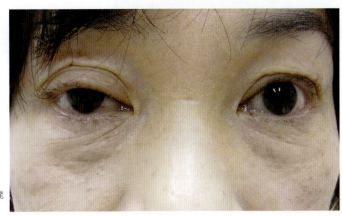

図1 | 右眼瞼下垂と縮瞳
40代女性. 甲状腺癌の手術後より発症. ホルネル症候群と診断された.

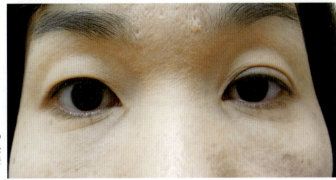

図2 | 左眼瞼下垂と縮瞳
40代女性. 代償性の眉毛挙上も認める. 気胸に対して胸腔ドレーン挿入後からの発症で, ホルネル症候群と考えられた.

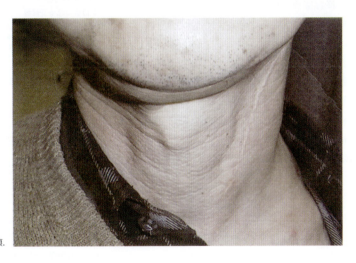

図3 | ホルネル首
ホルネル症候群を呈する頸部手術痕.

1-2)-(1)-④-a

重症筋無力症
Myasthenia gravis ; MG

1 | 疾患の定義

神経筋接合部の刺激伝導が障害されて生じる自己免疫性疾患．シナプス後膜上のアセチルコリン受容体 acetylcholine receptor (AChR)，筋特異的受容体型チロシンキナーゼ muscle-specific receptor tyrosine kinase (MuSK) などの標的抗原に対して病原性自己抗体が作用し，筋力低下と異常な易疲労性を呈する．眼症状を初発症状とすることが多く，全身型に進展すると四肢の筋力低下や，嚥下障害・構音障害などの球症状をきたす．

女性に多く，症状が眼筋に限局する眼筋型MGと，全身型MGに分類される．眼筋型MGの約半数が全身型に移行する．近年では発症年齢50歳以上の後期発症MGが増加している．

2 | 外眼部所見

眼筋の障害により眼瞼下垂，眼球運動障害をきたす．挙筋機能は低下し，複視，斜視，小児では弱視を認める．片側，または両側性に生じる．通常，瞳孔異常は伴わない．

MGの症状の特徴は日内変動，日差変動である．下垂の程度は一般的に朝方は軽微で，夕方に悪化するが，日により，時間によりさまざまである．羞明感やめまいなどを訴えることもある．診察時，下垂や複視の程度が不明瞭の場合は数秒～数十秒持続的に注視させることで症状が顕在化する．

3 | 確定診断に必要な検査

免疫学的検査：特異抗体（抗AChR抗体，抗MuSK抗体，抗低密度リポ蛋白質受容体関連蛋白質 low-density lipoprotein receptor-related protein 4 (Lrp4) 抗体．
アイスパックテスト：2分間の冷却にて診断する．
テンシロンテスト：塩化エドロフォニウム（アセチ

ルコリンエステラーゼ（AChE）阻害薬）を静注し，改善の有無をみる．

これらに陰性を示す症例には電気生理検査，筋生検，画像診断を追加して診断する．

4 | 鑑別すべき疾患

眼瞼下垂のみを呈する疾患：開瞼失行，眼瞼痙攣，ホルネル症候群．
眼瞼下垂に眼球運動障害を伴う疾患：脳動脈瘤などによる動眼神経麻痺など．

5 | 治療方針

免疫治療が原則：経口ステロイド治療，ステロイドパルス治療，免疫抑制剤など．
対症療法：抗コリンエステラーゼ薬，ナファゾリン点眼薬，外科的眼瞼下垂症手術．

（山下　建）

診断のポイント

観察のポイント

重要度	観察目的	観察点	所見	参照図
★★	眼球運動障害の有無の確認	複視		図1a
★★		斜視		
★★		弱視		
★★	全身型への移行の判定	全身症状	四肢筋力低下球症状	

検査所見

重要度	観察目的	観察点	所見	参照図
★★★	免疫学的血液検査	抗AChR抗体，抗MuSK抗体，抗Lrp4抗体		
★★★	アイスパックテスト	下垂の改善	2分間の冷却にて改善	図2
★★★	テンシロンテスト	塩化エドロホニウム静注	全身状態の改善	
★★★	電気生理検査	反復刺激誘発筋電図	漸減現象 (waning)	
★★	画像診断	CT, MRI	胸腺腫の有無，眼球運動障害	
★	筋生検	神経筋接合部	運動終板の微細構造の変化	図○

鑑別が必要な疾患

鑑別疾患	鑑別ポイント	掲載頁
開瞼失行	眼球運動障害の有無	68頁
眼瞼けいれん	眼球運動障害の有無	72頁
ホルネル症候群	交感神経障害の有無	58頁
脳腫瘍性動眼神経麻痺	頭部MRI検査にて器質的病変の検索	368頁
フィッシャー症候群	血清抗GQ1b抗体の検出	362頁
甲状腺機能亢進症	眼瞼下垂，眼球突出の有無	236頁
トロサ・ハント症候群	頭部MRI検査にて器質的病変の検索	370頁
慢性進行性外眼筋麻痺	緩徐衝動性眼球運動の有無，複視の有無	62頁

症例1 | 重症筋無力症

71歳男性
主訴：眼瞼下垂，斜視

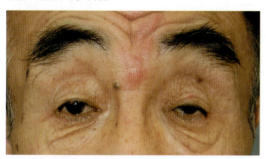

図1a | 重症筋無力症　開瞼時

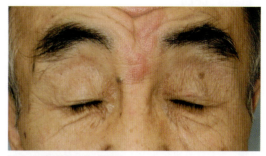

図1b | 重症筋無力症　閉瞼時
重度の眼瞼下垂を呈する．

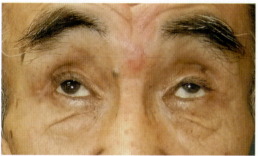

図1c | 重症筋無力症　上方視
眼球の上転量の左右差が見られる．

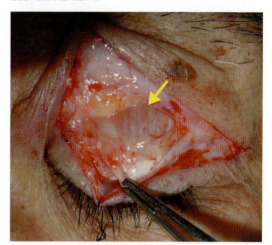

図1d | 眼瞼下垂手術時の挙筋腱膜および挙筋の状態
上眼瞼挙筋（黄矢印）には筋体が比較的保たれているが，挙筋機能は低下している．

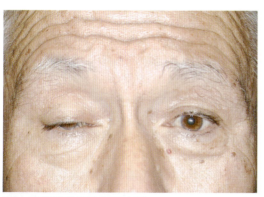

図2a | 重症筋無力症（アイステスト前）
右のみ重度の眼瞼下垂．診察中に開瞼の動揺があり，問診で日内変動が著明のため，重症筋無力症を疑う．
（図2a，bは林　憲吾先生のご厚意による）

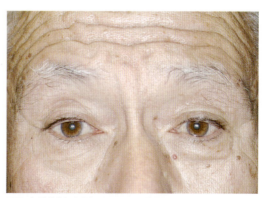

図2b | 重症筋無力症（アイステスト5分後）
右の開瞼が著明に改善している．

1-2)-(1)-④-b

慢性進行性外眼筋麻痺
Chronic progressive external ophthalmoplegia ; CPEO

診断のポイント				
観察のポイント				
重要度	観察目的	観察点	所見	参照図
★★★	眼瞼下垂の有無	眼瞼	筋原性の眼瞼下垂	図1
★★★	閉瞼不全の有無	眼瞼	閉瞼不全	図1
★★★	眼位異常の有無	眼位	外斜視	図1
★★	眼球運動障害の有無	眼球運動	進行により全外眼筋麻痺	
★★★	角膜障害の有無	フルオレセイン染色	閉瞼不全による角膜障害	
★★	眼底の評価	眼底	網脈絡膜変性	
検査所見				
重要度	観察目的	観察点	所見	参照図
★★★	DNA障害の有無	遺伝子解析	ミトコンドリアDNAや核DNAの異常	
★★★	有無の確定	骨格筋の筋生検	赤色ぼろ線維	
★	スクリーニング検査	血液	乳酸，ピルビン酸，CKなどの上昇	
★	心伝導障害の有無	心電図	心伝導障害	

鑑別が必要な疾患		
鑑別疾患	鑑別のポイント	掲載頁
重症筋無力症	アイステスト，テンシロンテスト，抗アセチルコリン受容体抗体検査，筋特異的受容体型チロシンキナーゼ抗体検査	60頁
甲状腺眼症	甲状腺ホルモン測定，甲状腺関連抗体測定，MRI	236頁

1 疾患の定義

慢性進行性外眼筋麻痺はミトコンドリア病の一群に分類される．ミトコンドリア遺伝子（mtDNA）あるいは核遺伝子（アデニン転移酵素）の変異が見られる．思春期以降に発症することが多く，慢性で緩徐進行性の眼瞼下垂や閉瞼不全，眼球運動障害を呈する．心伝導障害および網脈絡膜変性（salt and pepper fundus）を伴う場合はキーンズ・セイアー症候群と診断される．

2 外眼部所見

慢性進行性外眼筋麻痺では，筋原性眼瞼下垂および閉瞼不全を呈する．

眼瞼下垂の多くは片眼性から両側性に徐々に進行する．眼瞼下垂のため眉毛挙上や顎上げ姿勢をとることが多い．第一眼位では外斜視（図1b）が見られることが多いが，眼瞼下垂が高度であるためか，複視の訴えはほとんどない．眼球運動障害は緩徐に進行し，いずれ全外眼筋麻痺の状態となる．

3 確定診断に必要な検査

血液・髄液検査：乳酸値やピルビン酸値の増加が見られる．
筋生検：赤色ぼろ線維やシトクロームc酸化酵素欠損線維を認める．
遺伝子解析：ミトコンドリアDNAの欠失・重複，点変異，多重欠失などを認める．

4 鑑別すべき疾患

重症筋無力症：眼瞼下垂症や眼位異常，眼球運動障害が見られ，慢性進行性外眼筋麻痺に類似した症状を呈する．慢性進行性外眼筋麻痺では症状が慢性に進行し，症状に動揺は見られないが，重症筋無力症では症状に日内変動などの動揺がある．アイステストやテンシロンテストを行うと，重症筋無力症の眼瞼下垂のみが改善を示すので，鑑別の一助となる．抗アセチルコリン受容体抗体検査や筋特異的受容体型チロシンキナーゼ抗体検査は，重症筋無力症に特異度が高く，鑑別に有用である．

甲状腺眼症：外眼筋肥厚により，眼球運動障害や眼球突出，眼瞼後退が見られ，慢性進行性外眼筋麻痺に類似した症状を呈する．慢性進行性外眼筋麻痺では眼球突出がない点や，甲状腺機能検査で異常を認めない点が鑑別の手がかりとなる．また，眼窩のMRIを撮影すると甲状腺眼症では外眼筋肥大が見られるが，慢性進行性外眼筋麻痺では外眼筋肥大は見られない点も鑑別に有用である．

5 治療方針

斜視や眼瞼下垂に対する手術を行う．慢性進行性外眼筋麻痺では挙筋機能が低下していることが多く，眼瞼下垂に対する治療は前頭筋吊り上げ術が中心に行われている．挙筋機能が残存している場合は，挙筋腱膜縫着術が選択されることもある．外眼筋麻痺によりベル現象がないため，挙筋短縮術は禁忌である．慢性進行性外眼筋麻痺の眼瞼下垂に対する手術は術後に兎眼をきたすことが多く，過矯正にならないよう注意を要する．

（大久保智貴）

症例1 | 慢性進行性外眼筋麻痺

61歳女性

主訴：眼瞼下垂，外斜視，乾燥感

既往：30歳頃に眼瞼下垂症に対して挙筋腱膜短縮術を施行．

経過：35歳頃に眼瞼下垂症の再発と複視を認めたため神経内科を受診し，CPEOの確定診断となった．閉瞼不全があったため，眼瞼下垂症の再発に対する外科的治療は行わない方針となった．現在は閉瞼不全やドライアイに対して眼軟膏点入，点眼を行っている．

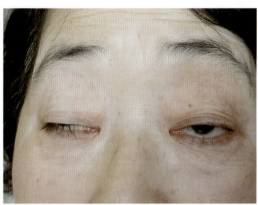

図1a | 慢性進行性外眼筋麻痺（正面視）
両眼性眼瞼下垂および右眼外上斜視を認める．挙筋機能低下を前頭筋で代償しているため，眉毛が挙上し，前額部にしわ形成がある．

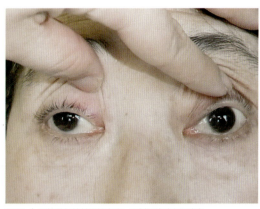

図1b | 慢性進行性外眼筋麻痺　強制開瞼時（正面視）
右眼外上斜視を認める．

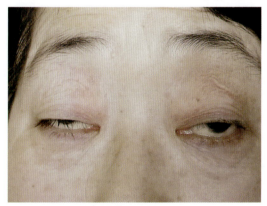

図1c | 慢性進行性外眼筋麻痺（上方視）
外眼筋麻痺のため上方視は困難で，挙筋機能も低下しているため，正面視(a)とほぼ同様の所見である．

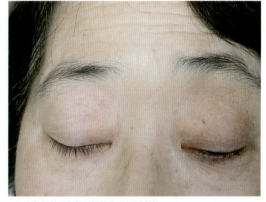

図1d | 慢性進行性外眼筋麻痺（下方視）
下方視を促すと，挙筋機能低下を代償していた前頭筋が弛緩するため，眉毛の位置が下がる．

1-2)-(1)-⑤

機械性眼瞼下垂
Mechanical blepharoptosis

診断のポイント				
観察のポイント				
重要度	観察目的	観察点	所見	参照図
★★★	有無の確認	眼窩腫瘍	眼球突出，腫瘤性病変	図3
		結膜疾患		
★★	重症度の判定		MRD (margin reflex distance)-1の低下	
検査所見				
重要度	観察目的	観察点	所見	参照図
★★	CT，MRIなどの画像検査	腫瘍性病変の有無	眼窩内に病変を認める	図1〜3
★★	細隙灯顕微鏡	結膜病変の有無	上眼瞼結膜に結膜炎や結膜瘢痕を認める	

鑑別が必要な疾患		
鑑別疾患	鑑別のポイント	掲載頁
先天性眼瞼下垂	発症時期の確認，挙筋力	50頁
筋原性眼瞼下垂	日内変動の有無，全身症状の有無	60頁
神経原性眼瞼下垂	眼球運動障害の有無，瞳孔異常の有無	56頁

1 疾患の定義

　機械性眼瞼下垂とは，腫瘍，血腫，腫脹が原因で物理的に生じる眼瞼下垂を定義する．外傷性も含めて機械性眼瞼下垂とする[1]．腫瘍による上眼瞼の重量増加，上眼瞼挙筋の物理的な収縮障害，結膜瘢痕などがその原因となる．

　具体的には，涙腺腫瘍，眼窩上方の腫瘍，眼窩蜂巣炎後，外傷後，眼窩手術後などに生じる．

2 外眼部所見

　上眼瞼の下垂．上方視でも眼瞼下垂は変化しないことが多い．腫瘍性では涙腺部や眼窩内に腫瘤性疾患を触れることがある．通常，眼位，眼球運動，瞳孔は異常がない．涙腺部腫瘍が大きい場合，眼球は内下方に偏位する．

　細隙灯顕微鏡検査で眼瞼下垂の原因となるような結膜炎がないかも診察する．

3 確定診断に必要な検査

CT，MRIなどの画像検査：眼瞼下垂を生じる原因となる腫瘍性疾患，炎症性疾患などがないか精査する．軸位断のみでは判断が難しいことがあるため，冠状断を含めた眼窩3方向で評価する．
ヘルテル眼球突出計検査：患側に眼球突出がないか確認することで眼窩内病変の有無を予測できる．
眼窩腫瘍が原因の場合は生検：画像検査で腫瘤性病変が発見された場合は，全身精査や生検を行う．

ヘス赤緑試験：神経原性眼瞼下垂の鑑別のために行う．

4 鑑別すべき疾患

・先天性眼瞼下垂
・筋原性眼瞼下垂
・神経原性眼瞼下垂

5 治療方針

　機械性眼瞼下垂の原因の除去．眼窩腫瘍が原因の場合は，眼窩腫瘍に対する治療が優先される．

　腫瘍や炎症などの原因を取り除いた後に残存する眼瞼下垂に対しては，上眼瞼挙筋前転術，上眼瞼挙筋短縮術などの眼瞼下垂手術が治療となる．

（田邉美香）

［文献］
1. Geoffrey J, et al(eds)：Oculoplastic surgery atlas eyelid and lacrimal disorders, Springer, New York, 39-40, 2017
2. Mechel E, et al: Mechanical blepharoptosis from giant conjunctival cyst. Orbit 25: 1, 2019

症例1 ｜ 眼窩内嚢胞による右機械性眼瞼下垂

38歳女性

主訴：右眼瞼下垂

既往：なし

経過：1ヵ月前に眼瞼腫脹があり，その3週間後に眼瞼下垂を主訴に前医を受診された．触診では右上眼瞼に硬い腫瘤を触れ，前医CTで膿瘍を疑われ，当科を初診された．初診時，MRD-1：1mm程度の右眼瞼下垂を認めた．摘出手術の際，病変は上眼瞼挙筋の前面に広く接しており，上皮性嚢胞と診断した．

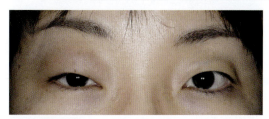

図1a ｜ 前眼部所見

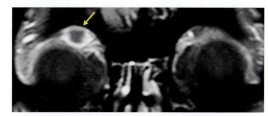

図1b ｜ MRI所見（ガドリニウム造影によるT1強調画像）

症例2 ｜ 乳癌の眼窩内転移による右眼瞼下垂

55歳女性

主訴：右眼瞼下垂，右眼瞼腫瘤

既往：乳癌

経過：7年前，右乳癌に対して他院で右乳房扇状切除術＋腋窩郭清術施行．浸潤性乳管癌（硬癌）T2N1M0の診断で，術後放射線治療（60Gy）と内分泌療法を施行された．1年前から徐々に右眼瞼下垂を自覚し，増悪傾向であり，前医で上眼瞼に硬い腫瘤を触れることから当科紹介となった．初診時，血中CA15-3の上昇を認め，MRIのガドリニウム造影で腫瘤に一致する不均一な増強を認め，乳癌転移を疑った．生検の結果，乳癌の眼窩内転移と判明．その1年後に脳転移も発覚した．

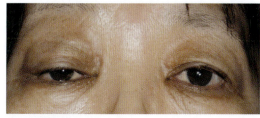

図2a ｜ 前眼部所見

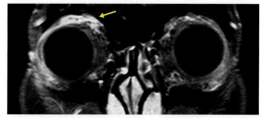

図2b ｜ MRI所見（ガドリニウム造影によるT1強調画像）

症例3 ｜ IgG4関連眼疾患による右眼瞼下垂

82歳女性

主訴：右眼瞼下垂

既往：後天性血友病，糖尿病

経過：1年半前からの眼瞼下垂を主訴に前医を受診．右涙腺部に腫瘤を触れたため，当科紹介となった．血中IgG4は306と上昇あり，生検の結果，IgG4関連眼疾患と診断した．ステロイド内服により腫瘤は縮小し，眼瞼下垂も消退した．

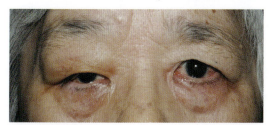

図3a ｜ 前眼部所見

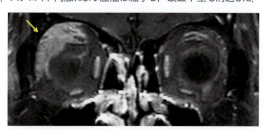

図3b ｜ MRI所見（ガドリニウム造影によるT1強調画像）

1-2)-(1)-⑥

偽眼瞼下垂
（眼瞼皮膚弛緩症）
Pseudoptosis

診断のポイント				
観察のポイント				
重要度	観察目的	観察点	所見	参照図
★★★	病態の確認	余剰皮膚	弛緩した余剰皮膚が瞼縁を越えて下垂	図1a
★★★		瞼縁，睫毛	余剰皮膚で覆われる	図1a
★★		重瞼線	重瞼線の消失，変化	図2
★★★	合併の確認	腱膜性眼瞼下垂の有無	MRDが3.5mm以下	図2
検査所見				
重要度	観察目的	観察点	所見	参照図
★★	pinch test	余剰皮膚量，皮膚厚	皮膚切除量の決定	
★★★	ブジーテスト	重瞼線，睫毛	重瞼線皮膚切除法のシミュレーション	図1b
★★★	テープテスト	余剰皮膚量，皮膚厚，MRD	眉毛下皮膚切除術のシミュレーション	図1c
★★	挙筋機能検査	上眼瞼挙筋機能	腱膜性眼瞼下垂の合併で低下	

鑑別が必要な疾患		
鑑別疾患	主要症状	掲載頁
眉毛下垂	前額部の皮膚弛緩，眉毛位置の下降	
顔面神経麻痺	顔面神経麻痺による眉毛下垂	40頁
眼瞼けいれん	眼瞼のけいれん，瞬目過多，開瞼困難	72頁
眼球陥凹	眼窩底骨折，鈍的外傷の既往	
小眼球症	先天眼異常による視力障害，強度屈折異常	230頁
眼窩内腫瘍による機械性眼瞼下垂	視力障害，視野障害，複視，眼痛，流涙，眼球突出，眼位異常，眼瞼下垂，眼瞼腫脹	64頁

1 | 疾患の定義

　真の眼瞼下垂とは異なり，見かけ上，眼瞼下垂に見えてしまう病態を偽性眼瞼下垂という．眼瞼皮膚弛緩症，眉毛下垂，顔面神経麻痺，眼瞼けいれん，眼球陥凹，小眼球症，眼窩内腫瘍による機械性眼瞼下垂などが偽性眼瞼下垂に分類される．それらのうち最も多く見られるものが加齢による眼瞼皮膚弛緩症である．

　眼瞼皮膚弛緩症は，加齢性変化により弛緩し余剰となった上眼瞼皮膚が瞼縁を超えて下垂した状態をいう．中高年から高齢者に多く見られ，加齢による皮膚の膠原線維の減弱化，弾性低下，重力などが病因と考えられている．挙筋腱膜の加齢性変化が要因で瞼縁が下垂する老人性眼瞼下垂とは区別されるが，両者が併存することが多い．

2 | 外眼部所見

　典型的には，上眼瞼外側2/3の弛緩した余剰皮膚が瞼縁を越えて下垂する，いわゆるlateral hoodingを呈する．主症状は，周辺視野障害，瞼の重量感，眼周囲の疲労感や睫毛内反様症状である．上眼瞼の余剰皮膚が外眼角部に慢性的に接触し，その刺激により皮膚炎を生じる例もある．

　一方で，重瞼線や眉毛位置の変化を伴い，疲れた印象やぼんやりとした表情を呈するため，美容上の問題にもなる．開瞼努力による前頭後頭筋の持続的収縮や，視野を確保するための顎上げや斜頸から，眼精疲労や頭痛，肩こりの原因になる可能性も指摘されている．

3 | 確定診断に必要な検査

pinch test：指や鑷子で眼瞼皮膚をつまみ，余剰皮膚量や皮膚厚を把握する．
ブジーテスト：涙管ブジーなどを用いて瞼縁部の皮膚を挙上し，症状と重瞼形態の改善が得られるかを確認する．重瞼部皮膚切除法のシミュレーションとして行う．
テープテスト：テープで余剰皮膚を眉毛下縁部に吊り上げて固定し，形態とMRDを観察する．眉毛下皮膚切除術のシミュレーションとして有用である．
挙筋機能検査：皮膚弛緩症に腱膜性眼瞼下垂を併存することが多いため，上眼瞼挙筋機能の評価が必要である．

4 | 鑑別すべき疾患

　眉毛下垂，顔面神経麻痺，眼瞼けいれん，眼球陥凹，小眼球症，眼窩内腫瘍による機械性眼瞼下垂など．

5 | 治療方針

・重瞼部皮膚切除法
・眉毛下皮膚切除法

(山道光作)

［参考文献］

1. Cahill KV, et al: Ophthalmology 118: 2510-2517, 2011
2. Simsek IB: JAMA Facial Plastic Surgery 19: 293-297, 2017

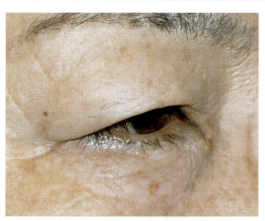

図1a｜眼瞼皮膚弛緩症
70歳女性．弛緩した余剰皮膚が瞼縁を越えて下垂する．瞳孔領と睫毛根が余剰皮膚に覆われている．

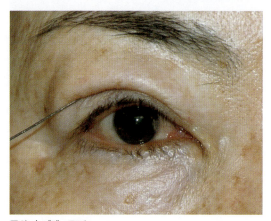

図1b｜ブジーテスト
涙管ブジーを用いて皮膚を挙上し，症状と眼瞼形態の改善が得られるかを確認する．重瞼部皮膚切除法のシミュレーションとして行う．

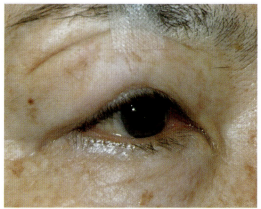

図1c｜テープテスト
テープで余剰皮膚を眉毛下縁部に吊り上げ，眼瞼形態とMRDを確認する．瞳孔領と睫毛根が露出している．眉毛下皮膚切除術のシミュレーションに有用である．

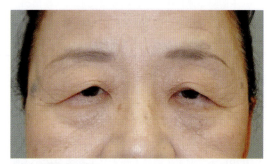

図2｜眼瞼皮膚弛緩症
72歳女性．上眼瞼外側2/3の弛緩した余剰皮膚が瞼縁を越えて下垂する，いわゆるlateral hoodingを呈する．本例では腱膜性眼瞼下垂も併存する．

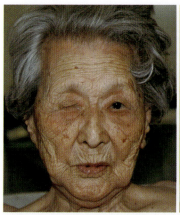

図3a｜高度の眼瞼皮膚弛緩症（開瞼時）
98歳女性．加齢性変化による高度の皮膚弛緩を認める．余剰皮膚の重みと眉毛下垂の影響で右眼の開瞼障害を呈する．

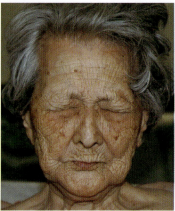

図3b｜高度の眼瞼皮膚弛緩症（強閉眼時）
顔面全体の皮膚弛緩としわを顕著に認める．

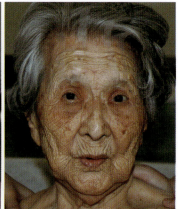

図3c｜テープテスト所見
テープテストで開瞼が得られたため，眉毛下皮膚切除術の適応と判断した．

3. Rohrich RJ, et al: Plast Reconstr Surg 113: 32e-42e, 2004

4. Kim YS, et al: Plast Reconstr Surg 122: 1199-1205, 2008

1-2)-(2)-①

開瞼失行症
Apraxia of lid opening; ALO

診断のポイント				
観察のポイント				
重要度	観察目的	観察点	所見	参照図
★★★	疾患の存在	開瞼動作	額を持ち挙げながらの開瞼	
★★★	疾患の存在	他動的な開瞼	開瞼維持可能	図1
★★	眼瞼けいれんとの鑑別	眉毛の位置	眉毛の挙上	図2
検査所見				
重要度	観察目的	観察点	所見	参照図
★★	瞬目テスト	眼瞼の動作	開瞼不可	
★★	細隙灯顕微鏡	眼輪筋	不随意運動なし	

鑑別が必要な疾患		
鑑別疾患	鑑別のポイント	掲載頁
眼瞼けいれん	開瞼動作時の眉毛の位置	72頁
眼瞼下垂	他動的開瞼直後に眼瞼縁が下がる	50～65頁

1 疾患の定義

開瞼失行症は，開瞼動作の開始に異常があるために自力での開瞼が困難となる疾患である．原則として，上眼瞼挙筋自体の器質的異常はない．疾患の原因として，補足運動野の機能異常が関係しているとの報告がある．

2 外眼部所見

自発的な開瞼が困難であり，額を持ち上げながら開瞼しようとしたり，手指でこじ開けるようにして開瞼する．閉瞼状態から開瞼しようとすると前頭筋の作用により眉毛が眼窩上縁より上昇するが，上眼瞼挙筋が収縮しないため開瞼できない．他動的に眼瞼を挙上させると，しばらくの間，開瞼の維持が可能である（図1）．その間，自発瞬目は可能であるが，いったん閉瞼してしまうと再び開瞼困難となる．純粋な開瞼失行症では，眼輪筋の不随意収縮は見られないが，眼瞼けいれんに合併することもある．

3 確定診断に必要な検査

開瞼の指示に対して自発的な開瞼が可能かどうか，また，開瞼の仕方を観察することによって開瞼失行症を疑うことができる．瞬目テストや細隙灯顕微鏡検査における眼輪筋の不随意収縮の有無を確認することは，眼瞼けいれんとの鑑別に有用である．

眼瞼けいれんでは，開瞼動作時に眼輪筋の過収縮により眉毛が眼窩上縁より下降するが，開瞼失行症では前頭筋の作用により眉毛が眼窩上縁より上昇する．開瞼失行症患者の筋電図では，開瞼維持中に上眼瞼挙筋の収縮の途絶が見られたり（図2a），眼瞼動作時の上眼瞼挙筋の収縮遅延が見られたりする（図2b）．

4 鑑別すべき疾患

眼瞼けいれん，眼瞼下垂が鑑別疾患として重要である．ただし，開瞼失行症と眼瞼けいれんは共存しやすい．眼瞼けいれん症例の10%は開瞼失行症を合併しており，また，開瞼失行症例の85%は眼瞼けいれんを合併している．眼瞼下垂の場合には，他動的に眼瞼を挙上させても，眼瞼はすぐに元の位置に戻ってしまう．

5 治療方針

眼瞼けいれん合併型の開瞼失行症では，眼輪筋へのボツリヌス毒素注射が有効な治療法である．純粋な開瞼失行症の場合にも，眼輪筋の収縮を弱めることによって開瞼しやすくなるため，ボツリヌス治療がある程度有効である場合がある．手術療法として，前頭筋吊り上げ術が有効である可能性がある．

（鈴木幸久）

［文献］

1. Suzuki Y, et al: Glucose hypometabolism in medial frontal cortex of patients with apraxia of lid opening. Graefe's Arch Clin Exp Ophthalmol 241: 529-534, 2003

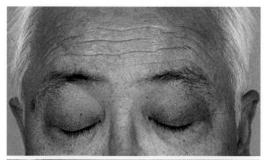
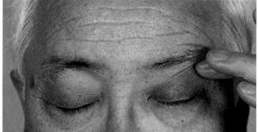
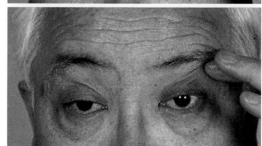
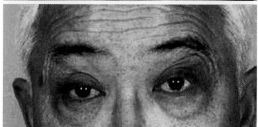

図1 | 開瞼失行症患者における開瞼
開瞼失行症は，自発的な開瞼が困難であるが，他動的に軽く指で上眼瞼を押し上げると開瞼できる．いったん開瞼すると，しばらくの間は開瞼を維持することが可能である．
(Suzuki Y, et al: Glucose hypometabolism in medial frontal cortex of patients with apraxia of lid opening. Graefe's Arch Clin Exp Ophthalmol. 241: 529-534, 2003より)

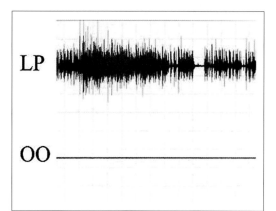

図2a | 開瞼失行症患者における筋電図（開瞼維持時）
開瞼維持中は，継続的な上眼瞼挙筋（LP）の収縮が見られるはずだが，開瞼失行症では，上眼瞼挙筋の収縮の途絶が見られる．眼輪筋（OO）の収縮は見られない．(Suzuki Y, et al: Glucose hypometabolism in medial frontal cortex of patients with apraxia of lid opening. Graefe's Arch Clin Exp Ophthalmol 241: 529-534, 2003より)

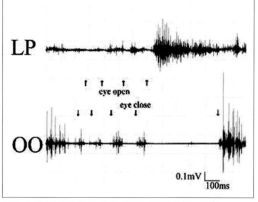

図2b | 開瞼失行症患者における筋電図（繰り返し開閉瞼時）
眼輪筋（OO）が弛緩して開瞼動作に入ろうとしても，上眼瞼挙筋（LP）の収縮がなかなか起こらず，眼輪筋の弛緩から遅れて上眼瞼挙筋の収縮が起こる．いったん開瞼すると，しばらくの間上眼瞼挙筋の収縮が持続し，開瞼が維持される．

1-2)-(2)-②

マーカスガン下顎眼瞼連合運動症候群（マーカスガン症候群）

Marcus Gunn jaw-winking syndrome

診断のポイント				
観察のポイント				
重要度	観察目的	観察点	所見	参照図
★★★	有無の確認	瞼の位置	眼瞼下垂	図1a
★★★	有無の確認	瞼の運動	開口時の開瞼	図1b
検査所見				

鑑別が必要な疾患		
鑑別疾患	鑑別のポイント	掲載頁
顔面神経麻痺	既往歴聴取	40頁
マリン・アマト症候群	眼輪筋と同側の口角の挙上	

1 疾患の定義

マーカスガン下顎眼瞼連合運動症候群は1883年にロンドンの眼科医であるRobert Marcus Gunnによって初めて報告された．先天性眼瞼下垂症の中に稀に認められるが文献によると2～13％に見られるといわれている．大部分が孤発例であるが，家族性に発症した報告もある．この現象は動眼神経支配である上眼瞼挙筋と同側の三叉神経支配の内・外側翼突筋の異常連合運動と考えられている．

1) 外側翼突筋と上眼瞼挙筋との連合は真のマーカスガン現象であり，下顎の体側への運動や開口によって眼瞼が挙上する．
2) 内側翼突筋と上眼瞼挙筋との連合は歯をかみしめることによって眼瞼が挙上する．
3) 上眼瞼挙筋と翼突筋群との連合は逆性マーカスガン症候群と呼ばれ，開口で眼瞼下垂を生じる．

先天性眼瞼下垂の患者家族からの問診で，哺乳時に眼瞼が挙上することを聴取することによって気づかれる．形態覚遮断弱視を伴う場合は早期の手術適応となるが，成長に伴い先天性眼瞼下垂の改善も報告されている．先天性眼瞼下垂の残存する例や，食事中の眼瞼の奇異運動のため社会生活上でいじめなどの問題も生じる場合は，手術適応と考える．

マーカスガン下顎眼瞼連合運動症候群と定義されているが，その他に症状を呈さないため，マーカスガン現象陽性先天性眼瞼下垂と呼ばれることもある．マーカスガン現象という用語は，マーカスガン下顎眼瞼連合運動とマーカスガン瞳孔が混同されているので注意されたい．マーカスガン瞳孔は片側の網膜・視束病変で患側眼を覆っても健眼から対光反射が保たれるが，健眼を覆うと両側性散瞳が起きて，患側眼から対光反応の誘発が見られない現象である．

多発奇形に伴う報告も見受けられる．多発奇形の見られないケースでも弱視，眼球運動障害，屈折異常などの眼科的な異常所見を高率に合併するため注意が必要であり，デュアン症候群や網膜色素変性症の合併報告もある．

2 外眼部所見

患側の眼瞼下垂を認める．

3 確定診断に必要な検査

開口，下顎の前方突出，健側への運動，強い挺舌による患側の眼瞼挙上の確認．哺乳および咀嚼時の変化などを確認する．両親からの問診が重要となる．

4 鑑別すべき疾患

顔面神経麻痺（眼輪筋と同側顔面神経の病的共同運動），マリン・アマト症候群（顔面神経内の異常連合運動）．

5 治療方針

一過性で自然治癒もあるため，経過観察．しかし，形態覚遮断弱視・整容面に関して手術適応となる．

術式としては眼瞼挙筋離断のうえで，大腿筋膜や人工膜（ゴアテックス®）による前頭筋吊り上げ術が行われる．

下垂側の三叉神経が橋から出る部位の運動枝切断手術の古い報告もあるが，10年以上国内外で報告はされていない．

（酒井成貴）

症例1 | マーカスガン現象陽性先天性眼瞼下垂

6歳男児

主訴：左眼瞼下垂，弱視

既往：家族歴なし，特記なし

経過：生下時より左の先天性眼瞼下垂を認める．4歳から眼鏡装用し，5歳から健眼遮閉（2時間）を行っていたが，視力の改善なく，6歳になり手術目的で紹介受診となる．

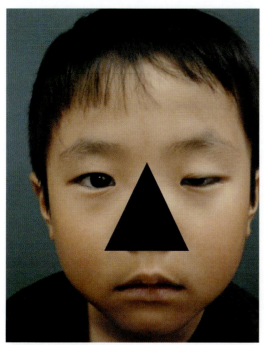

図1a | 左先天性眼瞼下垂

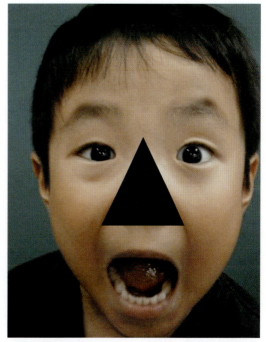

図1b | 開口時
患側の眼瞼の過開瞼を認める．

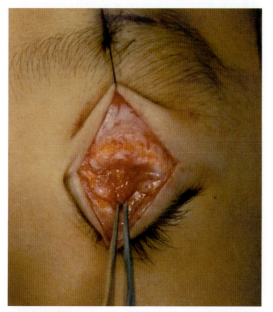

図2a | 術中所見
挙筋の肥厚を認める．

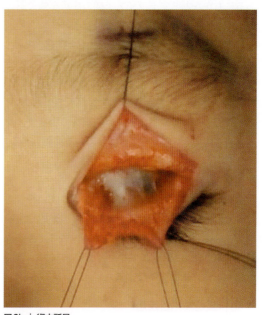

図2b | 術中所見
挙筋の離断．

1-2)-(3)-①

本態性眼瞼けいれん
Essential blepharospasm

メージュ症候群
Meige syndrome

診断のポイント

観察のポイント				
重要度	観察目的	観察点	所見	参照図
★★★	瞬目異常の検出	負荷瞬目テスト	不規則で重い瞬目, 開瞼失行	図1
★	他疾患の除外	眼球運動		
★★	知覚トリック	クラッチ眼鏡や眼周囲へ触れることで開瞼が容易となるか否か	眼瞼けいれんでは知覚トリックにより開瞼が改善する場合がある	図2
★★	ドライアイの併存	角結膜所見	BUT短縮, 点状表層角膜症など	
★★	心理的背景	抑うつ, 不安焦燥		

検査所見				
重要度	観察目的	観察点	所見	参照図
★★★	瞬目異常の検出	負荷瞬目テスト	不規則で重い瞬目, 開瞼失行	図1
★	他疾患の除外	眼球運動		

鑑別が必要な疾患

鑑別疾患	鑑別のポイント	掲載頁
片側顔面けいれん	顔面の特徴的なけいれん	76頁
眼瞼ミオキミア	自覚症状　他覚的に検出できないほどの軽微なけいれん	
ドライアイ	自覚症状の強さ, 点眼薬への反応, 負荷瞬目テスト	1巻
眼瞼下垂	眉毛高, 負荷瞬目テスト	50頁
重症筋無力症	採血, 複視, 全身症状	60頁

1 | 疾患の定義

　本態性眼瞼けいれんとは, 眼瞼周囲の筋, 主として眼輪筋の間欠性あるいは持続性の過度の収縮により不随意な閉瞼が生ずる疾患で, 他の神経学的, 眼科学的異常が原因となっていないものと定義される. また, 攣縮が他の顔面筋や舌, 咽頭, 頸部筋にまで及ぶものをメージュ症候群と呼ぶ. これらは神経学的には局所ジストニアに属する. 眼瞼けいれんは, 眼瞼がけいれんする病気ではなく, 瞬目コントロールが不良となる病気を捉えると理解しやすい.

2 | 外眼部所見

　典型的には皺眉筋の強い収縮により眉間にしわを生じ, 眉毛が眼窩上縁より下降する(図1). また, 瞬目過多が起き, 重症例では開瞼困難となる. ドライアイの合併が多いが, 一方で前眼部所見が正常であるにもかかわらずドライアイ様の症状を強く訴えるために本疾患が発見される場合も多い.

　自覚症状が診断に有用である. 主な症状として, 「目を開けているのが辛い」, 「眩しい」, 「うっとうしい」, 「目を開けていられず閉じてしまう」などがあり, その特徴的な症状から本症を疑うことが多い.

　両眼性が多いが, 自覚症状は片眼性の場合や, 片眼を強く閉じることで片眼を開けている症例もある.

3 | 鑑別診断に必要な検査

負荷瞬目テスト：軽い瞬目, 速い瞬目, 強い瞬目を行う. 軽い瞬目は, 前頭筋を使わずに規則的で歯切れのよい瞬目をゆっくり行う. 速い瞬目はできるだけ速い瞬目を30回連続で行う. 強い瞬目は, 強く閉瞼した後に素早く開瞼する.

4 | 鑑別すべき疾患

眼瞼ミオキミア, 片側顔面けいれん：「瞼がけいれんする」という主訴では, これらの疾患を念頭に置く. 瞬目やけいれんの状態をよく観察する.

ドライアイ：眼瞼けいれんの多くにドライアイが合併する. ドライアイの点眼治療に抵抗する症例や, 羞明や開瞼困難といった自覚症状が強い症例, 向精神薬内服例などでは眼瞼けいれん合併の可能性を積極的に考える.

眼瞼下垂：負荷瞬目テストと自覚症状を参考にする. 眉毛が眼窩上縁より下がる場合は眼瞼けいれんを考える.

重症筋無力症：複視の有無, 全身の脱力症状の有無を問診し, 眼球運動を観察する. 必要に応じて採血, アイスパックテスト, テンシロンテストを行うが, 偽陽性の場合もある. 後述のA型ボツリヌス毒素注射は, 重症筋無力症に禁忌である.

5 | 治療方針

　根本治療はなく, 対症療法である. 第一選択はA型ボツリヌス毒素注射(図2)である. 遮光眼鏡やクラッチ眼鏡(図3)の併用を行う. 抗不安薬や抗コリン薬(アーテン®)などの薬物療法も存在するが, 薬剤性眼瞼けいれんの誘発に注意が必要である.

(岩佐真弓)

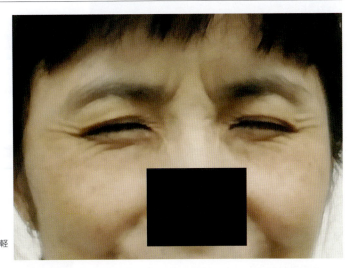

図1 | メージュ症候群の特徴的な顔貌（擬似写真）
発作時．ただし，実際には眼周囲の収縮はさらに軽度のものが多い．

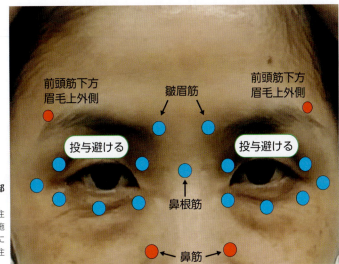

図2 | 眼瞼けいれんに対するボツリヌス注射施注部位
図中の白い部位は眼瞼下垂を起こしやすいため施注を避ける部位である．眼周囲や皺眉筋，鼻根筋に施注し，症状次第では前頭筋下方眉毛上外側や鼻筋にも施注する．眼球を損傷しないよう，針の方向に注意する．

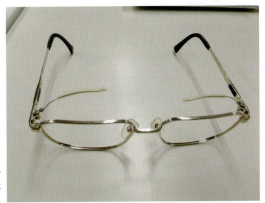

図3 | クラッチ眼鏡の例
眉毛の上にパッドを当てる．皮膚弛緩を押さえる場合と，知覚トリックを利用して開瞼しやすくする方法とがある．

1-2)-(3)-②

薬剤性眼瞼けいれん
Drug-induced blepharospasm

診断のポイント

観察のポイント				
重要度	観察目的	観察点	所見	参照図
★★★	原因薬の存在	神経精神科系薬の服薬歴	長期投与の既往	表3
★★	神経精神科疾患の存在	既往症	不眠症など	
★★	眼瞼けいれんの存在	羞明の有無	羞明あり	
★★	重症度の判定	眼瞼けいれんの程度		表2

検査所見				
重要度	観察目的	観察点	所見	参照図
★★	瞬目テスト	瞬目動作	瞬目の低下	表1
★★	細隙灯顕微鏡	眼輪筋	不随意運動あり	

鑑別が必要な疾患

鑑別疾患	鑑別のポイント	掲載頁
本態性眼瞼けいれん	神経精神科系薬の長期投与	72頁

1 疾患の定義

神経精神科系薬(ベンゾジアゼピン関連薬, ドパミン作動薬など)の長期投与中に眼瞼けいれんを発症する症例が存在することが報告されている. これらの薬剤が原因となり, または, トリガーとなって眼瞼けいれんを発症することがあると考えられている. 薬剤性眼瞼けいれんの診断基準は今のところ存在しないが, 眼瞼けいれんの発症に何らかの神経精神科系薬が関与していると推測される場合には, 薬剤性眼瞼けいれんと考えられる. また, 原因薬の休止や減薬により, 眼瞼けいれんの症状が軽快する可能性があるが, 休薬または減薬したすべての症例において症状の改善が見られるわけではない.

2 外眼部所見

本態性眼瞼けいれんと同様に, 眼輪筋の不随意運動, 瞬目の異常, 羞明の自覚などの臨床症状が見られる. 眼瞼けいれん患者では, 開瞼動作時に眼輪筋の収縮により眉毛が眼窩上縁より下降する(シャルコー徴候)(図1).

3 確定診断に必要な検査

細隙灯顕微鏡を用いた眼輪筋の不随意運動の有無を観察し, 瞬目テストにより, 眼瞼けいれんであることを確認する(表1, 2). また, 神経精神科系薬の服用の有無, 服用期間, 服用開始から眼瞼けいれん発症までの期間などについて聴取を行う. 特に, 不眠症に対して, ベンゾジアゼピン関連薬(ベンゾジアゼピン系薬, チエノジアゼピン系薬)が処方されていることが多く, 不眠の訴えが診断に有用な場合もある(表3). 筋電図では, 本態性眼瞼けいれんと同様に, 眼輪筋の持続的または断続的な不随意収縮が見られる(図2).

4 鑑別すべき疾患

本態性眼瞼けいれんとの鑑別は難しいことが多い. その他, 片側顔面けいれん, 開瞼失行症, チック症, ドライアイなどが鑑別疾患として挙げられる.

5 治療方針

原因薬の中止が可能な症例では, 中止することが望ましい. 特に, ベンゾジアゼピン関連薬の場合, 不眠などの理由により原因薬の中止・減量が困難である場合が多い. 急な中止により, 離脱症状(睡眠障害, 不安, 振戦, 頭痛, 嘔気, 発汗など)が起こることがあり, 中止・減量は慎重に行う必要がある. 本態性眼瞼けいれんと同様に, 眼輪筋へのボツリヌス毒素注射は有効である. 羞明の症状に対しては, サングラスなどによる遮光や, LED照明を白熱電球に変えるなどの方法が有効である場合がある.

(鈴木幸久)

[参考文献]

1. Suzuki Y, et al: Glucose hypermetabolism in the thalamus of patients with drug-induced blepharospasm. Neuroscience 263: 240-249, 2014
2. Wakakura M, et al: Blepharospasm in Japan: A clinical observational study from a large referral hospital in Tokyo. Neuroophthalmology 42: 275-283, 2018

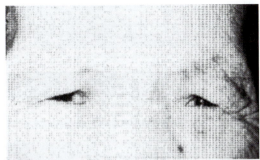

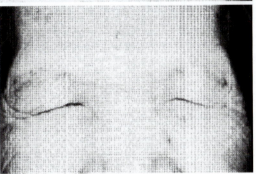

図1｜眼瞼けいれん
眼瞼けいれんでは，開瞼動作時に眼輪筋の収縮により眉毛が眼窩上縁より下降する（シャルコー徴候）．（向野和雄：神経眼科，金原出版，東京，1997より）

● 表1　瞬目誘発テスト

軽瞬	眉毛部分を動かさず，瞬目をゆっくりとリズミカルに行う
	眼瞼けいれんでは，瞬目の合間に余計な瞬目が入ったり，眉毛が動いてしまったりする
速瞬	できるだけ速くて軽いまばたきを10秒間行う
	眼瞼けいれんでは，顔面筋の攣縮が起こったり，瞬目にならずに途中で開瞼できなくなったりする
強瞬	強く閉瞼し，すばやく開瞼する動作を10回行う
	眼瞼けいれんでは，最初から眼瞼が挙がらなかったり，最初はできるが数回で開瞼できなくなったりする

● 表2　Jankovic 評価スケール

重症度スコア
0：けいれんをまったく認めない（正常） 1：光，風，振動などの外部刺激によってのみけいれんが誘発される 2：軽度なけいれんを認める 3：けいれんを認め，他の顔面筋との差異がわかる 4：他の顔面筋のけいれんを伴う著明な眼瞼けいれんを認める
頻度スコア
0：けいれんをまったく認めない（正常） 1：通常より瞬きが多い（20回/分以上の頻度） 2：瞬きが著明に増加し，1秒程度の持続する軽度の攣縮を認める 3：1秒以上の持続する攣縮が認められ，日常生活に支障をきたしているが，50％以上は開瞼している 4：攣縮によりほとんど閉瞼状態のため，機能的には失明状態であり，読書やテレビを見ることができない

● 表3　薬剤性眼瞼けいれんの原因となりうる神経精神科系薬

系統	薬剤名（一般名）	用途
ベンゾジアゼピン系薬	プロチゾラム，フルニトラゼパム	抗不安，睡眠導入
	クロナゼパム	抗てんかん
チエノジアゼピン系薬	エチゾラム	抗不安
非ベンゾジアゼピン系薬	ゾルピデム	睡眠導入
選択的セロトニン再取込み阻害薬（SSRI）	パロキセチン	抗うつ
セロトニン・ノルアドレナリン再取り込み阻害薬（SNRI）	ミルナシプラン，デュロキセチン	抗うつ
抗コリン薬	アーテン	パーキンソン病治療
フェノチアジン系薬	クロルプロマジン	抗精神病
ベンザミド系薬	スルピリド	抗精神病，抗うつ

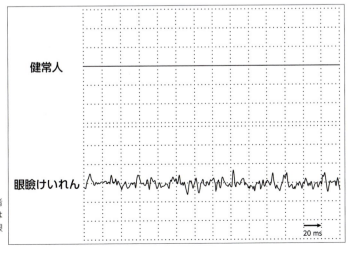

図2｜眼瞼けいれん患者における筋電図
開瞼時における健常人（上）および眼瞼けいれん患者（下）の眼輪筋筋電図．健常人では眼輪筋の収縮は見られないが，眼瞼けいれん患者では持続的な眼輪筋の収縮が見られる．

1-2)-(3)-③

片側顔面けいれん
Hemifacial spasm

診断のポイント				
観察のポイント				
重要度	観察目的	観察点	所見	参照図
★★★	有無と重症度の確認	眼周囲, 頬部のけいれん		図1
検査所見				
重要度	観察目的	観察点	所見	参照図
	頭部MRI	血管圧迫の確認, 腫瘍や動脈瘤の除外	顔面神経	図2

鑑別が必要な疾患		
鑑別疾患	鑑別のポイント	掲載頁
眼瞼ミオキミア	ミオキミアでは視診上の変化はない	
眼瞼けいれん	眼瞼けいれんでは眼瞼のけいれんは見られない	72頁

1 │ 疾患の定義

片側顔面けいれんとは, 第7脳神経(顔面神経)が原因で顔の片側に起きる不随意の収縮である. 両側性は稀である. 眼周囲に始まり, 頬部や口周囲にも症状が出現する. 顔面神経のroot exit zone (REZ)付近で血管により圧迫されて生じることが多い(図2)が, 稀に小脳橋角部腫瘍や動脈瘤により生じることがある.

2 │ 外眼部所見

初期には眼輪筋の収縮で始まり, 徐々に頬部や口輪筋にも同期するけいれんが及ぶ. 頬部から下眼瞼までが鼻側にひきつれるようなけいれんや, 上下の眼瞼が閉じるようなけいれん, 口周囲が耳側にひきつれるようなけいれんが特徴的である(図1).

診察室でけいれんが見られない場合, ギュッと強く閉瞼する, 口角を上げるなどの刺激を行うとけいれんが誘発され, 所見をとりやすい.

3 │ 確定診断に必要な検査

臨床的所見で診断を行い, 原因検索目的で頭部MRIを施行する. MRIで顔面神経への血管圧迫が見られない症例もあるため, 画像のみでは確定診断ができず, 臨床所見と併せて診断する. なお, MRIでは診断はできても病勢の判断はできないため, 治療方針は臨床所見から判断する.

4 │ 鑑別すべき疾患

眼瞼ミオキミア, 眼瞼けいれん.

5 │ 治療方針

根本的治療は脳神経外科による微小血管神経減圧術であるが, 対症療法としてはA型ボツリヌス毒素注射を行う. A型ボツリヌス毒素は神経終末内でのアセチルコリン放出抑制により神経節伝達を阻害し, 筋弛緩作用を示す. 神経枝の新生により数ヵ月後に再開通して筋弛緩作用が消失するため, 再びけいれんが起こる. 通常3〜4ヵ月おきのサイクルで再投与を行う. A型ボツリヌス毒素注射には, 注射部位のひきつれるような違和感や皮下出血, 閉瞼不全, 笑顔を作りにくいといった副作用が起こり得るため, けいれんが軽症の場合には特に注射の適応と量に注意するが, 診察室で話している時にも明らかにけいれんが出るような症例であれば適応と考えて問題はない. 1日のうちに短時間しかけいれんが出ないようなケースでは, ボツリヌス毒素注射による違和感や閉瞼不全, 眼瞼下垂などの副作用のほうがかえって気になる場合があることを説明する必要があり, 経過観察を勧める場合も多い. なお, 抗不安薬や抗けいれん薬の効果は乏しい.

(岩佐真弓)

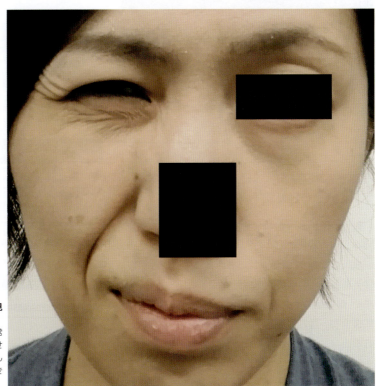

図1 | 左片側顔面けいれんの肉眼所見（擬似写真）
片側顔面けいれんでは，安静時には正常であっても，強く閉瞼したのちに開瞼させると，写真のように上下の眼瞼がけいれんにより開けにくくなり，口角が耳側に引き上げられるようなけいれんを生じる．

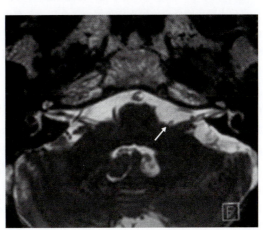

図2 | 片側顔面けいれんにおける頭部MRI検査所見
左顔面神経root exit zone (REZ) 付近で血管により圧迫される．稀に，小脳橋角部腫瘍や動脈瘤が原因となることもある．また，MRIで顔面神経への圧迫病変が見当たらない場合であっても，臨床的に顔面けいれんと診断する場合も少なくない．
（増田明子：片側顔面痙攣．三村　治ほか（編）：眼科臨床エキスパート　知っておきたい神経眼科診療，医学書院，東京，359，2016　図1より）

1-2)-(4)

兎眼
Lagophthalmos

診断のポイント

観察のポイント				
重要度	観察目的	観察点	所見	参照図
★	有無の確認	皮膚所見	外傷・熱傷などによる瘢痕の有無	
★		眼球突出の有無	甲状腺眼症・眼窩腫瘍の有無	図1
★★★		顔貌の観察	顔面神経麻痺の有無	図2
★★★	重症度の判定	覚醒時・就寝時の観察	閉眼時の眼球の露出	図3

検査所見				
重要度	観察目的	観察点	所見	参照図
★	視力測定および屈折度数測定	視力障害の有無の確認	視力・乱視の程度	
★★★	細隙灯顕微鏡	フルオレセイン染色	角膜および結膜上皮障害の有無	図4, 5
★			涙液メニスカス	図4, 5
★★	徒手的整復	重症度の判定	外反の程度の把握	

鑑別が必要な疾患

鑑別疾患	鑑別のポイント	掲載頁
眼瞼けいれん	ボトックス注射の有無を問診	74頁

1 疾患の定義

瞬目や閉瞼が不完全であるために，眼球の露出が残存している状態である．

原因によって，①顔面神経麻痺による麻痺性兎眼，②外傷後などの瘢痕性兎眼，③眼球突出を生じる疾患や，眼瞼下垂手術後の過矯正が原因の機械性兎眼，④機能的・器質的な異常がない生理的兎眼に大別される．

2 外眼部所見

瞬目や閉瞼時に眼球の露出が残存する．閉瞼不全により，点状表層角膜炎や角膜上皮欠損をきたし，球結膜の充血や流涙などを認めることもある．兎眼をきたす要因は上述したように多岐にわたる．

①顔面神経麻痺による麻痺性兎眼は，脳梗塞や脳出血のような核上性，聴神経腫瘍やその手術後，ベル麻痺などが原因となる．眼輪筋の収縮機能が減弱することで閉瞼不全となり，兎眼を生じる．さらに顔面神経麻痺による兎眼では眉毛下垂や口角下垂，下眼瞼下垂，口唇部・頬部の運動障害を合併する．臨床的にはベル麻痺に最も多く遭遇する．

②眼瞼の外傷による神経障害や，眼面熱傷後に強い瘢痕拘縮が起こると兎眼を引き起こすことがある．

③甲状腺眼症や眼窩腫瘍など眼球突出を生じる疾患や，眼瞼下垂手術後の過矯正などでも兎眼を生じ，機械性兎眼と呼ばれる(図1)．

④夜間の睡眠時などに開眼するなど，機能的・器質的な異常がない兎眼は生理的兎眼とされる．生理的兎眼は自覚的症状の個人差が大きい．

顔面神経麻痺による兎眼は自然軽快傾向が強く，基本的には経過観察となる．しかしながら角膜上皮障害が強く角膜穿孔などの危険性がある症例では，角膜保護目的に一時的に瞼縁縫合を行うこともある．

半年以上経過観察しても自然軽快しない顔面神経麻痺による兎眼(図2, 3)，外傷後兎眼，そして機械性兎眼のような症例では，手術加療が望ましい．近年，眼窩隔膜を翻転する方法による上眼瞼延長術の有用性が報告されている．

眼瞼けいれんによるボトックス注射後，眼瞼下垂手術後による過剰矯正などが原因の兎眼については，患者への問診が重要である．

3 確定診断に必要な検査

視診：顔面神経麻痺による兎眼の場合には，顔貌を確認する．顔面神経麻痺であれば患側の口角・眉毛が下がり，特徴的な顔貌を呈する．また，顔面神経麻痺では下眼瞼の外反を合併することがあり，結膜に炎症をきたすこともある．

細隙灯顕微鏡検査：フルオレセイン染色にて，角膜や球結膜の上皮障害の有無を確認する(図4, 5)．また，涙液メニスカスを確認する．涙液メニスカスは高く，流涙を訴えることが多い．

4 鑑別診断

眼瞼けいれん．

5 治療方針

手術加療が望ましい．

(山中行人)

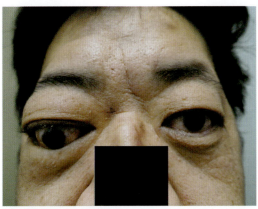

図1 | 甲状腺眼症による眼球突出
眼球突出は右眼で顕著である.

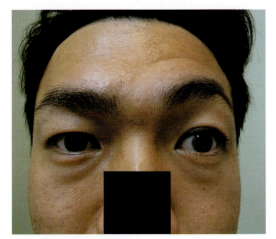

図2 | 右側の顔面神経麻痺症例
眉毛部の左右差に注目する.

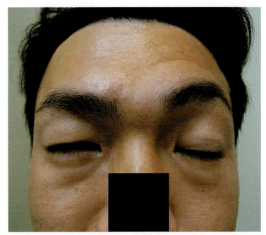

図3 | 図2症例での閉瞼時
右眼が完全に閉瞼できていないことがわかる.

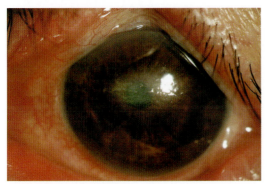

図4 | 兎眼による角膜上皮障害
結膜の充血も目立つ.

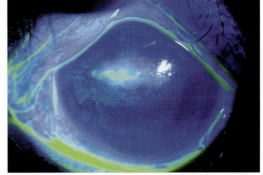

図5 | 図4症例のフルオレセイン染色
涙液メニスカスの上昇も目立つ.

[参考文献]

1. Watanabe A, et al: Turn-over orbital septal flap and levator recession for upper-eyelid retraction secondary to thyroid eye disease. Eye 27: 1174-1179, 2013

1-2)-(5)

眼瞼後退(症)
Lid retraction

診断のポイント

観察のポイント				
重要度	観察目的	観察点	所見	参照図
★★★	有無の確認	眼瞼	上下強膜露出 (正面視・下方視)	図1, 2, 3
★★★	重症度判定	兎眼有無	角結膜上皮障害	

検査所見				
重要度	観察目的	観察点	所見	参照図
★★★	細隙灯顕微鏡	フルオレセイン染色 ローズベンガル染色	上輪部角結膜炎 角結膜上皮障害	
★★	血液	甲状腺関連項目など	FT3, FT4, TSHや TSAb, TRAbの異常	
★★★	眼窩MRI	上眼瞼挙筋, 上直筋 下直筋, 眼球突出	炎症性肥大の有無 (特に矢状断で)	図1, 2

鑑別が必要な疾患		
	鑑別疾患	鑑別のポイント・ 主要症状
神経疾患	中脳背側症候群(コリエ徴候) 進行性核上性麻痺 動眼神経過誤支配 マーカスガン現象	他の神経症状 開口時眼瞼挙上
交感神経活動亢進	交感神経作動性の点眼薬 クロード・ベルナール症候群 甲状腺眼症	点眼有無の確認 頭外傷, 脳疾患 甲状腺機能亢進 症の有無
筋の障害	眼瞼下垂などの眼瞼術後 肝硬変(筋固縮) 顔面神経麻痺による眼輪筋麻痺 甲状腺眼症	既往歴 眼窩MRIで眼瞼 挙筋の炎症性肥 大など
機械的障害	眼球突出(眼窩腫瘍など) 強度近視 牛眼	眼窩MRI
その他	対側の眼瞼下垂など (ヘリングの法則:偽眼瞼後退)	

1 疾患の定義

上眼瞼もしくは下眼瞼が後退し，正面視でも角膜縁と眼瞼縁の間に強膜露出(scleral show)が見られるもの．原因はさまざま．甲状腺眼症で多い．

上眼瞼後退は，交感神経亢進によるミュラー筋(瞼板筋)の過剰収縮や，上眼瞼挙筋・上直筋の炎症性肥大，固縮による筋伸展障害で起こる．

下眼瞼後退は，眼球突出，下直筋肥大・固縮や後転術後，外反症などで認められる．

2 外眼部所見

視診で判定可．特に甲状腺眼症の上眼瞼後退はダルリンプル徴候と呼ばれる．

正常では，静止時正面視における上眼瞼縁は，角膜輪部から1～2mm下方に，下眼瞼縁は角膜輪部から1mm上方に位置する．定量する場合は，瞼裂高(上下眼瞼縁の距離．人種差，個人差が大きい：正常7～10mm)やmargin reflex distance (MRD)が用いられ，正面視での上眼瞼縁と角膜反射の距離(MRD1：正常2～3.5mm)と下眼瞼縁と角膜反射の距離(MRD2：正常4～5mm)を測定．

また上眼瞼は，下方視の際，眼球の動きとともに下降し角膜輪部を覆うが，その下降が遅く，時に停滞し，上方強膜が露出することを上眼瞼遅滞(lid lag)という(図3)．甲状腺眼症で多く見られ，グレーフェ徴候ともいう．

3 確定診断に必要な検査

三田式万能計など定規で測定，血液検査，MRI(眼窩，頭部)．特に上眼瞼挙筋が上下直筋の病変確認には，矢状断やT2強調像が有用(図1, 2)．

MRIで上眼瞼挙筋や上直筋の炎症性肥大を認めない上眼瞼後退は，ミュラー筋過剰収縮や眼瞼下垂術後などが原因となる．

また，特発性眼窩筋炎など甲状腺眼症以外の炎症性疾患では，上眼瞼挙筋の炎症性肥大を認めても眼瞼下垂をきたすので鑑別できる．

4 鑑別すべき疾患

既往歴，手術歴，その他の神経学的所見の有無で容易に鑑別可．また，偽眼瞼後退は，片側眼瞼下垂を引き上げようとする代償性の対側上眼瞼開大(ヘリングの法則)なので，実際に後退はないため注意する(図4)．

5 治療方針

・原因疾患の治療
・交感神経亢進状態ではαブロッカー点眼
・上眼瞼挙筋，上直筋炎にはステロイド局所注射
・A型ボツリヌス毒素眼瞼注射(保険適応外)
・手術

(舟木智佳)

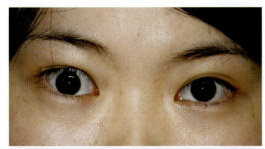
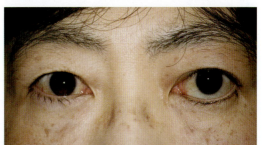
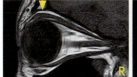
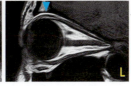

図1 | 右上眼瞼後退(甲状腺眼症)
黄矢印:右上眼瞼挙筋肥大.青矢印:左は肥大なし.

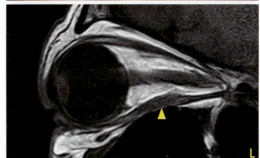

図2 | 左下眼瞼後退(甲状腺眼症)
眼球突出や下直筋の肥大・固縮による(厳密には下眼瞼牽引筋腱膜が関与).黄矢印:左下直筋肥大.

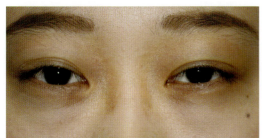
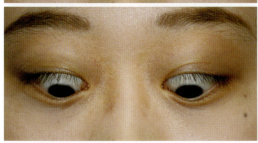

図3 | 両眼瞼遅滞(甲状腺眼症)
下方視で眼瞼遅滞(グレーフェ徴候)を認める.正面視だけでなく下方視もチェックを要する.

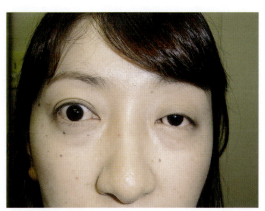

図4a | 右偽眼瞼後退
左下垂のためヘリングの法則で過開大となっている.

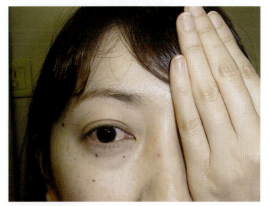

図4b | 左閉瞼時
右偽眼瞼後退は正常化している.

1-3)-(1)

麦粒腫
Hordeolum

麦粒腫のタイプ

	自覚症状	所見	膿点・膿汁	頻度	鑑別診断
初期	疼痛, 圧痛	眼瞼腫脹, 瞼結膜の充血	なし	多い	眼瞼皮膚炎
外麦粒腫	疼痛, 圧痛	睫毛根部に発赤, 腫脹, 膿点	あり	稀	霰粒腫
内麦粒腫：瞼結膜型	疼痛, 圧痛	眼瞼腫脹, 瞼結膜の膿点と充血	あり	多い	特になし
内麦粒腫：マイボーム腺開口部型	疼痛, 圧痛	眼瞼腫脹, マイボーム腺開口部に汁, 瞼結膜の充血	あり	多い	マイボーム腺梗塞

1 | 疾患の定義

麦粒腫は眼瞼に付属する腺組織の細菌感染症である. 外麦粒腫と内麦粒腫に大別され, 睫毛に付属する皮脂腺(ツァイス腺)や汗腺(モル腺)に感染が生じた場合は外麦粒腫と呼ばれ, マイボーム腺に感染が生じた場合は内麦粒腫と呼ばれる.

2 | 外眼部所見

麦粒腫の主な所見は, 眼瞼の腫脹や発赤, 疼痛, 圧痛, 瞼結膜の充血や膿点(膿汁)などである. 病初期には, 眼瞼の腫脹のみで, 発赤や膿点がないことがある(図1).

外麦粒腫は毛包炎(毛嚢炎)と考えられ, 睫毛の根部に発赤, 腫脹, 膿点が見られる(図2).

内麦粒腫は2つのタイプがある. 瞼結膜に膿点と充血が観察されるもの(瞼結膜型, 図3a, b)と, マイボーム腺開口部に膿汁が見られ周囲の眼瞼に発赤, 腫脹が見られるもの(マイボーム腺開口部型, 図4a, b)である. 瞼結膜型とマイボーム腺開口部型の違いは, 感染のフォーカスがマイボーム腺の開口部に近いか遠いかの違いである.

3 | 確定診断に必要な検査

麦粒腫は細菌感染症なので, 膿の塗抹検査や培養検査で細菌が検出されるはずである. 培養検査を行うと黄色ブドウ球菌が検出されることが多い. しかし, 通常はこれらの検査は行わずに, 臨床所見で診断している.

4 | 鑑別診断

麦粒腫は霰粒腫と鑑別が難しいことがある. 霰粒腫は瞼板内にあるマイボーム腺の慢性肉芽腫性炎症であり, 感染症ではない. しかし, 瞼板内の炎症が瞼板前面を破壊して, 眼瞼皮膚に及ぶと皮膚が発赤し, 麦粒腫と鑑別が難しくなる. 特に小児では瞼板前面を容易に破壊し, 霰粒腫が麦粒腫のように見えることが多い. 両者の鑑別が難しい時, 診断的治療として, まずは抗菌薬を投与する. 抗菌薬の投与により改善が見られない場合は, 霰粒腫, マイボーム腺梗塞など, その他の疾患の可能性が高い.

5 | 治療

麦粒腫は細菌感染症であり, 治療の基本は抗菌薬の局所投与である. 眼瞼腫脹や疼痛が強い症例では局所投与だけではなく, 内服薬による全身投与を併用する. マイボーム腺開口部に膿汁がある場合は, 眼瞼を圧迫し排膿すると, 治療の一助となる.

(小幡博人)

[参考文献]

1. 小幡博人：霰粒腫・麦粒腫. 野田実香(編)：眼科診療クオリファイ10 眼付属器疾患とその病理, 中山書店, 東京, 46-51, 2012
2. 小幡博人：麦粒腫・霰粒腫. 村田敏規(編)：眼科診療クオリファイ15 メディカルオフサルモロジー(眼薬物療法), 中山書店, 東京, 364-368, 2012
3. 小幡博人：麦粒腫・霰粒腫. 目のまわりの病気とその治療. 学研メディカル秀潤社, 東京, 18-23, 2015
4. 小幡博人：麦粒腫の3つの病型. あたらしい眼科33：69-70, 2016

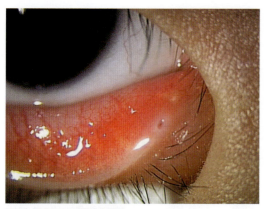

図1 | 膿点のない初期の麦粒腫
7歳女児．眼瞼の発赤と腫脹，疼痛，圧痛，瞼結膜の充血が見られるが，膿点が見られない

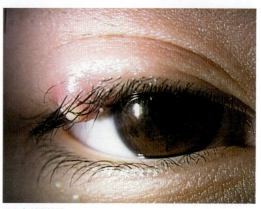

図2 | 外麦粒腫
14歳女性．睫毛の根部に膿汁が見られ，周囲に発赤・腫脹を伴う．

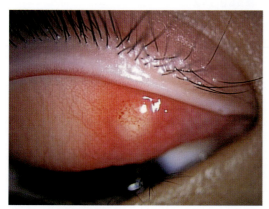

図3a | 内麦粒腫（瞼結膜型）
16歳女性．上眼瞼瞼結膜に膿点と充血が見られる．

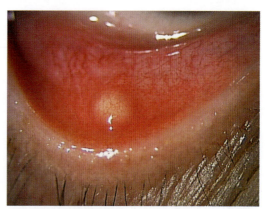

図3b | 内麦粒腫（瞼結膜型）
59歳男性．下眼瞼瞼結膜に膿点と充血が見られる．

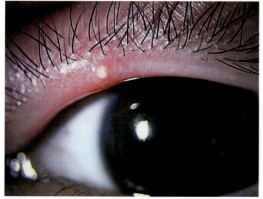

図4a | 内麦粒腫（マイボーム腺開口部型）
18歳男性．上眼瞼のマイボーム腺開口部に膿汁が見られ，周囲に発赤・腫脹を伴う．

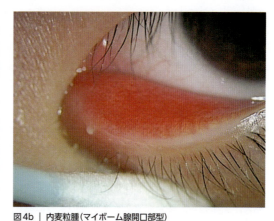

図4b | 内麦粒腫（マイボーム腺開口部型）
12歳女性．下眼瞼のマイボーム腺開口部に膿汁が見られ，周囲に発赤・腫脹を伴う．

1-3)-(2)

霰粒腫
Chalazion

霰粒腫のタイプと診断のポイント

タイプ	年齢	病変の主座	皮膚所見	瞼結膜所見	参照図
限局型	全年齢	瞼板内に局在	発赤なし，隆起	平坦，やや充血，やや変色	
びまん型	小児に多い	瞼板前面を破り眼瞼前葉へ炎症が波及	発赤あり，隆起，麦粒腫と誤診されやすい，時に皮膚が自壊	平坦，やや充血，やや変色	
瞼結膜型	小児に多い	瞼板後面を破り瞼結膜へ炎症が波及	正常	充血，隆起，有茎性腫瘤	

鑑別が必要な疾患

鑑別疾患	年齢	自覚症状	皮膚所見	瞼結膜所見	可動性	掲載頁
麦粒腫	全年齢	疼痛	発赤，腫脹	充血，膿点	なし	82頁
脂腺癌	高齢者	なし	黄色，凹凸不整	隆起	なし	170頁
瞼板内角質囊胞	中高年	なし	発赤なし	なし，蒼白，軽度陥凹	なし	
類表皮囊胞	全年齢	なし	発赤なし	なし	あり	
デルモイドシスト	先天性	なし	発赤なし	なし	あることが多い	

1 | 疾患の定義

　霰粒腫の定義はマイボーム腺に生じる慢性肉芽腫性炎症である．麦粒腫と異なり，非感染症である．病理組織学的には，脂質に対する肉芽腫性炎症の所見を呈する．脂肪肉芽腫と呼ばれることもある．

2 | 外眼部所見

　霰粒腫の所見は多彩であるが，瞼板内に限局しているもの(限局型)と，進行して瞼板前面を破壊し，眼瞼前葉(皮膚，眼輪筋)にまで炎症が及ぶもの(びまん型)に大別される(図1)．霰粒腫の典型例は病変が瞼板内に限局しており，発赤，疼痛，圧痛はない(図2)．これは瞼板内に肉芽腫性炎症が局在している限局型と考えられる．一方，瞼板前面を破り，眼瞼前葉に肉芽腫性炎症が及ぶと，皮膚に発赤が生じる．このようなびまん型は小児に多い(図3)．びまん型は皮膚が菲薄化し，皮膚が自壊することがある．成人でも，皮膚は厚く保たれているが皮膚の発赤が見られる症例がある(図4)．

　霰粒腫の瞼結膜の所見は通常，平坦である．色は変化がない，やや充血する，周りと比べて色が少し違うなど，軽微な変化である．しかし，時に瞼結膜に腫瘤状の隆起性病変を作ったり，ポリープ状の肉芽組織を生じることがある(図5)．その他，霰粒腫が同一の眼瞼内に多発することや両側の眼瞼に多発することがある．

　霰粒腫で眼瞼皮膚が発赤すると急性炎症のように見え，すなわち，感染症である麦粒腫のように見えることがある(図6)．このような症例を切開すると白濁した液体が飛び出ることがあるが，その奥に霰粒腫の本態である粥状物(＝肉芽腫性炎症)が存在し，霰粒腫であることがわかる．この白濁液の本態は好中球であるが，二次感染ではなく，肉芽腫性炎症が眼瞼前葉に及んだ結果生じた非感染性の好中球浸潤であると考えられる．

3 | 確定診断に必要な検査

　通常は臨床所見で診断をしている．切開・掻爬を行い，内容物を病理検査に提出し，肉芽腫性炎症の所見が見られれば，確定診断となる．

4 | 鑑別診断

　マイボーム腺を発生母地とする麦粒腫，脂腺癌，マイボーム腺の瞼板内角質囊胞，そして，マイボーム腺と直接関連はないが，類表皮囊胞，デルモイドシスト(皮様囊胞)などが霰粒腫と所見が類似するので，鑑別診断として重要である．

5 | 治療

　霰粒腫の治療の基本は手術(切開と掻爬)である．霰粒腫は非感染性の炎症なので，ステロイドの軟膏の塗布も有効であるが，治癒までに時間を要する．

(小幡博人)

［参考文献］
1. 小幡博人：眼科医のための病理学．40. 霰粒腫の病理と臨床．眼科47: 87-90, 2005
2. 小幡博人：マイボーム腺を場とする腫瘤性疾患．あたらしい眼科28: 1107-1113, 2011
3. 小幡博人：麦粒腫・霰粒腫．目のまわりの病気とその治療．外園千恵ほか編：学研メディカル秀潤社，東京，18-23, 2015

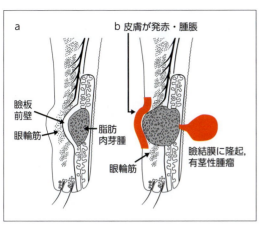

図1 | 霰粒腫の2つのステージ
a：限局型．肉芽腫性炎症（脂肪肉芽腫）が瞼板内に限局している．b：びまん型．脂肪肉芽腫が瞼板前面を破り，眼瞼前葉にまで及び，皮膚が発赤する．時に瞼結膜にも隆起，有茎性腫瘤を作る．（小幡博人：眼科医のための病理学．40．霰粒腫の病理と臨床．眼科47: 87-90, 2005より改変）

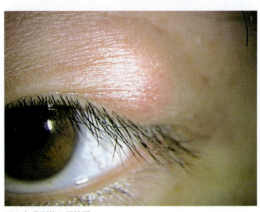

図2 | 典型的な霰粒腫
21歳男性．皮下に弾性硬の可動性のない腫瘤を触れる．皮膚の発赤や疼痛・圧痛はない．

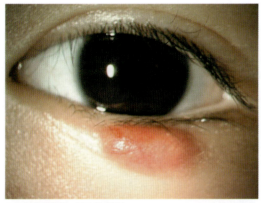

図3 | 皮膚が赤い小児の霰粒腫
3歳男児．瞼板前面を破り眼瞼前葉にも炎症が及んでいる赤い霰粒腫．このような霰粒腫は小児に多く，皮膚は菲薄化し，自壊することがある．

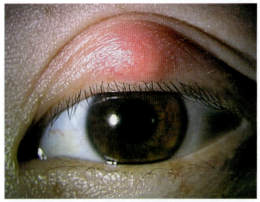

図4 | 皮膚に軽度の発赤を伴う成人の霰粒腫
33歳女性．皮膚は厚く保たれているが軽度の発赤を認める成人の霰粒腫．

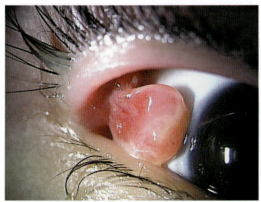

図5 | 瞼結膜に破裂した霰粒腫
7歳男児．瞼結膜を破ってポリープ状の隆起を生じた霰粒腫．このような症例は小児に多い．病理組織学的には，化膿性肉芽腫（=血管腫の一種）ではなく，肉芽組織か肉芽腫性炎症である．

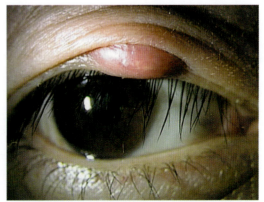

図6 | 麦粒腫のように見える霰粒腫
39歳女性．進行した霰粒腫は皮膚が発赤し，白濁液を伴うことがある．麦粒腫のように見えるが，白濁液は無菌性の白血球浸潤と考えられる．

1-3)-(3)

Pyogenic granuloma

診断のポイント

観察のポイント				
重要度	観察目的	観察点	所見	参照図
★★★	有無の確認	眼瞼結膜	ポリープ状腫瘤	図1
★		外眼部および前眼部	眼科手術後や外傷後	

検査所見				
重要度	観察目的	観察点	所見	参照図
★	細隙灯顕微鏡	触診	脆弱，易出血性	
★★★	病理組織学的検査	炎症細胞血管	多数の炎症細胞浸潤と毛細血管の増生	図2, 3

鑑別が必要な疾患

鑑別疾患	鑑別ポイント	掲載頁
縫合糸肉芽腫	手術の既往，縫合糸の存在	
霰粒腫	発症の経過，腫瘤の硬さ	
結膜嚢胞	腫瘤の色調，内部構造	
扁平上皮乳頭腫	腫瘤の形状，好発部位	
扁平上皮癌	腫瘤の形状，周辺部への浸潤	

1 | 疾患の定義

皮膚および粘膜に形成される急速に増殖する肉芽組織であり，良性の結節状あるいはポリープ状毛細血管腫である．霰粒腫，翼状片，斜視，眼瞼下垂，鼻涙管閉塞，網膜剥離，眼球摘出などの手術後，涙点プラグ挿入後，または外傷後などに見られる．特発性の症例も存在する．歯肉，手指，口唇など眼科領域以外の皮膚および粘膜にも生じるが，病因は明確になっていない．老若男女に発生する．

2 | 外眼部所見

鮮赤色の外観を呈し，平滑で有茎性もしくはmushroom-shapedの腫瘤である．

数日～数週間で急速に増大し，脆くて出血しやすい．潰瘍化することもあるが，病変は通常無痛性である．

3 | 確定診断に必要な検査

病理組織学的検査：pyogenic granulomaと診断がついた症例の約半数近くで術前診断が異なっていたと報告されており，臨床的には霰粒腫や乳頭腫などとの鑑別が困難なこともある．病理組織学的検査で確定診断がつく．pyogenic granulomaという病名は誤称であり，組織学的には"pyogenic（化膿性）"でも"granuloma（肉芽腫）"でもなく，疎な結合組織とリンパ球，形質細胞やマクロファージなどの炎症細胞浸潤から成る肉芽組織である．間質の浮腫と分葉状の毛細血管の増生が認められる．

4 | 鑑別すべき疾患

縫合糸肉芽腫，霰粒腫，結膜嚢胞，扁平上皮乳頭腫，扁平上皮癌．

5 | 治療方針

ステロイド点眼薬や局所注入が有効なこともあるが，出血などの症状が強い場合は外科的切除が推奨される．

悪性腫瘍が隠れている可能性もあるため，病理組織学的診断が必須である．単純切除後約3％程度に再発が見られる．

(秋山玲奈)

［参考文献］

1. Ferry AP: Pyogenic granulomas of the eye and ocular adnexa: a study of 100 cases. Trans Am Ophthalmol Soc 87: 327-343, 1989
2. Espinoza GM et al: Conjunctival pyogenic granulomas after strabismus surgery. Ophthalmol 112: 1283-1286, 2005

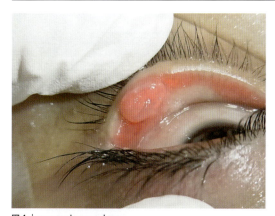

図4 | pyogenic granuloma
眼瞼結膜に赤色腫瘤を認める.

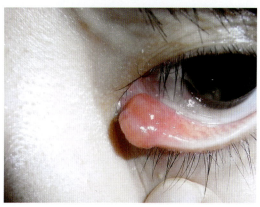

図5 | pyogenic granuloma
眼瞼結膜の腫瘤が瞼縁を越えて,非翻転時にも瞼裂から見えている.

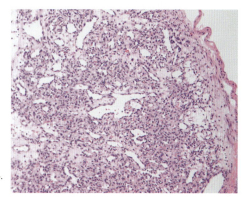

図3 | 涙丘部結膜pyogenic granulomaの組織像
間質は浮腫を伴い,血管増生と軽度のリンパ球浸潤が認められる.
(前田大地先生のご厚意による)

症例1 | pyogenic granuloma

30歳女性

主訴:右眼からの出血,眼瞼腫脹

既往:5〜6年前にものもらいで切開歴あり,左右不明

経過:1日前から右眼から出血と軽度の腫脹があり,近医形成外科受診.眼瞼に潰瘍があるといわれたため,眼科受診となる.上記腫瘤を認め,精査加療目的にて切除.

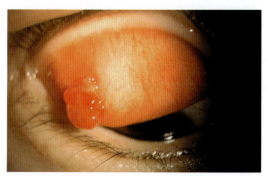

図1 | pyogenic granuloma
眼瞼結膜にポリープ状の赤色腫瘤を認める.

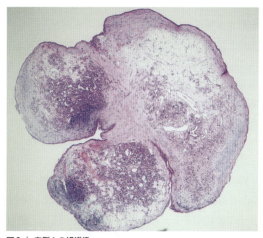

図2 | 症例1の組織像
菲薄化した重層扁平上皮に被覆された粘膜組織.上皮下間質は浮腫状で,毛細血管の増生が見られる.内皮細胞に高度の異型や核分裂像の増加は明らかでない.リンパ球の浸潤を伴う.

1-3)-(4)

毛嚢虫性眼瞼縁炎
Demodex-related marginal blepharitis

診断のポイント

観察のポイント				
重要度	観察目的	観察点	所見	参照図
★★★	有無の確認	睫毛	*Demodex*	
★★★	有無の確認・重症度判定	眼瞼縁	眼瞼炎の炎症	図1
★★★	重症度判定	眼自覚症状		

検査所見				
重要度	観察目的	観察点	所見	参照図
★★★	有無の確認	睫毛抜去による顕微鏡観察	*Demodex*の存在	図4, 5
★★★	有無の確認・重症度判定	眼瞼炎所見の有無	眼瞼縁の発赤・血管拡張など，睫毛根部のふけ状落屑物と，睫毛の脱落と乱生を伴うことが多い	図2, 3
★	重症度判定	角結膜染色所見・tear film break up time	角結膜上皮障害・涙液安定性の低下	

鑑別が必要な疾患

鑑別疾患	鑑別のポイント	掲載頁
マイボーム腺機能不全	*Demodex*の有無	100頁
ドライアイ	*Demodex*の有無	

*ただし，合併例が多い

1 | 疾患の定義

毛嚢虫の増加に起因する難治性眼瞼縁炎.

毛嚢虫(毛包虫)は，生物学的には節足動物門圭角亜門クモ綱ダニ目ケダニ亜目ニキビダニ科ニキビダニ属に属し，ニキビダニとも呼ばれている．ヒトに常在する毛嚢虫には*Demodex folliculorum*と*Demodex brevis*の2種類が確認されている．*Demodex folliculorum*は毛根部(眼科領域では睫毛根部)に生息し，ダニ類としては特異な形をしており，後胴部が長く体長約0.35～0.4 mm，体幅約0.05 mmである．*Demodex brevis*は，皮脂腺やマイボーム腺深くに生息し，体長が短めで0.15～0.2 mmである．これら*Demodex*は，頬，前額部，鼻，外耳道など，特に皮脂の分泌が盛んな部分では繁殖しやすい傾向にある．*Demodex*の存在の病的意義については議論も多いが，その存在増加による前部眼瞼縁炎，それに伴う角結膜障害には関係すると考えられている．

2 | 外眼部所見

眼瞼縁炎所見：睫毛根部のふけ状落屑物と，睫毛の脱落と乱生を伴う眼瞼縁の炎症(眼瞼縁の血管拡張)(図1～3)．マイボーム腺開口部の閉塞やドライアイ所見を伴うことが多い．

眼自覚症状：眼瞼縁の掻痒および熱感や，流涙，異物感を伴う結膜刺激症状などがある．

3 | 確定診断に必要な検査

*Demodex*の存在を確認する．光学顕微鏡(約40倍)で視認でき，400倍ではその足が動いている様子まで確認できる．細隙灯顕微鏡診察の際に，睫毛根部のふけ状落屑物の多い睫毛を選択し，3本程度抜去してスライドグラスにのせて，光学顕微鏡で観察するのが一般的である(図4, 5)．その診断に共焦点顕微鏡も有用である．

細隙灯顕微鏡検査：眼瞼縁炎所見を確認する．睫毛根部のふけ状落屑物と，睫毛の脱落と乱生を伴うことが多い．マイボーム腺開口部の閉塞やドライアイ所見(フルオレセイン染色によるtear film break up time，角結膜上皮障害)の有無も観察する．

4 | 鑑別すべき疾患

ドライアイ・マイボーム腺機能不全との合併例が多いとされる．難治性で睫毛部の汚れを観察したら，毛嚢虫の関与を疑う．長期の局所ステロイド塗布例は発症リスクと考えられている．

5 | 治療方針

*Demodex*の治療法はまだ確立していないのが現状であるが，基本はリッドハイジーン(眼瞼清拭)である．眼瞼縁の清浄と抗菌薬またはステロイド含有軟膏を塗布することで数の減少と炎症の抑制を図る．国内では複数の眼瞼洗浄用洗浄剤が販売されており，それらを利用して，毎日行い，物理的に除去することが推奨される．

(川島素子)

[参考文献]

1. Kawakita T, et al: Demodex-related marginal blepharitis in Japan. J Jpn Ophthalmol Soc 114: 1025-1029, 2010

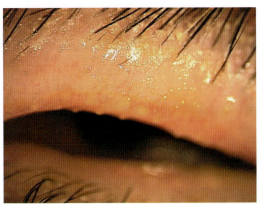

図1｜眼瞼縁所見
眼瞼縁の発赤，血管拡張．眼瞼縁の炎症所見である．異物感や不快感の原因となる．

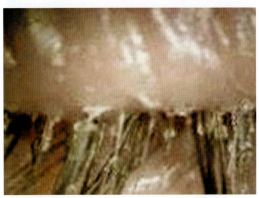

図2｜眼瞼縁所見
睫毛根部にふけ状落屑物が多数観察される．この所見があると，Demodexの存在増加が疑われる．

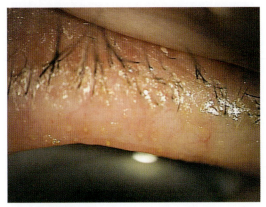

図3｜睫毛の脱落，乱生
眼瞼の炎症が長期持続すると睫毛の脱落が生じてくる．

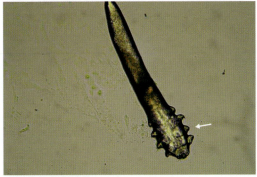

図4｜光学顕微鏡所見1
抜去した睫毛についていたDemodex像．400倍では足（矢印）が動いている様子が観察できる．

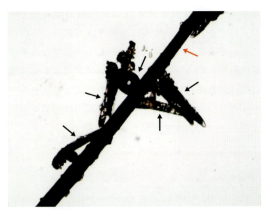

図5｜光学顕微鏡所見
睫毛1本（赤矢印）に数匹以上が集簇している像が観察できることもある（黒矢印）．Demodexの存在増加の証拠であり，リッドハイジーンによる物理的除去を要す．

1-3)-(5)

脂漏性眼瞼縁炎
Seborrheic blepharitis

1 疾患の定義

皮脂腺の分泌過剰による脂漏性の眼瞼縁炎であり，非感染性と考えられている．しかしながら，マイボーム腺機能不全（MGD）との関連を含めて病因についてはまだ不明な点もあり，解明に至っていない．

2 外眼部所見

脂漏性眼瞼縁炎は，眼瞼縁の紅斑，浮腫が見られるがマイボーム腺の形態に変化を及ぼさないことも多い．睫毛に脂質に富んだ痂疲形成が見られることや，眼瞼縁に泡状物質を認めることがあり，特徴的な所見になる．角結膜の上皮障害を認めることはあまりない．皮脂腺の過剰分泌など，涙液の脂質成分への影響や涙液層蒸発の増加に起因して，ドライアイの合併が見られることがある．

3 確定診断に必要な検査

本疾患を診断するための特別な検査はない．

細隙灯による眼瞼縁を中心とした詳細な観察が最も重要である．前述した外眼部所見の有無を確認する際に，フルオレセイン染色を行うことでマイボーム腺の状態が確認しやすくなり，ドライアイによる涙液動態を評価することができる．可能であれば，治療前後で眼瞼縁の状態を比較できるように前眼部写真などで記録しておくとより効果的な治療ができると考える．

4 鑑別すべき疾患

ブドウ球菌性眼瞼炎：ブドウ球菌性眼瞼炎と比較して，眼瞼縁の紅斑，浮腫，および毛細血管拡張症が少ないことによって区別されるが，脂漏性眼瞼縁炎では脂性鱗屑の増加および睫毛の脂性の痂皮形成が

見られることが特徴的である．日常の臨床所見において，鑑別をするのが難しい場面も多く，治療的診断として抗菌薬がより効きやすいのがブドウ球菌性眼瞼炎であることが多い．

5 治療

温湿布により眼瞼縁を温めること，瞼のマッサージ，瞼のスクラブなどを行い，瞼の衛生状況を改善させることである．また，食事においては海藻や魚介類に多く含まれるオメガ-3脂肪酸の摂取量を増やすことがMGDの改善に推奨されており，本疾患においても試すべき食習慣である．それでも改善が見られない場合は，低濃度ステロイド点眼や抗菌薬点眼，眼軟膏などを併用し，状態によってはテトラサイクリンやマクロライドなどの経口抗菌薬を服用することで改善する症例も見られる．

（菅谷哲史）

［参考文献］

1. Kanski JJ, et al: Clinical Ophthalmology: A Systemic Approach, 7th ed, Elsevier Saunders, New York, 34-39, 2011
2. McCulley JP, et al: Classification of chronic blepharitis. Ophthlamology 89: 1173-1180, 1982
3. Benitiz-Del-Castillo JM: How to promote and preserve eyelid health. Clin Ophthalmol 6: 1689-1698, 2012

診断のポイント

観察のポイント

重要度	観察目的	観察点	所見	参照図
★	有無の確認	眼瞼縁	眼瞼縁の毛細血管拡張	図2
★			浮腫	図2
★			マイボーム腺梗塞	
★★★			泡状物質の存在	
★★★	有無の確認	睫毛	睫毛根部の外皮形成	図1b
★★★			痂疲形成	図1a

検査所見

重要度	観察目的	観察点	所見	参照図
★	マイボーム腺の確認	フルオレセイン染色	マイボーム腺の不整	
★	ドライアイの確認		BUT短縮・角結膜上皮障害	

鑑別が必要な疾患

鑑別疾患	鑑別ポイント	掲載頁
ブドウ球菌性眼瞼縁	脂漏性眼瞼縁炎よりも炎症所見が強く，鱗屑の増加や睫毛の痂疲形成や泡状物質の存在は脂漏性眼瞼縁に特徴的である．	114頁

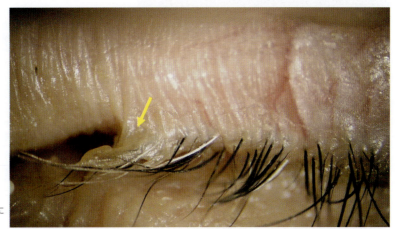

図1a | 脂漏性眼瞼縁炎
慢性的な経過で睫毛に付着するように痂疲形成(矢印)が見られている.

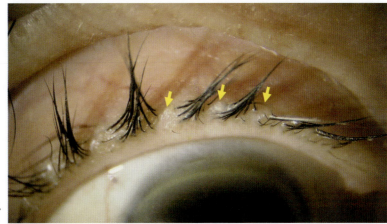

図1b | 脂漏性眼瞼縁炎
睫毛根部には外皮形成(矢印)を認め,脂質分泌が多く,睫毛が固まっている.

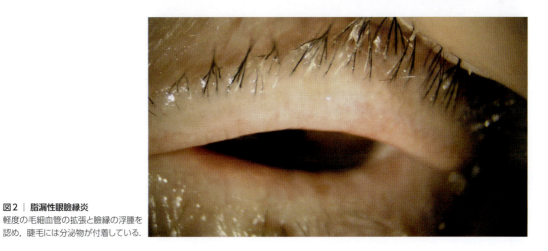

図2 | 脂漏性眼瞼縁炎
軽度の毛細血管の拡張と瞼縁の浮腫を認め,睫毛には分泌物が付着している.

1-3)-(6)

眼角眼瞼炎
Angular blepharitis

診断のポイント

重要度	観察目的	観察点	所見	参照図
★★★	原因の鑑別	両側性or片側性	片側→感染 両側→アレルギー	図1a, b
★★★		結膜炎		
★★		角膜上皮障害		
★★★		眼脂, 流涙		図2
★		眼瞼内反, 睫毛内反		

鑑別が必要な疾患

鑑別疾患	鑑別のポイント
細菌性	結膜炎, 眼脂の有無, 麦粒腫の場合もある
ウイルス性	単純ヘルペスや水痘帯状疱疹ウイルスによる小水疱, 結膜炎や角膜炎の併発
アレルギー性	花粉症, アトピーの有無, 結膜炎の併発
流涙症	涙道閉塞性疾患, 眼瞼内反症の有無

1 | 疾患の定義

広義には眼瞼炎のうち, 内外眼角部に生じたものを眼角眼瞼炎と呼ぶ. ほかに, 睫毛根部周辺は眼瞼縁炎, それ以外は眼瞼皮膚炎と呼称される. 感染性とアレルギー性に分けられるのは他の眼瞼炎と同様である. また, 狭義には感染性, 特にブドウ球菌属や *Moraxella lacunata* による眼角部の皮膚炎を指し, 小児や中高年の女性に多いとされる(図1).

2 | 外眼部所見

内眼角または外眼角部の皮膚炎で紅斑, 痂皮, びらんなどの所見が見られる. しばしば, 眼瞼結膜や眼球結膜の炎症, 角膜潰瘍などの所見を伴う場合があり, 原因の推定に有用な情報となる.

3 | 確定診断に必要な検査

視診で顔, 眼瞼部全体を観察した後に細隙灯顕微鏡検査を行う.

眼角部の皮膚所見の診察とともに, 角結膜所見, 涙液, 眼脂の量や性状の観察が原因を鑑別するうえで重要である. 基本的には感染性は片眼性であることが多く(図1), アレルギー性は両眼性であることが多い.

4 | 鑑別すべき疾患

感染性: 細菌性(麦粒腫), ウイルス性(単純ヘルペスウイルスや水痘・帯状疱疹ウイルス).

アレルギー性: 花粉症, アトピー性皮膚炎, 点眼薬に対するアレルギー反応(フラジオマイシン, 抗緑内障薬など)(図3).

その他: 涙道閉塞性疾患や眼瞼内反症などに伴う流涙症.

5 | 治療方針

いずれの原因においても洗浄, 清拭の徹底が基本となる.

感染性: 抗菌作用, 抗ウイルス作用のある点眼薬, 眼軟膏, 内服薬の投与.

アレルギー性: 可能な限りアレルゲンの除去. 抗ヒスタミン薬, ステロイド薬, 免疫抑制薬の投与.

(豊野哲也)

症例1 | 細菌性眼角眼瞼炎（狭義の眼角眼瞼炎）

68歳女性
主訴：目尻の皮膚灼熱感

外眼角部に皮膚発赤と腫脹，皮膚びらんが見られる．本症例では軽度の皮膚弛緩を伴っているため，びらん形成部分が眼角部より少し離れている．清拭の徹底およびフルオロキノロン眼軟膏の塗布により軽快した．

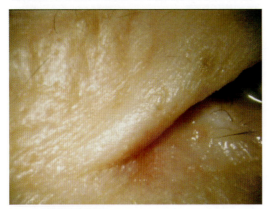

図1a | 細菌性眼角眼瞼炎

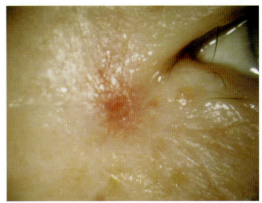

図1b | 細菌性眼角眼瞼炎

症例2 | 流涙症に伴う眼角眼瞼炎

49歳女性
主訴：流涙

慢性的な流涙により内外眼角部に軽度の皮膚炎が生じている．

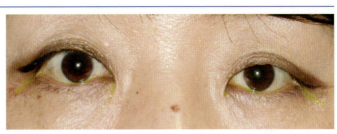

図2 | 流涙症に伴う眼角眼瞼炎

症例3 | 点眼薬アレルギーに伴う眼角眼瞼炎

67歳男性

数種類の抗緑内障点眼薬および眼瞼炎に対するステロイド眼軟膏を使用していた（図3）．眼角部に留まらず眼瞼縁や眼瞼皮膚の炎症も見られる．パッチテストを皮膚科に依頼し，コソプト配合点眼薬およびフラジオマイシン硫酸塩が陽性であった．当該の点眼薬および眼軟膏の使用中止により著明に改善した．

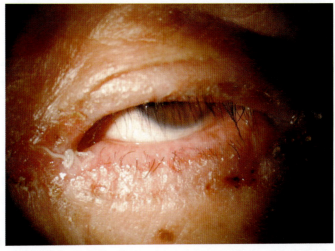

図3 | 点眼薬アレルギーに伴う眼角眼瞼炎

1-3)-(7)

眼瞼浮腫（クインケ浮腫）
Palpebral edema（Quincke's edema）

診断のポイント				
観察のポイント				
重要度	観察目的	観察点	所見	参照図
★★★	有無の確認	視診	限局性，色調が皮膚色〜淡紅色	図1a
★★★		触診	指圧痕を残さない	図1a
検査所見				
重要度	観察目的	観察点	所見	参照図
★★	細隙灯顕微鏡		外眼部とともに前眼部所見の確認	図1b, 1c
★★	血液検査			

鑑別が必要な疾患		
鑑別疾患	鑑別のポイント	掲載頁
接触性皮膚炎	掻痒と発疹を伴う．治癒過程で皮がむける	
麦粒腫	発赤，腫脹，圧痛を伴う	82頁
霰粒腫	腫瘤を触れる	84頁
蕁麻疹	紅斑や掻痒を伴う	図2
蜂窩織炎または丹毒	局所に疼痛や熱感を伴う	108頁
心疾患，肝疾患や腎疾患に伴う全身性の浮腫	慢性の経過，広範囲，対称性．指圧痕を残す．紅斑を伴わない．アレルギー症状を伴わない	
自己免疫性疾患	全身性エリテマトーデスなどの初期に顔面浮腫をきたすことがある	
甲状腺機能低下症	無痛性，両側性びまん性顔面腫脹．皮膚の乾燥と鱗屑	

1　疾患の定義

クインケ浮腫は，血管性浮腫，血管神経性浮腫とも呼ばれ，1882年にドイツ人医師Quinckeにより最初に報告された．皮膚や粘膜の発作性限局性浮腫であり，重力に関係なく眼瞼以外にも口唇，頬部，咽頭，消化管に好発する．通常は，紅斑や掻痒は伴わない．数分〜数時間のうちに生じ，1〜3日後に跡形なく消退する．血管性浮腫は，蕁麻疹の特殊型であり，蕁麻疹を合併する場合と単独の場合がある．蕁麻疹は紅斑や掻痒が強く，数時間以内に急速に消える．蕁麻疹では真皮上層，血管性浮腫では皮膚や粘膜の深部に病変の主座がある．

血管性浮腫は，遺伝性と後天性，マスト細胞を介し蕁麻疹を伴うヒスタミン性と，ブラジキニンを介し蕁麻疹を伴わない非ヒスタミン性に大別される．血管性浮腫の半数近くが特発性である．遺伝性血管性浮腫hereditary angioedema (HAE) は，C1インヒビタータンパク遺伝子 (*C1INH*) の欠損もしくは機能異常が原因である．後天性の原因は，食物や薬剤アレルギー，温熱，寒冷，振動，外傷，ストレス，日光などの物理的刺激，アンジオテンシン変換酵素 (ACE) 阻害薬などがある．HAEやACE阻害薬による血管性浮腫では蕁麻疹を伴わない．

2　外眼部所見

急性の皮膚・粘膜深部に限局する浮腫性腫脹で，被覆表皮は皮膚色〜淡紅色を呈し，指圧痕を残さない．

3　確定診断に必要な検査

臨床症状から比較的容易に診断できる．

経過と既往，家族歴について，原因となりうる薬剤の使用や物理的刺激の有無について問診する．

肉眼と細隙灯顕微鏡で眼瞼皮膚，結膜を含む前眼部を観察する．他部位の皮膚とともに，口腔，咽頭，喉頭，消化器症状の有無を確認する．

採血：蕁麻疹を伴う血管性浮腫では，血清総IgE値，アレルゲン特異的IgE値を測定してアレルゲンの特定を試みる．蕁麻疹を伴わずHAEを疑う場合，補体系の異常を検索，遺伝子検査を行う．

4　鑑別すべき疾患

接触性皮膚炎，麦粒腫，霰粒腫，蕁麻疹，蜂窩織炎または丹毒，心疾患，肝疾患や腎疾患に伴う全身性の浮腫，自己免疫性疾患，甲状腺機能低下症．

5　治療方針

原因が判明すれば回避．蕁麻疹関連の場合，抗ヒスタミン薬やステロイド．眼瞼以外にも合併し重症の場合は，救命救急．HAEや後天性 *C1INH* 欠損・低下症を疑う場合，専門医へ紹介．

（福岡詩麻）

［参考文献］
1. 厚生労働省：重篤副作用疾患別対応マニュアル　血管性浮腫（血管神経性浮腫），2008
2. 日本補体学会HAEガイドライン作成委員会：遺伝性血管性浮腫（HAE）ガイドライン，改定2014年版，2014
3. Nedelea I, et al: Isolated angioedema: An overview of clinical features and etiology. Exp Ther Med 17: 1068-1072, 2019

症例1 ｜ 右眼瞼の血管性浮腫

44歳女性
主訴：急に右眼が腫れてきた
既往：アレルギー性結膜炎
経過：前日夕方から，急に右上眼瞼浮腫が出て，軽度の掻痒感はあったが，左右差なく，改善しないので受診された．もともとアレルギー性結膜炎に伴う両眼の眼瞼浮腫前後での悪化はなし．眼脂なし．抗アレルギー薬点眼，内服を処方し，3日後に消退した．

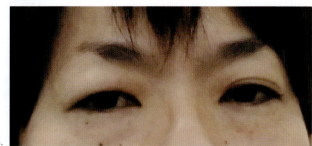

図1a ｜ 右眼瞼浮腫
淡紅色の右眼瞼浮腫が見られる．指圧痕は認めない．

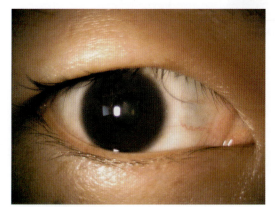

図1b ｜ 右眼瞼浮腫の前眼部所見
右眼に球結膜充血や浮腫，角膜上皮障害，眼脂を認めない．

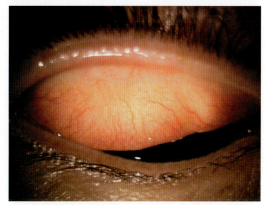

図1c ｜ 右眼瞼浮腫の結膜所見
軽度の右眼結膜充血を認めるが，結膜乳頭，結膜浮腫を認めない．結膜所見に左右差なし．

症例2 ｜ 右眼瞼の蕁麻疹を伴う血管性浮腫

59歳女性
主訴：軽度のかゆみを伴う右まぶたの腫れ
既往：特になし
経過：昼食後，掻痒感を伴う眼瞼浮腫が出始めて1時間後に受診された．

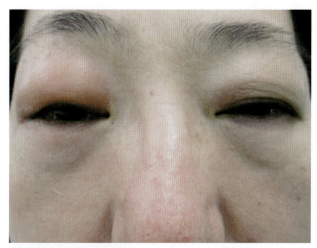

図2 ｜ 蕁麻疹を伴う右眼瞼浮腫
発赤，掻痒感を伴う右眼瞼浮腫が見られる．圧痛や腫瘤，熱感，指圧痕は認めない．
（東京大学医学部附属病院眼科　豊野哲也先生のご厚意による）

1-3)-(8)

眼瞼リンパ浮腫
Eyelid lymphedema

診断のポイント

観察のポイント				
重要度	観察目的	観察点	所見	参照図
★★★	有無の確認	眼瞼下垂	皮膚の腫脹，下垂	図1a, b
★★★	有無の確認	他の顔面病変	前額部や頬部の腫脹	
★★	範囲の評価	結膜病変	リンパ小胞	
★	鑑別	日内・体位による変動	静脈性などでは臥床で悪化	

検査所見				
重要度	観察目的	観察点	所見	参照図
★★★	MRI	囊胞状病変の有無	囊胞病変はリンパ管奇形	
★★	蛍光リンパ管造影	浮腫性病変の有無，リンパ管の経路の評価	皮下貯留部位，リンパ管描出不全	

鑑別が必要な疾患

鑑別疾患	鑑別のポイント	掲載項
リンパ管奇形(いわゆるリンパ管腫)	MRIによる囊胞性病変の有無眼瞼以外の顔面腫脹の有無	
先天性眼瞼下垂症	皮膚腫脹の有無，病歴	50頁
クインケ浮腫	アレルギーなど誘因の有無	94頁
外傷性浮腫	前額部・頭部の局所病変の有無	
内科疾患による浮腫	基礎疾患の有無	

1 疾患の定義

上眼瞼または下眼瞼のリンパ管機能不全による浮腫．幼少期から見られることが多く，明らかな誘因が指摘できない原発性リンパ浮腫のほか，頸部や外眼部手術後や外傷後などの二次性リンパ浮腫がある．リンパ管は毛細リンパ管と集合リンパ管に分類される．正常状態では毛細血管から漏出したリンパ液は毛細リンパ管で回収され，平滑筋を有する集合リンパ管へ流れ，リンパ節を経たのち体深部でリンパ管本幹に合流し，頸部の静脈角で静脈に還流する．特に眼周囲のリンパ液は顔面正中線から両側耳前部リンパ節を経由して頸部リンパ節に流入する．この流れのうち，リンパ機能の破綻に伴い回収されない，または近位の閉塞に引き続きリンパ液が逆流して毛細リンパ管から間質に漏れ出た状態を，リンパ浮腫と呼ぶ．

腎や心疾患に伴う浮腫で，初期に眼瞼浮腫として症状が見られることがある．

2 外眼部所見

上眼瞼軟部組織の腫大と眼瞼下垂が見られる．原発性では全身に浮腫を認めることが多く，日内変動を認めることもあるが，数ヵ月〜年単位での変化に乏しい．下眼瞼よりは上眼瞼の病変の場合に症状が明らかとなりやすい．稀に結膜側にリンパ小胞を認めることがある．生下時に眼瞼の浮腫を認める場合，半年〜1年程度の間に自然軽快することもある．顔面および四肢を含む全身に浮腫を併発する重症例では胸水や腹水など体深部にリンパ液が貯留することもあるため，早期から内科や小児科が併診することが望ましい．

3 確定診断に必要な検査

MRI：リンパ管疾患を疑う場合，後述するリンパ管奇形(いわゆるリンパ管腫)との鑑別が重要である．囊胞状病変の場合には硬化療法が適応になるなど，治療方針が大きく異なる可能性がある．リンパ浮腫を疑った場合にはMRIによる前額部・眼窩内の囊胞状病変の有無について評価するべきである．

蛍光リンパ管造影検査(インドシアニングリーン蛍光造影法)：眼底血管造影に用いるインドシアニングリーンを前額部・眉間部の皮内または皮下に注射し，近赤外線光を用いた専用の蛍光カメラを用いて観察する．正常なリンパ機能の場合，すじ状に集合リンパ管が描出される．

4 鑑別すべき疾患

・リンパ管奇形(いわゆるリンパ管腫)
・先天性眼瞼下垂症
・クインケ浮腫
・外傷(虫刺され，打撲など)
・内科疾患による浮腫

4 治療方針

圧迫，マッサージ，手術．

(加藤　基)

［参考文献］
1. Grüntzig J, et al: Lymphatic vessels of the eye-old questions-new insights. Ann Anat 221: 1-16, 2019

症例1 | 先天性原発性左眼瞼リンパ浮腫

2歳男児

主訴：両上肢と顔面の腫脹

既往：両上肢に対して大網移植術後，低ガンマグロブリン血症

経過：生下時より両側上肢の腫脹に気づかれて，加療されている．顔面の浮腫は自然軽快を認めていない．

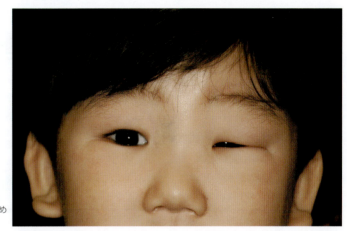

図1a | 先天性原発性左眼瞼リンパ浮腫の正面像
左上眼瞼の組織が肥厚化し，同側の眼瞼下垂を認める．

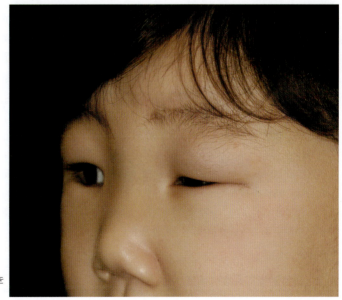

図1b | 先天性原発性左眼瞼リンパ浮腫の斜位像
顔面全体に"ぽっちゃりとした"印象であるが，眼瞼を超えて前額部や頬部など，局所の腫脹は認めない．

1-3)-(9)

涙腺脱臼
Dislocation of lacrimal gland

診断のポイント

観察のポイント

重要度	観察目的	観察点	所見	参照図
★★★	皮下腫瘤の性質	場所	上眼瞼耳側	図1, 2a
★★★		自発痛・圧痛	なし	
★		皮膚の発赤	時に伴う	図2a
★★★		触診	表面平滑・弾性硬・可動性あり	
★★★		圧迫	腫瘤を眼窩内へ押し戻すことができる	

検査所見

重要度	観察目的	観察点	所見	参照図
★★★	MRI	涙腺の場所	主涙腺が涙腺窩より前方に脱出	図1b, c
★★★		涙腺の大きさ	正常	
★★		眼窩内	異常所見なし	
★★	涙液分泌機能	涙液異常の有無	正常	
★★	眼球突出度	眼球突出の有無	正常	

鑑別が必要な疾患

鑑別疾患	鑑別ポイント	掲載頁
IgG4関連疾患	高IgG4血症の有無、MRIで涙腺腫大の有無	384頁

1 疾患の定義

主涙腺は上眼瞼挙筋腱膜によって眼窩部と眼瞼部に分けられ，正常な眼窩部涙腺は涙腺窩に位置している．涙腺脱臼は眼窩部涙腺が涙腺窩から前方に脱出している状態で，上眼瞼耳側皮下に腫瘤として触知される．これは眼窩隔膜が脆弱なため，あるいは涙腺の支持組織が弱いために起こる．発症時期は不確かで慢性的な経過をたどり，発症年齢はさまざまである．比較的稀な疾患である．

2 外眼部所見

片側または両側の上眼瞼耳側皮下の腫脹が見られる．

自発痛および圧痛がなく，時に眼瞼皮膚に軽度の発赤を伴う．これは脱臼した涙腺と，涙腺周囲組織との刺激により炎症を起こすためではないかと考えられている．

正常涙腺は触知することができないが，涙腺脱臼の場合は可動性のある表面平滑，弾性軟の涙腺を皮下に触知できる．また，腫瘤部を圧迫して眼窩内へ容易に押し戻すことができるが，圧迫の中止で再び脱出する．

3 確定診断に必要な検査

MRIやCTの画像検査：眼窩部涙腺が涙腺窩から前方に脱出している．大きさは正常である．眼窩内には異常がない．画像検査は下記鑑別疾患を除外するために必須である．
涙液分泌機能や眼球突出度：正常である．
全身精査：甲状腺機能異常や高IgG4血症を認めない．

4 鑑別すべき疾患

涙腺に異常がある場合：IgG4関連疾患，涙腺腫瘍・結石，急性涙腺炎，涙腺嚢胞．
涙腺に異常がない場合：皮様嚢種，眼窩腫瘍，甲状腺眼症，外傷や眼瞼手術の既往．

5 治療方針

手術の適応は，涙腺に軽度の炎症以外に異常のない特発性涙腺脱臼である．

脱臼した涙腺を観血的に整復，あるいは切除する．術中に肉眼的に正常涙腺であることを確認し，さらに診断を確認するために必ず試験切除を行い，病理に提出する．涙腺炎や涙腺腫瘍の場合は手術の禁忌となるため，術前の鑑別が重要である．

患者が不自由を感じていなければ，観血的治療はせずにそのまま経過観察してもよい．

(西田奈央)

［参考文献］
1. 高比良雅之：涙腺脱臼の整復．高比良雅之ほか（編）：眼形成手術　眼瞼から涙器まで, 医学書院, 東京, 294-296, 2016
2. 高比良雅之：涙腺脱臼．後藤　浩（編）：眼科プラクティス24巻　見た目が大事！眼腫瘍, 文光堂, 東京, 150-151, 2008
3. 久保田伸枝：涙腺脱臼．大鹿哲郎（編）：眼科プラクティス19巻　外眼部手術と処置, 文光堂, 東京, 250-252, 2008

症例1 ｜ 涙腺脱臼

32歳女性

主訴：右上眼瞼耳側の腫脹

既往：特記なし

経過：若年時から右上眼瞼耳側の腫脹が存在していたが，放置していた．

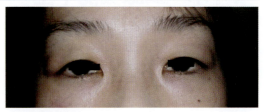

図1a ｜ 右涙腺脱臼
右上眼瞼耳側に腫脹を認める．
（高比良雅之先生のご厚意による）

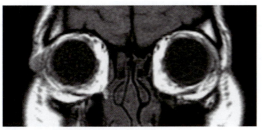

図1b ｜ MRI（冠状断）
（高比良雅之先生のご厚意による）

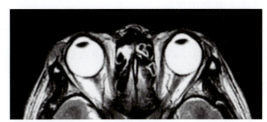

図1c ｜ MRI（水平断）
右涙腺脱臼が示唆される．
（高比良雅之先生のご厚意による）

症例2 ｜ 涙腺脱臼

9歳女児

主訴：両眼瞼外側皮膚の発赤と腫脹

既往：特記なし

経過：あらゆる血液検査をしたが問題なく，PSL20mgを投与するも反応なし．11歳時，中学進学を機会に，手術を希望された．

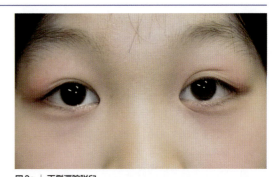

図2a ｜ 両側涙腺脱臼
両側上眼瞼耳側皮下に発赤と腫脹を認める．

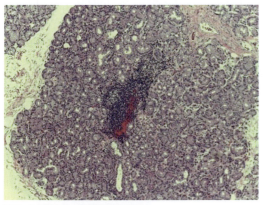

図2b ｜ 涙腺生検の病理結果（弱拡大）

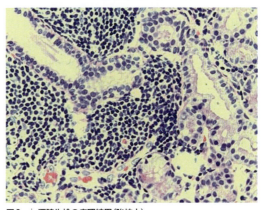

図2c ｜ 涙腺生検の病理結果（強拡大）
ほぼ正常な腺組織で，ごく一部に炎症を認める．導管周囲に軽度の炎症細胞浸潤が見られる．

1-3)-(10)

マイボーム腺機能不全（後部眼瞼炎）
Meibomian gland dysfunction ; MGD
①分泌低下型MGD

診断のポイント

		検査所見		
重要度	観察目的	観察点	検査所見	参照図
★★★	細隙灯顕微鏡による有無の確認重症度の判定	眼瞼縁マイボーム腺開口部周囲	充血，血管拡張，不整，閉塞，皮膚粘膜移行部移動	図1
★★★	細隙灯顕微鏡による重症度の判定	マイボーム腺開口部	マイバムの色が混濁し，粘稠度が上がる	図2
★	細隙灯顕微鏡による有無の確認	フルオレセイン染色	角膜下方の角膜上皮障害を認めることがある．涙液層破壊時間の短縮が観察されることがある	図3
★★	非侵襲的マイボグラフィによるマイボーム腺形態の観察	瞼結膜側から赤外光でマイボーム腺形態の観察	脱落，短縮，屈曲，拡張所見など多彩	図4

鑑別が必要な疾患

鑑別が必要な疾患	鑑別のポイント	掲載頁
ブドウ球菌性眼瞼炎	感染，睫毛のフケ状付着物（collarette）	114頁
マイボーム腺角膜上皮症	角膜への血管侵入，角膜混濁，フリクテン	1巻
ドライアイ	結膜上皮障害，角膜中央部の上皮障害，夕方以降のドライアイ症状悪化	1巻
アレルギー性結膜炎	搔痒感，瞼結膜の乳頭形成	1巻

1 | 疾患の定義

　日本の定義：「さまざまな原因によってマイボーム腺の機能がびまん性に異常をきたした状態であり，慢性の眼不快感を伴う」[1)]

　マイボーム腺に発生する疾患としては，霰粒腫，内麦粒腫などがあるが，これらは局所的な疾患であるのに対し，MGDはマイボーム腺がびまん性に障害されている．MGDは眼不快感，乾燥感などの自覚症状を伴う．

2 | 外眼部所見

・マイボーム腺開口部の閉塞（plugging），眼瞼縁の血管拡張（vascularity），充血（telengiectasia），不整（irregularity），皮膚粘膜移行部の前方もしくは後方移動（図1a，b）
・マイボーム腺より分泌される脂（マイバム）の色や性状の変化（正常であれば透明だが，白色や黄色など混濁を増したり，粘稠度が上がったりする）
・非侵襲的マイボグラフィで黒色に抜ける部分（dropout）を高率に認める[2)].

3 | 確定診断に必要な検査[3)]

細隙灯顕微鏡（国内）：眼瞼縁，マイボーム腺開口部周囲の異常所見の観察（plugging, vascularity, irregularity, displacement of mucocutaneous junction）（図2a），フルオレセイン染色時，角膜下方に角膜上皮障害を認めることがある（図2c）．フルオレセイン染色後の涙液破壊時間（tear film breakup time：BUT）が5秒以下に短縮することがある（図2c）．マイボーム腺開口部から分泌されるマイバムの色が混濁し，粘稠度を増す（図2b）．
非侵襲的マイボグラフィ（海外では細隙灯顕微鏡の所見に加えて）：マイボーム腺開口部から通常であれば高反射して白く見えるマイボーム腺が低反射で黒く抜け，dropout（脱落）と呼ばれる状態が観察される．客観性，再現性の高い検査（図2d）．

4 | 鑑別すべき疾患

　ブドウ球菌性眼瞼炎，マイボーム腺角膜上皮症，ドライアイ，アレルギー性結膜炎．

5 | 治療方針

　温罨法，眼瞼清拭，マクロライド系点眼液，ドライアイ合併例にはドライアイ用の点眼液．

　テトラサイクリン系内服薬，intense pulsed light, thermal pulsation therapy.

（有田玲子）

［文献］
1. 天野史郎ほか：MGDワーキンググループ．マイボーム腺機能不全の定義と診断基準．あたらしい眼科 27: 627-631, 2010
2. Arita R, et al: Noncontact infrared meibography to document age-related changes of the meibomian glands in a normal population. Ophthalmology 115: 911-915, 2008
3. Nichols KK, et al: The international workshop on meibomian gland dysfunction: executive summary. Invest Ophthalmol Vis Sci 52: 1922-1929, 2011

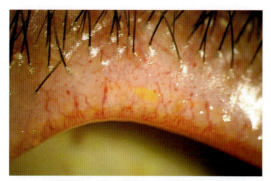

図1a｜分泌低下型マイボーム腺機能不全患者の細隙灯顕微鏡による眼瞼縁の血管拡張所見

瞼結膜からマイボーム腺開口部を越えて睫毛根部のほうまで血管が侵入している(vascularity).

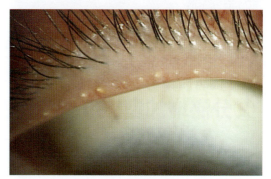

図1b｜分泌低下型マイボーム腺機能不全患者の細隙灯顕微鏡によるマイボーム腺開口部の閉塞所見

マイボーム腺開口部に変性して白く硬くなったマイボーム腺分泌脂（マイバム）が詰まっている.

症例1｜分泌低下型マイボーム腺機能不全（図2）

74歳男性

主訴：流涙感，眼不快感

既往：約10年前から朝，涙が出ているような感じがする．1日中，眼に不快感を感じる．

経過：慢性結膜炎と診断され，低濃度ステロイド点眼，抗菌薬点眼，人工涙液，眼軟膏など処方されてきたが，改善せず．分泌低下型マイボーム腺機能不全と診断し，温罨法，眼瞼清拭，ミノマイシンの内服を処方し，改善した．

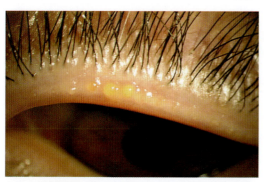

図2a｜分泌低下型マイボーム腺機能不全患者の細隙灯顕微鏡によるマイバムの色と性状の観察

マイボーム腺開口部から黄色で粘稠度の高い脂が分泌されている.

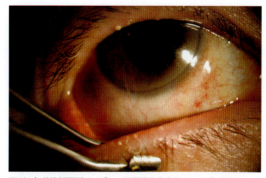

図2b｜分泌低下型マイボーム腺機能不全患者のマイバム圧出

専用鑷子（有田式マイボーム腺圧迫鑷子，Katena, USA）でマイボーム腺開口部を中等度圧迫すると，練り歯磨き状のマイバムが圧出された.

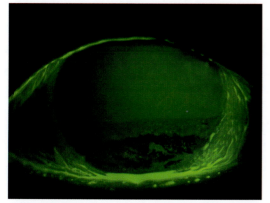

図2c｜分泌低下型マイボーム腺機能不全患者のフルオレセイン染色による角膜上皮障害の観察

フルオレセインで染色すると，角膜下方に角膜上皮障害が観察されることがある.

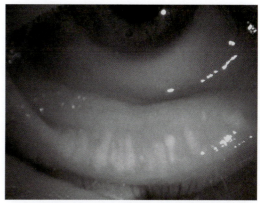

図2d｜分泌低下型マイボーム腺機能不全患者の非侵襲的マイボグラフィによるマイボーム腺の形態観察

マイボーム腺（写真の白いほう）が短縮したり，脱落したり（写真の黒い部分）してマイボーム腺の腺構造が消失している.

1-3)-(10)

マイボーム腺機能不全（後部眼瞼炎）

Meibomian gland dysfunction ; MGD

②分泌増加型MGD

診断のポイント

重要度	観察目的	観察点	検査所見	参照図
★★★	細隙灯顕微鏡による有無の確認 重症度の判定	眼瞼縁 マイボーム腺開口部周囲	foaming	図1a
★★★	細隙灯顕微鏡による重症度の判定	マイボーム腺開口部	マイバムの量	図1b
★	細隙灯顕微鏡による有無の確認	フルオレセイン染色	角膜上皮障害はないことが多い. 涙液は不安定なことが多い. 涙液メニスカスは高いことが多い.	図1c

鑑別が必要な疾患

鑑別が必要な疾患	鑑別のポイント	掲載頁
ブドウ球菌性眼瞼炎	感染，睫毛のフケ状付着物（collarette）	114頁
ドライアイ	結膜上皮障害，角膜中央部の上皮障害，夕方以降のドライアイ症状悪化	1巻
アレルギー性結膜炎	掻痒感，瞼結膜の乳頭形成	1巻

1 │ 疾患の定義

　「さまざまな原因によってマイボーム腺の機能がびまん性に異常をきたした状態であり，慢性の眼不快感を伴う」[1]

2 │ 外眼部所見

・眼瞼縁に泡状分泌物（foaming）を認めることが多い（図1a）.
・マイボーム腺開口部から分泌脂（マイバム）があふれるように分泌され，眼瞼縁がてかてかと光って見える（図1b）.

　Foamingとは，細菌由来のリパーゼで脂質が分解されて遊離脂肪酸が増加し，塩を形成する鹸化反応のことを指す．瞬目のたびごとにマイボーム腺開口部からあふれるfoamingのことを患者さんは“眼脂が出る”“涙が出る”と表現することが多い．“泡が出る”と表現する患者さんはほぼいない．このfoamingはかなりの眼不快感の要因となり，また角膜上皮障害を引き起こす．

3 │ 確定診断に必要な検査[2, 3]

細隙灯顕微鏡：眼瞼縁に認めるfoaming，フルオレセイン染色時，角膜下方に角膜上皮障害を認めることがある．フルオレセイン染色後の涙液破壊時間（tear film breakup time：BUT）が5秒以下に短縮することがある（図1c）．マイボーム腺開口部からあふれるように異常に分泌が増加したマイバムが観察できる．

　分泌減少型MGDの初期病変であるという考え方と分泌減少型MGDとは全く別の病態であるという考え方があり，いまだ国際的なコンセンサスは得られていない．

4 │ 鑑別すべき疾患

　ブドウ球菌性眼瞼炎，ドライアイ，アレルギー性結膜炎．

5 │ 治療方針

　眼瞼清拭,抗炎症点眼液（低濃度ステロイド点眼），マクロライド系点眼液,テトラサイクリン系内服薬,intense pulsed light.
（病因，病態が完全に解明されておらず，これといった治療方針も確定できてはいないが，抗炎症療法が奏功することが多い）

（有田玲子）

［文献］

1. 天野史郎ほか：MGDワーキンググループ，マイボーム腺機能不全の定義と診断基準．あたらしい眼科 27：627-631, 2010
2. Nichols KK, et al: The international workshop on meibomian gland dysfunction: executive summary. Invest Ophthalmol Vis Sci 52: 1922-1929, 2011
3. Arita R, et al: Proposed diagnostic criteria for seborrheic meibomian gland dysfunction. Cornea 29: 980-984, 2010

症例1 | 分泌増加型マイボーム機能不全

68歳男性

主訴：眼脂が出ている感じ，流涙感がある．（実際は眼脂も流涙もないが，foamingを患者はこのように表現することが多い）

既往：4年前から1日中，眼脂，流涙を感じている．睫毛乱生症合併．脂漏性皮膚炎，男性型脱毛症も合併しているが，特に治療は受けていない．

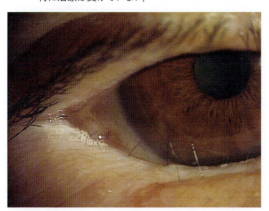

図1a | 分泌増加型マイボーム腺機能不全患者の細隙灯顕微鏡による眼瞼縁の観察
瞬目するたびにマイボーム腺開口部から分泌されるfoamingが観察される．

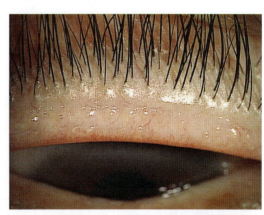

図1b | 分泌増加型マイボーム腺機能不全患者の細隙灯顕微鏡によるマイボーム腺開口部の観察
脂漏性皮膚炎を合併することが多く，眼瞼も脂ぎっていて，てかてかと光っている．

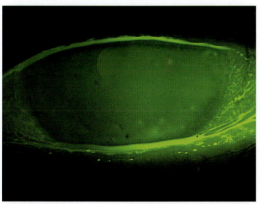

図1c | 分泌増加型マイボーム腺機能不全患者のフルオレセイン染色による角膜所見
角膜上皮障害はないことが多いが，涙液が不安定になっている．涙液メニスカスは高いことが多い．

1-3)-(11)

薬剤性眼瞼皮膚炎
Drug-induced blepharitis

診断のポイント

重要度	検査・診察	ポイント	所見
観察のポイント			
	問診	点眼・眼軟膏の使用有無，期間	
	視診(明室下にて)	皮膚炎の部位・範囲	発赤，腫脹，小丘疹等
	触診	皮膚の状態	皮膚の乾燥，硬さ，小丘疹，落屑，痂皮など
	細隙灯顕微鏡	角膜や結膜の病的所見の有無，皮膚の状態も確認	結膜充血，びらん，表層性角膜炎，眼脂
	パッチテスト	皮膚科医に依頼し，両方施行することが好ましい	
	スクラッチテスト		

鑑別が必要な疾患

鑑別疾患	検査	主要症状，鑑別点	参照頁
アトピー性眼瞼炎	採血	皮膚の乾燥感，額や頸部にも認める，眼掻破行動	106頁
丹毒	採血(ASO/ASK)	片眼性，発熱，圧痛，頭痛，炎症反応・白血球の上昇	108頁
眼部帯状疱疹	EIA・PCR	片眼性，皮膚所見に先行する神経痛・知覚異常・水疱・痂皮	112頁
眼窩蜂巣炎	MRI	片眼性，眼窩部に沿った紅斑，腫脹，疼痛	264頁
麦粒腫・霰粒腫		眼瞼の局所的な発赤・腫脹・疼痛・硬結	82, 84頁

1 疾患の定義

点眼や眼軟膏による眼瞼の接触皮膚炎を薬剤性眼瞼皮膚炎という．Ⅳ型(遅延型過敏反応)，Ⅰ型(IgE関連即時型反応)の病態が主であるとされるが，発生機序や病態は未解決な部分が多い．薬剤に含有する主成分だけでなく，防腐剤や添加剤でも生じうる．

2 外眼部所見

点眼による皮膚炎は，下眼瞼から頬部にかけて発症することが多く，眼軟膏では下眼瞼に加え，上眼瞼にも炎症が認められることが特徴とされる．

眼瞼皮膚の発赤を初発とし，次第に浮腫性紅斑，丘疹，小水疱，びらんが認められる．長期化すると苔癬化，皮膚の肥厚を生じる．

3 確定診断に必要な検査

問診：使用している点眼・眼軟膏，期間について確認する．長期使用の薬剤や市販点眼薬，カップ式の眼洗浄液の場合，本人から申告されない場合もあるため，注意が必要である．
視診：明室下で肉眼での観察を行う．発赤の範囲や部位，特に症状が強いところを確認する．
触診：眼瞼皮膚に触れ，皮膚の硬さを確認する．
パッチテスト・スクラッチテスト：両検査を行うことが有用である．皮膚科医との連携が望ましい．
細隙灯顕微鏡検査：結膜炎や眼脂の有無，眼瞼縁の発赤なども確認しておく．

4 鑑別すべき疾患

・丹毒，眼窩蜂巣炎，帯状疱疹，麦粒腫，霰粒腫
・アトピー眼瞼炎，花粉皮膚炎

◉ 表1　薬剤性眼瞼炎の発症報告がある点眼薬・眼軟膏成分(一部)

散瞳薬	アトロピン，フェニレフリン
縮瞳薬	ピロカルピン
緑内障治療薬	カルテオロール，チモロール，ドルゾラミド，ラタノプロスト，ブリモニジン
抗菌薬	ゲンタマイシン，ジベカシン，トブラマイシン，バンコマイシン，フラジオマイシン
抗ウイルス薬	アシクロビル
抗アレルギー薬	アンレキサノクス，クロモグリク，ケトチフェン
非ステロイド系抗炎症薬	ジクロフェナクNa，ケトラク
局所麻酔薬	オキシブプロカイン
その他	ε-アミノカプロン酸，ベンザルコニウム

5 治療方針

・原因薬物の除去
・軽症例：眼科用白色ワセリンによる保湿
・中〜高度：サンテゾーン®0.05%眼軟膏，プレドニン®0.25%眼軟膏
・場合により，抗ヒスタミン薬，ステロイドなどの内服を追加する．
・リンデロン®A0.5%眼・耳科用軟膏，ネオメドロール®EE軟膏0.1%軟膏は薬剤性皮膚炎の原因となるフラジオマイシンが含まれ，使用しない．

(吉村彩野)

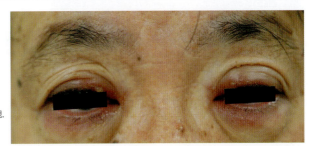

図1｜薬剤性眼瞼皮膚炎
66歳男性．緑内障点眼開始，数日後に両眼瞼発赤と浮腫出現．パッチテストでアイファガン®点眼，タプロス®点眼が陽性．
(佐々木香る先生のご厚意による)

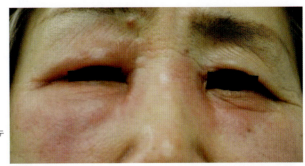

図2｜薬剤性眼瞼皮膚炎
73歳女性．通水検査の数日後の両眼瞼発赤と腫脹．パッチテストにてベノキシール®点眼，クラビット®点眼が陽性．
(佐々木香る先生のご厚意による)

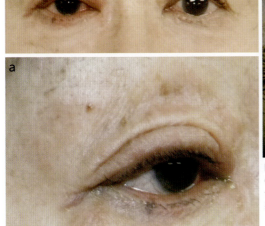

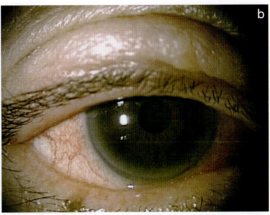

図3｜薬剤性眼瞼皮膚炎
67歳女性．緑内障点眼開始より数ヵ月後に瞼瞼発赤と浮腫出現．皮膚科依頼はないが下記薬剤が原因と考えられた．アゾルガ®配合懸濁性点眼で悪化(a)．コソプトミニ®点眼で悪化．腫脹が強い(b)．

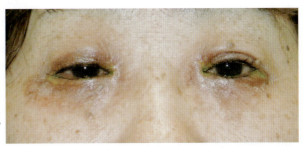

図4｜薬剤性眼瞼皮膚炎
50歳女性．タプコム®，エイゾプト®使用していたがグラナテック®追加時より両眼瞼発赤・腫脹が出現．パッチテストにてタプコム®配合点眼，グラナテック®点眼，チモプトール®点眼が陽性．

1-3)-(12)

アトピー性皮膚炎
Atopic dermatitis ; AD

1 疾患の定義

　アトピー性皮膚炎(AD)は，増悪・寛解を繰り返す，掻痒のある湿疹を主病変とする疾患であり，患者の多くはアトピー素因を持つ．アトピー素因とは，①気管支喘息，アレルギー性鼻炎・結膜炎，アトピー性皮膚炎のうちいずれかの家族歴・既往歴，または②IgE抗体を産生しやすい素因をいう．眼および眼瞼の痒みを伴うことも多く，しばしば眼瞼炎(図1，2，3)を合併する．

2 外眼部所見

　初期には上下眼瞼に紅斑，浮腫，紅色小丘疹が出現(図1)し，痒みが強く，繰り返し掻破することにより，皮膚表面にびらんや時には潰瘍をきたし，慢性化すると皮膚が厚くなり，色素沈着を伴う苔癬化をきたす(図3)．眼瞼が痒いことを，「眼が痒い」と訴えることも多く[1]，実際に区別は難しい．花粉症を合併すると，花粉の時期に眼瞼炎が増悪する(図2)．

　小児では手加減せずに眼瞼の内側も掻くため，眼の痒み，充血，浮腫，流涙，異物感，目やに，痛み，視力低下などをきたすアトピー性角結膜炎を合併することがある．激しく掻くことによって結膜浮腫を起こすことが多い[5]．結膜乳頭増殖をきたすとさらに重症化する．長期化すると白内障や網膜剥離を合併する可能性もある．

3 確定診断に必要な検査

　診断，および病勢判定の参考となる検査は，血清総IgE値，血清特異的IgE値，末梢血好酸球数，血清LDH値，血清TARC値などである．

4 鑑別すべき疾患

カポジ水痘様発疹症(図4)：単純ヘルペスウイルスherpes simplex virus (HSV) が経皮感染して発症

アトピー性皮膚炎の診断の参考となるバイオマーカー

マーカー	上昇のメカニズム	基準値(上限)	臨床的な意義
血清IgE値	Th2活性が過剰な免疫状態(IL-4高値)で産生が亢進する	明確な基準値はないが500IU以上の高値はアトピー性皮膚炎で多い	アレルギー素因を示す．長期の経過における病勢を反映する
特異的IgE値	同上のメカニズムで産生される，アレルゲンに対する特異的抗体	検出されることは当該アレルゲンに感作があることを示す	必ずしも感作＝原因ではない 原因アレルゲンの同定には詳細な問診が重要
末梢血好酸球数	IL-5により骨髄より産生誘導される	明確な基準値はなく，臨床研究のアウトカムとされるカットオフはさまざま(300/mm³以上など)	アトピー性皮膚炎の病勢を反映する
血清TARC値	Th2細胞を遊走させるケモカイン樹状細胞などから産生される	6ヵ月～12ヵ月未満<1,367pg/mL <1歳～2歳未満<998pg/mL未満 2歳～15歳：<743pg/mL 成人<450pg/mL	アトピー性皮膚炎の病勢を好酸球やLDHよりも鋭敏に反映する．アトピー性皮膚炎のマーカーとして保険適応

(アトピー性皮膚炎診療ガイドライン2018. 日皮会誌 128(12)：2431-2502, 2018より)

鑑別が必要な疾患

鑑別疾患	鑑別のポイント	掲載頁
カポジ水痘様発疹症	一様な小丘疹→水疱(中心臍窩)→びらん→痂皮(位相が揃って一斉に出る) 痛み，結膜充血，眼脂を伴う	図3b

し，基礎疾患にADを持つ人が多い．顔面，特に眼周囲は好発部位で，発熱とともに湿疹病変の上に，紅暈と中心臍窩を有する小水疱が集簇性に多発し，周辺部では点在する．水疱は膿疱化し，中央が潰瘍化し，3～4日で痂皮を形成する．所属リンパ節が有痛性に腫脹する．

5 治療方針

　第Ⅳ群 (weak) 以下のステロイド軟膏，タクロリムス軟膏，保湿剤を塗布し，抗ヒスタミン薬を内服し，眼の周りをできるだけ擦らないように努めることを繰り返し指導する．　　　　　　(馬場直子)

[文献]
1. 藤嶋　浩：眼瞼炎・角結膜炎. 小児科臨床ピクシス7巻, 中山書店, 東京, 100-101, 2009
2. 小林百合：白内障. 小児科臨床ピクシス7巻, 中山書店, 東京, 104-105, 2009
3. 横井　匡；網膜剥離. 小児科臨床ピクシス7巻, 中山書店, 東京, 106-107, 2009
4. 公益社団法人日本皮膚科学会 一般社団法人日本アレルギー学会 アトピー性皮膚炎診療ガイドライン作成委員会：アトピー性皮膚炎診療ガイドライン2018. 日皮会誌 128：2431-2502, 2018

図1 | アトピー性皮膚炎

7ヵ月男児．生後2ヵ月より顔面に始まり，全身に紅色丘疹，紅斑，鱗屑が出現し，痒みを伴いアトピー性皮膚炎と診断され，ステロイド外用薬と保湿剤による治療が開始された．外用療法により全身の皮膚炎はよくコントロールされているが，眼の周りは患児が擦り，掻くため，眼瞼の紅斑，浮腫が消退せず，時にびらんや出血も見られる．ステロイド眼軟膏を塗っているが，完全には抑えられていない．

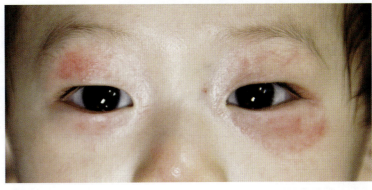

図2 | アトピー性皮膚炎

10歳女児．幼少時よりアトピー性皮膚炎にて皮膚科にて加療を続けている．昨年からスギ花粉症を発症し，1～2月になってから，眼の周りの浮腫，紅斑，鱗屑が顕著となった．抗ヒスタミン薬の点眼とステロイド眼軟膏が処方されているが，抑えきれていない．

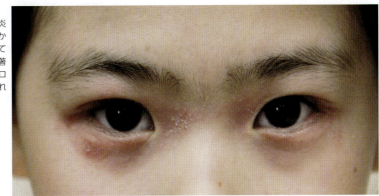

図3a | アトピー性皮膚炎

12歳男児．1歳からアトピー性皮膚炎を発症．全身に皮膚炎が見られ，第Ⅲ群のステロイド軟膏と保湿剤の外用，抗ヒスタミン薬内服の治療を続けている．眼を痒がり絶えず擦っているため，上下眼瞼と内眼角部に苔癬化を伴う紅斑，びらん，痂疲が見られ，慢性眼瞼炎の臨床像を呈している．

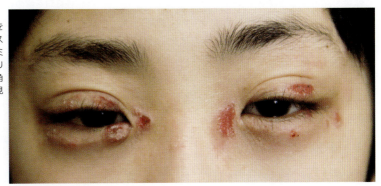

図3b | カポジ水痘様発疹症

図3aの2週間後．眼瞼の紅斑，丘疹はつながって広い浸潤性紅斑となり，表面はびらん，鱗屑を伴う．その周囲には均一な大きさの中心臍窩を有する水疱が集簇し，カポジ水痘様発疹症と診断し，すぐにアシクロビルを処方した．

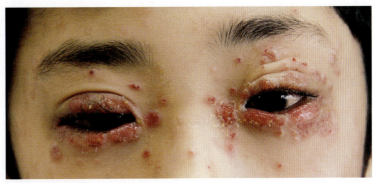

1-3)-(13)

丹毒
Erysipelas

1 | 疾患の定義

真皮浅層を病変の主座とする化膿性炎症性皮膚疾患である．原因として主にA群β溶血性連鎖球菌であるが，他の連鎖球菌や黄色ブドウ球菌などでも類似の症状をきたす．好発部位は顔面，下肢である．突然の発熱とともに，急激に拡大する境界明瞭な浮腫性紅斑が特徴である．皮下脂肪織レベルでの細菌感染症である蜂窩織炎と比べて，丹毒は紅斑の拡大のスピードが速いのが特徴である．

2 | 外眼部所見

顔面に生じる場合，頬部から耳前・耳介部にかけて紅斑を認めることが多く，そのため外眼部としては，下眼瞼により強い症状を認めやすい．初期には顔面片側に生じ，病状が悪化する場合には対側に進展する（図1～3）．外眼部に限局して症状が出現することは比較的稀であり，発疹全体の分布や浮腫により緊張した皮膚表面の独特な光沢が診断に役立つ（図2）．

3 | 確定診断に必要な検査

臨床症状と採血結果で診断を行う．採血では，臨床症状に比して強い末梢血白血球増多，CRP強陽性を認めることが多く，ASO，ASKの上昇を認める．

4 | 鑑別すべき疾患

顔面例では接触皮膚炎，帯状疱疹，虫刺症などが比較的頻度の高い鑑別疾患となる．

5 | 治療方針

ペニシリン系，第一世代セフェム系の抗菌薬の点滴あるいは経口投与を行う．臨床的に軽快した際に，抗菌薬を速やかに中止すると再燃する場合があり，7～10日程度抗菌薬投与を継続する．

診断のポイント

観察のポイント

重要度	観察目的	観察点	所見	参照図
★★★	有無の確認	皮膚の状態	圧痛，境界明瞭な浮腫性紅斑	図1～3
★★★	有無の確認	体温	通常，発熱を伴う	

検査所見

重要度	観察目的	観察点	所見	参照図
★★★	なし	採血	ASO，ASK，白血球増多，CRP強陽性	

鑑別が必要な疾患

鑑別疾患	鑑別ポイント	掲載頁
接触皮膚炎	接触源が判明している．漿液性丘疹，鱗屑を認める．圧痛通常なし，掻痒あり．発熱なし．	
帯状疱疹	水疱，膿疱の集簇（疱疹）を認める．しばしば，圧痛が発疹の領域を超えて存在する．	112頁
虫刺症	虫を確認している．刺口がある．比較的境界不明瞭など．	118頁

（高橋勇人）

症例1 | 丹毒

73歳女性
主訴：顔面の紅斑
所見：左上眼瞼から頬部，頸部にかけて境界明瞭な浮腫性紅斑を認める．鼻唇溝の境界が特にはっきり見てとれる．内眼角，外眼角付近に軽度の鱗屑をつける．圧痛あり．

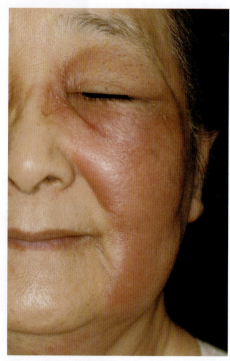

図1 | 丹毒による顔面の紅斑

症例2 | 丹毒

52歳女性

主訴：顔面の紅斑

所見：左上眼瞼，頬部，下顎付近までに境界明瞭な浮腫性紅斑を認める．上眼瞼の浮腫は著明．圧痛あり．

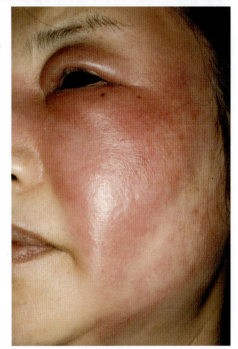

図2 | 丹毒による顔面の紅斑

症例3 | 丹毒

73歳女性

主訴：顔面の紅斑，水疱

所見：眉間，左上眼瞼，左頬部，鼻背部に境界明瞭な浮腫性紅斑を認める．鼻唇溝付近の境界は特にはっきりしている．頬部，鼻背部には水疱を認める．

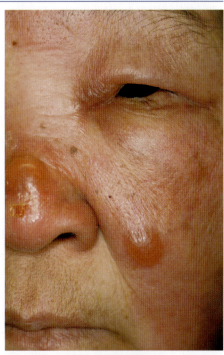

図3 | 丹毒による顔面の紅斑および水疱

1-3)-(14)

単純ヘルペスウイルス眼瞼炎

Herpes simplex virus blepharitis

診断のポイント			
観察のポイント			
重要度	観察目的	所見・症状	参照図
★★★	有無の確認	中央の凹んだ小水疱の集まり	図1
★★	有無の確認	眼瞼ヘルペスの既往	
★	有無の確認	アトピー性皮膚炎	図2, 3
★	有無の確認	眼瞼のピリピリした疼痛	
検査所見			
重要度	観察目的	観察点	参照図
★★	有無の確認	水疱内容のHSV蛍光抗体法あるいは迅速診断キット	
★	量の比較	血清中のHSVに対するIgGあるいはIgM	

鑑別が必要な疾患		
鑑別疾患	鑑別のポイント	掲載頁
帯状ヘルペス眼瞼炎	皮疹の範囲と疼痛	112頁
眼瞼炎	皮疹の性状, 症状	
麦粒腫	眼瞼腫脹の形状, 疼痛	82頁
霰粒腫	眼瞼腫脹の形状	84頁

1 疾患の定義

単純ヘルペスウイルス herpes simplex virus (HSV) の初感染あるいは再活性化時に眼周囲にできる眼瞼の皮疹である. HSVの初感染時の眼瞼ヘルペスは10歳以下の小児に多いとされてきたが, 近年は抗体保有率が低くなり, 初感染の年齢が高くなってきているといわれている. しかし, 一般的には初感染は不顕性感染が多く, 三叉神経経由で三叉神経節に潜伏感染したHSVは発熱, 紫外線曝露, ストレス, 過労などで再活性化し, 眼瞼ヘルペスとして再発する.

2 外眼部所見

皮疹の特徴はわずかな発赤として始まり, その上に中央が臍のように凹んだ小水疱が集まって発症する(図1). ピリピリした軽度の疼痛を伴い, 眼瞼は腫脹, 発赤する. 皮疹は上下眼瞼に拡がることが多い(図2). 初感染, 再活性化を問わず眼瞼炎は片側性の流行性角結膜炎様の強い濾胞性結膜炎を伴うこともある. アトピー性皮膚炎のある症例では皮膚のバリア機能が弱く, 皮膚病変に沿って感染が拡大して両眼周囲から顔面全体に拡がった場合はカポジ水痘様発疹症と呼ばれる(図3). 皮疹は7〜14日で痂皮化する.

3 確定診断に必要な検査

診断はHSVの証明が必要である. 水疱内容から塗抹標本を作製し, モノクローナル抗体を用いた蛍光抗体法あるいは迅速診断キット(チェックメイトヘルペスアイ®)で判別することができる. ウイルスの分離培養は普通の施設では難しい. 血清学的診断は発症2週間後のIgGおよびIgMの抗体価を測定する. IgG抗体価は上昇せず, IgM抗体価だけが上昇した場合は初感染と診断できる. 再発の場合は, 抗体価が陽性であっても診断をつけるのは難しい.

4 鑑別すべき疾患

眼瞼腫脹をきたす麦粒腫, 霰粒腫, 眼瞼炎等との鑑別が必要である. 小水疱や痂皮の有無が診断の参考となる. アトピー性眼瞼炎のある場合は眼瞼の湿疹とヘルペス性眼瞼炎との鑑別は非常に難しい場合があり, HSVの蛍光抗体法, 迅速診断キットを用いて慎重に行う必要がある. 眼瞼ヘルペスは濾胞性結膜炎を伴うことも多く, アデノウイルス結膜炎との鑑別も必要となる. 前述のように眼周囲に広範囲に皮疹が拡大した場合には, 帯状ヘルペス眼瞼炎との鑑別が必要になる. 帯状ヘルペスの場合は激しい疼痛を伴うことが多いので, それも参考にする.

5 治療方針

治療は抗ヘルペスウイルス薬の内服が中心となる. バラシクロビル, ファムシクロビルのいずれかを5日間投与する. 外用薬は皮膚用の5%アシクロビル軟膏が保険適応であるが, 眼周囲には使いにくいので, 眼科用の3%アシクロビル眼軟膏を2, 3回眼瞼に塗布する. ただし, こちらは眼瞼ヘルペスへの保険適応はない.

(福田昌彦)

症例1 ｜ 単純ヘルペスウイルス眼瞼炎

20歳女性
主訴：左眼瞼違和感，発赤
経過：4，5日前から左眼瞼の違和感があった．多忙で全身疲労感が強かった．

症例2 ｜ 単純ヘルペスウイルス眼瞼炎

37歳男性
主訴：右上下眼瞼の発赤
既往：アトピー性皮膚炎
経過：角膜深部の真菌症に対し，抗真菌薬の点眼，内服を継続治療中に眼瞼発赤が出現した．

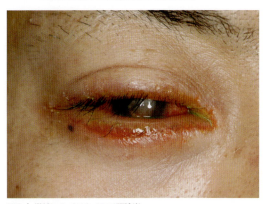

図2 ｜ 単純ヘルペスウイルス眼瞼炎
上下眼瞼の睫毛近くに中央が凹んだ小水疱が見られる．

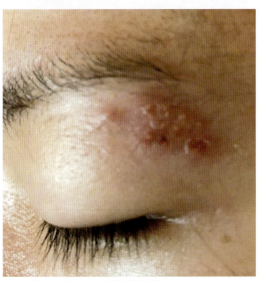

図1 ｜ 単純ヘルペスウイルス眼瞼炎典型例
左眼瞼外上側に中央が臍のように凹んだ小水疱の集積がある．眼瞼ヘルペス，アトピー性皮膚炎の既往はない．典型的な眼瞼ヘルペスの所見である．

症例3 ｜ 単純ヘルペスウイルス眼瞼炎

8歳男児
主訴：両眼の発赤，腫脹，眼脂，流涙
既往：幼少時よりアトピー性皮膚炎
経過：約1週間前より左眼瞼に皮疹が出現した．

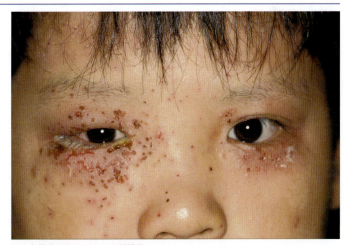

図3 ｜ 単純ヘルペスウイルス眼瞼炎
両眼周囲に広範囲に発疹を認めた．
(村田恭子，福田昌彦ほか：眼部帯状ヘルペスとカポジ水痘様発疹症の眼合併症．眼科45：90-102, 2003より)

1-3)-(15)

帯状ヘルペス眼瞼炎
Varicella zoster virus blepharitis

診断のポイント

観察のポイント

重要度	観察目的	所見・症状	参照図
★★★	有無の確認	三叉神経第一枝領域に拡がる皮疹	図1～3
★★	有無の確認	強い神経痛	図1～3
★	有無の確認	結膜炎，角膜炎，虹彩炎等の眼合併症	図1

検査所見

重要度	観察目的	所見	参照図
★★	有無の確認	水疱内容の免疫組織化学でウイルス抗原陽性	
★	量の比較	血清中のVZV補体結合抗体価16倍以上	

鑑別が必要な疾患

鑑別疾患	鑑別のポイント	掲載頁
カポジ水痘様発疹症	皮疹の範囲，性状，疼痛	107頁
眼瞼炎	皮疹の範囲，性状，疼痛	

1 | 疾患の定義

水痘・帯状ヘルペスウイルスvaricella zoster virus（VZV）の初感染は水痘であるので眼周囲に特徴的な眼瞼炎を呈することはない．VZV眼瞼炎は眼部帯状ヘルペスの三叉神経第一枝領域の皮疹に伴う眼瞼炎である．神経痛様の痛みが先行，または同時に発疹を生じる．感染メカニズムは初感染で水痘を発症したVZVが神経節の外套細胞に潜伏し，なんらかの誘因でウイルスの再活性化が起こり，帯状ヘルペスとして再発する．眼瞼炎となるのは三叉神経第一枝領域に再発した眼部帯状ヘルペスの場合である．

2 | 外眼部所見

発疹は片側性，不連続の帯状に分布する．はじめは紅斑，次いで赤い丘疹，小水疱，出血性の膿疱と変化し，痂皮を伴い瘢痕治癒する（図1～3）．経過はほぼ2週間である．眼瞼炎を伴った場合，眼瞼の発赤，腫脹が強く，流涙，羞明もある．軽度の結膜炎を合併することが多く（図1），角膜炎，虹彩炎を伴うこともある．特に鼻背から鼻尖部に皮疹を認めた場合，眼合併症の頻度が高くなる（図3）．これは三叉神経第一枝からの分枝である鼻毛様神経が角膜，強膜，虹彩，毛様体とともに鼻背にも分布しているためで，これをハッチンソンの法則という．

3 | 確定診断に必要な検査

皮疹の水疱内容液からの免疫組織化学でVZV抗原が陽性ならば，確定診断できる．補体結合反応を用いて測定したVZVの補体結合抗体価は健常人ではほとんどの場合，8倍以下を示す．眼部帯状ヘルペス発症後1週間目から16倍以上に上昇し，6ヵ月間は継続するとされているので，これを参考とすることも可能である．

4 | 鑑別すべき疾患

神経痛を伴う片側性で特徴的な皮疹の分布から診断は容易であるが，前述のカポジ水痘様発疹症で眼周囲に広範囲に皮疹を認める場合には鑑別が難しいケースがある．カポジ水痘様発疹症の場合，痛みは強くない場合が多い．

5 | 治療方針

眼部帯状ヘルペスの治療は，多くは皮膚科で行われる．皮膚科領域においては遅くとも皮疹発現後5日以内に抗ウイルス薬による治療を開始することが皮疹の治癒，および帯状ヘルペス後疼痛に対して有効とされている．重症例では入院，アシクロビルの点滴静注も行われる．多くの場合はバラシクロビル，ファムシクロビルいずれかを7日間投与する．HSV-1と比較すると，量は倍で期間は2日長いことになる．

（福田昌彦）

症例1 | 帯状ヘルペス眼瞼炎

78歳男性
主訴：左額部から上眼瞼にかけての発赤
経過：数日前から左額部から上眼瞼にかけて発赤と皮疹を認めた．

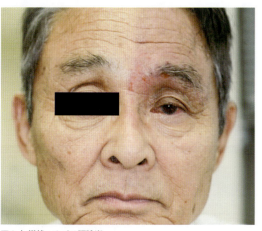

図1 | 帯状ヘルペス眼瞼炎
三叉神経第一枝領域に皮疹を認め，結膜充血も認める．

症例2 | 帯状ヘルペス眼瞼炎

64歳女性
主訴：左上額部から眼瞼，鼻根部にかけての皮疹
経過：約1週間前から左額部から上眼瞼にかけて発赤と皮疹を認めた．

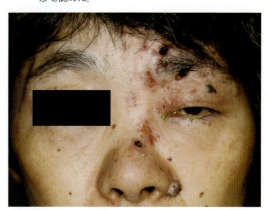

図2 | 帯状ヘルペス眼瞼炎
三叉神経第一枝領域に皮疹を認める．一部は鼻根部にもあり．皮疹の一部は痂疲化している．

症例3 | 帯状ヘルペス眼瞼炎

65歳女性
主訴：左眼瞼腫脹
経過：数日前から左前額部から上眼瞼にかけて強い腫脹と皮疹が出現．

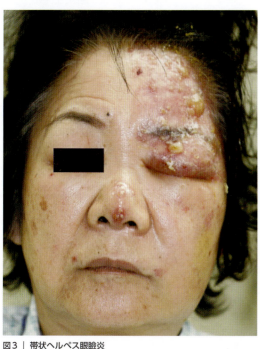

図3 | 帯状ヘルペス眼瞼炎
三叉神経第一枝領域に強い発赤，皮疹を認めた．鼻尖部にも皮疹があるのでハッチンソンの法則を認めるが，本症例では眼合併症は認めなかった．

1-3)-(16)

ブドウ球菌性眼瞼炎
Staphylococcal blepharitis

診断のポイント

観察のポイント

重要度	観察目的	観察点	所見	参照図
★★★	有無の確認	眼瞼付着物	黄色滲出物, カラレット	図1a
★★		睫毛の異常	睫毛脱落, 睫毛乱生	図1b
★★		皮膚の異常	びらん, 瘢痕化, 稀にアトピー性皮膚炎	図2a
★★		結膜の異常	軽度～中等度の充血	図1b
★★		涙液の異常	涙液減少型ドライアイ	
★★		角膜の異常	点状表層角膜症, 周辺部角膜浸潤, 瘢痕化, 新生血管, 菲薄化, フリクテン	

検査所見

重要度	観察目的	観察点	所見	参照図
★★★	細隙灯顕微鏡		上記の眼瞼付着物と睫毛, 皮膚, 結膜の異常	
★★		フルオレセイン染色	涙液と角膜の異常	図2d
★★	細菌検査		原因菌・薬剤感受性確定	

鑑別が必要な疾患

鑑別疾患	主要症状	掲載頁
マイボーム腺炎	眼瞼縁の充血, 若年女性はアクネ菌, 高齢者はブドウ球菌が多い	
マイボーム腺機能不全	plugging (分泌低下型), 泡状物質 (分泌増加型)	100頁
毛嚢虫性眼瞼炎	カラレットが多い. 虫体検出	88頁
単純ヘルペスウイルス眼瞼炎, 帯状疱疹ヘルペス眼瞼炎	痛みを伴う紅斑と小水疱	110, 112頁
アトピー性皮膚炎	眼瞼皮膚の苔癬化, 肥厚を認める	106頁
接触性皮膚炎	やや広い範囲で発赤・腫脹	

1 | 疾患の定義

眼瞼縁は, 睫毛根部を境に, 皮膚側が前部, 眼球側が後部に分けられる. ブドウ球菌性眼瞼炎は, 主にブドウ球菌の感染が原因の慢性前部眼瞼炎で, 睫毛根部のふけ状付着物 (カラレット) が特徴的である. 脂質分泌, 微生物, 涙液の異常など, 複数の要因による. 疼痛, 眼脂, 掻痒感などが見られ, 起床時に悪化することが多い. 若年から高齢者まで幅広く罹患する.

眼瞼炎と臨床診断され, 細菌培養でブドウ球菌陽性となるのは約半数である. 表皮ブドウ球菌, 黄色ブドウ球菌, アクネ菌, コリネバクテリウムなどが分離される. 緑膿菌陽性例では角膜炎を高率に合併しうる. 抗菌薬長期点眼例では多剤耐性菌に注意する.

2 | 外眼部所見

眼瞼縁の発赤, 発疹, ただれ, 膿性眼脂が乾燥した黄色滲出物, 睫毛根部の白色～黄色のカラレット, 束状の睫毛などがある. 二次的な結膜炎による充血が見られる. 長期重症例では, 睫毛脱落や, 眼瞼縁が瘢痕化し睫毛乱生を生じうる. 点状表層角膜症, 周辺部の角膜浸潤, 角膜血管新生をきたす場合がある.

3 | 確定診断に必要な検査

肉眼・細隙灯顕微鏡: 睫毛根部, 眼瞼縁の皮膚をよく観察する. 角膜病変を伴うと視力に影響しうるので, フルオレセイン染色, 前眼部の観察も行う.
細菌検査: 眼瞼縁の睫毛の付着物の塗抹・培養検査で原因菌および薬剤感受性が確定できる.

4 | 鑑別すべき疾患

マイボーム腺炎, 分泌減少型マイボーム腺機能不全, 分泌増加型マイボーム腺機能不全, 毛嚢虫性眼瞼炎, ウイルス性眼瞼炎 (単純ヘルペスウイルス・帯状疱疹ウイルス), アトピー性皮膚炎, 接触性皮膚炎.

5 | 治療方針

主に眼瞼清拭, 局所抗菌薬投与. 患者自身が根気強く眼瞼を清潔に保つことが重要. (Lid and Meibomian gland 研究会 (LIME 研究会) のホームページ動画参照. http://www.lime.jp/main/mgd/treatment)

重症例では, 少量ステロイド投与, 全身の抗菌薬投与.

(福岡詩麻)

[参考文献]
1. Amescua G, et al: Ophthalmology 126: 56-93, 2019
2. Nelson JD, et al: Invest Ophthalmol Vis Sci 52: 1930-1937, 2011
3. Lindsley K, et al: Cochrane Database Syst Rev 16: 2012
4. Pflugfelder SC, et al: Ocul Surf 12: 273-284, 2014
5. Teweldemedhin M, et al: BMC Ophthalmol 17: 212, 2017

症例1｜両眼ブドウ球菌性眼瞼炎

70歳男性

主訴：数週続く眼脂，充血，異物感
既往：ドライアイ，白内障，高血圧
経過：抗菌薬点眼・軟膏処方，眼瞼清拭指導し，軽快．その後も眼瞼清拭や軟膏塗布の中止で，再発を繰り返した．

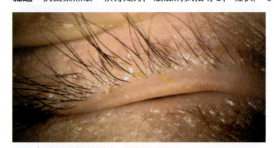 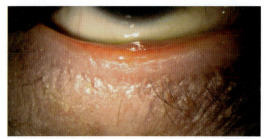

図1a｜ブドウ球菌性眼瞼炎　眼瞼縁付着物
右上下眼瞼縁に乾燥した黄色滲出物が付着しており，睫毛根部にカラレット（ふけ状付着物）が見られる．

図1b｜ブドウ球菌性眼瞼炎　睫毛と結膜の異常
右下中央耳側の睫毛脱落が見られる．下眼瞼の瞼縁から瞼結膜に軽度の充血を認める．表層点状角膜症も見られた．

症例2｜両眼ブドウ球菌性眼瞼炎とマイボーム腺機能不全（MGD）の合併

77歳女性

主訴：眼脂，掻痒感，疼痛
既往：ドライアイ，白内障，パーキンソン病
経過：2ヵ月前から，特に起床時に，掻痒感，痛み，眼脂が続いているとのことで受診された．

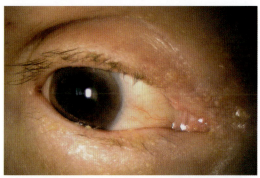 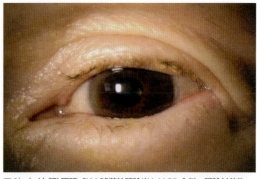

図2a｜（右眼）両眼ブドウ球菌性眼瞼炎とMGD合併　眼瞼付着物
両眼上下眼瞼縁に乾燥した黄色滲出物が多数付着，睫毛根部にカラレットが見られる．黄色滲出物を除去したところ，皮膚びらんが見られた．

図2b｜（左眼）両眼ブドウ球菌性眼瞼炎とMGD合併　眼瞼付着物

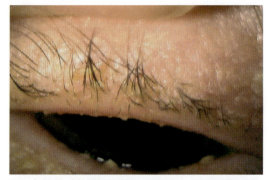 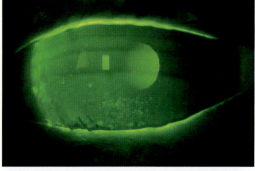

図2c｜（右眼）ブドウ球菌性眼瞼炎とMGD合併　睫毛と瞼縁の異常
ブドウ球菌性眼瞼炎（前部眼瞼炎）に特徴的なカラレット，束状の睫毛，中央の睫毛乱生を認める．瞼縁に多数のマイボーム腺開口部閉塞所見，瞼縁血管拡張が見られ，MGD（後部眼瞼炎）も合併している．

図2d｜（左眼）ブドウ球菌性眼瞼炎とMGD合併　角膜の異常
フルオレセイン染色で，下方に点状表層角膜症を認める（図2c，dについてはマイボーム腺機能不全の項参照）．

1-3)-(17)

睫毛ケジラミ症
Phthiriasis palpebrarum

診断のポイント

観察のポイント				
重要度	観察目的	観察点	所見	参照図
★★★	有無の確認	細隙灯顕微鏡下での診察	虫体, 虫卵の確認	図1〜3

鑑別が必要な疾患

鑑別疾患	鑑別のポイント
アタマジラミ	褐色〜灰白色, 2〜4mm前後で縦に細長い, ヒトの頭部, 稀に眉毛
コロモジラミ	褐色〜灰白色, 2〜4mm前後で縦に細長い, 衣服, 下着の縫い目
マダニ	茶〜黒色, 2〜20mm, 頭部, 腕, 体幹, 陰部, 稀に眼瞼, 眉毛

1 疾患の定義

　ケジラミは吸血性昆虫の一種で, シラミ目ヒトジラミ科に属する. ケジラミはSTD (sexually transmitted disease) として主に陰毛・腋毛に寄生するが, 稀に睫毛に寄生することがあり, これを睫毛ケジラミ症と呼ぶ. ケジラミはアポクリン腺の臭気を好み, 同腺がある部位に寄生するが, マイボーム腺がアポクリン腺と類似した構造を持つため, 睫毛に寄生することがあるといわれている.

　大きさは約1mm, 特徴的な形をしており, 幅が広く, 蟹のような前脚と爪を持つため, crab louse と呼ばれている. 虫体は持続的に吸血をし, 睫毛に産みつけられた虫卵は約1週間で孵化, 2〜3週で成虫となる. 雌は1日1〜4個産卵し, 寿命は約1ヵ月である.

　患者は掻痒感を訴え, 眼科を受診する. ケジラミの吸血時の唾液によるアレルギー反応により痒みを生じるが, 慢性感染者では痒みを感じないことがあり, 異物感が受診の契機となることもある.

　陰毛・腋毛のケジラミ症は成人がほとんどだが, 睫毛ケジラミ症は4歳以下の幼児に多い. 幼児は発汗・流涙によって睫毛部の湿度が高いこと, 顔を伏せて寝ることで, 寝具に存在していたケジラミが睫毛に寄生しやすいことが原因とされている. 一方で成人, 特に中高年にはあまり見られない. 成人例を診た場合の多くがSTDによる感染であるため, 配偶者やパートナー, 生活背景についての問診を行うことが重要である.

　シラミ類は宿主特異性が強く, 獣類に寄生するシラミが直接ヒトを吸血することはない. つまり, ペットからヒトに感染することはなく, ヒトからヒトへと感染する.

2 外眼部所見

　肉眼的に多数の灰白色・球状の異物を認める. 細隙灯顕微鏡にて, 睫毛根部に半透明の虫卵および虫体が見られる. 眼瞼皮膚には吸血による点状出血, ケジラミが排泄した血糞が付着している (図1〜3).

3 確定診断に必要な検査

　摘出した虫体および虫卵を光学顕微鏡で観察する (図4, 5).

4 鑑別すべき疾患

　シラミ目の中で人体寄生するのはケジラミ, アタマジラミ, コロモジラミであるが, 睫毛に寄生するのはケジラミだけである. マダニは眼瞼に吸着することがあるが, 色や大きさがケジラミとは大きく異なる.

5 治療方針

　虫体・虫卵の摘出を行う. 虫卵は粘着性の強い膠質で毛に付着しており, 睫毛ごと切除を行う. 残存した虫卵が孵化し再発することがあるため, 週2回程度は再発が確認できなくなるまで徹底的に施行する. 完全に駆虫できれば再発はなく予後良好だが, 特に幼児では摘出困難な場合もあり, 全身麻酔下での処置も検討する.

　陰毛や頭髪の駆虫は0.4%フェノトリン粉剤を使用するが, 睫毛使用での安全性は確立されておらず, 眼瞼に対しては用いない. 二次感染としての眼瞼皮膚炎や結膜炎などに対しては, 点眼または軟膏にて加療する.

(高山真祐子)

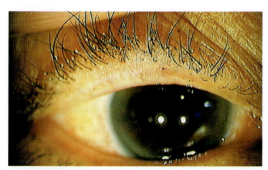

図1 | 右上眼瞼
睫毛根部に多数の虫卵を認める.

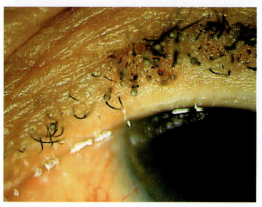

図2 | 左上眼瞼
睫毛根部に虫卵を認め,虫体が皮膚に張り付くように存在している.眼瞼には点状出血および血糞の付着あり.(高山真祐子ほか:間接的感染が考えられた成人の睫毛ケジラミ症.あたらしい眼科 35: 676-678, 2018より)

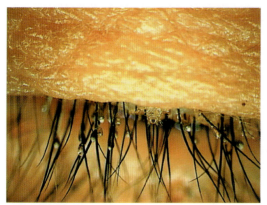

図3 | 左上眼瞼
多数の虫卵と虫体の一部が確認できる.

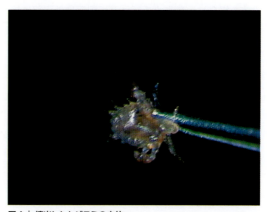

図4 | 摘出したケジラミの虫体
大きさは約1mmである.(高山真祐子ほか:間接的感染が考えられた成人の睫毛ケジラミ症.あたらしい眼科 35: 676-678, 2018より)

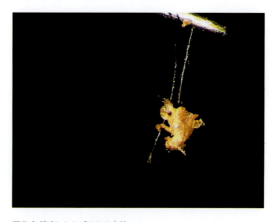

図5 | 摘出したケジラミの虫体
脚で睫毛にしがみついている場合は睫毛ごと切除する必要がある.(高山真祐子ほか:間接的感染が考えられた成人の睫毛ケジラミ症.あたらしい眼科 35: 676-678, 2018より)

[参考文献]
1. 高山真祐子ほか:間接的感染が考えられた成人の睫毛ケジラミ症.あたらしい眼科 35:676-678, 2018
2. 小門正英:眼瞼ケジラミ症.眼科58:1077-1082, 2016

1-3)-(18)

外眼部マダニ刺症
Tick infestation of the eyelid

診断のポイント

観察のポイント

重要度	観察目的	観察点	所見	参照図
★★★	細隙灯顕微鏡	虫体の両側に線状の脚が左右対称性に観察される	マダニの可能性を念頭におく	図1, 2a

検査所見

重要度	観察目的	決め手となる所見	参照図
★★★	細隙灯顕微鏡	口器と3〜4対の脚	図1
		脚の動揺	図1

鑑別が必要な疾患

鑑別疾患	鑑別ポイント	掲載頁
脂漏性角化症	灰白色や褐色調, 眼瞼皮膚の増殖, 円形, 角化が突出	148頁
母斑	灰白色, 黒色調, 表面平滑, 眼瞼縁に発生, 腫瘤内に睫毛	146頁
基底細胞癌	黒色調〜肌色調の腫瘤, 中央に潰瘍形成, 下眼瞼に多い	168頁

1 疾患の定義

　ダニ類は一般に1mmほどの, 口器と脚などを有する節足動物であり, 眼部ではこの中でもマダニ類が最も重要である. マダニによる眼部の障害は, 寄生, 刺咬, 吸血などによる直接的な原因で炎症や感染症を媒介し, 発生する. マダニ刺症は外眼部に接着するマダニ類と定義することが可能である. マダニは吸血性であり, 吸血期間は1週間〜1か月とされている.

2 外眼部所見

　患者はしばしば眼部に腫瘤性病変を自覚して初診する(図1). 肉眼による視診では, 一見, 真の眼瞼腫瘍かマダニ刺症か判断が困難である. 細隙灯顕微鏡検査が必須の検査であり, 外眼部に寄生しているマダニの虫体を観察することができる. 寄生して間もない症例では, マダニの口器が外眼部(マイボーム腺など)に刺入した状態で発見され, 4対の脚がリアルタイムで動揺する虫体を観察する機会に遭遇し, 診断は容易である. この細隙灯顕微鏡所見から, 虫体の固定にはもはや脚は関与しておらず, 口器と下記に示すセメント物質が重要であることが示唆される. マダニの種によっては, 口器を深く刺入する種と, 代表症例に示す比較的浅層に刺入する種に分別される. しかし, このようなマダニ刺症は, 紹介患者の主体な大学病院クラスでは, むしろ遭遇する機会は乏しく, 都市部の周辺地域の拠点病院や開業医で初診する可能性が高いと考えられる.

3 確定診断に必要な検査

　摘出した虫体(図2)や周囲組織を必ず病理組織学的検査へ提出すべきである. マダニの構造として, 口器とセメント物質が非常に重要である. マダニの唾液に, HE染色にて均一に好酸性に染色されるセメント物質が含まれる場合には, 術後炎症に注意を要する. 摘出したマダニの虫体が口器を含めて完全に除去できているか, 病理学的に確認すべきである.

4 鑑別すべき疾患

　眼瞼腫瘍, とりわけ良性腫瘍であれば脂漏性角化症, 母斑, 悪性腫瘍では基底細胞癌が鑑別診断として挙げられる. しかし, 詳細に細隙灯顕微鏡所見をとれば, 鑑別は容易である.

5 治療方針

　虫体の完全除去が必須である. マダニが眼瞼に寄生して約36時間で, 図3のごとく虫体の頭側に口器の鋸歯状構造が眼瞼皮膚やマイボーム腺開口部に見られ, 併せてセメント物質と口器の間に裂隙形成が見られるようになる. この状態に至ると, 非観血的除去は困難とされる. 細隙灯顕微鏡で診断し, 座位のまま早急に鉗子などで粗雑に摘出すべきではない. まずは患者を仰臥位にして, 2%エピネフリン入りリドカインで浸潤麻酔, 円蓋部麻酔を行う. それにより, マダニは麻酔薬を吸引し, 虫体を麻酔にかけることになり, 虫体の動きが停止する. その時点で, 顕微鏡下で虫体を緩徐に牽引して眼部より切離する. あるいは, 筆者は周囲の1mmほどのマイボーム腺開口部を併せて切開し, 口器の残存がないように切開部の眼瞼皮膚をマイクロ鑷子などで把持して, 虫体を触らずにマイボーム腺ごと摘出することをお勧めしたい. 虫体を残すと, 術後に眼瞼炎を発症したり, 場合によってはマダニが媒介するボレ

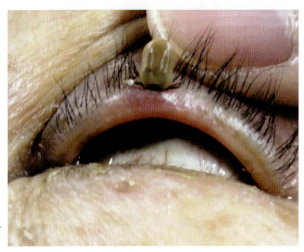

図1 | マダニ刺症の1例
70代女性．眼瞼腫瘤を主訴に受診．上眼瞼の眼瞼縁に寄生するマダニの虫体が観察される．

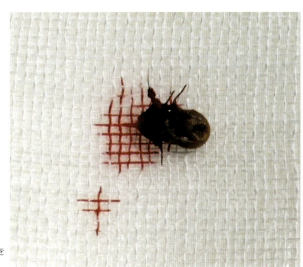

図2 | 摘出したマダニの虫体
安全域約1mmの眼瞼組織を確保して，口器を触らずに虫体を摘出した．吸血後であり，摘出後は速やかに虫体が縮小した．

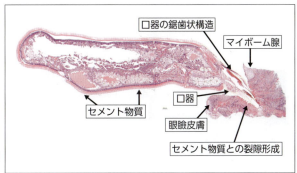

図3 | 摘出したマダニの病理組織学的所見
口器はマイボーム腺開口部に接着している．セメント物質は眼瞼皮膚に及んでおらず，炎症所見もない．

リア感染症などを発症する危険がある．初回治療は非常に重要である．

（加瀬　諭）

［参考文献］
1. 大鶴正満：ダニ類．臨床寄生虫学．改訂第4版，南江堂，東京，342-345，1994
2. 三原基之：マダニ刺症のセメント物質の病理組織像．西日皮膚80: 377-379, 2018

1-4)-(1)
光による傷害　放射線
Toxicity of irradiation

診断のポイント

観察のポイント

重要度	観察目的	観察点	所見	参照図
★★★		被曝歴の聴取/確認		
★★★	被曝の影響範囲の確認	角膜・結膜・水晶体・網膜		

検査所見

重要度	観察目的	観察点	所見	参照図
★★	肉眼	赤発, 落屑など		図3b, c
★★	細隙灯(ディフューザー)顕微鏡	睫毛脱落, マイボーム腺萎縮		図3d

1 疾患の定義

放射線被曝によって引き起こされる眼瞼皮膚炎, 眼瞼炎.

2 外眼部所見

眼瞼に対する放射線の影響として述べられた著書は少なく, 主として皮膚に対しての放射線障害に準じて述べる.

放射線障害は急性(被曝から2～6週間内に出現), 晩発性(数ヵ月～数年後に出現)とに分かれる. また一度に被曝した線量, totalで被曝した線量, 被曝した部分の大きさによって影響が異なる(以下, 照射量の記述は放射線治療時の分割照射におけるもの).

急性障害としては線量の上昇に伴い発赤・紅斑(10～20Gy), 乾性落屑・湿性落屑(15～50Gy), 潰瘍・壊死(20～60Gy)が生じる. また, 眼瞼縁では睫毛脱落(10～20Gy, 30Gy以上で永久に脱落の可能性), マイボーム腺の機能障害が生じる. 晩発性障害は萎縮・毛細管拡張(10Gy), 壊死(20～25Gy), 発癌がある.

3 確定診断に必要な検査

放射線治療などの被曝歴の聴取.

4 鑑別すべき疾患

特になし.

5 治療方針

急性期には熱傷に準じて流水による冷却, ステロイド外用薬の塗布などを行う. 放射線治療による影響の場合, 照射期間ならびにその後の持続的なケアが必要となる. 晩発性障害としてマイボーム腺萎縮を生じると, ドライアイ治療が必要になる.

(伊沢英知)

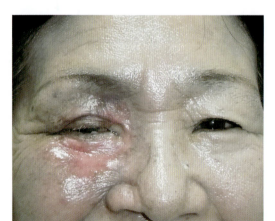

図1 | 重粒子線照射後

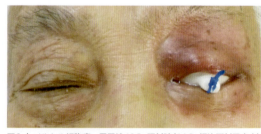

図2 | メルケル細胞癌　電子線40Gy照射時(66Gy根治照射予定中)
白色の物体は放射線障害に対する眼球用の遮閉具.
(島根大学　兒玉達夫先生のご厚意による)

症例1｜左下眼瞼扁平上皮癌（全層植皮術後再発）

70歳男性
化学療法＋放射線照射（2Gy/回　全照射量70Gy）

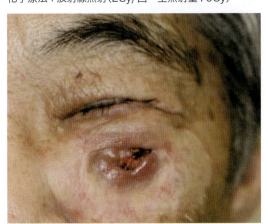

図3a｜照射前
皮弁中央発赤部は切開生検後．

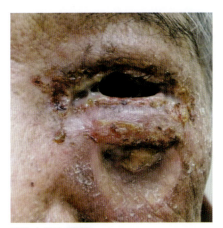

図3b｜50Gy照射後
上眼瞼，下眼瞼，頬部に紅斑，乾性落屑，また，結膜炎による粘性眼脂を認める．

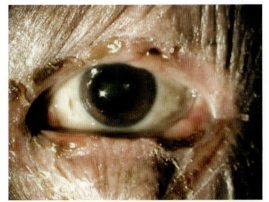

図3c｜70Gy終了後18日経過

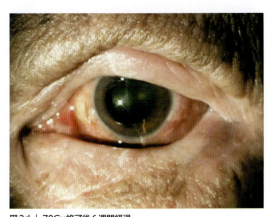

図3d｜70Gy終了後6週間経過
紅斑は消失，眼脂も認めないが睫毛は脱落した．

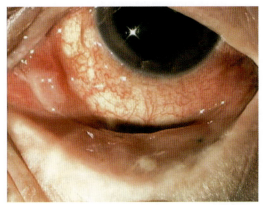

図3e｜70Gy終了後6週間経過
眼瞼皮膚には色素沈着を認める．

1-4)-(2)

火傷 花火外傷
Thermal burn

診断のポイント			
重要度	観察のポイント	検査所見	参照図
★★★	角膜障害	角膜の浮腫，(深部まで達する)混濁，角膜上皮欠損	図1
★★★	角膜輪部障害	POV消失	図1
★★★	結膜障害	結膜・強膜虚血，結膜化	図1
★★	眼瞼障害	瞼球癒着，結膜嚢の短縮，眼瞼内反，睫毛乱生，眼瞼皮膚の熱傷	図2, 3

鑑別が必要な疾患	
鑑別が必要な疾患	鑑別のポイント
化学外傷	問診，結膜嚢pH変化

1 疾患の定義

　加熱した液体や発熱体，融解した金属の飛入による熱傷が原因で直接的蛋白変性が起こり，角結膜上皮が障害されるものである．花火や，建築作業現場，工場や実験室など，爆発によって突発的に発生することが多い．打ち上げ花火の筒を覗き込み受傷すると，爆発に距離が近く，重傷となる場合がある．重篤な場合には，角膜上皮幹細胞疲弊症を伴う高度な視機能低下を引き起こし，失明の原因となる．

2 外眼部所見

　角膜には浮腫，混濁と上皮欠損を生じ，角膜実質深部まで傷害が達した場合は，角膜の白濁が認められる(図1)．傷害の深度により，前房内炎症や隅角損傷による瞳孔の不整が見られる．角膜輪部の損傷をきたした場合，輪部の結膜充血や結膜壊死が認められ，その範囲は予後に影響する．重度の顔面熱傷では眼球のみでなく，結膜や眼瞼などの眼周囲も傷害されることが多いため，顔表面全体を観察する(図2)．結膜や強膜の虚血や壊死がある場合は，その範囲を把握する．

3 確定診断に必要な検査

　熱傷が発生した状況を問診し，診断とともに重症度を判定する．受傷温度が高い場合や，接触時間が長い場合は重症化しやすい．細隙灯顕微鏡にて角膜や結膜，外眼部，さらに眼瞼を翻転し，円蓋部も含めて観察する．フルオレセイン染色(図3)を用いた角結膜上皮欠損の範囲や角膜混濁の程度，結膜虚血，palisades of Vogtの状態を判定する．

4 鑑別すべき疾患

　受傷の背景は多彩であり，工場などの環境では酸やアルカリによる化学傷が同時に起こることも稀ではない．詳細な状況の聴取が困難な場合には，pH試験紙を用いて下眼瞼結膜嚢のpHを測定する．

5 治療方針

　救急処置として，最低15分程度，水道水などの流水での洗眼を指示する．診察室では滅菌精製水や生理食塩水を用いて眼瞼を翻転し，十分に眼表面から結膜嚢まで十分に洗浄する．角膜や結膜嚢に花火などの爆破物の欠片が付着・混入している場合もあり，洗浄だけでは取れない場合には物理的な除去を要する．急性期にはステロイドによる消炎と抗菌薬による感染予防，治療用コンタクトレンズによる角膜上皮保護を行う．重症例では，全身状態に問題がなければ，点眼や軟膏などの局所治療に加えて，受傷当日からステロイドの静脈内注射，その後は所見に応じてステロイドの内服を行う．慢性期において上皮欠損が遷延化する場合は，羊膜移植や培養口腔粘膜移植，角膜輪部移植などの観血的治療を検討する．羊膜移植は全周性輪部機能不全を伴う重症例には無効であり，この場合には輪部移植が必要となる(図4)．熱傷では角膜だけでなく重度な眼瞼障害を伴うことも多く，睫毛乱生や結膜嚢短縮による眼瞼内反，眼瞼欠損に伴う閉瞼障害は角膜透明性維持など，大きく予後を左右するため，受傷早期からの形成外科や皮膚科との連携も必須である．

（平山雅敏・山口剛史）

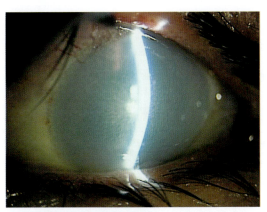

図1 | 角膜熱傷(急性期)の前眼部所見
全周にわたる結膜の虚血とPOVの消失を認め，角膜全面に深部まで達する角膜の浮腫と混濁を認めた．フルオレセイン染色では，角膜の全面に角膜上皮欠損を認めた．

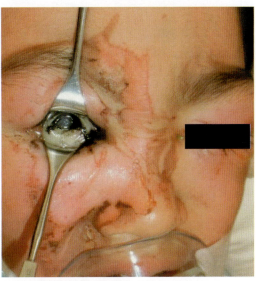

図2 | 角膜熱傷(急性期)の顔所見
打ち上げ花火が右眼に当たり受傷した．右顔面広範囲にわたり熱傷が認められており，皮膚科や形成外科との連携が必要な状態であった．

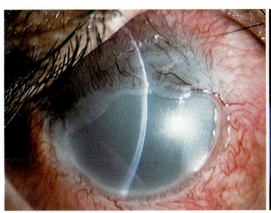

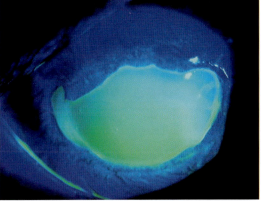

図3 | 角膜熱傷(亜急性)の前眼部所見
この症例では，全周にわたる角膜輪部幹細胞疲弊症が認められ，角膜の上方は結膜化が進展し，下方では遷延性角膜上皮欠損(PED)を認めた．

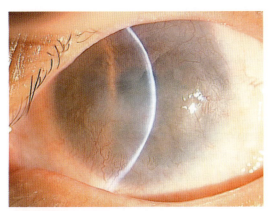

図4 | 角膜熱傷による角膜輪部幹細胞疲弊症に対する治療前の前眼部所見
受傷後に全周性の角膜輪部幹細胞疲弊症で角膜混濁と結膜化していた．

1-4)-(3)-①

鈍的外傷
Blunt trauma

1 疾患の定義

　眼部に打撲などの鈍的な障害を受けることによる外傷を指す.

　原因は転倒, スポーツ, けんか, 交通事故などが多く, その症状も多彩である. 一般的には傷を伴わない場合は打撲傷といい, 傷を伴う場合は打撲創という. その重症例として, 眼球自体が破れてしまう眼球破裂, 眼窩 (眼球とその付属器が入っているくぼみ) の骨壁が骨折する眼窩骨折がある.

2 外眼部所見

- 傷の有無 (打撲傷か打撲創か)
- 眼窩周囲の皮下出血斑 (紫斑)
- 眼窩周囲の腫脹
- 眼球陥凹や突出の有無
- 眼瞼下垂の有無

3 確定診断に必要な検査

単純X線検査写真：フュージャーI法 (眼窩壁骨折の所見をよく示す) は最も簡便な検査であり, 異物の有無や眼窩骨折の有無につき鑑別する. しかし, 異物ではガラス片などはX線で指摘できるが, 木片などの異物では判別できないことがある. また, 眼窩骨折の鑑別についても, その読影は困難で, 手術適応まで判断できないこともある.
CT (Computed tomography) 検査：異物の判別, 膿瘍の有無, 眼窩気腫の有無, 眼窩骨折の有無や手術適応の確認には最も有効な検査である.
各種眼球の検査：細隙灯顕微鏡検査など
外眼筋の精査：ヘス赤緑試験, 両眼単一視野検査など.

4 鑑別すべき疾患

- 眼球破裂
- 眼窩内骨折
- 眼窩漏斗先端部症候群や上眼窩裂症候群など

5 治療方針

- 基本的には氷冷を速やかに行う.
- 傷があれば, 十分な洗浄の後に縫合術を施行する.
- 異物混入があれば, ていねいな摘除を行う
- 眼球に損傷があれば, 必要に応じて保存的あるいは外科的療法を検討する.
- 眼窩内骨折を認め, 眼球運動障害や眼球陥凹が見られた場合には, 観血的整復術 (場合によっては骨移植) を検討する.

(元村尚嗣)

診断のポイント				
観察のポイント				
重要度	観察目的	観察点	所見	参照図
★★★	有無の確認	創傷	皮膚の破綻, 出血	図1, 3
★★★		皮下出血斑	紫斑, パンダの目徴候 (ブラックアイ)	図1~4
★★★		腫脹		図1~4
★★		眼球陥凹や突出		
★★		眼瞼下垂		
★★★	重症度の判定	意識状態	意識障害	
★★★		視力	視力低下や対光反射消失	
★★★		骨折	頭蓋底骨折や眼窩周囲骨折	図1, 2
検査所見				
重要度	観察目的	観察点	所見	参照図
★★	単純X線	異物の有無	ガラス片などの有無	
★★		骨折の確認	頬骨骨折, 眼窩周囲骨折の有無	
★★★	CT	異物の有無	木片やガラス片などの有無	
★★★		骨折の確認	骨折の程度, 手術適応の決定	図1, 2
★★	ヘルテル眼球突出計	眼球陥凹, 突出	左右差2mm以上は異常	
★★	ヘス赤緑試験/両眼単一視野検査	眼球運動	複視の有無	
★★★	対光反射	瞳孔の反応	対光反射の異常について	
★★★	細隙灯顕微鏡	フルオレセイン染色	前房, 後房の異常所見	

鑑別が必要な疾患		
鑑別疾患	鑑別のポイント	掲載頁
眼球破裂	角膜や強膜の損傷の有無	286頁
眼窩内骨折	CT検査による骨折の有無	274頁
上眼窩裂症候群	動眼神経・滑車神経・三叉神経第1枝・外転神経の障害	
眼窩漏斗先端部症候群	上眼窩裂症候群に視神経障害を伴う	

症例1｜転倒による右眼窩部打撲創

57歳女性

経過：転倒して右眼窩部を打った．右眉毛部に裂創を伴う眼窩部打撲創である．右眼窩部に皮下出血斑および腫脹を認めた．CT検査にて眼窩下壁骨折を認めた．

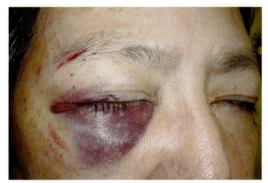

図1｜転倒による右眼窩部打撲創

症例2｜転倒による右眼窩部打撲傷

55歳女性

経過：転倒して右眼窩部をぶつけた眼窩部打撲傷である．右眼窩部に皮下出血斑および腫脹を認めた．CT検査にて眼窩下壁骨折を認めた．

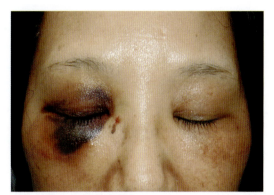

図2｜転倒による右眼窩部打撲傷

症例3｜転倒による右眼窩部打撲創

81歳男性

経過：転倒して右眼窩部を打撲．右眉毛部に裂創，外眼角部に擦過傷を伴う眼窩部打撲創である．右眼窩部に皮下出血斑および腫脹を認めた．腫脹のため，開瞼は困難であった．

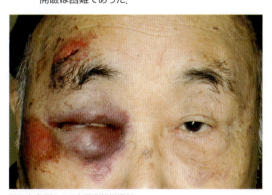

図3｜転倒による右眼窩部打撲創

症例4｜交通事故による打撲傷

43歳男性

経過：交通事故で受傷．両上眼瞼に皮下出血斑および腫脹を認めた．前額部にも皮下出血斑を認めた．

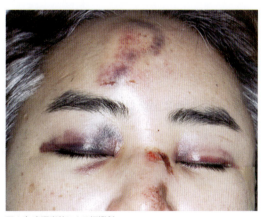

図4｜交通事故による打撲創

1-4)-(3)-②

眼瞼創傷(裂傷)
Eyelid wounds/lacerations

診断のポイント				
観察のポイント				
重要度	観察目的	観察点	所見	参照図
★★★	有無の確認	創傷	皮膚の破綻, 出血, 組織欠損の有無	図1〜4
★★★		皮下出血斑	紫斑, パンダの目徴候(ブラックアイ)	図1, 2
★★★		腫脹		図3
★★★		眼瞼下垂		
検査所見				
重要度	観察目的	観察点	所見	参照図
★★	単純X線	異物の有無	ガラス片などの有無	
★★		骨折の確認	頬骨骨折, 眼窩周囲骨折の有無	
★★★	CT	異物の有無	木片やガラス片などの有無	
★★★		骨折の確認	骨折の程度, 手術適応の決定	
★★★	細隙灯顕微鏡	フルオレセイン染色	前房, 後房の異常所見	
★★★	通水テスト	涙道損傷の有無	生理食塩水の漏出や通過障害	図1, 2
★★★	対光反射	瞳孔の反応	対光反射の異常について	

鑑別が必要な疾患		
鑑別疾患	鑑別のポイント	掲載頁
眼瞼下垂	眼瞼挙筋損傷の有無	52頁
涙道損傷	ブジーによる確認や通水テスト	218頁
眼窩内骨折	CT検査による骨折の有無	274頁
視束管骨折	眉毛外側の創傷を伴い, 対光反射異常の有無	

1 | 疾患の定義

　創傷とは外部からの作用による組織の損傷である. 創傷の定義では, 皮膚の破綻を伴う損傷を「創」, 伴わないものを「傷」という. 一次元的なものとしては, 切創(鋭利物(刃物など)による損傷), 裂創(皮膚が2方向に引っ張られることによって裂ける損傷), などがあり, 二次元的なものに擦過傷(摩擦による損傷で, 表皮のレベルまでしか達していないもの, 体表に創があるが「傷」と呼ぶのが一般的), 挫滅創(摩擦による損傷で, 真皮や皮下組織・それ以下のレベルまで損傷したもの)などがある.

2 | 外眼部所見

・出血
・創傷
・眼窩部周囲の皮下出血斑
・眼窩部周囲の腫脹

3 | 確定診断に必要な検査

単純X線検査：フュージャー(Fueger) I 法(眼窩壁骨折の所見をよく示す)は最も簡便な検査であり, 異物の有無や眼窩骨折の有無につき鑑別する. しかし, 異物ではガラス片などはX線で指摘できるが, 木片などの異物では判別できないことがある. また, 眼窩骨折の鑑別についても, その読影は困難で, 手術適応まで判断できないこともある.
CT (Computed tomography) 検査：異物の判別, 膿瘍の有無, 眼窩気腫の有無, 眼窩骨折の有無や手術適応の確認には最も有効な検査である.
各種眼球の検査：細隙灯顕微鏡検査など.
通水テスト：涙道損傷のcheck.

4 | 鑑別すべき疾患

・組織欠損の有無
・眼瞼挙筋の損傷の有無
・異物混入の有無
・涙道損傷の有無
・眼窩骨折の有無
・視束管骨折の有無(眉毛外側の創傷を伴うことがある)

5 | 治療方針

　眼瞼創傷においては, まず洗浄して創部をしっかりと確認できるようにする. 眉毛などのランドマークは決して剃毛などしないように注意する. 眼瞼皮膚は非常に薄いため, 外傷後かなり縮んで欠損を生じているように見えるが, 注意深く元に戻していくと欠損はないことが多い. デブリードマンも最低限に留めておくほうがよい. 眼瞼挙筋の損傷がないことを確認しておく. 基本的には埋没縫合は必要なく, 細いモノフィラメントのナイロン糸などを用いてていねいに表皮縫合を行う. 内側部に損傷が及ぶ場合には, 内眼角靱帯の損傷および涙道の損傷がないかも注意深く観察し, これらが損傷していれば必ず受傷当時に修復する. 異物の混入についてもできる限りすべて摘除する.

(元村尚嗣)

症例1 | 転倒による眼瞼創傷
52歳男性

経過：自転車で転倒し，受傷．涙道損傷を伴う裂創を認めた．ヌンチャクタイプ涙道カテーテルを上下涙点から挿入して，下涙小管を修復した．カテーテルは留置し，縫合処置を行った．

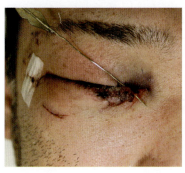

図1a | 涙道損傷を伴う下眼瞼裂創
下涙点より涙管ブジーを挿入してみると涙道損傷を認めた．

症例3 | 転倒による眼瞼創傷
7歳男児

経過：転倒して受傷．上眼瞼の腫脹および大きく離開した切創を認めた．

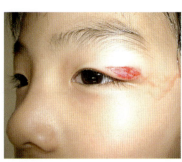

図3 | 上眼瞼の腫脹および切創
小児では皮膚の腫脹が強く，切創でも創印は大きく離閉する．

症例2 | S字フックによる眼瞼創傷
35歳女性

経過：S字フックが眼瞼部にひっかかり受傷．上眼瞼から外眼角部にかけて皮下出血斑を認め，上眼瞼から出血していた．上眼瞼をよく観察すると，中央部に切創（白矢印），内側に涙小管断裂を伴う切創（黒矢印）を認めた．ヌンチャクタイプ涙道カテーテルを上下涙点から挿入して，上涙小管を修復した．

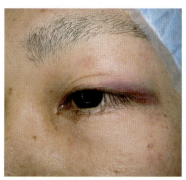

図2a | 外眼部所見
瞼縁からの出血および上眼瞼の皮下出血斑を認めた．

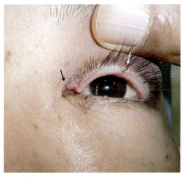

図2b | 上眼瞼の切創
出血は上眼瞼中央部と内側の裂創から認めていた．内側では涙小管断裂を認めた．

症例4 | 交通事故による眼瞼創傷
19歳女性

経過：交通事故に巻き込まれて受傷．眉毛の一部が摩耗し，欠損を思わせる挫滅創を認めた．ていねいに皮膚を戻していくと，欠損なく縫合処置を完遂できた．

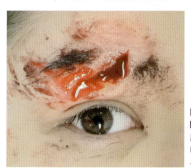

図4a | 受傷時外眼部所見
眉毛の一部が摩耗し，欠損を思わせる挫滅創を認めた．

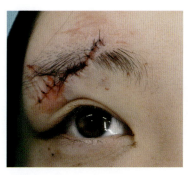

図4a | 縫合処置後外眼部所見
充分に洗浄し，ていねいに皮膚を戻していくと欠損なく縫合処置が可能であった．

1–4)–(3)–③

眼瞼挙筋の断裂,眼瞼下垂
Avulsion of levator muscle, Blepharoptosis

診断のポイント

観察のポイント

重要度	観察目的	観察点	所見	参照図
★★★	有無の確認	創傷	皮膚の破綻,出血,組織欠損の有無	
★★★		挙筋の損傷の有無	筋原性か神経原性かを確認する	図1c
★★★		対光反射の有無	筋原性か神経原性か確認する	

検査所見

重要度	観察目的	観察点	所見	参照図
★★★	MRDの測定	瞳孔中点と上眼瞼瞼縁の距離	2.7mm以上が正常	図1a
★★★	挙筋機能	眉毛を固定して,上方視での眼瞼挙上を確認する	挙筋機能の低下	
★★★	対光反射	瞳孔の反応	対光反射の異常について	

鑑別が必要な疾患

鑑別疾患	鑑別のポイント	掲載頁
先天性眼瞼下垂	生下時より眼瞼下垂	50頁
重症筋無力症	テンシロンテスト,複視を伴う眼瞼下垂	60頁
上眼窩裂症候群	動眼神経,滑車神経,三叉神経第1枝・外転神経の障害	

1 | 疾患の定義

　眼瞼外傷が深部に及び,眼瞼挙筋が断裂し,眼瞼下垂の状態を示したもの.また,鈍的外傷により眼瞼挙筋に強い衝撃が加わることによる挙筋挫滅傷や動眼神経麻痺による眼瞼下垂も,これに含めることができる.

2 | 外眼部所見

・眼瞼下垂
・開閉瞼障害
・眼窩周囲の皮下出血斑(紫斑)
・眼窩周囲の腫脹

　傷の有無(打撲傷か打撲創か).打撲傷のような鈍的外傷では一時的に動眼神経がダメージを受けて眼瞼下垂の症状を呈することがあるが,徐々に回復する場合が多い.傷がある場合や組織欠損を伴う場合では,眼瞼挙筋が断裂しているか否かを直視下に確認する.

　眼球陥凹や突出の有無.眼窩骨折を伴う場合でも,種々の原因で眼瞼下垂を呈することがある.

3 | 確定診断に必要な検査

　問診により受傷前の状態(眼瞼下垂や上眼瞼皮膚弛緩の有無)を確認する.

　視診による左右の瞼縁位置の左右差の有無を確認する.

　さらに瞳孔中点と上眼瞼縁の距離を測定し正常値と比較,あるいは術前の状態との比較を行う.

　眉毛上を押さえ,前頭筋の作用を減じた状態で上方視させることで眼瞼挙筋の動きを確認することができる.

　動眼神経麻痺による眼瞼下垂を除外するために,瞳孔の大きさや対光反射の有無も確認しておく.眼瞼挙筋の断裂による眼瞼下垂であれば,瞳孔は左右対称,対光反射も正常である.

4 | 鑑別すべき疾患

・先天性眼瞼下垂
・重症筋無力症
・上眼窩裂症候群
・顔面神経麻痺

5 | 治療方針

　創部をよく観察し,涙器・眼輪筋・瞼板・靱帯などの損傷の有無を確認し,あれば確実に修復する.眼瞼挙筋の断裂を修復するが,筋の挫滅が強く筋体の修復が困難な場合には,挙筋を近位に十分剝離挙上して瞼板に確実に固定する.打撲のような鈍的外傷による眼瞼下垂は,しばらくすると神経回復とともに改善することがあるため厳重に経過観察を行い,半年程度待っても回復がないなら手術を検討する.

(元村尚嗣)

症例1 | 眼瞼下垂

72歳女性

経過：他院にて眼窩内腫瘍摘出術を施行された．その直後から左開瞼障害（眼瞼下垂）を認めた．手術時所見では，眼瞼挙筋は完全に断裂していたため，修復した．術後から開瞼障害は消失した．

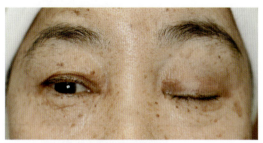

図1a | 眼窩内腫瘍摘出術後眼瞼挙筋断裂
開瞼時所見．左側の開瞼障害を認めた．

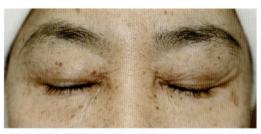

図1b | 眼窩内腫瘍摘出術後眼瞼挙筋断裂
閉瞼時所見．

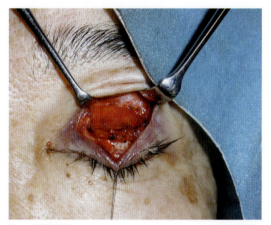

図1c | 術中所見
眼瞼挙筋は完全に断裂していたため修復した．

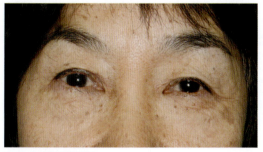

図1d | 術後開瞼時所見
開瞼障害や眼瞼下垂は認めず，ほぼ左右対称となった．

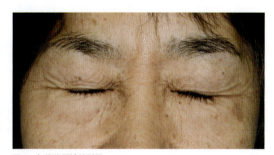

図1e | 術後閉瞼時所見

1-4)-(3)-④

眼瞼欠損
Eyelid defect

1 | 疾患の定義

外傷を原因とする眼瞼組織の欠損．欠損量により部分欠損，完全欠損，欠損組織により前葉欠損，後葉欠損，全層欠損，受傷時期により新鮮，陳旧性に分けられる．

受傷時には瞬目反射や回避動作をとることが多く，眼瞼の組織は薄いため，組織欠損に至るような受傷の場合，合併損傷に留意する必要がある．また，挫創が多く，異物の残存にも留意する必要がある．

損傷を受けた組織は，時間経過とともに壊死が進行して新たな欠損となる場合がある．

陳旧性の場合，初療時の縫合による組織の位置異常や，瘢痕拘縮の影響を考慮する必要がある．

2 | 外眼部所見

新鮮外傷では，創，出血を認める．眼瞼の挫創では皮膚などの組織の収縮を認め，欠損の有無や正しい位置の判断が難しいことがある．眼瞼の薄い組織では，ある程度の欠損があっても縫縮が可能であり，特に初療医により縫合されている場合には欠損の有無および適正な位置に修復されているかについて注意が必要で，再縫合を行って初めて欠損が判明することもある．

瞼縁の欠損では瞼板や睫毛の欠損を伴うことがあり，内眼角部，外眼角部の欠損では，涙道，内眥靱帯，外眥靱帯，涙腺の損傷や欠損を伴うことがある．内眥靱帯，外眥靱帯の損傷では瞼縁の弛緩をきたしうる．

眼瞼下垂を呈している場合，眼瞼挙筋(腱膜)，ミュラー筋の損傷の合併に注意が必要である．

全層欠損の場合，全幅の1/4までの欠損では縫合可能とされており，縫合不可能な場合はそれ以上の欠損が疑われる．

全層欠損を生じるような外傷の場合，眼球の損傷

の合併を疑って，角膜損傷や前房出血，視力異常などの所見を観察する．鼻骨や眼窩骨，眼窩壁骨折の合併も想定し，骨の触診や眼球運動の観察を行い，必要に応じてCTなどの画像検査を行う．

3 | 確定診断に必要な検査

視診上，眼瞼に創を認めれば疑うが，欠損の有無を判断することは時として困難である．損傷が激しい場合は，仮縫合を行って初めて欠損の有無を判断できることがある．

上眼瞼挙筋の損傷を合併する場合があり，局所麻酔を行う前に挙筋機能を観察しておく必要がある．

内眼角部に創を認めた場合，涙道損傷の鑑別のため，通水検査を行い，創部からの漏水の有無を確認する．

4 | 鑑別すべき疾患

挫創，裂創，瞼板損傷，外傷性眼瞼下垂，涙道損傷，内眥・外眥靱帯損傷，眼窩骨骨折，眼球損傷．

5 | 治療方針

・手術
・眼瞼の1/4までの欠損：縫合
・眼瞼の1/4以上の前葉欠損：植皮，皮弁

診断のポイント

観察のポイント

重要度	観察目的	観察点	所見	参照図
★★★	欠損の有無	前葉欠損	皮膚・眼輪筋の欠損	図1
★★★	欠損の有無	瞼板欠損	創内に瞼板が露出・縫合困難	図2
★★★	欠損の有無	仮縫合	全層1/4以上の欠損では縫合閉鎖困難	図2
★★	合併損傷の有無	眼瞼挙筋腱膜の損傷	開瞼不能・左右差	
★★	合併損傷の有無	涙道損傷	内眼角部の創	図2
★	合併損傷の有無	眼窩骨骨折	触診上，骨の段差を触知 眼球運動障害・眼球陥凹	
★	合併損傷の有無	眼球損傷	視力障害，角膜損傷，前房出血等	

検査所見

重要度	観察目的	観察点	所見	参照図
★	CT	眼窩骨骨折 異物の有無	眼窩骨・眼窩壁骨折 創内・眼窩内に異物	
★	涙道損傷の有無	通水検査	創部からの漏水	

鑑別が必要な疾患

鑑別疾患	鑑別ポイント	掲載頁
眼瞼挫創	組織欠損の有無	
涙道損傷	内眼角部の創・通水検査	

症例1 | 眼瞼欠損

37歳女性

主訴：右上下眼瞼挫創

既往：なし

経過：転倒し，ガラスに顔面から突っ込んで受傷した．右上下眼瞼の挫創，下眼瞼前葉の欠損を認め，救急受診した．

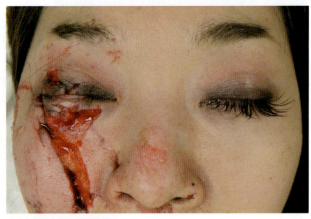

図1 | 眼瞼欠損の外眼部所見
上眼瞼は瞼縁にY字型の挫創を認める．創内にはガラスを認め，摘除した．下眼瞼は頰部まで連続する挫創があり，10mm程度の前葉欠損を認めたが，縫合閉鎖可能であった．角膜に切創を合併しており，縫合を行った．

症例2 | 眼瞼欠損

64歳男性

主訴：熊外傷

既往：なし

経過：狩猟中，ツキノワグマにより受傷し，救急搬送となった．顔面骨の多発骨折，組織欠損を認め，緊急手術を施行した．左眼は光覚弁，右眼は硝子体出血を認めた．

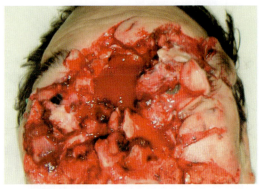

図2a | 顔面所見
ツキノワグマにより受傷．顔面骨・軟部組織の欠損，眼瞼を含む高度の挫創を認める．一見して，両側眼瞼ともに欠損が疑われる．

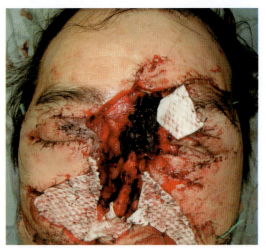

図2b | 顔面所見
上口唇，鼻部，眼窩内側壁，前頭洞前壁の欠損を認める．右眼瞼は縫合の結果，欠損はない．左上下眼瞼は内眼角部（涙道，内眥靱帯）を含め欠損している．左上眼瞼の前葉欠損には人工真皮を縫着した．後日，組織欠損に対して遊離皮弁移植術などを行い，再建した．

- 上眼瞼1/4以上の全層欠損：下眼瞼からの交叉皮弁
- 下眼瞼1/4以上の全層欠損：組織移植による後葉再建＋皮弁による前葉再建
- 上下眼瞼に及ぶ広範囲の欠損：遊離皮弁移植など

（新井雪彦）

1-4)-(3)-⑤

眼瞼瘢痕
Cicatrix of eyelid

診断のポイント

重要度	観察目的	観察点	所見	参照図
★★	経過の確認	瘢痕の性状	硬結, 発赤	
★★★	有無の確認	瘢痕拘縮	周囲のひきつれ	

検査所見

重要度	観察目的	観察点	所見	参照図
★★		触診	硬結, 疼痛	

鑑別が必要な疾患

鑑別疾患	鑑別のポイント
肥厚性瘢痕	瘢痕の硬結, 発赤の持続
ケロイド	創の範囲を超える瘢痕形成, 疼痛

1 | 疾患の定義

外傷やその後の手術により眼瞼に生じたきずあと.

瘢痕は一次治癒(縫合創)の場合, 発赤や硬結などの炎症を経て成熟瘢痕へと変化する. 眼瞼の場合, 皮膚が身体で最も薄く, 皮下脂肪がほとんどないため, 硬結は触知しやすいが, 瘢痕自体も薄いため比較的早期に成熟する傾向にある. 特に上眼瞼は皮膚に余裕があり, ケロイドを引き起こす可能性は低いと考えられている.

また, 眼瞼の瘢痕は眉毛縁や睫毛縁に沿ったもの, wrinkle line (皺襞の線), RSTL (relaxed skin tension line：皮膚を最も弛緩させた時の緊張方向) に沿ったものは目立たない. 眉毛内を貫通する直線状の瘢痕も, 幅が狭い場合は毛流に隠れて目立たないことが多い.

しかし, 眼瞼は自由縁を有しているため, 縦方向に走る瘢痕, 瞼縁にかかる眼瞼全層の瘢痕や, 組織欠損を伴う瘢痕では逆に拘縮をきたしやすい. 拘縮により, 閉瞼不全や外反など機能的な変形を生じてしまうと, 治療に難渋する場合も少なくない.

2 | 外眼部所見

早期の瘢痕は硬く, 赤みや掻痒感があり, 隆起し, 幅が開大することもある. 周囲の浮腫も持続することが多い. 軟膏や遮光テープなどの保存的治療により瘢痕の成熟を促すことができる. 一時的に肥厚性瘢痕の様相を呈する場合もあるが, 眼瞼の場合は時間経過とともに成熟する場合がほとんどである.

成熟した瘢痕は, 炎症所見が消退し, やや白色で柔らかい状態を呈する. 受傷後6ヵ月を経過しても発赤などの炎症所見が持続する場合は瘢痕拘縮や変形を引き起こす可能性があり, 形成外科的な治療が必要となる.

3 | 確定診断に必要な検査

問診, 視診, 写真撮影による客観的経過観察.

4 | 鑑別すべき疾患

肥厚性瘢痕.

5 | 治療方針

保存的治療. 遮光, ステロイド含有軟膏・テープによる治療.

眼瞼瘢痕は一時的に肥厚性瘢痕様となっても, ほぼ成熟し目立たなくなる場合が多い. 拘縮による機能的変形を生じている場合を除き, 早期の修正手術治療は避けたほうが望ましい. 患者にも, 成熟するまで待ってから治療することで手術を回避したり, より良い結果が得られることを説明し, 理解を得るべきである.

ただし, 整容的な変形(眉毛のずれ, 重瞼の不整)や機能的な拘縮がある瘢痕に対しては適切な時期にZ形成術などの形成外科的治療が必要となる.

(山下 建)

症例1 | 交通事故による外傷

32歳男性

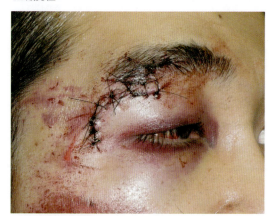

図1a | 初診時の状態
眼瞼部は前医にて仮縫合済．右頬骨骨折を合併していた．

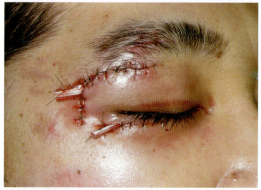

図1b | 縫合後の状態
表皮縫合とともに真皮縫合を併用した．下眼瞼は骨折整復のために切開し，縫合した．

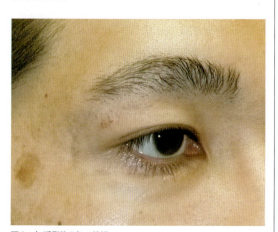

図1c | 受傷後3年の状態
RSTLに沿った瘢痕は目立ちにくい．眼瞼耳側の縦の瘢痕が幅広く，やや目立つ．

症例2 | 交通事故による外傷

8歳女児

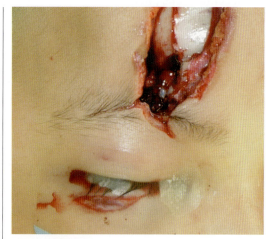

図2a | 受傷時の状態
脳脱を伴う頭蓋骨開放骨折，眼窩骨折，下眼瞼挫創．

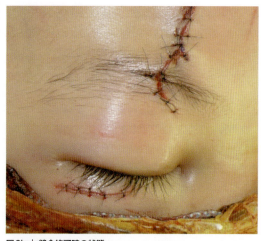

図2b | 縫合終了時の状態
額部から眉毛を縦貫する創部．

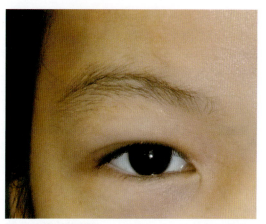

図2c | 術後3年の状態
額部の瘢痕は幅広く目立つが，眉毛内は目立ちにくい．

1-4)-(3)-⑥-a

ハードコンタクトレンズ

Hard contact lens ; HCL

診断のポイント				
観察のポイント				
重要度	観察目的	観察点	所見	参照図
★★	腫瘤の有無	上眼瞼	瞼板の前後や瞼板から離れた場所にも生じる	図1
★★★	特徴的所見の有無	上眼瞼結膜	HCLが結膜に完全に埋没せず露出していることがある	図2
検査所見				
重要度	検査目的	検査内容	所見	参照図
★★	腫瘤の形状	触診	正円形で直径9mm以上, 硬く圧痛を伴わないことが多い	図1
★★★	HCL装用歴	問診	患者自身がHCL紛失を認識していない場合があり, 注意	

鑑別が必要な疾患		
鑑別疾患	鑑別ポイント	掲載頁
麦粒腫, 霰粒腫	瞼板から離れた場所にも生じる治療に抵抗する	82, 84頁
眼瞼腫瘍, 涙腺腫瘍, 眼窩腫瘍	経過や形状から鑑別する確定診断には病理組織診断を行う	

1 | 疾患の定義

ハードコンタクトレンズ (HCL) は装用中に角膜から外れると, 上眼瞼側に移動し, 結膜嚢内に迷入することがある. これを放置すると, HCLは眼瞼結膜下に埋没し, 眼瞼腫瘤や眼瞼腫脹を生じうる. HCLは異物反応を起こしにくいため, 自覚症状なく経過し, 数年後に発見されることが少なくない.

ソフトコンタクトレンズにおいても眼瞼結膜下への埋没が報告されているが, ほとんどがHCLである. コンタクトレンズの迷入を訴える患者には, 必ず上眼瞼を二重翻転して捜索することが重要である.

2 | 外眼部所見

無痛性の上眼瞼腫瘤, または上眼瞼腫脹として観察される (図1). 膿粘性眼脂, 炎症性眼瞼浮腫, 異物感などの症状から眼科を受診し, 麦粒腫や霰粒腫として治療された後に発見に至ることも多い.

約半数例ではHCLが完全に埋没せず, 眼瞼結膜から露出した状態で発見に至り, 特徴的所見を呈する (図2). 上眼瞼を二重翻転すると, 結膜が円形に欠損しており, その内部の表面にHCLが確認できる. さらにHCL越しに内部の貯留分泌物が透けて観察できる.

HCLが完全埋没した場合でも眼瞼結膜に充血や瘢痕が見られることがあり, 上眼瞼を二重翻転して眼瞼結膜を観察することが大切である.

3 | 確定診断に必要な検査

上眼瞼の二重翻転とHCL装用歴の聴取が重要である.

細隙灯顕微鏡下で上眼瞼を二重翻転し, 眼瞼結膜を観察する. 眼瞼結膜にHCLの露出や瘢痕が見られれば診断は比較的容易である.

特徴的所見がない症例では, HCL装用歴の聴取が診断への手掛かりとなる. 患者自身がHCLを紛失したことを認識していない場合もあるため, 念入りに聴取する必要がある.

4 | 鑑別すべき疾患

麦粒腫, 霰粒腫：治療抵抗例でHCLが発見されることがある. あらかじめHCL装用歴を聴取し, 装用歴があれば上眼瞼を二重翻転してHCLの露出や瘢痕の有無を確認する.

眼瞼腫瘍, 涙腺腫瘍, 眼窩腫瘍：HCLは眼瞼結膜下に埋没すると瞼板前組織や眼窩内へ移動することがある. HCL装用歴の聴取と上眼瞼結膜の観察を行い, 経過や所見から鑑別する. 確定診断には病理組織診断を行う.

5 | 治療方針

結膜を切開しHCLを摘出する (図3).

周囲組織の病理組織学的所見は, HCL側が結膜上皮に覆われ, 間質には炎症細胞浸潤を伴う線維化が観察されるが, 症例によりさまざまである. 肉芽腫性変化を伴うこともある.

(須賀洸希)

[文献]

1. Watanabe A, et al: Two presentations of upper lid migration of rigid gas-permeable contact lenses. Eye Contact Lens 38: 336-340, 2012
2. Agarwal PK, et al: Retained soft contact lens masquerading as a chalazion: A case report. Indian J Ophthalmol 61: 80-81, 2013
3. 須賀洸希ほか：眼瞼の化膿性炎症を契機に発見された28年前のハードコンタクトレンズ埋没例. 眼臨 111：806-809, 2017

症例1 | 眼瞼異物（ハードコンタクトレンズ）

50歳女性

主訴：左上眼瞼腫瘤，膿性眼脂，眼痛
既往：19歳からHCLを3年間使用していた．
経過：左眼膿性眼脂，眼痛を主訴に受診．左上眼瞼腫瘤，結膜炎と診断され，抗菌点眼薬を2ヵ月間使用するも改善しなかった．上眼瞼を二重翻転したところ円形の腫瘤があり，中央部に結膜の欠損と膿性分泌物の貯留を認めた．精査のため摘出したところ，HCLが発見された．

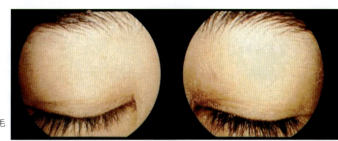

図1a | 前眼部所見
両側上眼瞼に明らかな腫脹なし．左側上眼瞼の眉毛下鼻側寄りに直径約10mmの腫瘤を触知した．

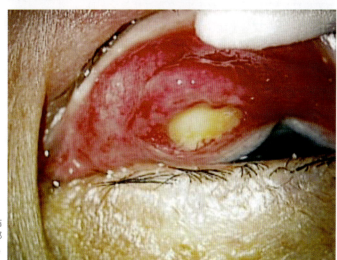

図1b | 左側上眼瞼結膜所見
上眼瞼を二重翻転すると，瞼板の頭側に充血した結膜に覆われた円形の腫瘤が出現した．腫瘤の中央部は結膜に覆われず，内部の表面にはHCLが確認でき，膿性分泌物が透けて観察された．

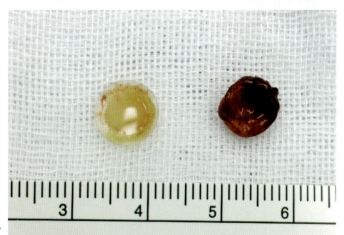

図1c | 摘出したHCL（左）と被膜様組織（右）
いずれも眼球側を示す．HCLは凹面を向いており，膿性分泌物が貯留している．

1-4)-(3)-⑥-b

ヒアルロン酸注入により
生じた異物肉芽腫

Foreign body granuloma caused by injection of hyaluronic acid

鑑別が必要な疾患		
鑑別疾患	鑑別ポイント	掲載頁
丹毒・蜂窩織炎	熱感を伴う発赤	108, 264頁
サルコイドーシス	破結や結節	2巻
悪性リンパ腫	破結や結節	

1 疾患の定義

　しわや陥凹の改善，隆鼻，口唇や顎の輪郭を整えるなどの目的に，充填剤(フィラー)の注入が行われる．フィラーの中でも特にヒアルロン酸は比較的安全とされ，注入手技も簡単で広く選択されている．ヒアルロン酸は，N-アセチル-グルコサミンとD-グルクロン酸の2糖単位で構成される多糖類で，皮膚，関節，硝子体など生体内に広く存在する．ヒアルロン酸は線維芽細胞から産生され，細胞外マトリックスを構成する成分であり，優れた水分保持作用と弾力性を有する．頻用はされているものの，ヒアルロン酸注入による副作用として，動脈の支配領域に一致した紫斑や皮膚壊死，貯留嚢腫，異物肉芽腫，繰り返す発赤や腫脹などの報告がある．

　ヒアルロン酸による異物肉芽腫の出現頻度は，海外では0.02〜2.85％とされる．注入数週〜数ヵ月，数年の経過を経て発症する．注入部を中心として，その周囲に及んで紅斑や結節を生じ，瘙痒や熱感，疼痛を伴うことが多い．二次感染を併発して排膿を繰り返したり，潰瘍化が見られることもある．治療は，ヒアルロン酸分解酵素のヒアルロニダーゼやステロイドの局注，波動を触れる場合には，穿刺や切開により内容物を排出させる．ステロイド内服も選択される．治療に難渋し，色素沈着や瘢痕を形成し，再発を繰り返すことがある．顔面の特に外眼角部や鼻唇溝，口唇や口囲といったフィラー注入を行う部位に紅斑や結節などを生じた場合には，注入物による異物肉芽腫を鑑別に念頭に置く．ヒアルロン酸注入後数年を経て遅発性に発症することもあり，注入との関連に患者自身が気づいていないことも多く，注入の既往を尋ねることが診断の足がかりとなる．

2 外眼部所見

　鼻根や内眼角，外眼角外方に硬結を伴う紅斑が硬結，上眼瞼に浮腫や紅斑などが見られる．

3 確定診断に必要な検査

　排膿がある場合には各種培養検査を提出し，皮膚エコー検査やCTなどの画像検査で病変の性状や深さを判断する．確定診断には皮膚生検を要する．病理組織学的に，真皮や脂肪織での肉芽腫の形成，無構造物質を取り囲むような好酸球，リンパ球，組織球などの炎症細胞浸潤を認める．無構造物質は，トルイジンブルー染色などを行うことでヒアルロン酸と同定する．

4 鑑別すべき疾患

　丹毒や毛嚢炎などの感染症，サルコイドーシスなどの肉芽腫性疾患，悪性リンパ腫などが鑑別に挙がる．

(竹中祐子)

症例1 | ヒアルロン酸注入により生じた異物肉芽腫

50歳代女性

主訴：眼囲の紅斑

現病歴：1ヵ月前より上眼瞼に紅斑を生じ，拡大が続くため受診した．

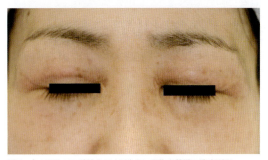

図1a | ヒアルロン酸注入により生じた異物肉芽腫の臨床所見
50歳代女性．両上眼瞼に淡い浮腫性の紅斑があり，掻痒を伴う．

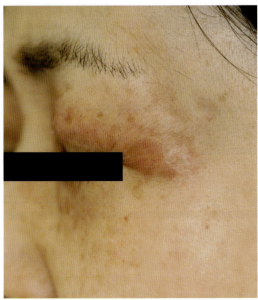

図1b | 図1aと同一患者
外眼角の外方では，発赤を伴う母指頭大の硬結を触知する．
（竹中祐子ほか：ヒアルロン酸注入により生じた異物肉芽腫の2例．皮膚科の臨床 59：1825-1829, 2017より）

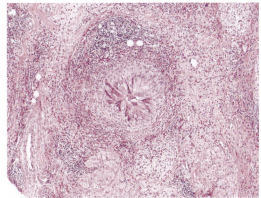

図1c | 同患者の病理組織所見(HE染色)
真皮中下層に無構造物質を貪食した巨細胞が集簇し，好酸球，リンパ球，組織球が取り囲む肉芽腫の形成が見られた．
（竹中祐子ほか：ヒアルロン酸注入により生じた異物肉芽腫の2例．皮膚科の臨床 59：1825-1829, 2017より）

症例2 | ヒアルロン酸注入により生じた異物肉芽腫

60歳代女性

主訴：上眼瞼の紅斑

現病歴：2ヵ月前より上眼瞼に瘙痒の強い紅斑を生じた．

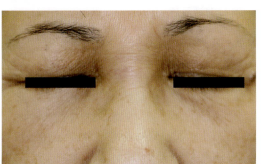

図2a | ヒアルロン酸注入により生じた異物肉芽腫の臨床所見
60歳代女性．鼻根から両内眼角にかけて淡い紫紅色斑を伴う腫脹があり，一部，硬結を触知する．

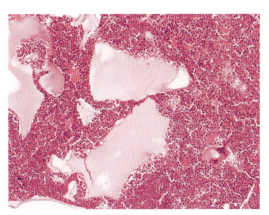

図2b | 別患者の病理組織像(HE染色)
無構造物質を取り囲むようにリンパ球，組織球などの炎症細胞の浸潤，膠原線維の変性を認めた．

1-4)-(3)-⑥-c

ポリアクリルアミド

Foreign body caused by injection of poly-acrylamid

診断のポイント				
観察のポイント				
重要度	観察目的	観察点	所見	参照図
★★★	確定診断	病歴	ポリアクリルアミドを注入した既往	
★★	有無の確認	皮膚疾患	皮下硬結，潰瘍，肉芽腫	図1a
★★	有無の確認	炎症	発赤，熱感，疼痛	図1a
検査所見				
重要度	観察目的	観察点	所見	参照図
★★★	病変の広がり，深達性	MRI	皮下組織の肥厚，非特異的な異物像	図1b
★★	炎症	血液検査	CRP，WBCなど	
★★	感染	創培養		
★	ヒトアジュバンド病合併の有無	血液検査	自己抗体など	

鑑別が必要な疾患	
鑑別疾患	鑑別のポイント
炎症性疾患（粉瘤，霰粒腫，麦粒腫）	急な発症，排膿，強い疼痛
外傷性異物肉芽腫	脆弱，易出血，境界明瞭
悪性腫瘍	比較的緩徐に発症，無痛
他のフィラーによる注入異物	病歴

ポリアクリルアミドによる異物反応は，不自然なくらいの硬さを呈する皮下硬結で上記疾患とは鑑別になる．

1 疾患の定義

　フィラー（組織充填剤）の1種であるポリアクリルアミドを眼瞼皮下へ注入した後に生じる合併症．施術から数年後に本剤に対する異物反応として，注入部位やその周囲に発赤や腫脹，疼痛を伴う皮下硬結を生じる（図1a）．

　ポリアクリルアミドは水溶性合成樹脂の一種で非吸収性フィラーとして利用されてきたが，近年は後遺症の報告が増えて，その危険性が指摘されるようになってきた．

　一般的にフィラーは顔のしわや輪郭を修正する目的で使用されるが，皮内へ注入すると皮膚壊死を生じる危険性があるため，皮下へ注入する．そのため，眼瞼に注入したポリアクリルアミドは眼輪筋層や，さらにその深部まで波及していることもある．

　ポリアクリルアミドへの異物反応はいったん生じると摘出してもわずかに残存しただけでも短期間で異物反応が再燃してくる（図1f）．他の非吸収性フィラーがある程度減量すると合併症が治まってくるのとは対照的であり，より治療が困難であるといえる．

2 外眼部所見

　発赤を伴う境界不明瞭な皮下硬結．皮膚表面に異物肉芽腫様の病変を伴うこともある．硬結は触診すると皮下に石が埋入しているかのような硬さを呈する（図1a）．

3 確定診断に必要な検査

　特異的なものはなく，本剤を注入した病歴を聞き出すしかない．

　MRI検査にて異物の深部での広がりを確認するのは，術前計画に有効である（図1b）．

　必要に応じて細菌培養検査や血液検査を行う．

4 鑑別すべき疾患

　炎症性皮下腫瘤，皮膚悪性腫瘍など．

　本剤により生じる皮下硬結は不自然なくらいの硬さを呈するため，慎重に触診すれば上記疾患とは鑑別される．

　他のフィラーによる注入異物も本剤ほどの硬さは呈さないが，臨床所見からだけでは鑑別は不可能である．

5 治療方針

　注入量がごく少量であれば，ステロイド局注が有効な場合もある．

　手術による摘出が原則．皮膚表層から皮下にかけてびまん性に拡大して境界が不明瞭となっていることが多いため（図1c, d），全摘には皮膚や眼輪筋を一緒に切除する必要がある（図1e）．MRIで肥厚を認めた皮下組織は病変部として扱うべきである（図1b, c, d）．皮弁や植皮の併用が必要となることもあり，整容的，機能的な障害を残しやすい．

（齋藤昌美）

症例1 | ポリアクリルアミド注入後の異物肉芽腫

48歳女性

主訴：両側上眼瞼，眉間，鼻唇溝などの発赤腫脹を伴う腫瘤

経過：4年前にポリアクリルアミドを除皺目的で両側上眼瞼，眉間，鼻唇溝などへ注入した．同部位に発赤，腫脹，皮下硬結を生じてきたために来院した．

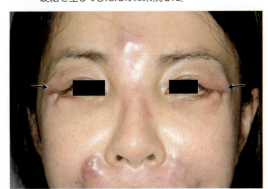

図1a | 初診時の所見

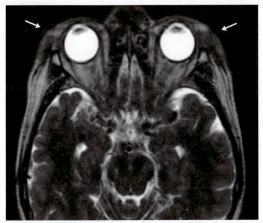

図1b | MRI（T2強調画像）
両側上眼瞼外側部の皮下組織が肥厚して，その内部に低信号部分が混在しており，異物が疑われる．

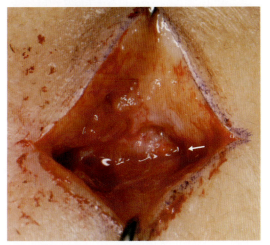

図1c | 前額部の病変
皮下に灰白色の異物を認める．境界は不明瞭なところもあり，硬い部位や軟らかく脆弱な部位が混在している．

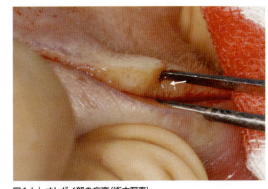

図1d | オトガイ部の病変（術中写真）
一見すると正常に見えるが，皮下組織脂肪層が肥厚して硬くなっており，黄白色を呈している．

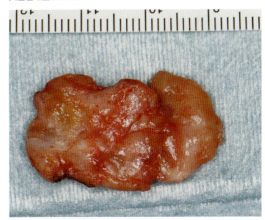

図1e | 摘出した病変部
灰白色で硬く境界不明瞭な組織が顔面表情筋や皮下組織に浸潤している．

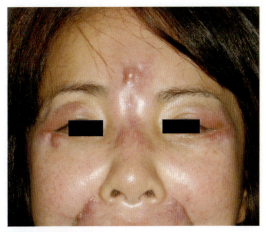

図1f | 摘出後5ヵ月
異物を可能な限り摘出して，いったんは治まったが，4ヵ月後に病変が再燃してきた．

1-4)-(3)-⑥-d

重瞼術後縫合糸脱出

Palpebral foreign body,
Exposure of suture after blepharoplasty

診断のポイント

検査所見			
重要度	検査名	決め手となる所見	参照図
★★★	問診	過去の手術歴	
★★★	細隙灯顕微鏡	糸の露出，瞼板の瘢痕	図2, 3
★★★	フルオレセイン染色	角結膜上皮障害	図4

鑑別が必要な疾患

鑑別疾患	鑑別のポイント	掲載頁
角膜，結膜異物	瞼板の瘢痕	1巻
ドライアイ	角膜上皮障害のパターン	1巻
アレルギー性角結膜炎	瞼板の瘢痕	1巻

1 疾患の定義

　埋没重瞼術後，縫合糸が結膜側に露出し，角結膜の上皮障害を生じている状態．美容外科における二重まぶた手術や上眼瞼内反症に対する縫合法の合併症として生じる．埋没されたナイロン糸は体内で分解されないので，初回手術後，数十年の経過を経て発症することも稀ではない．

2 外眼部所見

　上眼瞼の腫脹，結膜の充血，眼脂および眼表面刺激による流涙が見られる．

3 確定診断に必要な検査

問診：二重まぶた手術や上眼瞼内反症の手術歴を確認することが大事である．小児の時に手術された場合，本人が覚えていないことがある．また，美容を目的として手術を受けた場合は本人が手術歴を正しく伝えないこともあるので，注意が必要である．
細隙灯顕微鏡検査：まずは角膜，結膜の状態を確認する．埋没糸による眼表面の刺激の結果，角結膜上皮障害を生じるのでフルオレセイン染色も必須である．時には角膜や強膜の潰瘍を生じることもある．次は上眼瞼を翻転し，瞼板と瞼結膜の状態を確認する．埋没重瞼術後の眼瞼は非常に翻転しにくい場合があり，その場合は硝子棒を用いる．
　埋没術後の瞼板の所見はさまざまである．通常の埋没重瞼術後はわずかに瞼板に瘢痕を認めるのみで無症状である（図1）．明らかに埋没糸が露出している場合は細隙灯顕微鏡下で糸の断端を確認することができ，鑷子のみで容易に糸を摘出することができる（図2）．
　一番問題となるのは瞼板には瘢痕のみで明らかな露出を認めないが，角膜上皮障害を認める場合である（図3, 5）．瞼結膜に埋没糸により盛り上がった瘢痕と炎症所見があり，その部位に一致する角結膜上皮障害を認める場合は埋没糸が露出していると考えるべきである（図4）．上眼瞼を翻転すると露出した糸は隠れるが，眼瞼を戻すと瞬目の際にナイロン糸が角結膜に当たることが原因である．

4 鑑別すべき疾患

　角結膜異物による角膜上皮障害，ドライアイおよびアレルギー性角結膜炎などが鑑別すべき疾患である．しかし，特徴的な瞼板瘢痕の所見と手術歴から鑑別診断はそう困難ではない．

5 治療方針

　手術による埋没糸の摘出が根本治療であるが，患者がすぐには手術を希望しない場合も多々ある．保存的加療で症状が改善することもあるが，多くの場合は症状が再発する．
　埋没糸の露出が明らかである場合は細隙灯顕微鏡下で鑷子で摘出する．
　糸の露出が明らかでない場合は手術室で手術顕微鏡下で摘出術を行う．挟瞼器で瞼板を挟み，まずは瘢痕の周囲をジアテルミー凝固を行う．すると瘢痕の中の埋没糸を把持することが可能となり，糸を摘出することができる（図6）．糸の摘出により重瞼線が消失することは経験していない．
　治療より大切なことは合併症の予防である．埋没法重瞼術の際に瞼板側には糸を出さない瞼板半層通糸埋没重瞼術を用いることで埋没糸の露出は予防できる．

（兼森良和）

［文献］
1. 兼森良和：美容外科埋没法重瞼術後の眼合併症とその治療．臨眼 62：297-301, 2008
2. 兼森良和：瞼板半層通糸による埋没重瞼術．あたらしい眼科 24：95-97, 2007

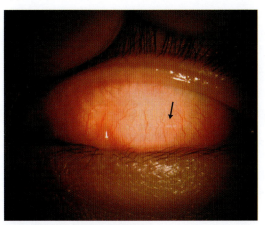

図1 | 通常の埋没法瞼術後の結膜所見
わずかに瞼板の瘢痕を認めるのみで，無症状である．

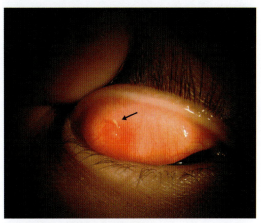

図2 | 明らかに糸が露出している症例
このような場合は細隙灯顕微鏡下で容易に糸を摘出することができる．

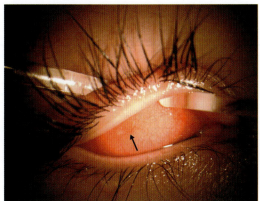

図3 | 瞼板瘢痕を認めるが，埋没糸の露出は明らかではない症例
瘢痕の盛り上がりと周囲の炎症所見を認める．

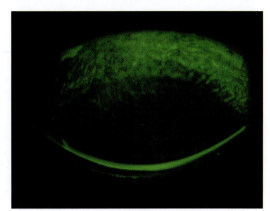

図4 | 図3のフルオレセイン染色所見
擦過による角膜上皮障害を認める．埋没糸露出の診断根拠となる．

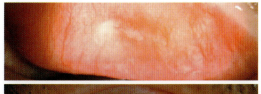
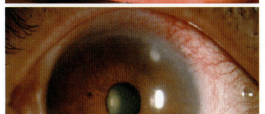

図5 | 瞼板瘢痕を認めるが，埋没糸の露出は明らかではない症例
糸の露出は明らかではないが，瞼板瘢痕と一致する部位の角膜潰瘍を認める．埋没糸の摘出により角膜潰瘍は治癒した．

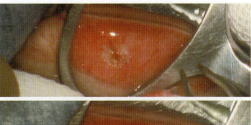
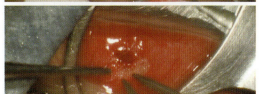

図6 | 埋没糸摘出術の手術所見
糸の露出が明らかでない場合，挟瞼器で瞼板を挟み，瘢痕周囲のジアテルミー凝固を行う．すると瘢痕の中の埋没糸を把持することが可能となり，糸を摘出できる．

1-4)-(3)-⑥-e

ケナコルト注射後
Deposits after triamcinolone injection

診断のポイント

観察のポイント				
重要度	観察目的	観察点	所見	参照図
★★★	有無の確認	眼瞼皮膚	黄白色腫瘤	図1b, 2b
★★★			霰粒腫	図1b, 2b

検査所見			
重要度	観察目的	所見	参照図
★★★	肉眼・細隙灯顕微鏡	霰粒腫，眼瞼の黄白色腫瘤	図1b, 2b
★	病理	腫瘍性病変の除外	

鑑別が必要な疾患

鑑別疾患	鑑別のポイント	掲載頁
眼瞼黄色腫	両側上眼瞼の内側．片側もありうる．黄色っぽくて扁平	158頁
黄色肉芽腫	黄色の丘疹．多発することがある	
眼瞼手術や美容目的の手術・注射後の眼瞼異物	手術，治療歴の問診が重要	

1 疾患の定義

ステロイド局所注射は，眼球，眼周囲，眼窩のさまざまな炎症性疾患の治療として行われている．霰粒腫の保存的治療の一つとして，トリアムシノロンアセニド水性懸濁水溶液（ケナコルト-A®）（TA）の注射がある．霰粒腫は，マイボーム腺脂質（meibum）に対する非感染性異物肉芽腫性炎症反応である．TA注射による霰粒腫の治癒率は，約60〜90％程度である．合併症としては，TA沈着，皮膚の脱色素，皮膚の萎縮，重症かつ稀なものとしては眼球穿孔に伴う外傷性白内障，網脈絡膜血管閉塞などの報告がある．TA沈着，皮膚の脱色素・萎縮などの予防のため，皮膚側よりも結膜側から，霰粒腫の周囲よりも腫瘤の中に注射することが推奨される．

2 外眼部所見

眼瞼の皮下に黄白色腫瘤を認める．片側が多いが，多発霰粒腫の治療後では，複数の眼瞼に見られることもありえる．治療後すぐ，もしくは無効例では，霰粒腫の一部に沈着物が見られる．

TA注射により霰粒腫が治癒したあとでも，沈着物が残留している場合があるので，霰粒腫がなくてもTA沈着を疑ったら，問診をしっかり行う．

3 確定診断に必要な検査

自院で治療した場合，カルテ記録などから注射部位と黄白色沈着物の位置が一致していれば，肉眼所見のみで容易に診断がつく．

他院での治療による場合，診療情報提供書や患者からの申告がないと，診断が困難となりうる．

問診：霰粒腫の部位，注射治療の有無と部位について．他の眼瞼手術や美容目的の治療歴について．

肉眼・細隙灯顕微鏡：眼瞼皮膚に黄白色の腫瘤．

病理検査：無細胞性で泡沫状，細かい顆粒状で，HE染色で淡い好酸性．PAS染色でわずかに陽性，マッソントリクローム染色でわずかに赤く染まる．

4 鑑別すべき疾患

眼瞼黄色腫，黄色肉芽腫，眼瞼手術や美容目的の手術・注射後の眼瞼異物．

5 治療方針

自然吸収を待つ，もしくは手術．

（福岡詩麻）

[参考文献]

1. Ben Simon GJ, et al: Intralesional triamcinolone acetonide injection versus incision and curettage for primary chalazia: a prospective, randomized study. Am J Ophthalmol 151: 714-718, 2011

2. Park J, et al: Eyelid fat atrophy and depigmentation after an intralesional injection of triamcinolone acetonide to treat chalazion. J Craniofac Surg 28: e198-e199, 2017

3. Goawalla A, et al: A prospective randomized treatment study comparing three treatment options for chalazia: triamcinolone acetonide injections, incision and curettage and treatment with hot compresses. Clin Exp Ophthalmol 35: 706-712, 2007

4. Wolkow N, et al: A common procedure with an uncommon pathology: triamcinolone acetonide eyelid injection. Ophthalmic Plast Reconstr Surg 34: e72-e73, 2018

症例1｜右上眼瞼霰粒腫に対するケナコルト注射

37歳男性

主訴：ものもらいができやすくて治らない

既往：マイボーム腺機能不全

経過：1年前から両眼多発霰粒腫を繰り返しており，他院にて複数回ケナコルト注射，両眼結膜側からの霰粒腫切除術後．

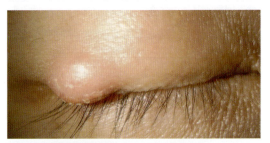 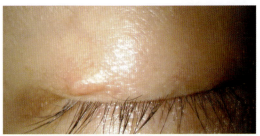

図1a｜右上眼瞼耳側霰粒腫　ケナコルト注射施行前
右上眼瞼耳側に突出した霰粒腫を認める．圧痛はない．

図1b｜右上眼瞼耳側霰粒腫　ケナコルト注射後3ヵ月半
右上眼瞼耳側の霰粒腫は縮小したが，注射部位に皮下に黄白色のケナコルトの残留を認める．

症例2｜右上眼瞼霰粒腫に対するケナコルト注射

49歳男性

主訴：霰粒腫ができやすい

既往：マイボーム腺機能不全，ドライアイ

経過：15年前から右上眼瞼に3回霰粒腫ができて，2回は自壊，1回手術後．1週間前から右上眼瞼が少し赤く，霰粒腫ができ，少し痛みがあるとのことで受診．

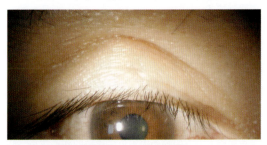 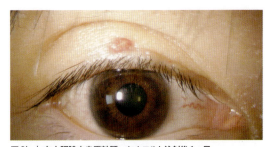

図2a｜右上眼瞼中央霰粒腫　ケナコルト注射前
右上眼瞼中央に霰粒腫を認め，重瞼幅が広くなっている．眼瞼皮膚の発赤はわずかで，圧痛はない．以前の霰粒腫が自壊後と思われる軽度の皮膚陥凹が残っている．

図2b｜右上眼瞼中央霰粒腫　ケナコルト注射後1ヵ月
右上眼瞼中央の霰粒腫は縮小したが，皮膚が発赤して隆起しており，中央に黄白色のケナコルトの残留が見られる．

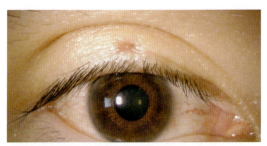

図2c｜右上眼瞼中央霰粒腫　ケナコルト注射後2ヵ月半
霰粒腫に対するケナコルト注射をした部位の皮膚が萎縮して陥凹している．皮下のケナコルトの残留は目立たなくなった．

1-5)-(1)-①

皮様嚢腫
Dermoid cyst

1 眼瞼

1 疾患の定義

　表皮嚢胞とは異なり，嚢胞壁に毛嚢のほかに脂腺や汗腺などが認められる皮膚付属器の奇形である．内部には毛やケラチン，皮脂などを含む(図1)．胎生期に表皮外胚葉の一部が骨縫合線に沿って迷入して発生すると考えられている．嚢胞壁が破裂すると著明な炎症性変化が出現することがある．

2 外眼部所見

　胎生期に表皮外胚葉が骨縫合線に沿って迷入して発生すると考えられているので，小児期の若年者の上眼瞼外側，眉毛外側周囲の前頭頬骨縫合に沿った腫脹で発見されることが多い(図2)．そのほか，前頭上顎，鼻骨上顎縫合(図4)，上眼窩裂，下眼窩裂周囲でも発生することがある．そのため表在性，深在性のものがある．表在性のものは皮下腫瘤として認め，表面は平滑で，やや硬いことが多く，表皮との癒着はほぼない．深在性のものは，眼球突出や眼球変位，眼位異常で発見される．

3 確定診断に必要な検査

　眼窩部CTやMRIにて嚢胞および嚢胞壁を確認し，可能であれば造影剤を施行して他疾患の鑑別を行う．稀に眼窩骨の内外側にダンベル状に貫通して存在することもある．
　手術的に摘出し，病理組織学的検査にて確定診断する．

診断のポイント

観察のポイント

重要度	観察目的	観察点	所見	参照図
★★★	有無の確認	病変部位と色調，表面形状	上眼瞼外側 眉毛外側周囲 表面平滑 比較的硬い 表皮と癒着はない	図2, 4
★★	有無の確認	サイズと個数	数cm，一つ	図2, 4
★	有無の確認	可動性	ほぼない	図2, 4

検査所見

重要度	観察目的	観察点	所見	参照図
★★★	CTやMRI	部位と腫瘤性状	平滑な嚢胞状病変	図3, 5
★★★	病理組織学的検査	良悪性の有無	嚢胞壁に毛嚢，脂腺や汗腺あり，内部は毛やケラチン，皮脂などを含む表皮に類似した壁に覆われる	図1

鑑別が必要な疾患

鑑別疾患	鑑別のポイント	掲載頁
表皮嚢胞	発生部位とその色調やサイズの違い	164頁
涙腺腫瘍	CTやMRIにて，涙腺との連続性と位置の確認，嚢胞の確認	
石灰化上皮腫	CTやMRIにて嚢胞の確認	

4 鑑別すべき疾患

涙腺腫瘍：涙腺部に発生する多形腺腫や腺様嚢胞癌なども眉毛周囲の腫脹病変となるため，画像検査にて除外する．

石灰化上皮腫：carcifying epithelioma (毛母腫 pilomatorixoma)は，正常な毛嚢の毛母細胞に関連した腫瘍で，皮膚の一部が石灰のように固くなり，色調は正常皮膚色が多く，淡紅色や青色のこともある．眉毛外側にできることが多く，表面の性状は，平坦ないし若干の凹凸不整が多い．

表皮嚢胞：上下眼瞼や内眼角に比較的多く認め，サイズは数mm～数cmで皮様嚢腫ほど大きなものは少ない．表皮に類似した嚢胞壁に覆われ，ケラチンが充満している．

5 治療方針

　手術的に嚢胞壁を含めて全摘出することで治癒する．内容物が漏出すると炎症性変化が強く出ることがあるので，注意する．

(尾山徳秀)

症例1 | 左上眼瞼外側の皮様嚢腫

4歳男児

主訴：生後数ヵ月から右上眼瞼（赤矢印）が腫れている（図2）．
経過：手術加療にて全摘出して経過良好である．
図説：CTにて涙腺（赤矢印）とは異なる嚢胞性病変（緑矢印）を認める（図3）．
摘出標本：表面は平滑で，黄白色の内容物が充満して，毛髪も所々に認める（図1）．

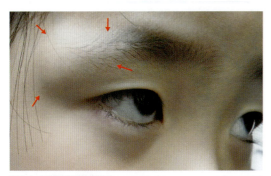

図2 | 皮様嚢腫前眼部所見

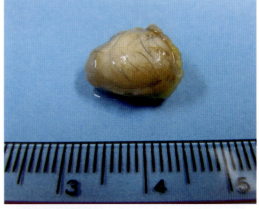

図1 | 皮様嚢腫（摘出標本）

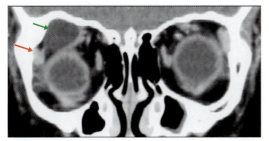

図3 | 皮様嚢腫のCT所見

症例2 | 右内眼角部の皮様嚢腫

14歳女性

主訴：3年前から右内眼角部になだらかな隆起の腫瘤性病変（赤矢印）を認め，最近増大傾向がある（図4）．
経過：手術加療にて全摘出して経過良好である．
図説：CTにて表面平滑な嚢胞性病変（赤矢印）を認める（図5）．

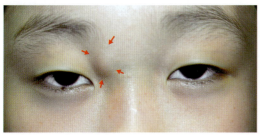

図4 | 右内眼角部の皮様嚢腫

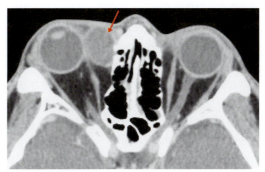

図5 | 皮様嚢腫のCT所見

1-5)-(1)-②

母斑細胞性母斑
Nevocellular nevus

診断のポイント

観察のポイント				
重要度	観察目的	観察点	所見	参照図
★★★	有無の確認	形態	真皮内母斑：ドーム状に隆起 接合部母斑・複合母斑：比較的扁平	図1〜3
★★		発症部位	瞼縁ギリギリ	図1〜4
★		色調	真皮内母斑：多様 接合部母斑・複合母斑：黒色	図1〜3

検査所見			
重要度	観察目的	所見	参照図
★★	細隙灯顕微鏡	観察のポイントと同様	図1〜4
★★★	病理組織	母斑細胞の増殖，表皮の菲薄化	

鑑別が必要な疾患

鑑別疾患	鑑別のポイント	掲載頁
脂漏性角化症	表面凹凸不整，瞼縁から離れた部位に発症	148頁
基底細胞癌	表面凹凸不整，潰瘍形成，下眼瞼に多い	168頁

1 疾患の定義

　母斑はどの年代にも発症し，きわめて緩徐に発育する限局性の皮膚病変である．母斑を構成する細胞の由来によって，神経堤起源細胞系(母斑細胞母斑，青色母斑，扁平母斑など)，上皮細胞系(表皮母斑，脂腺母斑など)，間葉細胞系(結合組織母斑など)，血管系(血管腫および血管奇形)に分類されるが，一般に母斑というと神経堤起源細胞系母斑を指す．

　神経堤起源細胞系母斑には，母斑細胞由来の母斑細胞性母斑(色素性母斑と同義)とメラニン細胞由来のものがあるが，母斑細胞性母斑が圧倒的に多い．

　母斑細胞性母斑は，母斑細胞が表皮下から真皮内に増殖する．表皮下層部と表皮真皮境界部に限局して母斑細胞が増殖する接合部(境界)母斑 junctional nevus，表皮真皮境界部と真皮内の両方に母斑細胞が存在する複合母斑 compound nevus，真皮内に母斑細胞が増殖する真皮内母斑 intradermal nevus の3つに分類され，これらの中で最も多いのが真皮内母斑で，全体の90%以上を占める．

2 外眼部所見

　眼瞼の母斑の特徴は，瞼縁ギリギリに好発することである(図1〜4)．また，涙点部に発症することもある(図4)．腫瘤表面に毛が生えていることもある(図2)．真皮内母斑はドーム状に緊満して隆起し，表面は光沢がある(図1, 2)．それに対して接合部母斑や複合母斑は比較的扁平である(図3)．母斑細胞は表皮に近いほどメラニン色素が豊富で，真皮深層にいくほど色素が乏しくなるので，表皮に近い接合部母斑や複合母斑は色素が濃く，黒色調で，真皮内母斑は色素が薄く，白色，紅色，褐色，黒色など，さまざまな色調を呈する(図1〜3)．

　真皮内母斑は成人に多く，接合部母斑や複合母斑は若年者に多い．真皮内母斑は活動性が低いので悪性化することはほとんどない．接合部母斑と複合母斑は悪性化することがあるとされるので，急速な増大などが見られる場合は注意が必要である．さらに，母斑が瞼結膜に発生するのはきわめて稀であり，瞼結膜に黒色調の病変を見た場合は悪性の可能性も考える．

3 確定診断に必要な検査

　視診にて母斑の特徴的な所見を捉えることでほぼ診断できるが，確定診断には病理組織検査が必須である．病理組織学的に，真皮内母斑は真皮内で小型で類円形の母斑細胞が胞巣を形成しながら増殖している．増殖した母斑細胞の塊が表皮を押し上げるため，表皮は伸展し，菲薄化している．接合部母斑や複合母斑では，表皮下層部と表皮真皮境界部に母斑細胞が増生している．

4 鑑別すべき疾患

　脂漏性角化症は母斑と並んで眼瞼の2大良性腫瘍である．表面が凹凸不整で角化物が付着する．母斑と異なり，瞼縁から少し離れた部位に好発する．

　基底細胞癌は高齢女性の下眼瞼に好発する．表面は凹凸不整で，潰瘍を形成することが多い．

5 治療方針

　経過観察．希望があれば手術的に切除．

(髙村　浩)

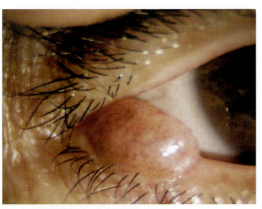

図1｜母斑細胞性母斑　真皮内母斑
52歳女性．瞼縁に境界鮮明でドーム状に隆起している．緊満して光沢がある．色調は正常皮膚色の中に点状や斑状の黒褐色の色素斑が見られる．
（髙村　浩：眼瞼の母斑と脂漏性角化症の臨床病理．Monthly Book OCULISTA No.57：15-20, 2017　図3aより）

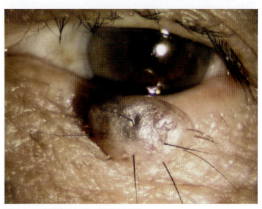

図2｜母斑細胞性母斑　真皮内母斑
80歳男性．瞼縁にドーム状に隆起し，比較的黒色調で，表面に毛が生えている．
（髙村　浩：眼瞼の母斑と脂漏性角化症の臨床病理．Monthly Book OCULISTA No.57：15-20, 2017　図3bより）

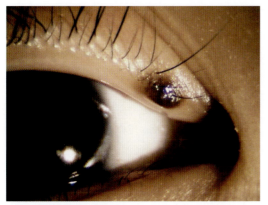

図3｜母斑細胞性母斑　複合母斑
13歳女性．瞼縁に軽度隆起した黒色の腫瘤が見られる．境界は明瞭で発毛もある．複合母斑は真皮内母斑に比べてサイズは小型，扁平で黒色調が強く，若年層に見られる．
（髙村　浩：眼瞼の母斑と脂漏性角化症の臨床病理．Monthly Book OCULISTA No.57：15-20, 2017　図5aより）

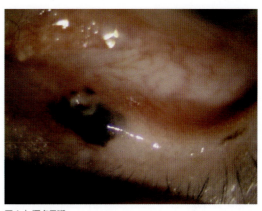

図4｜涙点母斑
78歳女性．涙点部に母斑が生じることもある．

1-5)-(1)-③

脂漏性角化症(老人性疣贅)
Seborrheic keratosis(senile wart)

診断のポイント		
観察のポイント		
重要度	観察のポイント	参照図
★	皮膚色～淡褐色～黒褐色　色そのものは特異性に乏しい	図1a
★★	表面粗造(凹凸, ザラザラ)　時に光沢ある場合も	図1a
★★★	増大と縮小, 出血　特徴的. よく尋ねると聴取できる	

鑑別が必要な疾患		
鑑別疾患	鑑別のポイント	掲載頁
基底細胞癌	中心潰瘍ないし陥凹　表面凹凸は脂漏性角化症のほうが強い	168頁
尋常性疣贅	皮膚と同色に近く, 脂漏性角化症より柔らかい	152頁

1 疾患の定義

表皮が良性増殖して肥厚, 過角化, 乳頭状になったものである. 眼瞼に限らず, およそ中高年者皮膚で最も頻度の高い腫瘍性疾患である(若年者では母斑が最多). 脂漏性角化症は組織病名, 老人性疣贅は臨床病名である. 高齢者に多いが中年にも発生, 時に10代でも発生する. 時に炎症が関与して痒みを伴いやすい(irritated seborrheic keratosis)(図3). 炎症が脂漏性角化症の「発症」にも関与している可能性がある.

2 外眼部所見

表面に凹凸のある皮膚隆起である. 表皮細胞の分裂が亢進, 表皮が重層化, 表面に角化物(垢)が堆積してさらに隆起が強くなった状態なので, 角化物が堆積してガサガサした表面のことが多い(図1)が, 角化物が付着していないか, 脱落した状態だと光沢があることもある(図2). 角質が厚くなると脱落するため, 見かけ上, 増大縮小を繰り返すこともよくある特徴である. また, 角質脱落の際にはしばしば出血する. したがって増大を訴えて来院しても, 縮小歴や出血歴を尋ねると肯定し, 確信度が高まる. 褐色調のことが多いが, 皮膚と同色から黒褐色まで, 色調には幅がある. 睫毛部またはそれより瞼縁から離れた位置にあることが多い(約9割).

3 確定診断に必要な検査

悪性を懸念する時は生検するが, 表面だけの生検では角化物だけとれて推定診断に至らないことがある. どうしても生検したい場合は, まず表面の角質を取り除いた基部の腫瘍を生検するのがよいが, その手技中にほぼ診断がつくことになる. それよりも以下のような方法で臨床診断の精度を上げることが重要である

①増大と縮小(角質脱落)の繰り返しや出血歴がないか問診する. 「急に大きくなった」と訴えていても脱落歴を問うと肯定, 以前からあったと訂正することが多い. 免許証など以前の写真を持参させるのもよい.

②鑷子や濡れた綿棒などで表面の角質を除去, 厚い角質がとれて凹凸面が現れ, 少量出血するようなら, ほぼ間違いない.

なお出血は, 眼瞼皮膚腫瘍では脂漏性角化症の特徴であり, 基底細胞癌などの悪性腫瘍で出血を見ることはむしろ少ない.

4 鑑別すべき疾患

基底細胞癌：同じく黒褐色を呈しやすい.

尋常性疣贅：同じく表面粗造な皮膚隆起である. 眼瞼では頻度は少ない.

5 治療方針

切除. 隆起部のみの削ぎ落とし(shaving)では再発しやすいので, 肥厚した表皮の基底まで, 実際的には皮下組織が露出する形で切除するのが望ましい. 睫毛部では睫毛根まで切除しないと再発しやすい. irritated typeでは, ステロイド塗布で痒みの軽減や腫瘍縮小が得られることもある(図3).

(吉川　洋)

眼疾患アトラス｜外眼部アトラス　149

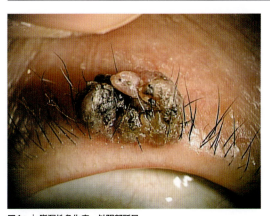

図1a｜脂漏性角化症　外眼部所見
82歳女性．睫毛部を含んで瞼縁より遠位にあり，凹凸（乳頭状構造）が著明．角質に覆われ，ガサガサした表面である．

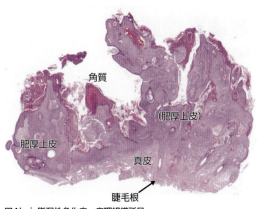

図1b｜脂漏性角化症　病理組織所見
組織でも紫色の肥厚した表皮（腫瘍）の表面に赤い角質が厚く付着しているのがわかる．睫毛部の脂漏性角化症はこのように増殖細胞が睫毛根に連続している．

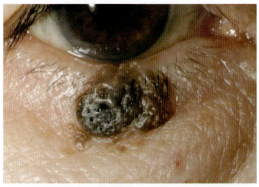

図2a｜脂漏性角化症　外眼部所見
70代女性．睫毛部を含んで瞼縁から離れた部位に病変の首座がある．角質の付着が少なく半光沢であるが，陥凹部に角質が詰まっている．

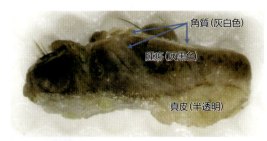

図2b｜固定後の割面
黒っぽい腫瘍（肥厚した表皮）表面を薄灰色の角質が覆っており，毛根様の陥凹に角質が詰まっている．普通に切除すると，このように肥厚した真皮（半透明）が一緒にとれ，皮下組織ないし眼輪筋が露出する．

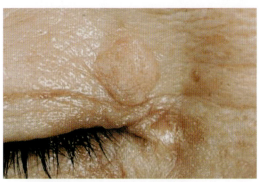

図3｜脂漏性角化症（irritated type）外眼部所見
67歳女性．このように褐色調を呈さず，やや赤味をおびている例もある．このような例では痒みを訴え，炎症細胞浸潤が見られることが多い．

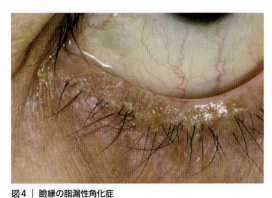

図4｜瞼縁の脂漏性角化症
77歳女性．時に瞼縁近くに横長帯状の形をとることがある．若年者はこのタイプが多い．削ぎ落とし切除になりがちで再発しやすいが，致し方ない．

1-5)-(1)-④

皮膚乳頭腫
Cutaneous papilloma

1 疾患の定義

表皮が主に水平方向に良性増殖，その結果，表皮の面積が余り，著しいしわになりながら隆起，襞状ないしカリフラワー状になったものである(図1)．skin tagとほぼ同義．臨床病名で，病理学的には脂漏性角化症の一型と考えられている．脂漏性角化症の中で，表皮増殖が縦(厚み)方向に強いものが皮角を形成するのに対し，横方向が強い(図1b)ものが皮膚乳頭腫であるといえる．

2 外眼部所見

周囲皮膚とほぼ同色，有茎性ないし亜有茎性で乳頭状が目立ち，手指状ないしカリフラワー状．

3 確定診断に必要な検査

切除し，病理検査で尋常性疣贅や伝染性軟属腫などを否定する．

4 鑑別すべき疾患

尋常性疣贅，伝染性軟属腫．

5 治療方針

剪刀を用いて茎部で切除する．根部の切除は不要．通常，再発しない．

(吉川　洋)

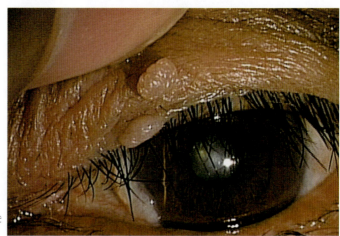

図1a｜眼瞼皮膚乳頭腫の外眼部所見
66歳男性．臨床像．茎が細く著明な乳頭状形態を示す．

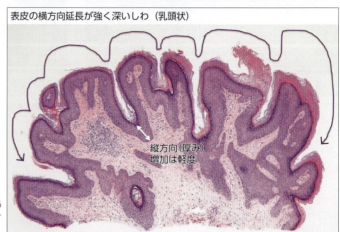

図1b｜眼瞼皮膚乳頭腫の組織像
表皮の横方向が著しく長くなって折りたたまれるよう(乳頭状)になっている．異形やウイルス感染を示す所見は見られない．

1-5)-(1)-⑤
皮角
Cutaneous horn

鑑別が必要な疾患		
鑑別疾患	鑑別のポイント	掲載頁
日光角化症	組織診断による	
基底細胞癌	組織診断による	168頁

1 疾患の定義

皮膚の角質増殖が著明で角状に突出したものの臨床病名である．病理学的には多くは脂漏性角化症であるが，基底細胞癌や日光角化症のこともある．同様に脂漏性角化症の一形態である皮膚乳頭腫が表皮の横方向の増殖が強いものであるのに対し，皮角は縦方向の増殖が強いものといえる．

2 外眼部所見

丈の高い皮膚隆起で，円柱状ないし典型的には円錐形になる．多くの皮膚腫瘍と同じく褐色調であるが，古い角質が蓄積しているためか，特に先端で黒みが強い(黒褐色)傾向がある．構成成分の大半，特に先端部は角質の塊で，乾いてガサガサした触感である．角質が脱落，ふたたび丈が高くなるという繰り返しの病歴を聴取することもある．

3 確定診断に必要な検査

切除し，病理検査で本態の疾患（脂漏性角化症）などを診断する．

4 治療方針

根部まで切除する．隆起部のみの切除では再発しやすい．増殖細胞は根部にあり，隆起部はほとんど角質である．

（吉川　洋）

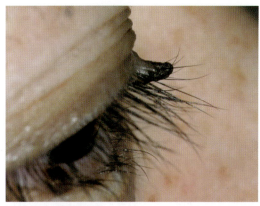

図1 ｜ 皮角の外眼部所見
61歳男性．組織は脂漏性角化症であった．根部は腫瘍本体，黒色調の先端部は角質である．診断と再発させないためには根部をきちんと切除することが重要である．

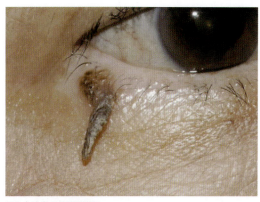

図2 ｜ 皮角の外眼部所見
80歳女性．組織は脂漏性角化症であった．根部は腫瘍本体，黒色調の先端部は角質である．診断と再発させないためには根部をきちんと切除することが重要である．

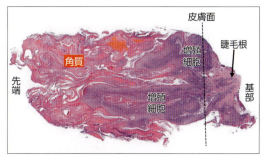

図3 ｜ 皮角の組織病理像
隆起部の半分以上は角質（表皮の死細胞）である．根部の増殖細胞は睫毛根に連続しており，瘢痕付近まで切除しないと再発するであろうことがわかる．

1-5)-(1)-⑥

尋常性疣贅
Verruca vulgaris, Common warts

診断のポイント

観察のポイント

重要度	観察目的	観察点	所見	参照図
★★★	有無の確認		乳頭状の角化病変	図1

検査所見

重要度	観察目的	観察点	所見	参照図
★★★	有無の確認	ダーモスコピー	隆起性乳頭状構造 乳頭頂部を囲む白色角化性区画 乳頭頂部の血管および点状出血塊	

鑑別が必要な疾患

鑑別疾患	鑑別ポイント	掲載頁
脂漏性角化症	表皮の限局性増生のみを特徴とする老人性変化	148頁
母斑細胞母斑	角化病変はなく，時に毛を伴う	146頁

1 | 疾患の定義

いわゆる"イボ"．小児および若い成人に多い．免疫不全患者で多発することがある．

ヒト乳頭腫ウイルスhuman papilloma virus（HPV）の感染による．皮膚の微小外傷からウイルスが侵入して角化細胞に感染する．角化細胞の分化に伴いウイルスの複製が進み，顆粒層で成熟ウイルス粒子が完成し，皮膚の落屑とともにウイルス粒子が放出され，他の部位へ感染する．

2 | 外眼部所見

帽針頭大小丘疹として始まり，増大して隆起し，表面が乳頭様（イボ状）となり，数mm～数cmに及ぶことがある．孤発性，多発性，集簇癒合するものもある．自覚症状はほとんどない．

3 | 確定診断に必要な検査

ダーモスコピー所見：過角化を伴う隆起性乳頭状構造，乳頭頂部を囲む白色角化性区画，乳頭頂部の点状ないしヘアピン血管ないし点状出血塊．

4 | 鑑別すべき疾患

脂漏性角化症，母斑細胞母斑など．

5 | 治療方針

ヨクイニン内服，液体窒素による冷凍凝固，グルタルアルデヒドなどの外用，炭酸ガスレーザーによる焼灼，電気凝固などがある．自然治癒もありうる．

（大城貴史・大城俊夫）

症例1 | 尋常性疣贅

62歳女性
主訴：右外眼角部のイボの除去
既往：特になし
経過：55歳頃より同部位にイボが出現，カサカサして気になっていた．

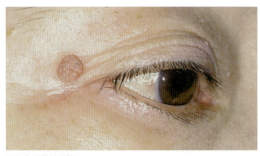

図1 | 尋常性疣贅
炎症のない乳頭状隆起性病変．ダーモスコープにて老人性イボとの鑑別を行い，炭酸ガスレーザーにて切除．病理組織検査にて尋常性疣贅と診断．

症例2 | 尋常性疣贅

8歳女児
主訴：右目の睫毛の近傍のイボ
既往：特になし
経過：本人の自覚症状はなし．母親が閉瞼時に見た目に違和感があるとのことで受診された．

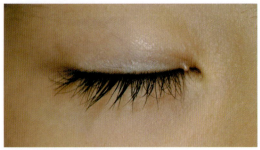

図2 | 尋常性疣贅（閉瞼時）
閉瞼時には乳頭状隆起性病変を確認できる．ダーモスコープにて乳頭状病変を認めた．炭酸ガスレーザーにて焼灼除去を行った．

1-5)-(1)-⑦

伝染性軟属腫
Molluscum contagiosum

診断のポイント

観察のポイント

重要度	観察目的	観察点	所見	参照図
★★★	有無の確認	部位	乳幼児の体幹に多発	
★★★		形状	中心臍窩のある水疱様小結節	図1

鑑別が必要な疾患

鑑別疾患	鑑別ポイント	掲載頁
ケラトアカントーマ	中心に噴火口状の角化傾向(角栓)を認める	154頁
母斑細胞母斑	性状が多彩である，時に毛の有無	146頁

1 疾患の定義

いわゆる"みずイボ"．伝染性軟属腫ウイルスの感染による疣贅である．皮膚に接種感染して発症するまでの潜伏期間は14～50日程度である．

小児の体幹や四肢，外陰部や下腹部，大腿内側などに好発し，直径2～10mmのドーム状の小結節が多発する．表面は平滑で水様光沢を帯び，中央部は臍窩状に陥凹することが多く，乳白色の粥状物質を内容物として認める．炎症症状はないが，時に周囲に湿疹様病変（molluscum reaction：モルスクム反応），軽度の掻痒を伴い，掻破により自家接種により感染拡大し多発することも少なくない．

皮膚の微小外傷や毛孔からウイルスが侵入して有棘細胞内で増殖する．角化細胞の分化に伴いウイルスの複製が進み，顆粒層で成熟ウイルス粒子が完成し，皮膚の落屑とともにウイルス粒子が放出され，他の部位へ感染する．

水泳の授業，スイミングスクールなどでのプールでの感染（塩素による皮脂の除去，体の接触，タオルやビート板の共用による），成人のSTDとしての陰部感染，また，免疫不全患者での発症例が多い．

2 外眼部所見

孤発ないし多発する直径2～10mmのドーム状の乳白色，水様光沢のある小結節．中央部に臍窩状陥凹を認める．

3 鑑別すべき疾患

成人例で孤発性，大型の場合には，ケラトアカントーマ，母斑細胞母斑などとの鑑別が必要．

4 治療方針

トラコーマ鑷子，無鉤攝子などで摘除する．数ヵ月で自然消退することもあるため，自覚症状が乏しい場合には経過観察とする．　　　(大城貴史・大城俊夫)

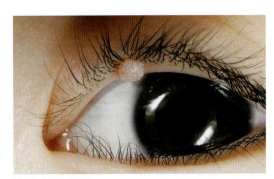

図1｜伝染性軟属腫
8歳女児．
(吉川　洋先生のご厚意による)

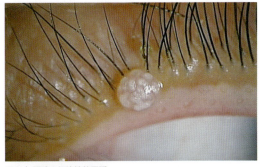

図2｜眼瞼の伝染性軟属腫
(田邉美香先生のご厚意による)

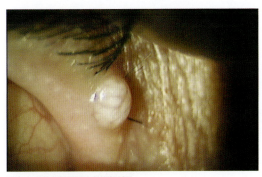

図3｜伝染性軟属腫の前眼部所見
上眼瞼縁に，表面平滑で真珠様の光沢を呈する隆起病変を認める．
(鈴木茂伸先生のご厚意による)

1-5)-(1)-⑧

ケラトアカントーマ（角化棘細胞腫）

Keratoacanthoma

観察のポイント

本疾患	形状	特徴	大きさ	年齢	発育	転移	参照図
ケラトアカントーマ	カップ状噴火口型	中央に角化物	大きくなるが，自然退縮	中年以降	数週間で増大	しない	

鑑別が必要な疾患

鑑別疾患	形状	大きさ	年齢	発育	転移	掲載頁
扁平上皮癌	凹凸不整	大きくなる	高齢者	月単位で増殖	する	172頁
脂漏性角化症	表面角化	あまり大きくならない	50歳以降	緩徐	しない	148頁

1 疾患の定義

ケラトアカントーマ（角化棘細胞腫）は中年以降の男性に多い皮膚腫瘍で，9割以上は顔面の皮膚に生じる．眼瞼皮膚に生じることは稀である．初めは小さな丘疹として発症するが，数週間〜数ヵ月間で急速に増大し，その後，数ヵ月〜6ヵ月の経過にて自然退縮するとされる．転移することはないが，良性腫瘍と考えるのか，高分化の有棘細胞癌（扁平上皮癌）の一亜型と考えるのか議論がある．本書では良性腫瘍に分類した．

2 外眼部所見

カップ状，ブランデーグラス状，クレーター状，噴火口型などと形容される半球状の結節で，中心部に著明な角質の増生が見られることが特徴である．形はほぼ左右対称，境界は明瞭である．病理組織学的理解がこの臨床所見を理解するのに有用である．ケラトーシスとは角化の意味であり，アカントーシスは表皮肥厚（特に有棘層の肥厚）を意味する皮膚病理用語であり，ケラトアカントーマ（角化棘細胞腫）の病名の由来が理解できる．

3 確定診断に必要な検査

病理検査．

4 鑑別診断

鑑別すべき眼瞼腫瘍として，良性腫瘍では脂漏性角化症，悪性腫瘍では扁平上皮癌（有棘細胞癌）が挙げられる．いずれも表皮由来の腫瘍であり，角化を特徴とするので，肉眼的に表面が不整で硬いという共通の印象がある．脂漏性角化症は頻度の高い眼瞼腫瘍であり，さまざまな形状を呈するが，ケラトアカントーマと類似しているものがある．脂漏性角化症はケラトアカントーマに比べて増大の速度が極めて緩徐である．眼瞼の扁平上皮癌は稀である．さまざまな形状を呈するが，ケラトアカントーマと異なり形が非対称性で，周囲の境界が不明瞭であることが多い．また，ケラトアカントーマよりは増大の速度が遅く，月単位で増大する．

5 治療

当初は写真撮影をして経過観察をしてもよいが，原則は診断と治療を兼ねて切除である．

（小幡博人）

［参考文献］

1. Shields JA, et al: Eyelid keratoacanthoma and nonspecific keratosis. Eyelid, conjunctival, and orbital tumors. An atlas and textbook. Wolters Kluwer, Philadelphia, 14-18, 2016
2. Leibovitch I, et al: Periocular keratoacanthoma: can we always rely on the clinical diagnosis? Br J Ophthalmol 89: 1201–1204, 2005

症例1｜ケラトアカントーマ

84歳男性

病歴：2週間前から左上眼瞼内側に急速に増大する腫瘤が出現した．直径13mmの腫瘤を認め，ケラトアカントーマを疑い切除し，VY advancement flapで皮膚欠損部を再建した．

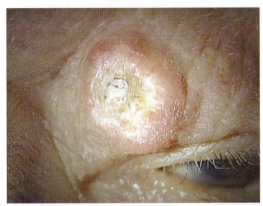

図1a｜外眼部所見
噴火口型のドーム状結節である．中央がクレーター（陥凹，臍窩）状となり，中央部に白色の角質の増生を認める．

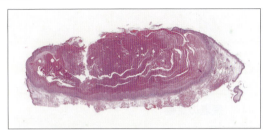

図1b｜病理組織所見
有棘細胞が増殖してカップ状の病変が形成され，中に多量の角化物を認める．基底部の境界は明瞭である．

症例2｜ケラトアカントーマ

43歳男性

病歴：1ヵ月前から右下眼瞼内側に急速に増大する腫瘤が出現した．ケラトアカントーマを疑い切除し，open treatmentとした．

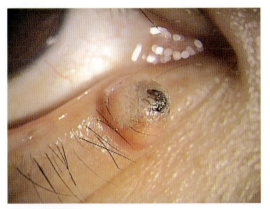

図2a｜外眼部所見
境界明瞭な半球状腫瘤で，中央の尖端に黒い病変を認める．黒い部分は角質の増生である．

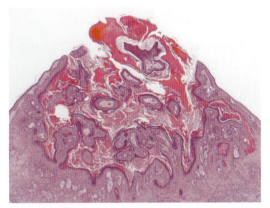

図2b｜病理組織所見
有棘細胞と角質細胞が増殖してブランデーグラス状の病変が形成され，中に角化物と乳頭状の表皮の増生が見られる．

1-5)-(1)-⑨

スタージ・ウェーバー症候群

Sturge-Weber syndrome

診断のポイント				
観察のポイント				
重要度	観察目的	観察点	所見	参照図
★★★	有無の確認	三叉神経領域	ポートワイン斑	図1a
検査所見				
重要度	観察目的	観察点	所見	参照図
★★★	有無の確認	ガドリニウム造影MRI	頭蓋内軟膜血管腫, 脳萎縮	
★	有無の確認	CT	頭蓋内の石灰化	
★★★	有無の確認	緑内障（乳幼児）	眼圧上昇, 角膜径拡大, 角膜混濁, 視神経乳頭陥凹拡大	
★★★	有無の確認	緑内障（小児期以降）	眼圧上昇, 視神経乳頭陥凹拡大	
★★★	重症度の判定	緑内障（小児期以降）	視力低下, 視野欠損	
★★	有無の確認	眼組織の異常	眼瞼・上強膜の血管異常, 隅角の異常, 脈絡膜血管腫	図1b, c

鑑別が必要な疾患	
鑑別疾患	鑑別のポイント
顔面の単純性血管腫	緑内障, 頭蓋内軟膜血管腫の有無

1 疾患の定義

　スタージ・ウェーバー症候群は，頭蓋内軟膜血管腫，顔面ポートワイン斑（毛細血管奇形）(図1a)，緑内障を三徴とする神経皮膚症候群の一つである．胎生初期の原始静脈叢の退縮不全が原因とされ，性差はなく，出生5万人当たり1人の割合で発症する．視力・視野障害，てんかん，精神運動発達遅滞，運動麻痺，片頭痛などの症状を呈する．顔面のポートワイン斑と同側の眼瞼，上強膜，隅角，網脈絡膜などの眼組織に病理学的な異常を認め，血行や房水の動態に影響しうる．近年，*GNAQ*遺伝子の体細胞モザイク変異が，頭蓋内軟膜血管腫と顔面ポートワイン斑の発生に関連することが報告された．

2 外眼部所見

　顔面ポートワイン斑は，出生時より三叉神経第1枝，2枝領域に認めることが多い．

3 確定診断に必要な検査

　顔面ポートワイン斑や頭蓋内軟膜血管腫を認める場合は，緑内障の精査が必要である．スタージ・ウェーバー症候群に伴う緑内障は，約60％が乳幼児期に，残りの約40％が小児期以降に診断されている．乳幼児では，眼圧上昇，角膜径拡大，角膜混濁，視神経乳頭陥凹拡大の有無を確認する．覚醒下での眼圧測定が困難な場合，トリクロホスナトリウムのシロップを内服させ，睡眠下で眼圧を測定する．全身麻酔を行えば，隅角検査で隅角形成不全を確認できることがある．小児期以降では，視力検査，眼圧測定，視野検査，細隙灯顕微鏡検査，隅角検査，眼底検査，光干渉断層計などの検査を行う．細隙灯顕微鏡では眼瞼や上強膜の血管異常（図1b），隅角検査では虹彩の高位付着やシュレム管内のうっ血(図1c)，眼底検査では脈絡膜血管腫を認めることがある．

　ガドリニウム造影MRIでは頭蓋内軟膜血管腫や脳萎縮，CT検査では頭蓋内の石灰化が描出される．

4 鑑別すべき疾患

　顔面の単純性血管腫．

5 治療方針

　スタージ・ウェーバー症候群と診断された場合，眼科は関連科との連携を図り，緑内障に対して時期を逸することなく適切な治療を開始することが重要である．また，成人期以降に緑内障を発症する場合もあり，定期的に眼科の経過観察をする必要がある．

　スタージ・ウェーバー症候群に伴う緑内障は，まず薬物治療を行うが，十分な眼圧コントロールが得られず，観血的手術を必要とすることが多い．乳幼児期に牛眼として発症する緑内障は，隅角発育異常による房水流出障害が主な原因として考えられ，線維柱帯切開術を行う．小児期以降に発症する緑内障は，隅角発育異常に加えて，上強膜静脈圧の上昇の関与が考えられる．線維柱帯切開術が無効な場合は，線維柱帯切除術やチューブシャント手術が施行されるが，駆逐性出血などの重篤な合併症が多い．

　顔面のポートワイン斑に対してはレーザー治療が行われている．てんかんに対しては，抗てんかん薬が処方されるが，効果が認められない場合はてんかん外科治療も考慮される．

（春田雅俊）

症例1 | スタージ・ウェーバー症候群に伴う緑内障

34歳男性

現病歴：スタージ・ウェーバー症候群に伴う右眼の緑内障の診断で，近医眼科で点眼加療されていた．右眼の眼圧コントロールが不良となり，緑内障手術目的で紹介受診．

経過：6年間の経過観察期間中に，右眼は線維柱帯切開術，線維柱帯切除術，チューブシャント手術を施行した．右眼の矯正視力は1.0で，点眼加療で右眼の眼圧は17mmHgにコントロールされている．

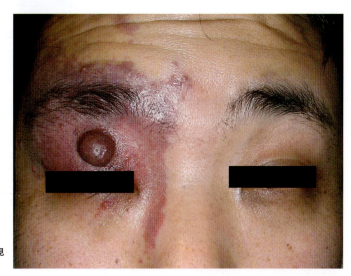

図1a | スタージ・ウェーバー症候群の外眼部所見
右三叉神経第1枝領域にポートワイン斑を認める．

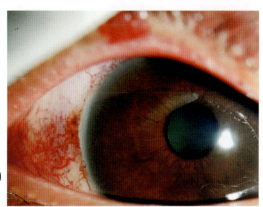

図1b | スタージ・ウェーバー症候群の右眼の細隙灯顕微鏡所見
上眼瞼と上強膜の血管異常を認める．

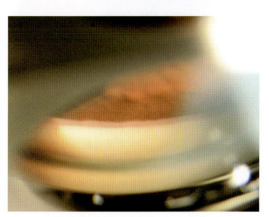

図1c | スタージ・ウェーバー症候群の右眼の隅角所見
シュレム管内のうっ血を認める．

1-5)-(1)-⑩

黄色腫，黄色板症
Xanthoma, Xanthelasma

診断のポイント				
観察のポイント				
重要度	観察目的	観察点	所見	参照図
★★★	診断	発生部位	上眼瞼鼻側左右対称	
★★★	診断	色調	黄色	図1
★★	診断	硬度	軟	
★★	診断	表面	正常皮膚	
検査所見				
重要度	観察目的	観察点	所見	参照図
★★★	確定診断	病理組織検査		図4, 5

鑑別が必要な疾患		
鑑別疾患	鑑別のポイント	掲載頁
石灰化上皮腫	白色調を伴い，比較的硬い．若年者に多い	
脂漏性角化症（角化の少ない局面の場合）	表面が粗造で，やや硬めで褐色調	148頁
基底細胞癌（中心潰瘍を持たない，比較的色素の少ないタイプの場合）	表面は蝋様．増大すると中心潰瘍を生じる	168頁

1 疾患の定義

眼瞼鼻側皮膚に生じる黄色を帯びた扁平の隆起性病変．脂質を含んだ組織球（泡沫細胞：lipid-laden histiocytesまたは泡沫細胞：foam cells）が皮下の血管周囲に胞巣状に集簇したものである．上眼瞼に左右対称性に生じることが多いが，下眼瞼に生じたり，上下の黄色腫が融合することもある．中高年に多い．性差はわずかに女性に多いとされる．脂質異常症に合併することもあり，特に家族性高コレステロール血症の場合は若年者にも発生する．頻度は稀ではない．

「黄色板症」という名称は眼瞼に生じた黄色腫の臨床病名であり，病理診断名は黄色腫となる．

2 外眼部所見

内眼角寄りの皮膚に，平らに隆起した境界明瞭な黄色の腫瘤（papule：丘疹，あるいはplaque：局面）として観察される．重瞼線直上に位置し，数mm～10mm程度のものが多く，瞼裂に沿って弓状に拡大する．通常は一眼瞼に一つだが多発することもある．比較的柔らかく，眼瞼の機能を障害することは稀である（図1～3）．

3 確定診断に必要な検査

特徴的な所見から，視診でほとんど診断は可能．確定診断には，病理学的検索が必要である（図4, 5）．

4 鑑別すべき疾患

特徴的な疾患のため，臨床診断に迷うことは稀だが，石灰化上皮腫や，脂漏性角化症の特殊なもの，基底細胞癌で内眼角に生じた，潰瘍がなく色素の薄いものでは判断に迷うことがあるかもしれない．

石灰化上皮腫は内眼角付近の発生が多いが，比較的硬めで白色調が強く若年者の頻度が高い．

脂漏性角化症で凹凸が少なく局面を形成するタイプで鑑別が必要かもしれない．

基底細胞癌は蝋様で光沢があり，拡大につれて中心に潰瘍を生じることで鑑別は可能となる．

5 治療方針

機能的に問題を生じることはほとんどないので，治療するかどうかは主に整容的理由による．

脂質異常症を有する場合，脂質異常症の内科的治療はしたほうがいいが，黄色腫は改善しないことが多い．

外科的切除が最も一般的である．大半は単純切除と縫合術で治癒可能であるが，安易に切除縫合を行うと眼瞼外反症や兎眼を生じることもあるので，特に腫瘤の縦幅が大きい場合は形成術の技術のある医師が行う必要がある．40％の再発（脂質異常症合併，4眼瞼発症の場合が再発率が高い）という報告がある．

CO_2レーザーによる切除も可能だが，合併症として瘢痕化や色素沈着の報告が見られる．

三塩化酢酸による治療が報告されているが，日本では一般的でない．

術者の技量と症例により選択が必要である．

（江口功一）

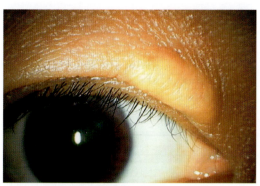

図1 | 右上眼瞼内側に生じた典型例
重瞼線直上に弓状に黄色の腫瘍を認める.

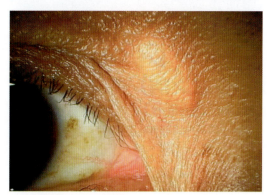

図2 | 鼻梁付近に生じた黄色腫
より内側に発生する黄色腫は瞼裂から離れ,鼻梁寄りとなることも多い.表皮が厚くなるため,黄色味がやや薄めとなる.

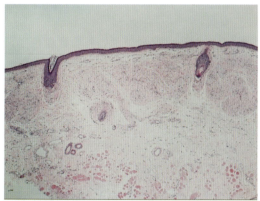

図4 | 病理組織像(弱拡)
眼瞼表皮と眼輪筋との間の真皮内に,泡沫細胞が集簇して板状の腫瘍を形成している.

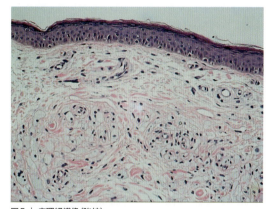

図5 | 病理組織像(強拡)
真皮内の毛細血管を取り囲むように泡沫細胞が胞巣状に腫瘤を形成している.腫瘍を覆う上皮は正常である.

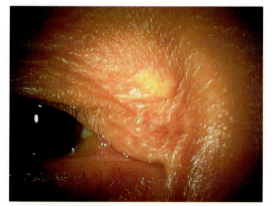

図3 | 不整形の小型黄色腫
小さなものは弓状にならず不整形となり,ほかの腫瘍と鑑別が必要なこともある.

1-5)-(1)-⑪

神経線維腫症1型
(フォン・レックリング
ハウゼン病)

**Neurofibromatosis 1
(von Recklinghausen disease)**

診断のポイント

	検査所見		
重要度	観察方法	所見	参照図
★★★	視診	顔面皮膚に多発する結節性病変	図1a
★★★	視診	全身皮膚に生じるカフェ・オ・レ斑	
★★	細隙灯顕微鏡	虹彩結節	
★★	CT・MRI	眼窩内に進展する病変や骨変形，視神経病変	

鑑別が必要な疾患

鑑別疾患	鑑別のポイント	掲載頁
脂漏性角化症	表面が凹凸不整，茶・黒色調	148頁
母斑	表面平滑，白〜黒色調，瞼縁に好発し，毛を伴う	146頁

1 疾患の定義

神経線維腫症1型 (neurofibromatosis 1；NF1，フォン・レックリングハウゼン病) は，皮膚をはじめ全身各臓器に多彩な病変を生じる遺伝性の疾患である．皮膚に神経線維腫やカフェオレ斑が生じるほか，神経，骨，眼球にも症候を合併する．原因は17番染色体長腕 (17q11.2) に位置する*NF1*遺伝子の異常とされる．出生約3,000人に1人の割合で生じ，罹患率に人種差はない．常染色体優性の遺伝子疾患だが半数は突然変異に伴う弧発例である．

2 外眼部所見

全身に多彩な症候を生じるが，眼科領域で見られる症候は眼瞼・顔面皮膚の神経線維腫が最も頻度が高い (図1a, b)．皮下および皮内に生じる結節性病変が，眼瞼を含む顔面皮膚に多発する．結節は表面平滑で充実性，弾性硬である．病変の色調は正常皮膚に近いものと，赤みを帯びるものとが混在する．眼瞼腫脹や眼瞼下垂を伴うことが多い．その他，虹彩結節や全身皮膚に褐色のカフェオレ斑 (図2) を生じる．

3 確定診断に必要な検査

日本皮膚科学会から神経線維腫症1型の診療ガイドラインが発表されている．臨床的診断基準としては，以下の7項目中2項目以上で確定診断となる．必要な検査としては，視診のほかに虹彩結節を診るための細隙灯顕微鏡検査，視神経膠腫を検索するための画像検査が挙げられる．

1. 6個以上のカフェオレ斑
2. 2個以上の神経線維腫またはびまん性神経線維腫
3. 腋窩あるいは鼠径部の雀卵斑様色素斑 (freckling)
4. 視神経膠腫optic glioma
5. 2個以上の虹彩小結節 (リッシュ結節)
6. 特徴的な骨病変の存在
7. 家系内に同症

4 鑑別すべき疾患

神経線維腫が皮膚に多発している症例では，NF1の診断に迷うことはほとんどないと思われる．NF1とは関連のない孤立性の神経線維腫が眼瞼に生じた場合は，脂漏性角化症，母斑などとの鑑別を要する．

5 治療方針

NF1で神経線維腫を有する患者の70％以上が整容上の問題を意識しているとされる．これを解決する手段としては外科的切除が第一選択となる．特に眼瞼は病変のサイズによっては視界の妨げになりquality of visonを損なうため，患者の希望があれば積極的に切除することが望ましい．通常，単純切除と縫縮で対応可能であることが多い．なお，NF1患者では術後の瘢痕形成が生じにくいとされている．

（大湊　絢）

症例1 | 神経線維腫症1型

80代女性
主訴：右上眼瞼の腫れ，視界の狭窄
経過：もともと顔面に結節性病変が多発していたが，徐々に右上眼瞼の結節が増大し，見づらくなってきたため，治療目的に当科紹介．

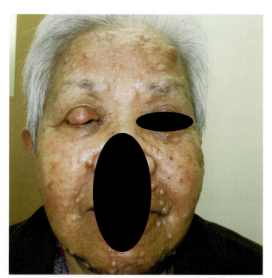

図1a | 神経線維腫症1型

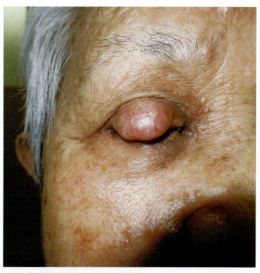

図1b | 神経線維腫症1型の眼瞼所見
顔面に表面平滑な結節性病変が多発している．色調は正常皮膚に近いものから，やや赤みを帯びたものまで混在している．

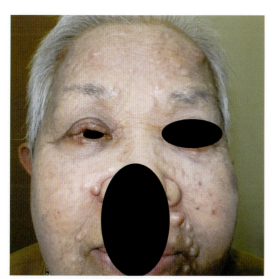

図1c | 右上眼瞼の結節切除後1ヵ月
皮下病変を剝離し摘出，皮膚を縫合して終了している．

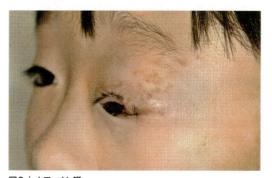

図2 | カフェオレ斑
(金子博行ほか：神経線維腫．大島浩一ほか（編）：知っておきたい眼腫瘍診療．眼科エキスパート．医学書院，東京，293, 2015　図1bより)

1-5)-(1)-⑫

稗粒腫
Millium

診断のポイント

	観察のポイント			
重要度	観察目的	観察点	所見	参照図
★★★	存在部位の確認	皮内結節	浅い	図1a〜c
★★★	形状確認	大きさ	1〜2mmの小丘疹	図1a〜c
★★★	他疾患との鑑別	色調	白色〜黄色調	図1a〜c

治療と診断を兼ねる. 小切開後圧出にて角質塊を確認できれば稗粒腫である.

鑑別が必要な疾患

鑑別疾患	鑑別のポイント	掲載頁
汗管腫	皮膚色で硬く触れ, 時に集簇・融合する	166頁
眼瞼黄色腫	黄色調で上眼瞼の内側に好発, 扁平で境界明瞭, わずかに扁平隆起	158頁
青年性扁平疣贅	皮膚色もしくは淡い褐色で扁平に隆起した皮疹, 線上配列を呈することが多い (Köbner現象), 外方性増殖が顕著	
脂漏性角化症	境界明瞭な褐色斑として出現し, 褐色もしくは黒色の腫瘤となる. 臨床症状は多彩, 表面は厚い角質を有する	148頁
毛包上皮腫	皮膚色もしくは薄桃色の表面平滑で丘疹状に隆起する小結節. 多発することもある. 境界明瞭	
面皰	毛孔の開大を伴う	

1 | 疾患の定義

表皮直下から真皮上層に小さな角質囊腫として生じる良性腫瘍である.

女性の顔に好発する. 自覚症状はない. 病理組織学的には角質囊腫で1〜数層の扁平上皮細胞からなり, 顆粒層を経て角化し, 角質を内包する. 発生母地として表皮由来のほか, 毛包, 汗管由来なども考えられている.

①原発性稗粒腫, ②続発性稗粒腫, ③新生児に生じる稗粒腫, の3つに分類されるが, 組織像はほぼ同様である. 眼瞼に見られるものは原発性稗粒腫であることが多い.

①原発性稗粒腫：誘因なく発生する. 顔面, 特に眼瞼, 頬部, 前額部に好発する. 時に家族性に見られることもある. 多くは青年期までに生じるが, 中年期以降に顔面に稗粒腫が多発することがあり, 多発性発疹性稗粒腫と呼ばれる. 多発性発疹性稗粒腫は数ヵ月の単位で比較的急速に増え, 時に顔面から頸部, 躯幹に拡大する.

②続発性稗粒腫：汗管や毛包上皮の閉塞や再生過程に生じる. 水疱性疾患や化膿性病変に続発して生じる. また, 掻破, 熱傷などの皮膚外傷の病巣治癒部に一致して出現することもある.

③新生児に生じる稗粒腫：新生児に多く見られるが, 数週間で自然に消失する. 鼻部に多く生じる. 初発疹は黄色の点として生じ, その後, 半球状丘疹となる.

2 | 外眼部所見

直径1〜2mmの表面平骨な白色〜黄色調の丘疹で, 散在性または集簇性に生じる. 癒合しない. 原発性稗粒腫は眼囲に多発する.

3 | 確定診断に必要な検査

視診・触診により診断可能である.

4 | 鑑別すべき疾患

汗管腫, 眼瞼黄色腫, 青年性扁平疣贅, 脂漏性角化症, 毛包上皮腫.

5 | 治療方針

病巣部の被覆表皮に18G注射針を用いて小切開を加え, 先の細い攝子でつまみ角質を圧出すると, 小さな真珠様の角質塊を認める. CO_2レーザーで焼灼するのもよい. 治療後は軟膏塗布を行い, ガーゼなどでの被覆は必要ないことが多い. 治療せずに放置も可.

(原　かや)

症例1 | 内眼角稗粒腫

52歳女性
主訴：目頭の「イボ」を主訴に来院
既往：なし
経過：同日，18G注射針で小切開後，圧出した．

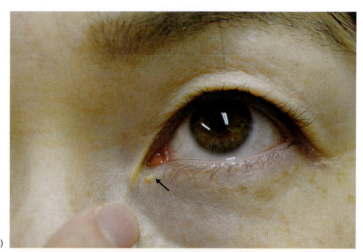

図1a | 内眼角稗粒腫（開瞼時）

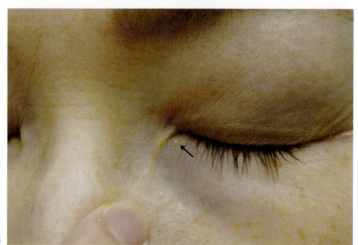

図1b | 内眼角稗粒腫（閉瞼時）

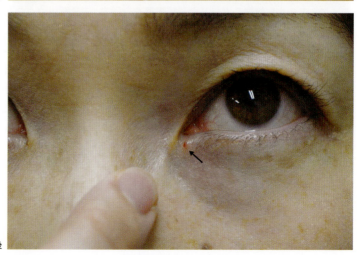

図1c | 小切開・圧出後

1-5)-(1)-⑬

表皮嚢胞(粉瘤)
Epidermal inclusion cyst (Atheroma)

診断のポイント				
観察のポイント				
重要度	観察目的	観察点	所見	参照図
★★★	有無の確認	病変部位と色調，表面形状	上下眼瞼 内眼角部 表面平滑 硬～軟かい 炎症を伴うことあり 黄色調～灰白色	図1～4
★★	有無の確認	サイズと個数	数mm～数cm	図1～4
★	有無の確認	可動性	まちまち	図1～4
検査所見				
重要度	観察目的	観察点	所見	参照図
★★★	細隙灯顕微鏡	色調，表面形状	表面平滑 硬～軟かい 黄色調～灰白色	図1, 2
★★★	病理組織学的検査	良悪性の有無	表皮に類似した壁に覆われ，脱落したケラチンが充満する	

鑑別が必要な疾患		
鑑別疾患	鑑別のポイント	掲載頁
稗粒腫	サイズと個数	162頁
脂腺嚢胞	発症部位と病理組織学的検査	

1 疾患の定義

表皮に類似した嚢胞壁に覆われ，脱落したケラチンが充満した嚢胞である．大多数は毛が存在している部位の毛嚢漏斗部が拡張した貯留性の嚢胞である．毛嚢がない手掌や足底のような部位にできる場合は，外傷性に表皮が真皮内に下掘れしてできた外傷性表皮嚢胞traumatic epidermal cystと考えることができる．

2 外眼部所見

表面は平滑で，内容物の充満程度により硬いものから軟らかいものまでさまざまである．黄色調～灰白色，ドーム状やなだらかな隆起，有茎性腫瘤として観察される．皮下に存在し，可動性がないこともある．中央部に陥凹を認めるものもある（図1, 2）．若年者から高齢者まであらゆる年齢で発症し，先天性，外傷性，手術後に生じるものなど，さまざまである．上下眼瞼や内眼角部に比較的多く認める．自然に破裂すると皮下に炎症を起こすこともあり，感染や破裂によって発赤，腫脹，疼痛で受診することもある（図3）．多発する病変を認めるものは，稀にミュア・トール症候群やガードナー症候群を合併するものがある．

3 確定診断に必要な検査

細隙灯顕微鏡検査：眼瞼周囲に発生するものに関しては，上記所見がとりやすい．手術的に摘出し，病理組織学的検査にて確定診断することも多い．

4 鑑別すべき疾患

稗粒腫：milium（通常は多発するので，複数形でmilia）は，眼瞼周囲や前額および頬部に多発する，軟毛の漏斗部の貯留性嚢胞である．毛嚢脂線の開口部の閉塞で発生する．灰白色で，直径1～3mmの小丘疹が多発する．

脂腺嚢胞：sebaceous cyst（pilar cyst）は，皮膚，マイボーム腺，ツァイス腺の脂線管の閉塞により拡張した嚢胞性病変である（図4）．表面は平滑で，黄色調，不透明で皮下に存在し，可動性があるものも多い．眉毛周囲にできることもある．見た目だけでは鑑別がつかないこともあり，病理組織学的検査で診断がつくこともある．

5 治療方針

内容物の圧出だけでは，嚢胞壁が残存し，脱落したケラチンが再貯留して再発することがある．このため，手術的に嚢胞壁を含めて全摘出することによって完治する．

(尾山徳秀)

症例1 | 内眼角部の表皮嚢胞

72歳男性

主訴：1年前にできた両側内眼角周囲の腫瘤の切除希望
経過：手術加療にて全摘出して経過良好である．

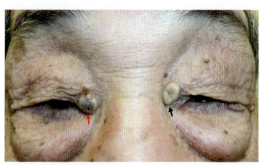

図1 | 両側内眼角部の表皮嚢胞
右側は，表皮に覆われているが中央部に陥凹を認め，内部に角化物が充満している（赤矢印）．左側は陥凹は認めず，黄白色の内容物が充満している（黒矢印）．

症例2 | 瞼縁周囲の表皮嚢胞

45歳男性

主訴：数ヵ月前から，右上眼瞼縁に疼痛のない腫瘤（赤矢印）が出現して治らない．
経過：手術加療にて全摘出して経過良好である．

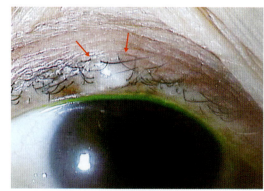

図2 | 睫毛周囲の軟らかい灰白色の病変（赤矢印）

症例3 | 眉毛下の炎症を伴った表皮嚢胞

68歳女性

主訴：数ヵ月前から上眼瞼に腫瘤が出現し，最近は発赤と疼痛，腫脹がある．
経過：抗炎症薬，抗菌薬で炎症が軽快した後に，手術加療にて全摘出して経過良好である．

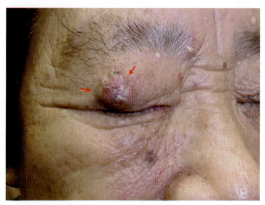

図3 | 眉毛下の炎症を伴った表皮嚢胞（赤矢印）
周囲に発赤と腫脹，疼痛（炎症の3徴）を伴っている．

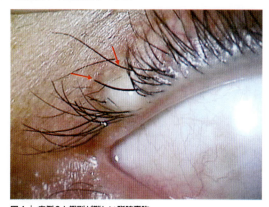

図4 | 症例2と鑑別が難しい脂腺嚢胞
病理組織学的検査にて診断が確定した．

1-5)-(1)-⑭

汗管腫
Syringoma

診断のポイント				
観察のポイント				
重要度	観察目的	観察点	所見	参照図
★★★	有無の確認	対称性	左右対称に多発	図1, 2
★★★	症状の有無	炎症, 痒み	炎症や痒みはない	図1, 2
検査所見				
重要度	観察目的	観察点	所見	参照図
★	病理組織学的検査		真皮上層から中層に大小の管腔構造と索状構造（オタマジャクシ様）	

鑑別が必要な疾患		
鑑別疾患	鑑別のポイント	掲載頁
扁平疣贅	非対称性, 発疹の癒合傾向(ケブネル現象)	
稗粒腫	より小型, 角質物質が圧出される	162頁
顔面播種状粟粒性狼瘡	炎症性の潮紅, 狼瘡結節	
エクリン汗嚢腫	温熱環境で生じる播種状丘疹, 掻痒感あり	

1 疾患の定義

　エクリン汗腺の真皮内汗管の増殖により生じる直径1〜3mm大の扁平隆起性黄褐色の小丘疹である．眼瞼，前胸部，次いで額，頚部，腹部，ときに肘窩，大腿，外陰部に好発する．左右対称性，散在性に多発し，癒合傾向を示すこともある．女性に多く，汗の分泌量が増加する思春期ごろから目立つようになる．痒みなどの自覚症状はないが，自然消退することもない．

　病理組織学的には真皮上層から中層にかけて大小の管腔構造と索状構造が見られる．管腔の一端に短い尾のような上皮索をつける特徴的な像（オタマジャクシ型の汗腺の断面）が見られる．

2 外眼部所見

　眼瞼（下眼瞼が多い）に対称性に1〜3mm大の皮膚正常色の扁平隆起性小丘疹を認める．小丘疹は時に癒合することもある．

3 確定診断に必要な検査

　特になし．

4 鑑別すべき疾患

　扁平疣贅，顔面播種状粟粒性狼瘡，稗粒腫，エクリン汗嚢腫など．

5 治療方針

　炭酸ガスレーザーによる焼灼．

（大城貴史・大城俊夫）

症例1｜汗管腫

44歳女性

主訴：両上下眼瞼のブツブツ

既往：特になし

経過：思春期頃より両下眼瞼に点状の隆起が出現し，徐々に目立つようになってきた．

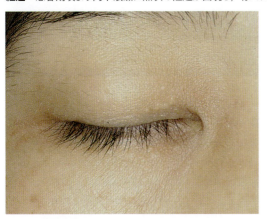

図1a｜汗管腫（右眼瞼）
上下眼瞼に左右対称性に1mm程度の皮膚色の扁平隆起性小丘疹が多発している．自覚症状はない．

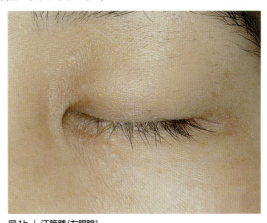

図1b｜汗管腫（左眼瞼）
上下眼瞼に左右対称性に1mm程度の皮膚色の扁平隆起性小丘疹が多発している．自覚症状はない．

症例2｜汗管腫

50歳女性

主訴：両眼瞼の汗管腫の治療希望

既往：特になし

経過：20歳頃より両眼瞼にブツブツが出現し，30歳ごろより多発するようになり，各々がくっつくようになってきたため，近医受診された．治療目的にて来院された．

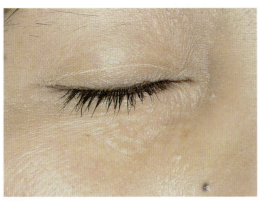

図2a｜汗管腫（右眼瞼）
両下眼瞼に癒合した1.5mm大の皮膚色をした扁平隆起性小丘疹の集簇を認める．両上眼瞼の病変は癒合していない．自覚症状は外見以外は特になし．

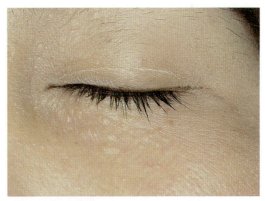

図2b｜汗管腫（左眼瞼）
両下眼瞼に癒合した1.5mm大の皮膚色をした扁平隆起性小丘疹の集簇を認める．両上眼瞼の病変は癒合していない．自覚症状は外見以外は特になし．

1-5)-(2)-①

基底細胞癌
Basal cell carcinoma; BCC

診断のポイント

検査所見				
重要度	観察目的	観察点	所見	参照図
★★★	有無の観察	皮膚	色素の有無	図1～4
★★	有無の観察	皮膚	潰瘍の有無	図2, 4
★	有無の観察	皮膚	辺縁の小結節の配列	図2, 3

鑑別が必要な疾患

鑑別診断	鑑別のポイント	掲載頁
母斑	臨床経過と病変内潰瘍の有無, 色調の違い	146頁
脂漏性角化症	病変の表面の角化の状態	148頁

1 | 疾患の定義

　基底細胞癌(BCC, 同義語として基底細胞(上皮)腫 basal cell epithelioma (BCE)は, 皮膚原発悪性腫瘍の最多であり, 日本においては眼瞼悪性腫瘍の中で脂腺癌と並び上位1位, 2位を占める高頻度の腫瘍である. また, BCCはその頻度のみならず, 多彩な臨床所見, 病理所見を呈することから, BCCを勉強することは, 眼瞼および眼瞼周囲の皮膚腫瘍を理解するうえでも大変有意義である.

　BCCの腫瘍細胞は表皮の基底細胞類似の形態を示すが, 現在では, 上皮性胚芽または多分化能を有する未分化細胞由来の悪性腫瘍と考えられ, 皮膚付属器系悪性腫瘍と考える意見が多い. 多彩な分化傾向を示す胎生期上皮細胞(上皮胚原基)が増殖するが, それには紫外線や外傷, 放射線, 瘢痕などの関連性もある. また, 覚えておきたいこととして, 色素性乾皮症, 母斑性基底細胞癌症候群, 慢性放射線皮膚炎, 慢性皮膚中毒症, 脂腺母斑などの基礎疾患から発症することもあり, この場合には若年者にも生じ(通常のBCCは40歳以上に好発), かつ多発する.

2 | 外眼部所見

　BCCの好発部位は顔面(80%以上)であり, 目, 鼻周囲を含め, 顔部中央部に多い(内眼角部にも多い理由の一つ). BCCは多彩な臨床像を呈するが, 典型的には黒褐色～茶褐色の色素を有する腫瘍性病変(古典的には黒褐色蝋様光沢性結節)である(色素性BCC)(図1～4). この色素沈着は均一から不均一までさまざまで, 時には色素を伴わない無色素性腫瘍もある(無色素性BCC)(図5). 皮膚腫瘍全体から見ると, 日本人のBCCは90%以上が色素性BCCである. また, 典型例では, 当初結節状に増大するが, 徐々に結節中央部が陥凹し, 潰瘍を形成(蚕食性潰

瘍 rodent ulcer)することが多いとされる(図2, 4, 5). また, 病巣辺縁部をふちどるように小結節が配列するのも特徴とされる(pearly border)(図2, 3). この典型例は結節(潰瘍)型BCCと病型分類され, 他の病型分類として, 表在型, 強皮症型(morphea型), Pinkus型などがある.

3 | 確定診断に必要な検査

　生検または手術による病理組織検査である. また, 皮膚科領域で普及しているダーモスコープによる検査も有力な術前補助検査である.

4 | 鑑別すべき疾患

　鑑別診断としては, 良性腫瘍と悪性腫瘍があり, 前者として母斑と脂漏性角化症, 後者として悪性黒色腫が挙げられる.

　BCCの診断のポイントは, ①色調(色素を有する, 黒褐色～茶褐色), ②腫瘍形成(軽度の隆起), ③中央の陥凹(潰瘍形成)などであるが, BCCは多彩な臨床症状, 臨床所見を呈することも多い. 一番のポイントは, 眼瞼部の腫瘍を見たら, 色素の有無にかかわらず, まず疑うことが重要である.

5 | 治療方針

　原則は手術での完全摘出・切除である.

(林　暢紹)

[参考文献]
1. 林　暢紹：眼瞼の基底細胞癌と脂腺癌の臨床病理. OCULISTA 57: 21-27, 2017
2. 林　暢紹：基底細胞癌の臨床. あたらしい眼科 34：1743-1744, 2017
3. 林　暢紹：基底細胞癌. 大島浩一ほか(編)：眼科臨床エキスパート, 知っておきたい眼腫瘍診療, 医学書院, 東京, 229-232, 2015

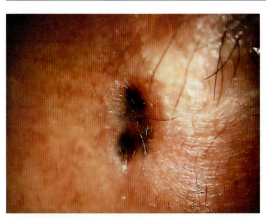
図1 | 基底細胞癌
内眼角やや内方(鼻側部)に生じた基底細胞癌.

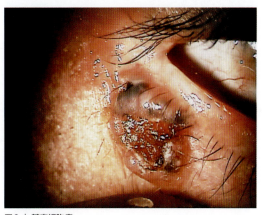
図2 | 基底細胞癌
中央部に潰瘍を伴い,周囲が堤防状となった基底細胞癌.

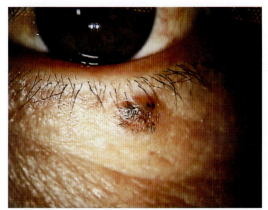
図3a | 基底細胞癌
軽度隆起した色素性腫瘍.

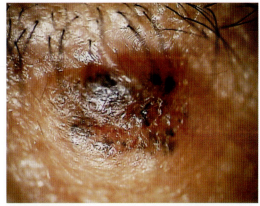
図3b | 拡大像
まだらな色素沈着を認め,中央部に軽度陥凹を認めつつある.

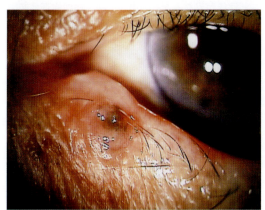
図4 | 基底細胞癌
中央部にわずかに陥凹/潰瘍形成を認め,色素沈着も認める腫瘍.

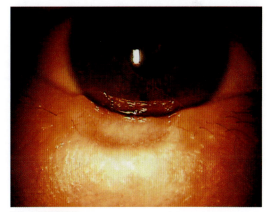
図5 | 基底細胞癌
全体に陥凹/潰瘍化した病巣であり,色素沈着は明らかでない.

1-5)-(2)-②

脂腺癌
Sebaceous cell cacrcinoma

診断のポイント

検査所見				
重要度	観察目的	観察点	所見	参照図
★★★	有無の確認	皮膚	腫瘍内の黄色調の有無	図1〜3
★★	有無の確認	瞼縁	睫毛の脱落の有無	図1

鑑別が必要な疾患

鑑別診断	鑑別のポイント	掲載頁
霰粒腫(高齢者, 再発性)	症例によってはきわめて困難	84頁
眼瞼縁炎, 瞼結膜炎	難治性(眼瞼の仮面症候群)	90頁

1 | 疾患の定義

脂腺癌は，脂腺細胞への分化を示す悪性腫瘍の総称であり，全身に存在する皮脂腺(皮膚付属器)のほか，眼瞼部の瞼板腺(マイボーム腺)や睫毛腺(ツァイス腺)さらには乳輪部のモントゴメリー腺なども発生母地になるが，眼瞼部からの発生が多いこともあり，脂腺癌を眼型と眼外型に分けることもある．

我々眼科医が遭遇する脂腺癌の発生母地としては，①マイボーム腺，②ツァイス腺，③涙丘部の皮脂腺，④眉毛や眼瞼皮膚の皮脂腺，の4つが挙げられるが，①②由来の脂腺癌(①マイボーム腺癌，②ツァイス腺癌)が大部分である．

また,脂腺癌を含めた脂腺性腫瘍は,家族性にミュア・トール症候群をきたすことがあり，皮膚のケラトアカントーマ，大腸癌や乳癌の発生率が高い．

2 | 外眼部所見

典型例では，表面は凹凸不整形を示す硬結腫瘤であり，腫瘤の増大は緩徐なこともあるが，急速な増大を示すこともある．腫瘍細胞の胞体内に脂肪を有し，黄色調の無痛性腫瘤を形成する(図1〜3)．また，潰瘍やびらんなどの修飾が加わりやすく，睫毛付近に腫瘍細胞が浸潤すると睫毛の脱落を認める(図1)．さらに，外方に増殖し有茎性腫瘤をきたすこともある(図4)．また，腫瘍細胞が上皮内浸潤の形態を示し，眼瞼縁皮膚や睫毛の毛包，瞼結膜に広がり，腫瘤形成が目立たない場合もあり，その際には難治性眼瞼縁炎や瞼結膜炎の臨床所見を呈することも覚えておきたい．

3 | 確定診断に必要な検査

生検を含めた手術による腫瘍組織の病理組織検査．

4 | 鑑別すべき疾患

霰粒腫，特に難治性，再発性霰粒腫あるいは高齢者の霰粒腫，ほかに無色素性基底細胞癌が挙げられる．

脂腺癌は，早期に発見し適切な治療を行えば完治しうる癌であり，眼科医による早期発見，早期診断が重要である．そのためにはまずは疑ってみることである．眼瞼部の腫瘍性病変を見たら，①瞼板病変の可能性の有無(腫瘤の可動性の有無)，②腫瘤内の黄味を帯びた色調の有無，③睫毛の脱落の有無，などである．著者は全症例に，穿刺内容物や切開排出物などを病理検査に提出すべきと考えているが，切開時に霰粒腫の粥状物が出ない，手術をしたがいつもと性状が異なるなどの場合には，病理検査は必須である．

5 | 治療方針

原則として手術による完全摘出・切除．高齢者などで手術困難な場合には，放射線療法も選択肢である．

(林　暢紹)

[参考文献]

1. 林　暢紹：眼瞼の基底細胞癌と脂腺癌の臨床病理. OCULISTA 57：21-27, 2017
2. 林　暢紹：脂腺癌. 大島浩一ほか(編)：眼科臨床エキスパート, 知っておきたい眼腫瘍診療, 医学書院, 東京, 233-236, 2015
3. 林　暢紹：脂腺癌 vs 扁平上皮癌. 石橋達朗(編)：眼科プラクティス 8 いますぐ役立つ眼病理, 文光堂, 東京, 233-236, 2015

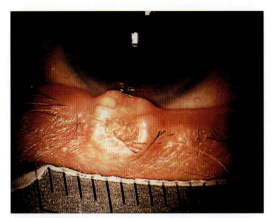

図1 | 脂腺癌
黄色調の強い広基性に発育した下眼瞼脂腺癌.

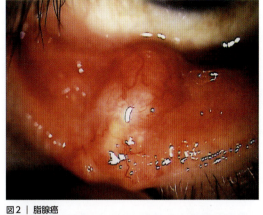

図2 | 脂腺癌
下眼瞼の瞼腺から円蓋部方向に大きく発育した脂腺癌.

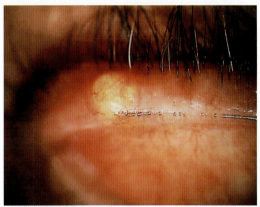

図3a | 脂腺癌
上眼瞼の瞼腺付近に生じた黄色調の腫瘍：脂腺癌.

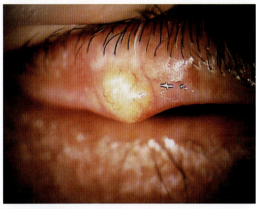

図3b | 脂腺癌
図3aと同一症例. 図3aより約1ヵ月半後. 腫瘍が増大していることがわかる.

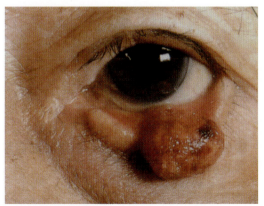

図4a | 下眼瞼の脂腺癌
下眼瞼に外方に有茎性に増殖した脂腺癌.

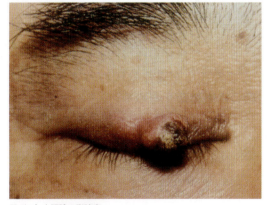

図4b | 上眼瞼の脂腺癌
上眼瞼に外方に有茎性に増殖した脂腺癌.

1-5)-(2)-③

扁平上皮癌
Squamous cell carcinoma ; SCC

1 疾患の定義

　眼表面扁平上皮腫瘍 ocular surface squamous neoplasia (OSSN) は角結膜上皮内腫瘍 conjunctival intraepithelial neoplasia (CIN) と扁平上皮癌 squamous cell carcinoma (SCC) の総称である[1]。CINは異型細胞が上皮細胞層にとどまるものをいい、SCCとは異型性を示し腫瘍化した結膜扁平上皮細胞が基底膜を越えて実質にまで浸潤したものを定義する。

2 外眼部所見

　上下眼瞼結膜、球結膜から発生する乳頭状の腫瘤性病変。腫瘍表面が異常角化すると白色のプラークを呈する。腫瘍内には打ち上げ花火状といわれる微細な蛇行血管が放射状に配列している所見が見られることが多い。また、腫瘍に流入するやや太い栄養血管が特徴的である。乳頭腫が有茎性であるのに対し、広基性であることも鑑別ポイントの一つである。

3 確定診断に必要な検査

細隙灯顕微鏡検査：眼瞼結膜から発生するため、上眼瞼の場合は翻転して観察する（図1）。乳頭状の腫瘍表面を観察し、フルオレセイン染色にて、腫瘍の範囲を確認する。有茎性か広基性か、硝子棒を用いて腫瘍の基底部を観察する。SCCの大部分は広基性である。また、硝子棒や綿棒を用いて腫瘍の触診を行う。乳頭腫や肉芽腫、霰粒腫はSCCと比較し、柔らかい。

生検による病理組織学的検査：核の大小不同や異型を伴った上皮細胞が基底膜を越えて増殖しているか確認する。SCCの亜型である局所浸潤傾向が強い粘表皮癌では、HE染色で白く抜けた粘液杯細胞が散在している。粘表皮癌が疑わしい時は、PAS（periodic acid-schiff）染色で粘液産生細胞を探すのがよい。

診断のポイント				
観察のポイント				
重要度	観察目的	観察点	所見	参照図
★★	乳頭腫との鑑別	有茎性か広基性か	SCCは広基性	
★★★	重症度の判定	腫瘍の範囲	フルオレセイン染色で表面不整	
検査所見				
重要度	観察目的	観察点	所見	参照図
★★	細隙灯顕微鏡	表面の性状	打ち上げ花火状の微細な蛇行血管	図2
★★	細隙灯顕微鏡	腫瘍の形状	有茎性か広基性か	図2
★★★	細隙灯顕微鏡	フルオレセイン染色（腫瘍の範囲）	表面不整	
★★★	生検による病理検査	CINかSCCかの鑑別	核の大小不同や異型を伴った上皮細胞が基底膜を越えて増殖しているか	図4
★★★	生検による病理検査	粘表皮癌との鑑別	粘液産生細胞の有無	図4

鑑別が必要な疾患		
鑑別疾患	鑑別のポイント	掲載頁
脂腺癌	マイボーム腺脱落の有無	170頁
粘表皮癌	生検した組織像	
乳頭腫	有茎性か広基性か、単発か多発か	150頁
霰粒腫	発症からの期間	84頁
肉芽腫	炎症所見の有無	

4 鑑別すべき疾患

- 脂腺癌
- 粘表皮癌
- 乳頭腫
- 霰粒腫
- 肉芽腫

5 治療方針

　安全域を設けた完全切除が基本。

　眼球内および眼窩内へ浸潤した症例に対しては、眼球摘出術や眼窩内容除去が必要になる。

　症例によっては冷凍凝固を併用する。

　術後の再発予防に対して、マイトマイシンC（MMC）や5-フルオウラシル（5-FU）、インターフェロンα-2bの点眼が用いられる[2]。

　なんらかの理由で手術が困難な場合や、術後のアジュバントとして放射線治療は有効である。

（田邉美香）

［文献］
1. Lee GA, et al: Ocular surface squamous neoplasia. Surv Ophthalmol 39: 429-449, 1995
2. Shields CL, et al: Interferon for ocular surface squamous neoplasia in 81 cases: outcomes based on the American Joint Committee on Cancer classification. Cornea 32: 248-256, 2013

症例1 ｜ 眼瞼結膜扁平上皮癌

66歳男性
主訴：異物感，眼瞼腫瘤
既往：2型糖尿病，高脂血症，脊柱管狭窄症
経過：半年前から前医で糖尿病性角膜上皮障害をフォローされていた．異物感や角膜障害が増悪し，上眼瞼結膜の腫瘤性病変を発見された．当科で生検を行い，SCCと診断した．

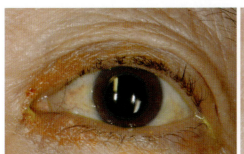

図1a ｜ 眼瞼結膜扁平上皮癌の前眼部所見①

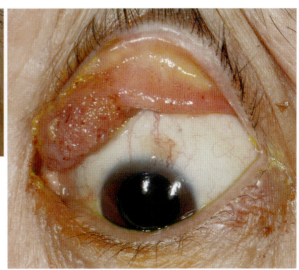

図1b ｜ 眼瞼結膜扁平上皮癌の前眼部所見②

症例2 ｜ 眼瞼結膜扁平上皮癌

72歳男性
主訴：異物感，眼脂，眼瞼腫瘤
既往：高血圧
経過：数ヵ月前から異物感があり，上眼瞼の裏の腫瘤に自分で気づいた．当科で生検を行い，SCCと診断した．打ち上げ花火状といわれる微細な蛇行血管が放射状に配列している典型所見が見られる．

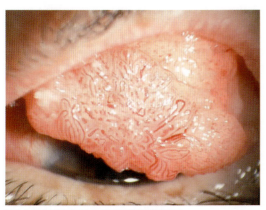

図2 ｜ 眼瞼結膜扁平上皮癌の細隙灯顕微鏡所見

症例3 ｜ 眼瞼結膜扁平上皮癌

44歳男性
扁平上皮由来の癌とする所見として，角化と細胞間橋を認める．角化物質がタマネギの割面様にみえる癌真珠 cancer pearl を形成することもある．

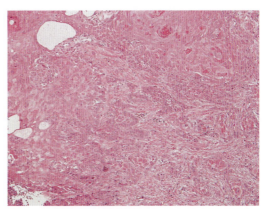

図3 ｜ 眼瞼結膜扁平上皮癌の病理所見

1-5)-(2)-④

メルケル細胞癌
Merkel cell carcinoma

診断のポイント				
検査所見				
重要度	観察目的	観察点	所見	参照図
★★★	有無の確認	皮膚	赤色調の有無	図1～3
★★	有無の確認	皮膚/腫瘤表面	拡張血管の有無	図1～3
★★	部位	皮膚	眼瞼縁病変の有無	図1
★	有無の確認	皮膚	潰瘍の有無	

鑑別が必要な疾患		
鑑別診断	鑑別のポイント	掲載頁
リンパ腫	全身症状, 病歴	
形質細胞腫	全身症状, 病歴	
白血病細胞浸潤	全身症状, 病歴	
脂腺癌, 基底細胞癌	色調, 色素, 潰瘍の有無	170, 172頁

1 | 疾患の定義

　メルケル細胞癌が，本邦の眼科教科書・眼科専門書に記載されることはあまりないようであるが，欧米の多くの眼科教科書には記載されており，我々眼科医も是非知っておきたい腫瘍である．

　メルケル細胞癌は，メルケル細胞由来の悪性腫瘍であり，表皮に存在する上皮と神経内分泌の両方の細胞性格を有した触覚受容細胞と考えられている．

　メルケル細胞癌は，体幹，四肢，頭頸部とあらゆる部位に発生するが，好発部位は顔面と頭頸部であり，約10％が眼瞼およびその周囲に発生し，そのうち60％超は上眼瞼からの発生である．また，約75％は65歳以上の高齢者に生じる．また，最近メルケル細胞ポリオーマウイルスによる発癌の可能性の指摘もある．

2 | 外眼部所見

　臨床所見・症状は，症例によってかなり異なってくるが，無痛性で，赤色調から紫色調の色調あるいは赤みを帯びた青色調を呈する特徴があり，結節状あるいは隆起性の病巣で(図1～3)，特に眼瞼縁付近に生じてくる眼瞼腫瘤(図1)において，このメルケル細胞癌を鑑別診断の一つとして挙げる必要がある．また，病巣表面の皮膚に，毛細血管拡張症のように拡張した血管が見られることが多いとされている(図1～3)．

3 | 確定診断に必要な検査

　生検を含めた手術による腫瘍の病理組織学的検査．

4 | 鑑別すべき疾患

　鑑別診断として，リンパ腫(皮膚原発性を含む)，形質細胞腫，白血病細胞の浸潤が代表であるが，その他，脂腺癌，扁平上皮癌，基底細胞癌，無色素性悪性黒色腫も挙げられる．

　メルケル細胞癌を疑うキーワードは，潰瘍を形成しない赤紫調の腫瘤で，腫瘤表面の血管拡張を認めることである．

5 | 治療方針

　手術による全摘出・全切除(広範切除)および後療法(放射線治療/化学療法)．ただし，高齢者に好発する悪性腫瘍であり，手術が困難な場合には，抗癌薬や免疫チェックポイント阻害薬などを用いた薬物療法を行う(個々の患者に応じた治療の選択)．

(林　暢紹)

［参考文献］

1. 林　暢紹：Merkel細胞癌. 後藤　浩(編)：眼科プラクティス24 見た目が大事！眼腫瘍, 文光堂, 東京, 40-41, 2008

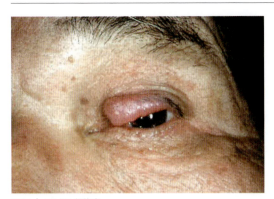

図1a │ メルケル細胞癌
上眼瞼に赤色調・隆起性腫瘍が見られる．睫毛は一部脱落しているが，潰瘍形成は認めない．表面の皮膚には拡張した血管が見られる．

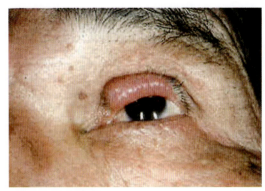

図1b │ メルケル細胞癌
図1aと同一症例．腫瘍は眼瞼縁に沿っていることがうかがわれる．腫瘍の表面には拡張した血管を認め，赤色調の外観を呈している．

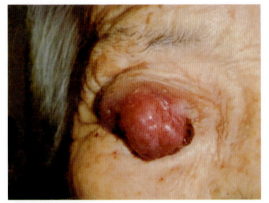

図2a │ メルケル細胞癌
上眼瞼に巨大な赤色調腫瘍を認める．腫瘍のため，眼球や下眼瞼を直接見ることができない．

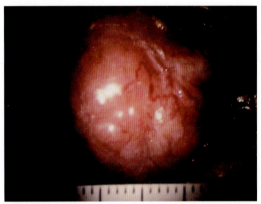

図2b │ メルケル細胞癌
拡大像．拡張した血管が明瞭である．

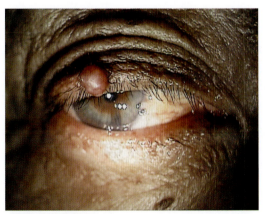

図3a │ メルケル細胞癌
右上眼瞼に小さな球状/半球状の赤色調腫瘍を認める．

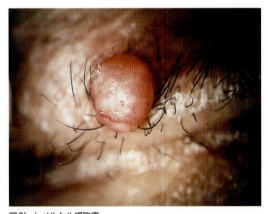

図3b │ メルケル細胞癌
拡大像．拡張した腫瘍表層の血管が明瞭である．

2

涙器

総論

1 はじめに

　涙液は眼表面の乾燥防止，感染予防，良好な光学特性の維持などの役割があり，眼球の機能を保つためには必須である．涙液は主涙腺，副涙腺から成る涙腺で産生される．涙液の基礎分泌はこの両者が行い，反射分泌は主涙腺が担っている．分泌された涙液はマイボーム腺から分泌された脂質，杯細胞から分泌される分泌型ムチンとともに涙液層，上下の涙液メニスカスを形成する．涙液の一部は眼表面から蒸発するが，大部分は上下涙液メニスカス，涙点，涙小管，涙囊，鼻涙管を通じて排出される．これらに関わる器官を涙器と呼んでいる．健常人においては分泌と導涙のバランスがとれており，安定した涙液層が保持されるが，涙器の異常が存在するとこのバランスが崩れ，流涙症やドライアイが発症し，乾燥感，流涙による不快感，視機能の異常の原因となる．涙器の疾患を正確に行うことがQuality of lifeのみならずQuality of visionの維持にも繋がることになる．

2 涙器疾患に対する基本検査

　基本となる検査については特別なものはなく，問診，視診，触診，視力検査，細隙灯顕微鏡検査，眼底検査を通常診療と同様に行う．問診は病歴，既往症，使用薬剤に対して詳細に行う．いつから，どのような症状があるか，症状は持続性なのか間欠性なのかを明確にする必要がある．間欠性の流涙であれば背後にドライアイの存在が疑われる．持続性の流涙であれば涙小管の閉塞が，眼脂を伴うようであれば涙囊以降の閉塞もしくは涙小管炎を念頭に置く必要がある．

　既往歴においては，流行性角結膜炎，長期にわたる点眼薬の使用，ドライアイの治療歴，涙点プラグの挿入，顔面神経麻痺に関する情報は重要である．顔面外傷，鼻科的手術による鼻涙管閉塞にはしばし

ば遭遇することがあり，治療における難易度も高い．発症と外傷，手術時期との関係について慎重に問診を行うべきである．近年では抗癌薬による涙小管閉塞に関する報告も多く行われてきているため，幅広く全身的な治療歴についても確認しなければならない．サルコイドーシス，ウェゲナー肉芽腫症など，涙道閉塞の原因となることが多い疾患についての聴取に漏れがあってはならない．

　視診においては眼瞼内反，眼瞼外反，眼瞼下垂，眼瞼弛緩，顔面神経麻痺，眼瞼腫脹の有無を確認する．眼瞼周囲の皮膚瘢痕にも注意を払う必要がある．涙点の形状変化，涙囊部の腫脹などは，涙道疾患を疑う十分な根拠となる．

　触診では眼瞼内の腫瘤の有無や涙小管，涙囊部圧迫による膿や粘液の逆流の有無の確認が必須である．

　細隙灯顕微鏡検査では最初に，反射分泌を惹起する刺激のない状態で涙液メニスカスを見ておくことが重要である．涙液メニスカスに膿性の混濁がないか，涙液メニスカス高に左右差はないかをまず確認してから眼瞼，眼表面，涙点周囲の詳細な観察に移る．さらに，フルオレセインで染色を行い，眼表面の異常，角結膜上皮障害，涙液層破壊時間，涙液メニスカスの連続性を判定する(図1)．涙器である涙腺と涙点以降の涙道の間のジャンクションである眼瞼，眼表面の異常を確認することは重要である．この時点ではドライアイ，アレルギー性結膜炎，結膜結石，結膜弛緩など，涙液に関わる症状の原因となる疾患についての情報を大まかに得ることができる．細隙灯顕微鏡検査では涙点の詳細な観察も可能になり，涙点閉塞，狭窄，外反が診断できる．涙点周囲の充血，腫脹は涙小管炎の診断に重要な手がかりとなるため，見落としとしてはいけない．涙囊皮膚瘻は稀な疾患ではあるが，その存在を意識して涙囊部の皮膚を観察しなければ見落とす可能性が高い．

3 涙管通水検査

　涙器疾患に対する基本検査の結果，涙道疾患が疑われる場合は涙管通水検査を行う．涙管通水検査では通水の有無，逆流物の性状，上下涙点間の交通の有無を判定する．ドライアイ症例においても涙道閉塞の合併の可能性はあり，涙囊内結石，涙点プラグの脱落なども考慮すると，涙管通水検査を行うことが推奨される．涙管洗浄針は好みにより直針もしく

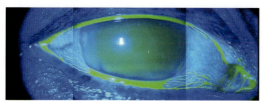

図1 | 涙液メニスカス
結膜弛緩症によって涙液メニスカスが阻まれている．

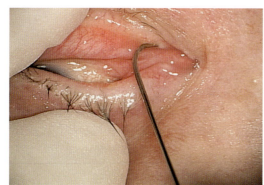

図2 | 涙管通水検査
眼瞼を耳側へ牽引し，涙小管の垂直部と水平部を直線化することが重要である．

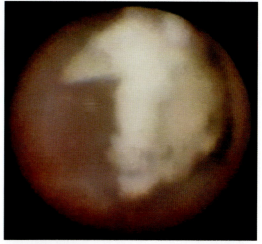

図3 | 涙道内視鏡像
涙嚢内に涙石の存在が確認できる．

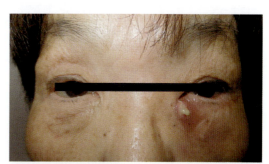

図5a | 自壊した急性涙嚢炎

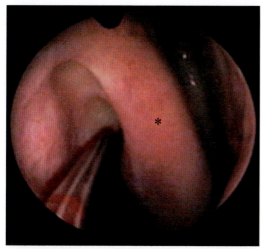

図4 | 鼻内視鏡像
ボスミンとキシロカインで鼻粘膜を収縮させることで鼻内の観察が容易になる．画像はシース誘導チューブ挿入法（SGI）にて鼻涙管閉塞を開放し，留置したシースを引き出している．＊：下鼻甲介．

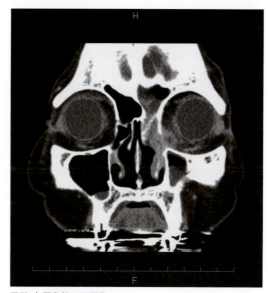

図5b | 同患者のCT画像
当院紹介前に耳鼻科にて副鼻腔手術が行われ，眼窩内壁が一部除去されている．

は曲針の鈍針を使用する．シリンジに装着した生理的食塩水を注入する際に涙管洗浄針が射出されないよう，しっかりと固定できるロック付きのシリンジを使用することが望ましい．涙点の大きさに合わせて23Gもしくは25Gを使用するが，通水の判定が困難な場合は涙点を拡張し，23G涙管洗浄針を使用し，判定する．上下涙点間の交通があり，逆流に膿，粘液が含まれていれば鼻涙管閉塞，生理食塩水のみの逆流であれば総涙小管閉塞の可能性が高い．上下涙点間の交通がなく，涙管洗浄針を挿入した涙点からのみ逆流する場合は挿入した側の涙小管水平部が閉塞していると考える．通水があるにもかかわらず膿性，粘液性の逆流を認める場合は，涙小管炎に伴う涙小管結石，涙嚢内結石の存在が強く疑われる．涙管通水検査は上下それぞれの涙点から行うことによって，より詳細な結果が得られる．涙管通水検査では十分な麻酔を行い，疼痛による強い瞬目を防ぐこと，眼瞼をしっかりと耳側に牽引することで涙小管を直線化した状態で施行することがポイントとなる(図2).

4｜涙道内視鏡検査

近年，涙管通水検査の結果，涙道閉塞，狭窄，涙石などが疑われる場合には，涙道内視鏡検査を行うことが一般的になっている．涙道内を直接観察することによって，涙石，涙点プラグなどの異物の有無から涙道閉塞の部位診断も可能になった(図3).涙道内視鏡検査における観察項目は閉塞の有無，狭窄の有無，涙石および異物の有無，粘膜障害の有無などである．できれば粘膜の色調も記録しておきたいところである．現時点では狭窄の客観的評価，粘膜の性状に関する評価は確立していないが，動画で保存しておけば将来的に再評価できる可能性もある．涙道内視鏡検査の際の局所麻酔に関しては，さまざまな意見が存在する．点眼麻酔，4％キシロカインによる涙道内麻酔でも熟練すれば施行可能であるが，はじめは滑車下神経ブロックを併用したほうが苦痛を軽減できる可能性が高い．

5｜鼻内視鏡検査

鼻疾患が流涙の原因となる症例もあり，特に鼻涙管開口部周囲の評価のための鼻内視鏡検査は重要になる．涙管チューブ挿入術，涙嚢鼻腔吻合術鼻内法を行うためにはさらに鼻内視鏡検査に習熟すること

が必要となる．鼻内の観察は耳鼻科用4％キシロカインスプレーによる表面麻酔のみでも施行可能であるが，症例により下鼻道が狭い場合があり，ボスミンとキシロカインに浸したタンポンガーゼを挿入し，鼻粘膜を収縮させたのちに行うほうが観察は容易になる(図4).

6｜涙道造影，CT，MRI

涙道内視鏡の普及により涙道造影を行うことは少なくなったが，涙道内視鏡を導入していない施設においては涙道閉塞の部位診断に有用である．

眼瞼腫脹など涙腺の異常，涙道や副鼻腔の腫瘍が疑わしい場合にはCT，MRIを施行する．鼻内，副鼻腔の手術既往，顔面外傷の後の涙嚢鼻腔吻合術前には必ず施行し，涙嚢と涙嚢周囲の骨の状態を評価しておくことが重要である(図5).

7｜涙液層，涙液動態の評価

涙液層，涙液メニスカス，角結膜上皮障害に対する評価はすでに述べたように細隙灯顕微鏡検査により行うことができるが，近年では光干渉断層計により非侵襲的かつ定量的な涙液メニスカス高の測定が一般的になりつつある(図6).涙液層破壊時間についても赤外光を用い非侵襲化の測定が可能となっている．診察前に非侵襲化の涙液メニスカス高，涙液層破壊時間を測定しておけば，その後の診察がよりスムーズになるメリットがある．

波面収差計により測定した眼高次収差の変化から導涙機能不全による眼光学的な障害を評価した報告もある(図7).涙液層の障害と視機能障害との関係を読み解く有効な方法であると考えられる．

涙液動態についても，従来から行われていたフルオレセイン点眼とシルマー試験による色素消失試験だけでなく，光干渉断層計を用いた涙液クリアランス測定が試みられており，今後，その有用性に対する評価が待たれる．

8｜おわりに

従来から行ってきた基本検査の重要性は現時点でも変わりなく，涙道内視鏡，鼻内視鏡，CT，MRIにより診断精度は大きく向上した．最新のテクノロジーを駆使し，今後さらなる進化を遂げる可能性に期待している．

(井上　康)

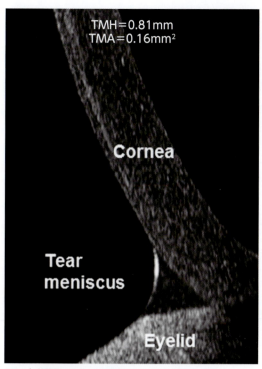

図6a｜前眼部OCTによる涙液メニスカス高の撮影　術前

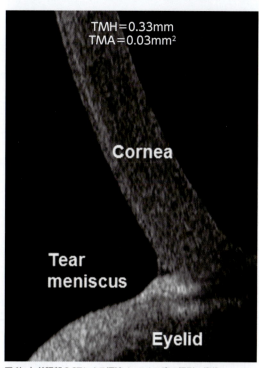

図6b｜前眼部OCTによる涙液メニスカス高の撮影　術後

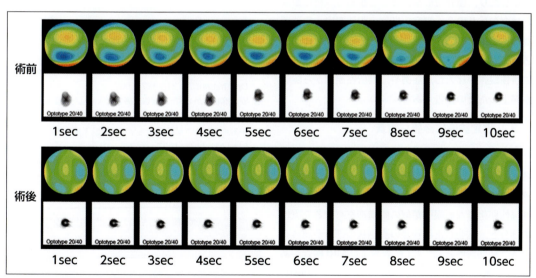

図7｜波面収差計による眼高次収差の連続測定とランドルト環を用いた視機能のシミュレーション

2-1)-(1)-①

異所性涙腺
Ectopic lacrimal gland tissue

診断のポイント

検査所見

重要度	観察方法	観察点	所見	参照図
★	細隙灯顕微鏡	腫瘤性病変の有無	表面平滑な結膜下の柔らかい腫瘤性病変	
★★	CT	腫瘤性病変の有無	嚢胞と充実性の病変	図1c
★	MRI	病変の性質	T1強調画像で低信号，T2強調画像で高信号	図1d, e
★★★	病理組織検査	腫瘍性変化の有無	腫瘍性変化のない涙腺類似の腺構造	図1f

鑑別が必要な疾患

鑑別疾患	鑑別のポイント
副涙腺貯留嚢胞	充実性部位の大きさ
結膜嚢胞	涙腺類似組織の有無

1 疾患の定義

涙腺・副涙腺等の正常では見られない部位に，腫瘍性変化のない涙腺類似の腺構造を有する病変である．

2 外眼部所見

腫瘤性病変として認められ，発症部位として最も多く見られるのは球結膜で，他に下眼瞼や眼窩，眼球内部にも見られるが，稀である．その分泌物により周囲組織に炎症を引き起こしたり，内部に嚢胞を形成したり，血管奇形を伴うことがある．特に眼窩内に存在した場合，眼窩内炎症，眼球突出，眼球運動障害を生じることがあり，また，視神経を圧迫すると視力や視野障害を生じる．眼窩部の良性腫瘍に異所性涙腺が迷入した症例や，異所性涙腺から腺癌が発生したとの報告もある．

3 確定診断に必要な検査

細隙灯顕微鏡検査のみでは診断が困難なことがあるため，確定診断には病理組織検査を行う．病理組織検査所見として，本来存在しない部位・組織内に，腫瘍性変化のない涙腺類似の腺構造を有する充実性の部分と，拡張した導管様の嚢胞状の部分が認められる．補助診断としてCT検査およびMRI検査があり，CT所見として腫瘤と思われるlow density areaや充実性の部と思われるiso density areaが認められる．また，MRI所見としてT1強調画像で低信号，T2強調画像で高信号が認められる．

4 鑑別すべき疾患

最も重要な疾患として副涙腺の貯留嚢胞が挙げられ，本邦ではいくつかの報告例がある．これは，外傷や炎症などが引き金となり，導管の閉塞や拡張によって起こると考えられる．異所性涙腺における充実性の部位は比較的大きいため，副涙腺と鑑別される．臨床所見のみからでは結膜嚢胞と診断されやすく，注意が必要である．

5 治療方針

確定診断，治療方針や予後推定のために腫瘤摘出術．

(中茎敏明)

［参考文献］
1. Green WR, et al: Ectopic lacrimal gland tissue. Arch Ophthalmol 78: 318-327, 1967
2. 安田麻也ほか：異所性涙腺組織の迷入を見た良性混合腫瘍の一例．眼紀 35: 1377-1384, 1984
3. 中野直樹ほか：涙腺構造を呈した結膜下腫瘤の一例．臨眼 51: 1131-1133, 1997
4. 亀田　泰ほか：まれな副涙腺嚢腫の一例．眼臨 80: 2325-2327, 1986

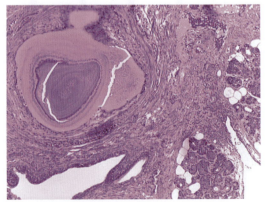

図1f｜病理組織検査所見
腫瘍変化のない涙腺類似の腺構造を有する充実性の部分と拡張した導管様の嚢胞状の部分が認められた．

症例1 | 異所性涙腺

45歳男性

主訴：左眼上眼瞼腫脹，違和感

既往：約4年前，近医形成外科にて左眼窩腫瘍（血管腫）の手術歴

現病歴：約3ヵ月前より，左眼の違和感と上眼瞼部の腫脹を自覚．また，一過性に左上耳側球結膜下に赤色調の隆起形成（図1a, b）に気づき，近医眼科を受診し，眼窩腫瘍再発を疑われ，紹介受診．

検査：CTでは，左眼耳側に臨床的に認められる腫瘤に一致してlow density areaが認められ，一部充実性の部と思われるiso density areaも認められた（図1c）．MRI撮影では，axialにおいてCTで認められた腫瘤に一致して，楕円形の病巣が見られ，内部はT1強調画像で低信号，T2強調画像で高信号を呈していた（図1d, e）．

経過：左眼結膜下腫瘤摘出術を施行した．腫瘤には，嚢胞状と充実性の部が存在し，柔らかい被膜様結合組織に被包されており，結膜とともに一塊で摘出した．摘出した病理組織検査にて，拡張した導管を有する涙腺様の腺組織が認められたこと（図1f），および腫瘍の存在部位や術前通院検査所見，手術所見より異所性涙腺と診断した．術後経過は良好で左眼結膜下の腫瘤は触知されなくなり，違和感は改善した．

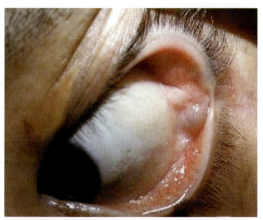

図1a | 前眼部所見
左眼耳側上結膜の充血および結膜下の腫瘤を認めた．

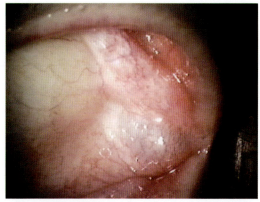

図1b | 前眼部所見（拡大）

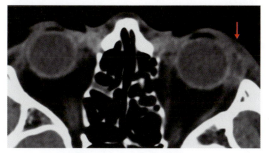

図1c | CT（水平断層）
左眼耳側に腫瘤と思われるlow density areaが認められ，また，一部充実性の部と思われるiso density areaも認めた．

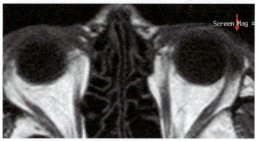

図1d | MRI T1（axial）
左眼耳側に楕円形のT1強調画像で低信号を呈する部が認められた．

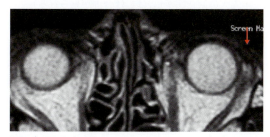

図1e | MRI T2（axial）
T2強調画像で高信号を呈する部が認められた．

2-2)-(1)-①

先天涙点閉鎖
Congenital punctal atresia

診断のポイント

		観察のポイント		
重要度	検査	観察目的	観察のポイント	参照図
★★★	細隙灯顕微鏡	涙点の確認	涙乳頭と膜状物の有無（涙点欠損と鑑別）	図1
★	色素残留試験	導涙障害の診断	上下両涙点閉鎖・鼻涙管閉塞合併で残留	
★★★	涙管通水検査	涙点の疎通性	涙点はあるが涙洗針が挿入できない	

鑑別が必要な疾患

鑑別疾患	鑑別のポイント	掲載頁
先天鼻涙管閉塞	涙嚢炎の有無（しばしば合併）	188頁
先天涙点・涙小管欠損	涙乳頭の有無	186頁
睫毛内反症	涙点閉鎖の有無	44頁
アレルギー性結膜炎	涙点閉鎖の有無	1巻

1 疾患の定義

先天的に涙点が膜状に閉鎖しているもの．涙乳頭が存在し，涙点の開口部に凹みを認め，凹みの部分は膜状物によって閉塞している．しばしば先天鼻涙管閉塞を合併する．胎生期には涙点は結膜と涙道粘膜の癒合した膜によって覆われているとされ，胎生20週頃から出生までには自然に開口するが，これが開口されずに膜が遺残したものが先天涙点閉鎖である．

2 外眼部所見

上涙点，下涙点，または上下両涙点が膜状に閉鎖している．涙乳頭はあり，膜は半透明で，結膜から連続しており，その奥に涙小管腔が暗く透けて見えることが多い（図1）．時に，涙道内の分泌物の影響で，涙小管腔が黄色っぽく透けて見えることもある．

上涙点，下涙点のどちらにも見られるが，どちらか一方の場合は小児期には無症状であることが多い．上下涙点の両方が閉鎖している場合は，流涙の訴えが強く，眼脂は少ない．

先天涙点閉鎖はしばしば先天鼻涙管閉塞を合併し，涙管通水検査を行う際に，通水針が挿入できないことで発見されることが多い．上下どちらかの先天涙点閉鎖に先天鼻涙管閉塞を合併している場合は，症状は先天鼻涙管閉塞と同様（多くは涙嚢炎を伴い，眼脂が多い）である．片眼上下両方の涙点閉鎖に先天鼻涙管閉塞を合併している場合は，上下涙点閉鎖のみを開放すると，その後から先天鼻涙管閉塞となるため，開放する際は注意を要する．片眼に涙点閉鎖が見られた場合，反対眼にもしばしば涙点閉鎖が見られる．

上下涙点閉鎖の症状は流涙が主であり，眼脂が少ないため，先天鼻涙管閉塞より気づかれるのが遅いことが多く，生後6ヵ月～1歳以降で初診すること

が多い．肉眼的には，睫毛が濡れている，涙液メニスカスが高い，眼瞼炎の併発などが見られる．

3 確定診断に必要な検査

細隙灯顕微鏡検査：乳児は涙点が小さいため，注意深く観察する（図2）．涙乳頭の存在と，開口部に一致した凹みとそれを覆う膜状物が観察される．時に，涙点そのものが小さく，涙乳頭がはっきりせず，閉塞しているかどうか，見ただけではわからないこともある．

色素残留試験（蛍光色素消失試験）：フルオレセイン点眼（染色）を行って約15分放置し，眼表面へのフルオレセインの残留を調べる．上下涙点が閉塞していれば，点眼した蛍光色素はすべて眼表面に残り，明らかな残留が観察される．

涙管通水検査：涙洗針が涙点から挿入できないことで診断できる．

4 鑑別すべき疾患

- ・先天鼻涙管閉塞（しばしば合併が見られる）
- ・先天涙点・涙小管欠損
- ・睫毛内反症
- ・アレルギー性結膜炎

5 治療方針

手術．涙点形成術など．通常は涙点拡張針等を用いて穿破できる．

(松村　望)

症例1 | 先天涙点閉鎖

9歳女児

主訴：両眼の流涙

既往：特記すべきことなし．流行性角結膜炎の罹患歴はない．流涙の治療歴なし．

経過：生来両眼の流涙．眼脂は少ない．成長とともに流涙症状が強くなった．両側上下涙点閉鎖が見られ，涙点拡張針にて開放できた．両側ともに先天鼻涙管閉塞を合併していたため，涙管チューブ挿入術を施行し，治癒した．

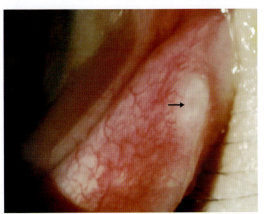
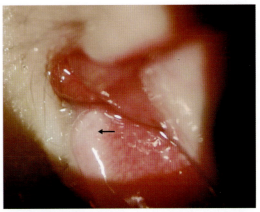

図1a | 先天涙点閉鎖（両下涙点）
右下涙点．涙乳頭が存在し，涙点の開口部に凹みを認め，凹みの部分は膜状物によって閉塞している．

図1b | 先天涙点閉鎖（両下涙点）
左下涙点．

症例2 | 先天涙点閉鎖

1歳4ヵ月女児

主訴：左眼の流涙

既往：特記すべきことなし．流行性角結膜炎の罹患歴はない．流涙の治療歴なし．

経過：生後6ヵ月ころから左の流涙．眼脂は少ない．経過観察にて改善せず．左上下涙点閉鎖が見られ，涙点拡張針にて開放した．先天鼻涙管閉塞の合併はなかった．右眼は無症状であったが，右下涙点にも閉鎖が見られ，開放した．右上涙点に閉鎖はなかった．

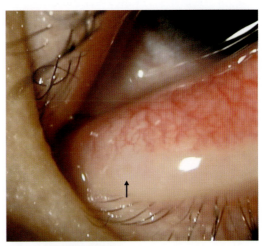

図2 | 先天涙点閉鎖（左下涙点）
涙点が小さく，涙乳頭ははっきりしない（矢印）．涙点は膜状物により閉鎖しており，涙点拡張針を用いて穿破および涙点拡張を行い，治癒した．

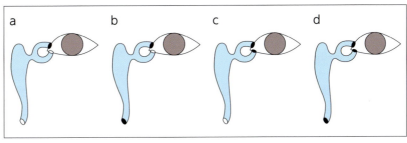

図3 | 先天涙点閉鎖と先天鼻涙管閉塞の合併パターン
a：片側涙点閉鎖：乳幼児期はほぼ無症状．b：片側涙点閉鎖と先天鼻涙管閉塞の合併：眼脂と流涙．臨床症状は先天鼻涙管閉塞と同じ．c：上下涙点閉鎖：流涙が強い．眼脂は少ない．d：上下涙点閉鎖と先天鼻涙管閉塞の合併：流涙が主．眼脂は少ない．涙点のみを開放すると先天鼻涙管閉塞になり，眼脂が増える．

2-2)-(1)-②

涙点欠損・涙小管欠損
Congenital punctal agenesis,
Congenital canalicular agenesis

診断のポイント			
観察のポイント				
重要度	観察目的	観察点	所見	参照図
★★★	有無の確認	涙点・涙乳頭	涙点が見られない	図1, 2
★★★	基礎疾患の確認	顔貌，眼瞼	先天奇形症候群，眼瞼下垂など	

検査所見				
重要度	観察目的	観察点	所見	参照図
★★★	細隙灯顕微鏡	涙点の有無	涙乳頭なし	図1, 2
★	色素残留試験	導涙障害の診断	色素が眼表面に残留	
★★★	涙管通水検査	涙点の疎通性	対側涙点からの通水で逆流なし	

鑑別が必要な疾患		
鑑別疾患	鑑別のポイント	掲載頁
先天鼻涙管閉塞	涙嚢炎の有無（しばしば合併）	188頁
先天涙点閉塞	涙乳頭の有無	184頁
先天涙点・涙小管狭窄	涙管通水検査で逆流の有無	

1 疾患の定義

先天的に涙点・涙小管が欠損しているもの．涙点が存在せず，涙乳頭も存在しない．涙点が存在しない場合の涙小管について，①存在している，②索状物は存在しているが管腔化されていないか，強い狭窄がある，③存在していない，の区別は視診では難しい．

先天奇形症候群（ダウン症候群，CHARGE症候群（図1），ルビンシュタイン・テイビ症候群，ヤング・シンプソン症候群，アペール症候群（図2），ワールデンブルグ症候群など）に伴う場合がある．ダウン症候群の場合，上涙点・涙小管欠損がしばしば見られ，鼻涙管も狭窄していることが多い．

涙点・涙小管欠損はしばしば先天鼻涙管閉塞を合併する．先天鼻涙管閉塞を合併する場合，典型的な膜状閉鎖とは異なる鼻涙管形成不全の場合があり，家族性に見られることがある．涙点・涙小管欠損に涙嚢瘻の合併が見られることもある．

なお，筆者の経験では涙点は存在するが涙小管が欠損している症例の経験はない．これは，涙道原基が涙嚢側から涙点側に向かって発生すると報告されていることと一致すると考えられる．

上下両方の涙点・涙小管が欠損している症例はきわめて稀である．涙点・涙小管の高度の狭窄の場合，乳児期には涙点が見つからない場合でも，成長に伴って見つかることがある．このため，切開を伴うような外科的治療は，ある程度成長を待ってから行うことが望ましいと思われる．

2 外眼部所見

顕微鏡下で観察しても，涙点が確認できない．涙点が存在する付近の眼瞼結膜をよく観察した際に，結膜が平坦で何もないように見える場合でも，厚く閉鎖した涙点欠損の奥に涙小管が存在している場合がある（図2）．涙点，涙小管のあるべき位置がえぐれたように凹んで見える場合，経験的には涙小管欠損の可能性が高い（図1）．

3 確定診断に必要な検査

細隙灯顕微鏡検査：涙点をよく観察する．涙点および涙乳頭が存在しない．涙点が本来あるべき位置に確認できなくても，それより内側に異所性に開口している症例（開放している場合も膜状に閉塞している場合もある）があるので，注意深く観察する．

色素残留試験：上下涙点両方が欠損（閉塞）している場合と，片方の涙点・涙小管欠損に鼻涙管閉塞（狭窄）を合併している場合は，点眼した色素は眼表面に残留する．

涙管通水検査：涙洗針が挿入できない．上下対側の涙点が開放していて，先天鼻涙管閉塞を合併している場合，対側涙点からの涙管通水検査で，欠損側の涙点からの逆流（上下交通）が見られない．その際，涙点のあるべき位置付近の眼瞼結膜に水圧による動きが見られれば，涙点は欠損していても涙小管は存在していることを示唆する．

高度の涙点・涙小管狭窄の場合も，この上下交通の動きで涙点が見つかることもある．このため，鼻涙管閉塞を開放する前に涙管通水検査で上下交通による涙点付近の動きを見ることは，涙小管の有無を知り，欠損している涙点の位置を探すうえで重要な所見である．

症例1 | 先天涙点・涙小管欠損

3歳女児

主訴： 右眼の流涙

既往： 発達遅滞，心疾患，コロボーマ．遺伝子検査も含め，CHARGE症候群と診断．

経過： 生来右眼の流涙．眼脂は少ない．右下涙点・涙小管欠損．右上涙点・涙小管からは通水可能であり，流涙症状は比較的軽く，経過観察中．

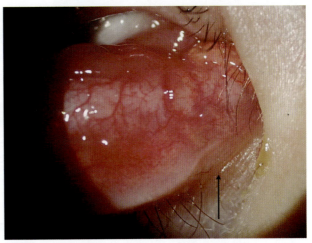

図1 | CHARGE症候群の1例　先天涙点・涙小管欠損（右下涙点）
涙乳頭は存在せず，涙小管のあるべき位置がえぐれて凹んだように見える（矢印）．涙点・涙小管ともに欠損．

症例2 | 先天涙点欠損

13歳男児

主訴： 両眼の流涙

既往： 頭蓋縫合早期癒合症，合指症，内斜視，眼瞼下垂があり，遺伝子検査も含めてアペール症候群と診断．

経過： 生来両眼の流涙．眼脂は少ない．成長とともに流涙症状が強くなった．両眼上下涙点欠損．しかし涙小管は存在し，全身麻酔下で4涙点すべてに涙点形成を行い，涙道内視鏡使用下で涙管チューブ挿入を併施し，治癒した．

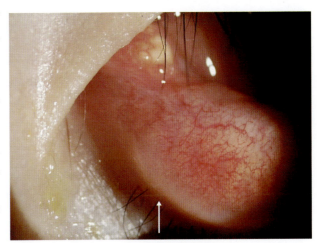

図2 | アペール症候群の1例　先天涙点欠損（左下涙点）
涙乳頭はなく，涙点は欠損している．しかし，涙小管は存在し，涙点形成を行い，治癒した．

4 | 鑑別すべき疾患

・先天鼻涙管閉塞（しばしば合併）
・先天涙点閉鎖（膜状閉鎖）
・先天涙点・涙小管狭窄

5 | 治療方針

涙点・涙小管形成手術，涙小管再建手術など．

（松村　望）

2-2)-(1)-③

先天鼻涙管閉塞・狭窄
**Congenital nasolacrimal duct obstriction/
stenosis ; CNLDO/CNLDS**

診断のポイント

	観察のポイント			
重要度	観察目的	観察点	所見	参照図
★★★	有無の確認	外眼部	涙液メニスカス増高	図1
★★	有無の確認	外眼部	眼脂の付着	図1
★	有無の確認	外眼部	発赤	図2

	検査所見			
重要度	検査名	観察点	検査所見	参照図
★	視診	先天奇形や顔面形成異常の有無を確認	眼脂の付着，眼瞼炎の合併	図1, 2
★★★	蛍光色素消失試験	フルオレセイン染色5分以上経過後に観察	患側にフルオレセイン色素が残留	図3
★★	細隙灯顕微鏡	分泌性流涙の原因疾患の有無の確認	高い涙液メニスカス，結膜炎	
★★	涙管通水検査	涙道損傷を生じないように注意	白色または黄色貯留物の逆流	

鑑別が必要な疾患

鑑別疾患	鑑別のポイント
先天涙点形成不全	細隙灯顕微鏡検査で涙点の有無
先天涙嚢皮膚瘻	細隙灯顕微鏡検査で内眼角の瘻孔の有無 涙管通水検査で瘻孔からの生理食塩水の漏出
先天涙嚢ヘルニア	視診で内眼角の暗青色の腫瘤の有無
先天・発達緑内障	細隙灯顕微鏡検査で角膜混濁，ハーブ線の有無 角膜径の測定 視神経乳頭陥凹の確認
眼瞼形成不全	細隙灯顕微鏡検査で眼瞼内反，眼瞼外反，閉瞼不全の確認

1 疾患の定義

　鼻涙管下端の開口部が先天的に下鼻道に開放しないもの，または狭窄が残存しているもの．

2 外眼部所見

　内眼角を中心に眼脂が付着している(図1)．眼瞼炎を伴い，発赤を認めることも多い(図2)．フルオレセイン染色を行うと，患側の涙液メニスカスが高い．

3 確定診断に必要な検査

問診：主訴や発症時期，経過を確認する．生後数ヵ月以降に流涙，眼脂症状が出現している場合，小児後天涙道閉塞の可能性が高い．緑内障やぶどう膜炎などの内眼疾患による流涙は，眼脂をほとんど伴わない．アデノウイルス結膜炎や眼付属機の感染の既往を確認する．
視診：眼瞼周囲に付着している涙液や眼脂，眼瞼炎の有無を確認する．また，内眼角周囲の皮膚に発赤や腫脹，暗青色の腫瘤の有無を確認する．発赤や腫脹があれば急性涙嚢炎を合併している．暗青色の腫瘤は先天涙嚢ヘルニアである．同時に先天奇形や顔面形成異常の有無を確認する．
蛍光色素消失試験(図3)：涙液をフルオレセイン染色する．体動抑制時間が延長すると涙液の状態が変化するため，短時間での染色を心がける．5分以上経過後，蛍光色素の残留の状態を観察する．非侵襲的に導涙障害の有無を確認可能で，先天鼻涙管閉塞の感度90%，特異度100%と報告されている．
細隙灯顕微鏡検査：分泌性流涙の原因疾患がないか，眼瞼，角結膜，前房，虹彩，水晶体を詳細に観察する．同時に，涙点閉塞や涙嚢皮膚瘻の有無を確認する．
涙管通水検査：体動抑制した状態で行う検査のため，侵襲性が高く，検査中に涙点・涙小管を損傷するリスクがある．

4 鑑別すべき疾患

　小児に流涙をきたす疾患は，涙道の通過障害による導涙性流涙と，外的な刺激による分泌性流涙に分類される．導涙性流涙の原因は，小児の場合ほとんどが涙器疾患であり，その中で先天鼻涙管閉塞が最も多い．一方，分泌性流涙は，結膜炎，角膜炎，角結膜上皮障害，先天・発達緑内障，ぶどう膜炎などの眼表面疾患や，睫毛内反症，眼瞼形成不全(眼瞼内反・眼瞼外反・閉瞼不全)などの眼瞼疾患で起こる．先天緑内障などの見落としてはならない疾患も含まれているため，必ずこれらの疾患を鑑別するための詳細な診察が必要となる．ただし，小児の場合，診察に非協力的であり，無理に診察すると啼泣してしまい，安静時の涙液メニスカス高の評価が不可能となるため，検査の順番を工夫する必要である．

5 治療方針

　経過観察または盲目的・涙道内視鏡下プロービング．

(鎌尾知行)

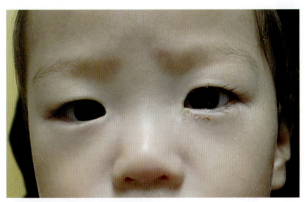

図1｜左先天性鼻涙管閉塞の外眼部所見
1歳1ヵ月男児．左内眼角の上下眼瞼縁に乾燥した黄色眼脂の付着を認める．眼瞼炎は認めない．

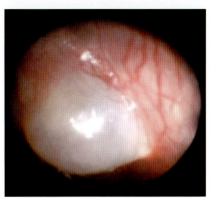

図4a｜先天鼻涙管閉塞　鼻内視鏡所見
鼻涙管下部開口部の閉塞部位．

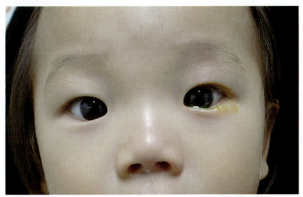

図2｜左先天性鼻涙管閉塞の外眼部所見
1歳2ヵ月男児．左涙液メニスカスが高くなっており，上下眼瞼が発赤し，眼瞼炎を認める．

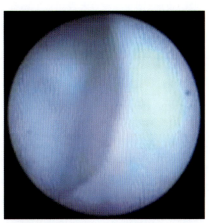

図4b｜先天鼻涙管閉塞　涙道内視鏡所見
鼻涙管閉塞部位　スリット状に薄い．

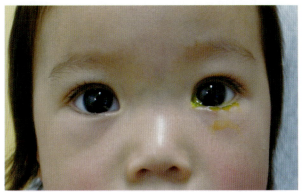

図3｜左先天性鼻涙管閉塞の外眼部所見
1歳3ヵ月女児．両眼をフルオレセイン染色し，10分経過後（蛍光色素消失試験）．左眼のみフルオレセイン染色が残留している．

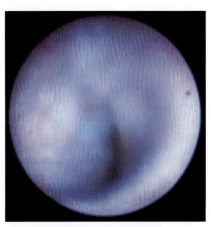

図4c｜先天鼻涙管閉塞　涙道内視鏡所見
涙道内視鏡の先端で閉塞部位を開放する．
（図4a〜4c　宮崎千歌先生のご厚意による）

2-2)-(1)-④

副涙点
Accessory punctum

診断のポイント

重要度	観察目的	観察目的	所見	参考図
観察のポイント				
★★★	有無の確認	副涙点の確認	正常涙点（主涙点）より鼻側の瞼縁に異所性に過剰涙点が存在	図1a
★	基礎疾患の確認	顔貌異常，症候群	顔面奇形や症候群の報告は稀	

重要度	検査	観察目的	観察のポイント	参考図
検査所見				
★★★	細隙灯顕微鏡	副涙点の確認	正常涙点より鼻側に涙点が存在 涙乳頭を持たない裂隙状が多い	図1a
★	色素残留試験	導涙障害の診断	鼻涙管狭窄などの合併で残留	
★★★	涙管通水検査	異所性涙点の発見	副涙点から通水が漏出	図1b

鑑別が必要な疾患

鑑別疾患	鑑別のポイント
涙道手術後の涙点変形	涙道手術の既往の確認

1 疾患の定義

副涙点（または複涙点）は，同一瞼縁上に複数の涙点（異常涙点）があるものを指す．文献によっては，涙嚢（皮膚）瘻を副涙点と表記しているものがあるが，涙嚢（皮膚）瘻は次項目で記載し，前者を副涙点と定義する．

同一の瞼縁上に複数の涙点がある場合，正常涙点（主涙点）以外の過剰な涙点を副涙点あるいは異常涙点と呼ぶ．副涙点は涙乳頭を持たないのが普通であり，大部分は裂隙状の形をしている（図1a）．稀に正常乳頭を持つものもある．位置は，通常は眼瞼縁の主涙点よりは鼻側に位置する．副涙点は固有の涙小管を持たず，ただ一つの涙小管の主涙点よりも内側の異所性開口部として存在しているものと（図1c），副涙点から過剰涙小管（または異所性涙小管）が続いているものがある．過剰涙小管がある場合，正常涙小管と過剰涙小管は別個に涙嚢に開口することが多いが，両者が合一してから涙嚢に開口する場合もあると報告されている．副涙点は通常，瞼縁に開口しているが，膜状に閉鎖していることもある．また，副涙点の定義からは厳密にいえば外れるが，正常涙点（主涙点）が見られないか閉鎖していて，副涙点（通常より鼻側の開口部）のみが存在している場合もある．副涙点が涙丘付近に存在し，第3の涙点として機能している場合がある．いずれの場合も，病態としては，涙点・涙小管の発生異常（もしくはバリエーション）であると考えられる．副涙点そのものは機能的障害の原因とはならず，無症状で偶然発見されることが多い．

2 外眼部所見

同一瞼縁に複数の涙点が観察され，正常涙点（主涙点）より鼻側に，涙乳頭を持たない裂隙状の異所性開口部として確認できる場合が多い．副涙点は涙丘付近に見られることもある．

3 確定診断に必要な検査

細隙灯顕微鏡検査： 上下涙点とその周囲の瞼縁を観察する．副涙点は通常は涙乳頭を持たない．時に副涙点は正常涙点より大幅に鼻側に見られることもある．このような場合，細隙灯顕微鏡検査では見落としがちであるが，涙管通水検査を行った際に，通水の漏出が見られることから発見される．

色素残留試験： 通常，色素は残留しない．ほかの涙道閉塞・狭窄などの導涙障害を合併していれば，点眼した色素は眼表面に残留する．

涙管通水検査： 涙管通水検査の際に，副涙点から通水の漏出が見られることで発見されることが多い（図1b）．

4 鑑別すべき疾患

涙道手術のための涙点拡張・涙点切開後の変形．

5 治療方針

通常は無症状のため放置．

（松村　望）

症例1｜左上副涙点（および先天鼻涙管閉塞）

2歳1ヵ月男児

主訴：左眼の流涙と眼脂

既往：特記すべきことなし．過去に涙管通水検査やプロービングを受けた既往はない．

経過：生来左眼の流涙と眼脂．先天鼻涙管閉塞に対して涙管通水検査を行う際に，上眼瞼に副涙点が確認された．通水針は主涙点からスムーズに挿入できた．涙道内視鏡検査では，副涙点は主涙点と同じ単一の涙小管の異所性の開口であった．

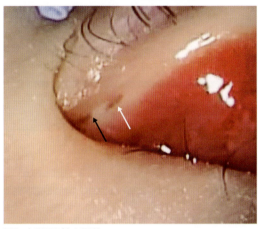

図1a｜副涙点（左上眼瞼）
副涙点（黒矢印）は主涙点（白抜き矢印）より鼻側に裂隙様に観察される．

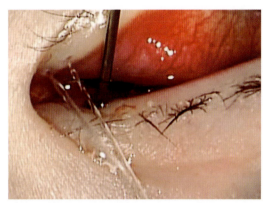

図1b｜副涙点からの通水の逆流
対側涙点（下涙点）から涙管通水検査を行うと，主涙点，副涙点の両方から同時に通水の逆流が観察された．

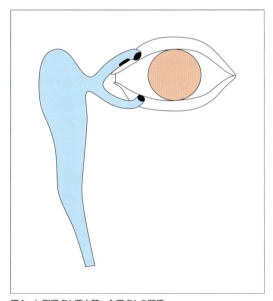

図1c｜副涙点と涙小管・主涙点との関係
本症例では単一の涙小管の第2の開口部として副涙点が見られた．副涙点が固有の涙小管を持つ場合など，他のバリエーションの報告もある．

2-2)–(1)–⑤

涙嚢(皮膚)瘻
Congenital lacrimal fistula

診断のポイント				
観察のポイント				
重要度	観察目的	観察点	所見	参照図
★★★	有無の確認	瘻孔の確認	内眼角下方の瘻孔	図1a
★★★		漏涙,瘻孔炎	瘻孔周囲の炎症,漏涙	図2a
★		先天奇形症候群など	Down症候群など	

検査所見				
重要度	検査	観察目的	観察のポイント	参照図
★★	細隙灯顕微鏡	瘻孔の確認	異所性流涙,瘻孔炎の確認	
★★	色素残留試験	漏涙と導涙障害の診断	瘻孔からの色素漏出,眼表面の残留	
★★★	涙管通水検査	瘻孔の発見,疎通性確認	瘻孔からの通水の漏出	
★	涙道内視鏡検査	涙道との交通点の診断	瘻孔から挿入した糸を確認	

鑑別が必要な疾患		
鑑別疾患	鑑別のポイント	掲載頁
急性涙嚢炎	鼻涙管閉塞・涙嚢炎の有無,瘻孔の有無	200頁
	炎症部位(瘻孔炎は涙嚢炎よりやや耳側で浅い)	
霰粒腫	炎症部位(瘻孔炎は下眼瞼内眼角の下方)	84頁
	涙管通水検査(瘻孔炎は通水が漏出する)	

1 疾患の定義

　先天涙嚢(皮膚)瘻は,先天性外涙嚢瘻とも呼ばれ,先天的に涙嚢と皮膚が瘻管を通じて交通している状態である.通常は内眼角の内下方で瞼縁から数mmの位置に,皮膚のしわに隠れるような小孔を認める(図1a).無症状の場合も多いが,瘻孔からの異所性流涙,瘻孔炎,瘻孔周囲炎などを伴う場合がある.瘻管は総涙小管から発するものが多いとする報告や,涙嚢から発するものが多いとする報告がある.発生学的には,胎生6週頃に外胚葉が埋没し,上皮から遊離して鼻涙管原基が形成される際の分離不全によって起こると考えられている(他の説もある).発生頻度は,わが国の小学校検診で1.65%であったとする報告があり,無症状のものを含めると稀ではない.片側性が多いが,両側性もある.時に家族性の例,耳瘻孔を伴う例,ダウン症候群などの先天奇形症候群に伴う例がある.他の涙道の異常として,鼻涙管閉塞や狭窄を伴うものが多い(26～36%とする報告がある).先天鼻涙管閉塞を伴う場合は,プロービングのみで異所性流涙などの症状が軽快することが多い.

2 外眼部所見

　内眼角からやや下方の皮膚面に,皮膚のしわに隠れるように小孔が見られる.しわを伸ばしてよく観察しないと確認できないことも多い.無症状のことも多いが,瘻孔から異所性に涙液の漏出が見られる(異所性流涙,漏涙などと称される)ことがある.瘻孔内が角化した上皮や垢などで埋まって,異所性流涙が見られなくなることもある.

　瘻孔周囲炎を起こしていれば瘻孔周辺の発赤が見られる.瘻孔炎を起こしていれば隆起を伴う炎症所見が見られ,急性涙嚢炎や霰粒腫と鑑別を要することがある(図2a).

3 確定診断に必要な検査

細隙灯顕微鏡検査:瘻孔の状態,特に異所性流涙や瘻孔炎の有無を観察する.

色素残留試験:フローレス色素を点眼して15分程度放置すると,異所性流涙のある症例では瘻孔からの色素の漏出が見られる(図1b).鼻涙管狭窄などの導涙障害を合併していれば,色素は眼表面にも残留する.

涙管通水検査:瘻孔から通水の漏出が見られることが多い.

涙道内視鏡検査:瘻孔からナイロン糸を挿入し,涙道内視鏡で観察すると,涙道内の交通部分を同定できることから,摘出手術の際に参考所見となる.

4 鑑別すべき疾患

・急性涙嚢炎
・霰粒腫

5 治療方針

　無症状の場合は放置.異所性流涙,瘻孔炎の程度によっては手術.

(松村　望)

症例1 | 左涙嚢(皮膚)瘻

9歳女児

主訴：左の流涙

既往：特記すべきことなし

経過：泣いていないのに時々涙がこぼれるため受診．涙嚢瘻からの異所性流涙．鼻涙管狭窄の合併はなく，瘻孔炎の既往はなく，異所性流涙も軽度であったため，経過観察中．

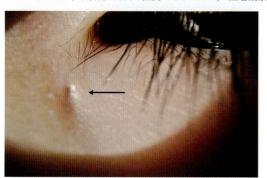

図1a | 涙嚢(皮膚)瘻(左眼)
内眼角下方のしわを伸ばすと，しわに隠れるように瘻孔(黒矢印)が観察された．

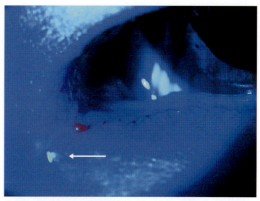

図1b | 涙嚢瘻の色素残留試験
フローレス色素を点眼した15分後．導涙障害はないため，眼表面への残存はない．瘻孔からわずかに蛍光色素の漏出が見られるが(白抜き矢印)，量は少ない．

症例2 | 右瘻孔炎(先天鼻涙管閉塞を伴う)

生後8ヵ月男児

主訴：1週間前から右下眼瞼内下方の発赤，腫脹

既往：特記すべきことなし

経過：生来右眼の流涙，眼脂，瘻孔からの異所性流涙．1週間前から右内眼角下方に発赤腫脹が見られ，抗菌点眼薬を使用しても改善せず，急速に隆起してきたため受診．涙管通水検査は不通であり，膿性分泌物が涙点および涙嚢瘻から多量に逆流した．瘻孔は腫脹の位置に一致して存在した．先天鼻涙管閉塞に対してプロービングを行い，直後から涙管通水可能となった(瘻孔への処置はしていない)．瘻孔炎は速やかに消炎し，流涙および眼脂も見られなくなった．

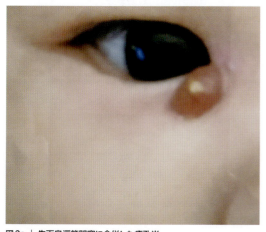

図2a | 先天鼻涙管閉塞に合併した瘻孔炎
炎症部位に一致して涙嚢瘻が見られ，涙管通水試験で涙点および瘻孔から多量の膿性分泌物の逆流が見られた．

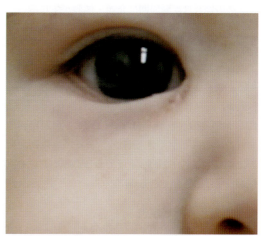

図2b | 先天鼻涙管閉塞のプロービング2週間後
先天鼻涙管閉塞開放術(プロービング)を施行後，瘻孔炎は速やかに消炎し，流涙・眼脂の症状も消失した．先天涙嚢瘻は残存しているが，異所性流涙も見られなくなった．

2-2)-(1)-⑥

涙嚢ヘルニア
Congenital dacryocystocele

診断のポイント			
検査所見			
重要度	検査	検査所見	参照図
★★★	視診	内眼角下方，腫瘤状隆起，眼球偏位	図1
★★	CT・MRI	涙嚢・鼻涙管腫大，鼻腔内嚢胞	図2,3
★	鼻内視鏡	鼻腔内嚢胞	図4

鑑別が必要な疾患		
鑑別が必要な疾患	鑑別のポイント・主要症状	掲載頁
先天鼻涙管閉塞	腫瘤は見られない．生下時からの流涙・眼脂あり	188頁
血管腫	CT，MRIで涙嚢・鼻涙管の腫大は見られない	

1 疾患の定義

　涙嚢ヘルニアは，先天鼻涙管閉塞の類縁疾患とされる先天異常である．先天鼻涙管閉塞と同じく下鼻道にある鼻涙管下部開口部に閉塞があると同時に，内総涙点の機能的閉塞が生じている．涙小管から涙嚢への涙液等の流入はできるが，涙嚢から涙小管への流出はできない，いわゆるcheck valveの状態となっており，涙嚢が腫脹している．

　発症頻度は0.03～0.05％で，ほとんどが片側性（77～88％）で，両側性は稀であるとの報告がある．涙嚢炎（14～75％）や，蜂窩織炎，皮膚瘻形成，乱視による弱視を合併することがある．

2 外眼部所見

　涙嚢ヘルニアは生下時より涙嚢が腫脹しており，それが内眼角下方に暗青色・桃灰色の腫瘤状隆起として確認できる．腫瘤が大きくなると，腫瘤により内眼角が上外側に押し上げられて，眼球偏位を起こす（図1）．涙嚢ヘルニアは急性涙嚢炎を合併しやすく，その場合は涙嚢周囲に発赤・腫脹が生じる．

3 確定診断に必要な検査

　涙嚢ヘルニアの腫瘤状隆起は特徴的であるため，視診，問診による診断は可能であるが，確定診断には画像診断（CT，MRI），鼻内視鏡検査が有用である．CT，MRIでは，涙嚢・鼻涙管の腫大，鼻腔内嚢胞を確認することができる（図2）．また，鼻内視鏡検査では，下鼻甲介を押し上げている鼻腔内嚢胞を直接観察することができる（図3）．

4 鑑別すべき疾患

　同じく生下時から見られる涙道閉塞である先天鼻涙管閉塞との鑑別が必要である．流涙，眼脂といった鼻涙管閉塞の症状はどちらにも見られるが，特徴的な腫瘤状隆起の有無，画像検査（CT，MRI）での涙嚢・鼻涙管の拡張や鼻腔嚢胞の有無により鑑別することができる．また，腫瘤状隆起はその色調から血管腫を疑われることがあるが，これも画像診断で鑑別が可能である．

5 治療方針

　保存的な経過観察での自然治癒率は17～80％と報告がある．自然治癒しない場合や涙嚢炎，蜂窩織炎，鼻腔内嚢胞による呼吸障害を合併している症例では，外科的治療が必要となる．涙嚢ヘルニアの外科的治療には，涙点側から涙道内視鏡を用いて鼻涙管下部開口部の嚢胞を穿破する方法，または鼻内視鏡を用いて鼻腔側から嚢胞を穿破する方法がある．遠位端の閉塞がとれて涙嚢内の貯留物が鼻腔内に流出すると，腫瘤状隆起も消失する．

　涙嚢ヘルニアは，重篤な呼吸障害を引き起こすことがあり，小児科医の全身管理の下で，迅速な診断と治療が要求される場合がある．特に大きな鼻腔内嚢胞がある症例や両側症例では，嚢胞が鼻腔後方や後鼻孔を塞ぎ，出生直後からの呼吸障害をきたすことがあるため，注意が必要である．

（松山浩子）

［参考文献］

1. Dagi LR, et al: Associated signs, demographic characteristics, and management of dacryocystocele in 64 infants. J AAPOS 16: 255-260, 2012

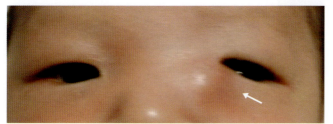

図1 | 左涙嚢ヘルニア
左内眼角下方に腫瘤状隆起(白矢印)と左眼球偏位を認める.

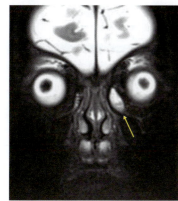 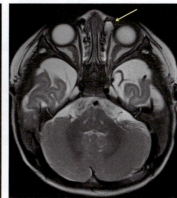 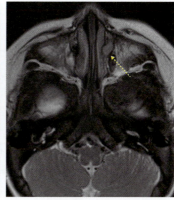

図2a | 左涙嚢腫大　MRI(T2強調・水平断)
左涙嚢腫大(黄色矢印)が認められる.

図2b | 左涙嚢腫大　MRI((STIR・冠状断)
左涙嚢腫大(黄色矢印)が認められる.

図2c | 左鼻腔内嚢胞　MRI((STIR・冠状断)
左鼻腔内嚢胞(黄色点線矢印)が認められる.

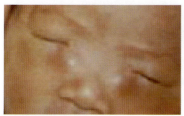 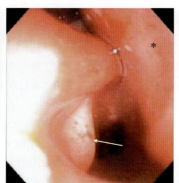 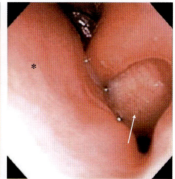

図3 | 両側涙嚢ヘルニア
両側の内眼角下方に腫瘤状隆起を認める.
(京都府立医大　渡辺彰英先生のご厚意による)

図5a | 両側涙嚢ヘルニア　鼻内視鏡所見
右鼻腔. 右側の下鼻道に鼻腔嚢胞がみられる(白矢印). 嚢胞により下鼻甲介が上方に偏位している.
＊：鼻中隔.

図5b | 両側涙嚢ヘルニア　鼻内視鏡所見
左鼻腔. 左側の下鼻道に鼻腔嚢胞がみられる(白矢印). 嚢胞により下鼻甲介が上方に偏位している.
＊：鼻中隔.

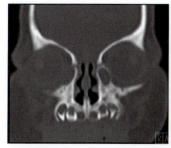 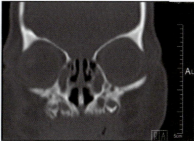 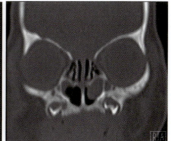

図4 | 両側涙嚢ヘルニア　CT所見(冠状断)
両側の涙嚢・鼻涙管の腫大と鼻腔内嚢胞(右<左)を認める.

2-2)-(2)-①

涙小管炎
Canaliculitis

診断のポイント

観察のポイント

重要度	観察目的	観察点	所見	参照図
★★★	診断目的	涙点	発赤, 腫脹	図1a
★★	診断目的	眼脂	涙点よりつながる粘性の高い眼脂	図1a
★★★	確定診断	菌石	涙点より圧出される白色の塊	図1b
★	有無の確認	結膜	充血	図1a

検査所見

重要度	観察目的	観察点	所見	参照図
★★★	細隙灯顕微鏡	補助診断	上記項目	
★★★	涙道内視鏡	確定診断	菌石の存在, 異物の存在, 涙小管内腔の拡張, 粘膜の肥厚	図2, 3
★★	通水検査	補助的診断	通過, 易出血性, 時に菌石の逆流	

鑑別が必要な疾患

鑑別疾患	鑑別ポイント
慢性結膜炎	菌石の存在
涙囊炎	通水検査にて閉塞が確認
涙道腫瘍	CT, MRIなどの画像検査もしくは組織生検

1 | 疾患の定義

中年以降に起こりやすい涙小管に生じる炎症であり, 原発性のものは感染によるものと考えられている. 頻度は低く, 涙道疾患の5%未満と報告されている. 放線菌による感染が主に報告されているが, 細菌, 真菌による感染でも生じる. それらの菌が涙小管粘膜へ感染することで菌塊（菌石）が生じ, 慢性化すると考えられる. 通常は片眼性, かつ上下のどちらか一方の涙小管に発症するが, 稀に上下ともに発症することがある. また, 涙点プラグなどの異物が涙小管に存在することで, 続発性の炎症をきたすことがある.

2 | 外眼部所見

鼻側の結膜充血, 涙点の発赤・腫脹, 涙点から繋がる粘性の高い眼脂を特徴とする（図1a, b）. 菌石が多量に涙小管内に滞留すると, 涙小管の存在する眼瞼部が腫脹することがある.

3 | 確定診断に必要な検査

細隙灯検査：上記外眼部所見を認める. 徒手的に圧迫を加えると重症例では菌石が涙点より排出される場合がある.

涙道内視鏡検査：涙小管の内腔は拡張しており, 粘膜の腫脹を認める. そのため, 内視鏡下にて涙小管腔にポリープ様の所見とともに菌石を認める（図2）. 続発性のものにおいては, 原因物質が確認される（図3）.

通水検査：基本的には涙道内に閉塞がないため通水検査にて通過が認められる. 時に菌石の逆流が認められることがあり確定診断につながることがある. 涙小管粘膜に炎症が生じているため, 易出血性であることも特徴である.

4 | 鑑別すべき疾患

慢性結膜炎, 涙囊炎, 涙道内腫瘍.

5 | 治療方針

抗生剤の点眼を保存的に行うこともあるが, 涙小管内に菌石や異物が存在する場合は再発を認めることが多い. 基本的には観血的治療を行う. 18G針などを用いて涙点を内側に用いて切開, 拡張し, 綿棒などを用いて涙点付近にある菌石をあらかじめ涙点より圧出する. その後, 涙道内視鏡を併用して, 内腔の菌石を灌流とともに下鼻道より除去する. 腫脹した涙小管粘膜の間に挟まっていることもあるため, 涙道内視鏡のシースなどを用いて掻き出し, 残存菌石がないよう留意する. 疼痛を伴うことも多いため, 滑車化神経ブロックを併用するとよい. 涙道内視鏡がない, もしくは, 使用することが難しい場合は涙点に大きめの切開を加え, 上記と同様に綿棒などで涙点より圧出したのち, 鋭匙などを用いて可及的に涙小管内腔の残存菌石を取り除く. 涙道粘膜上皮の損傷が認められると考えられる場合は狭窄・閉塞を予防するため, 涙管チューブ留置を併用する.

(田中　寛)

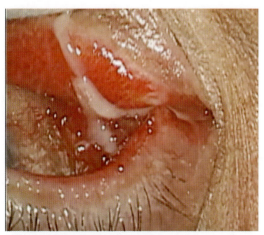

図1a｜涙小管炎の前眼部所見（surgeon's view）
上涙点の発赤，涙点よりつながる粘稠な眼脂，結膜充血を認める．

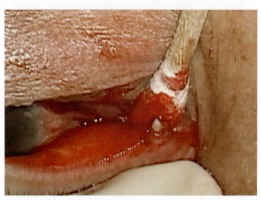

図1b｜涙小管炎に対する手術所見（surgeon's view）
同症例の手術所見．局所麻酔後に涙点切開を行い，綿棒を用いて菌石を圧出．炎症も強く，易出血性である．

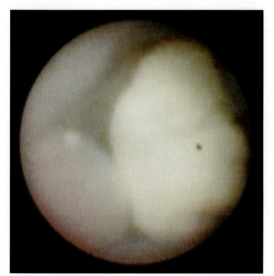

図2｜涙小管炎の内視鏡所見
図1と同症例の涙道内視鏡所見．涙道内視鏡にて涙小管粘膜の肥厚，内腔の拡張，菌石を認める．

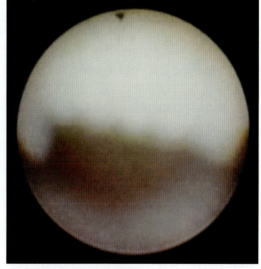

図3｜続発性涙小管炎の内視鏡所見
涙点プラグの涙小管への迷入による続発性の涙小管炎症例．涙道内視鏡では涙小管粘膜の病的所見は乏しい．

2-2)-(2)-②

涙小管囊胞
Canalicular cyst, Canaliculocele, Canaliculops

診断のポイント

観察のポイント

重要度	観察目的	観察点	所見	参照図
★★★	診断, 鑑別	腫瘤の形態, 色調, 圧痛の有無	涙小管部の隆起. 結膜や皮膚は発赤などの炎症所見を伴わず, 結膜側からは白色, 皮膚側からは青暗色に透見される	
★★★	診断, 鑑別	貯留液の性状	涙液もしくは粘液を涙点から排出	
★★★	診断, 鑑別	眼瞼全体の視診	眼瞼の瘢痕や先天異常の有無	

検査所見

重要度	観察目的	観察点	所見	参照図
★★★	細隙灯顕微鏡	腫瘤の形態, 色調, 貯留液の性状	涙小管部の隆起. 結膜や皮膚は発赤などの炎症所見を伴わず, 結膜側からは白色, 皮膚側からは青暗色に透見される. 涙液もしくは粘液を涙点から排出	
★★★	涙道内視鏡	内腔の観察	炎症を伴わない涙小管上皮	
★	切除生検	確定診断	非角化重層扁平上皮で裏打ちされた囊胞	

鑑別が必要な疾患

鑑別疾患	鑑別のポイント	掲載頁
涙小管炎	炎症の有無	196頁
霰粒腫, 眼瞼腫瘍	涙点から涙液もしくは粘液の逆流	84頁

1 | 疾患の定義

　涙小管炎を伴わない涙小管が囊胞状に拡張した状態. 通常, 涙小管閉塞を伴うが, 原因としては特発性のほかに外傷後に起こることが報告されている. 非常に稀であり, 現時点では英語文献で6例, 和文で1例が報告されている.

2 | 外眼部所見

　内眼角部の涙小管に一致した眼瞼が隆起する(図1a). 上下どちらの涙小管にも起こり得る. 結膜や皮膚は発赤などの炎症所見を伴わず, 結膜側からは白色, 皮膚側からは青暗色に透見される. 同部を圧迫すると, 涙液もしくは粘液を涙点から排出する.

3 | 確定診断に必要な検査

視診：腫瘤の形態, 色調, 圧痛を確認する. 眼瞼の瘢痕や先天異常の有無を確認する.
細隙灯顕微鏡検査：眼表面疾患の有無, tear meniscus height, 皮膚および結膜側から涙点～涙小管の状態を観察する(図1b).
通水検査：生理食塩水で通水し, 閉塞の有無と逆流した液体の性状を観察する.
涙道内視鏡検査：囊胞内を直接観察する. 肉芽組織の形成の有無などを確認できる.
切除生検：腫瘍性病変との鑑別が不可能である場合に行う. 切除後は涙管チューブを挿入して涙小管を再建しておく.

4 | 鑑別すべき疾患

　涙小管炎(特発性, 異物迷入など), 結膜囊胞, 霰粒腫, 眼瞼腫瘍, 皮様囊腫, 涙囊疾患(涙囊炎, 涙囊憩室, 涙囊ヘルニア), 副鼻腔疾患(sinus mucocele)

5 | 治療方針

　流涙症を訴えない, 明らかに腫瘍ではない, 涙小管炎を伴わない, 整容的に許容できる場合は, 経過観察でも問題ない. 積極的治療を望む場合は, 涙管チューブ挿入による造袋術, もしくは囊胞切除後涙管チューブを挿入して涙小管再建が選択される(図2).

(三村真二)

[参考文献]

1. Yoon MK, et al: Canaliculops: clinicopathologic features and treatment with marsupialization. Am J Ophthalmol 156: 1062-1068, 2013
2. Jakobiec FA, et al: Canalicular cyst. Ocul Oncol Pathol 1: 274-277, 2015

症例1 | 左上涙小管囊胞

65歳男性
主訴：約3年前からの流涙
経過：涙管チューブ挿入術により改善.

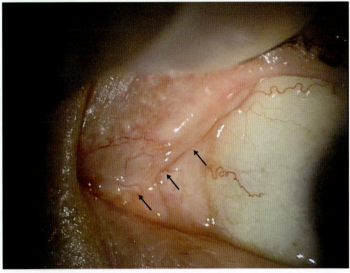

図1a | 左上涙小管囊胞
左上涙小管の非炎症性拡張(矢印)を認める.

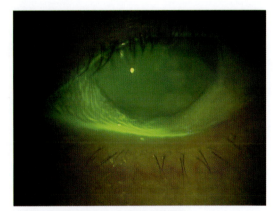

図1b | 同症例の術前フルオレセイン染色所見
tear meniscus height の上昇を認める.

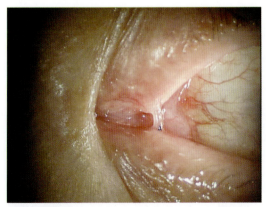

図1c | 手術後
涙管チューブ挿入術による造袋術直後.

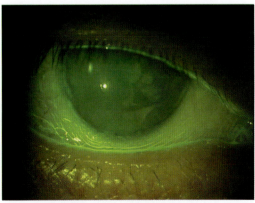

図1d | 同症例の術後フルオレセイン染色所見
tear meniscus heightは改善した.

2-2)-(3)-①

急性涙嚢炎
Acute dacryocystitis

1 疾患の定義（概要）

　涙嚢炎は鼻涙管が狭窄または閉塞することにより閉塞部近位側に涙液や涙道内分泌物が貯留し，これにより細菌感染を生じて発症する疾患．急性涙嚢炎の多くは慢性涙嚢炎の経過中，涙嚢壁の薄い粘膜部が皮下で穿孔し，涙嚢内細菌が涙嚢周囲組織に漏れて起こった涙嚢周囲蜂巣炎である．

2 外眼部所見

　突然，「内眼角靱帯の下方」に涙嚢部を中心とした発赤・腫脹・疼痛・硬結が急速に出現する．結膜充血や浮腫は軽度であるが，眼瞼の腫脹が著明である場合，瞼裂が狭くなり開瞼困難となる．拍動性の疼痛は滑車下神経の刺激によるもので前額部・頬部に放散する．発熱を伴う場合もある（図1～3）．急性炎症が引いた時点で内眼角靱帯を越える隆起を認めた場合，悪性腫瘍の存在を疑う（図4）．

3 確定診断に必要な検査

　確定診断には通水検査を要するが，急性期には周囲に膿や炎症を波及させることになるため禁忌．急性涙嚢炎では大きく腫脹した涙嚢で総涙小管～涙嚢移行部は屈曲・閉塞をきたしているため，涙嚢を圧迫しても涙点からの排膿はない．消炎後閉塞は再疎通するものもあるが，完全閉塞する場合（check valve型）もある．急性期中に皮膚側に自壊排膿する場合が多い．急性期におけるCT画像では涙嚢部を中心に炎症・腫脹を認める．採血でWBCやCRPの上昇を認める．

4 鑑別すべき疾患

　急性涙嚢炎の診断は，慢性涙嚢炎の前歴と前記の特徴ある所見があれば診断は容易である．
　蜂巣炎は涙嚢壁が皮下で穿孔し，涙嚢内細菌が周辺組織に漏出することで炎症が涙嚢周囲へ波及した状態．急性涙嚢炎を伴う涙嚢周囲の蜂巣炎は眼窩隔壁の前方に限局する．急性涙嚢炎は「眼窩隔壁前蜂巣炎」に当たる．

　眼窩隔壁前感染症と眼窩感染症を区別することは診断上，重要である．なぜなら，眼窩隔壁前感染症は視力を脅かすことはないからである．

眼窩蜂巣炎（蜂窩織炎）：炎症が眼窩内軟部組織に波及した蜂巣炎．徴候として，視力低下・眼球突出（眼球偏位）・眼球運動制限がある．これら3つの症状のうち少なくとも一つをきたすが，眼窩隔壁前感染症では認めることはない．眼瞼の腫脹と発赤は隔壁前・眼窩感染症ともに認めるため，上記の徴候を確認するため，必ず眼瞼を持ち上げて診察をする必要がある．

　進行は速く危篤な例が多い．視機能に影響するばかりでなく，敗血症などによって生命予後に関与する場合もある．眼窩蜂巣炎の感染経路は眼窩に隣接する臓器，副鼻腔・口腔・上咽頭・涙器（涙腺・涙道）・眼瞼の化膿性病巣から眼窩に波及．感染の原発巣として，どの年齢層においても80～90％が副鼻腔由来と報告されており，特に小児ではその確率が高い．小児の場合，もともとなんらかの全身疾患や合併症を伴っている場合が多いため，急速な消炎と同時に

診断のポイント

重要度	観察目的	観察点	所見	参照図
★★★	有無の確認	内眼角部の発赤	内眼角靱帯の下方に広がる	図2, 3
★		涙嚢部の腫脹	自壊することが多い	図3
★★★	鑑別のため	眼球突出の有無	突出	
		眼球運動	眼球運動障害	
		視力	低下	
★		副鼻腔炎		

検査所見

重要度	観察目的	観察点	所見	参照図
★★★	CT（造影なし）	眼窩内への影響	軟部陰影は頬骨・鼻骨より上眼窩外・内眼角靱帯より下	
★			涙嚢部陰影は拡大している	
★★★			骨破壊像はなし	
★	（消炎後）涙管通水検査	膿の逆流	大量の排膿	
★★★			注水は可能だが逆流がない場合も多い（check valve型）	

鑑別が必要な疾患

鑑別疾患	鑑別のポイント	掲載頁
眼窩蜂巣炎（蜂窩織炎）	視力低下，眼球突出，眼球運動障害の有無	264頁
急性篩骨洞副鼻腔炎	副鼻腔炎の有無	
レパミピド涙嚢炎	抗菌薬投与に抵抗，レパミピド点眼の使用歴	
	涙管通水検査にて通過する症例が少なくない	

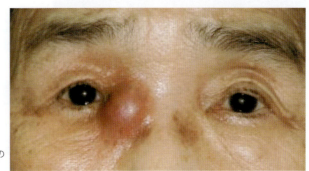

図1 | 急性涙嚢炎
内眼角靱帯より足側に隆起の頂点を認める隆起.

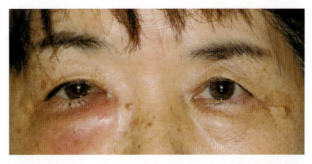

図2 | 急性涙嚢炎
球結膜鼻側に充血を認める.

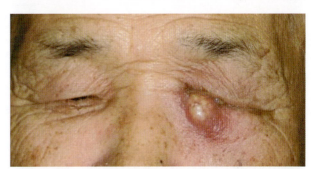

図3 | 急性涙嚢炎
開瞼できない場合もある.

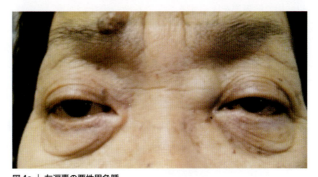

図4a | 左涙嚢の悪性黒色腫
(図4は兵庫県立尼崎総合医療センター　宮崎千歌先生のご厚意による)

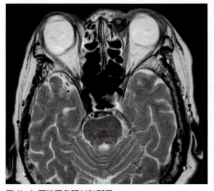

図4b | 悪性黒色腫MRI所見
内眼角靱帯を頭側に越えた隆起. 隆起の頂点は靱帯より頭側.

副鼻腔炎を含む全身検索も必要である.

急性篩骨洞副鼻腔炎：篩骨洞は紙のように菲薄化した骨で眼窩板によって眼窩と隔てられているだけなので，多くの症例で感染源となる．眼窩隔壁前蜂織炎から眼窩蜂巣炎，眼窩骨膜下膿瘍，二次性海綿状脈洞血栓症を合併しうる．眼窩内膿瘍にまで及ぶ眼窩内感染症を起こすことがある．

(大江雅子)

2-2)-(3)-②

慢性涙嚢炎
Chronic dacryocystitis

診断のポイント				
重要度	観察目的	観察点	所見	参考図
★	所見の有無	腫瘤形成	有または無	図1
★★		腫瘤形成時の眼瞼の高さ	左右非対称	図1
検査所見				
重要度	観察目的	観察点	所見	参考図
★	眼表面炎症	眼瞼結膜の細隙灯所見	充血	図3
★★	涙嚢拡張	指で涙嚢圧迫	膿汁逆流	図2
★★★		涙洗	膿汁逆流	

1 疾患の定義

涙嚢が拡張し，粘液や膿汁，涙嚢結石などが貯留した状態．通常は鼻涙管の狭窄や閉塞に合併して生じる．疼痛や皮膚の発赤のない時期であれば，慢性涙嚢炎といえる．慢性期と急性期を繰り返す症例がある．自覚症状としては，慢性の眼脂，朝起床時に瞼がくっついて開かない(morning stickiness)，流涙など．ドライアイのこともある．

2 外眼部所見

外眼部には全く異常の見られない症例が多いが，涙小管まで病変が及ぶと涙嚢が膨隆して硬い腫瘤を形成する．内眼角が下から上に向かって押し上げられるように盛り上がり，内眼角の高さが左右非対称になる(図1)．この場合は，検査の涙洗や造影剤の注入で増悪することがあるので注意する．涙小管に問題のない時期には外眼部には異常はないが，涙洗や，指で涙嚢部を圧迫することで粘液や膿汁が逆流する(図1, 2)．

前眼部所見も重要である．デブリの多い涙液，眼脂の多い眼瞼縁，眼脂による睫毛の集合(sticking together)，瞼結膜の乳頭増殖や慢性充血など(図3)．涙液メニスカスは必ずしも高いとは限らない．シェーグレン症候群によるドライアイ重症例や繰り返す角膜炎などは涙嚢炎ハイリスク群として要注意．

3 確定診断に必要な検査

CTを必ず施行し，症例1のように涙嚢炎の背景に副鼻腔癌などがある症例を見逃さない診断フローが最重要である(図4)．この診断フローを実践することで，涙嚢炎疑いの約1％で重症の眼窩・副鼻腔疾患が見つかる．涙嚢炎の確定診断そのものは簡単で，拡張した涙嚢内部に粘液などが貯留していることを証明すればよい．涙小管に問題がなければ，涙

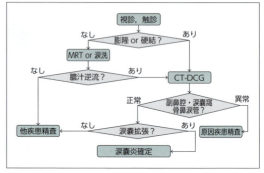

図4 | 診断のポイント
CTをスキップしない診断フローが重要である．
MRT：micro-reflux test．CT-DCG：CT Dacryocystography 涙嚢造影．non-regurgitating mucocele(本文参照)では，無理な涙洗や造影剤の強制注入で急性炎症を誘発することがあるので注意する．

洗でそれが逆流する．あるいは眼表面をフルオレスチンで染色し，細隙灯下に涙嚢を圧迫して逆流を観察する(micro-reflux test：MRT, 症例1)．涙小管が閉塞して腫瘤を形成している場合には，逆流は見られない(non-regurgitating mucocele)．その時は術中に涙嚢の内容を目視することになる．術前にMRI検査が可能であれば，涙嚢の内容が充実性でないことを確かめて涙嚢炎を強く疑うことができる．

4 鑑別診断

涙小管炎，涙嚢憩室，表皮嚢胞，涙嚢腫瘍など．

5 治療方針

涙嚢炎は，重症の眼窩・副鼻腔疾患に続発して生じることがある．まず涙道周囲のCT検査を行い，異常所見(鼻涙管の拡大，眼窩の骨菲薄化や消失，篩骨洞・上顎洞の粘膜肥厚や粘液貯留，涙嚢内の造影剤が圧排された所見など)があれば，原因疾患の精査と治療を優先する．それらの異常所見がなければ，涙嚢鼻腔吻合術(DCR)を行う．

(鈴木 亨)

症例1 | 右慢性涙嚢炎

69歳男性

上顎癌に続発した慢性涙嚢炎症例．

経過：患者はDCR後3年で失明し，4年で死亡した．術者は術前にCTを施行しておらず，慢性涙嚢炎の診断と治療に専念していた．

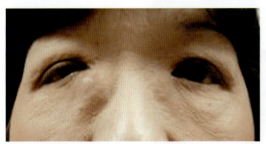

図1 | 右慢性涙嚢炎
涙小管が閉塞し，涙嚢が膨隆している．腫瘤は硬い．押しても何も出ない（non-regurgitating mucocele）．

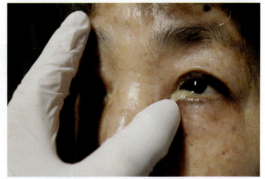

図2 | 左慢性涙嚢炎
涙小管が開存しており，押すと膿が出る．

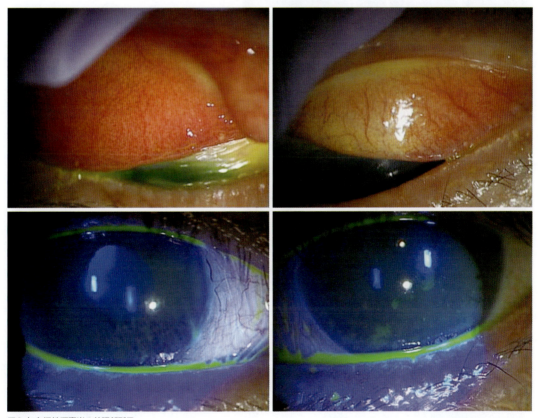

図3 | 右慢性涙嚢炎の前眼部所見
涙液メニスカスは高くないが，右眼の上眼瞼を翻転すると，充血と乳頭増殖が見られる．濾胞が見られることもある．

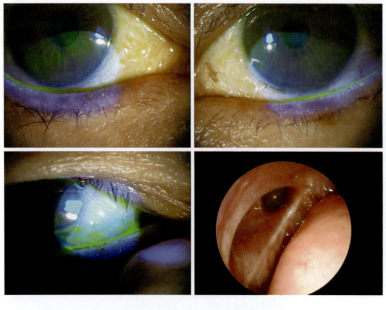

図5a | 検査所見
上段は術前の涙液メニスカス．左右差は見られない．下段左はMRT陽性所見．下段右は治療後の鼻内写真（DCR後）．術中には通常のDCRと同様の所見しかなかった．

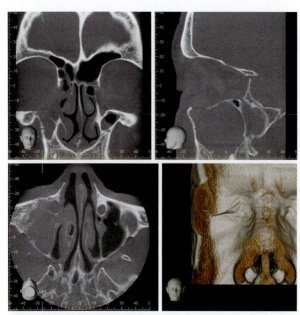

図5c | 術後のCT検査結果
右副鼻腔を充満する異常組織の陰影とともに，その周辺の骨破壊像が確認された．

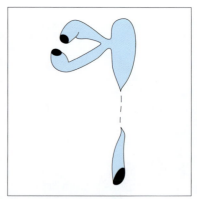

図5b | 術前の涙道内視鏡検査結果
通常の鼻涙管閉塞と同様の所見しかなかった．

● 表1　鑑別診断

	涙嚢炎	涙小管炎	涙嚢憩室	表皮嚢胞	涙嚢腫瘍
腫瘤形成	あり	あり	あり	あり	あり
眼瞼の変位	あり	なし	なし	なし	あり
MRT，涙洗	膿	膿と涙石	通過良好	通過良好	粘液逆流
CT-DCG	涙嚢拡張	涙小管拡張	涙道正常	涙道正常	別途記載
涙道内視鏡	視界不良	肉芽と結石	正常		

涙嚢腫瘍を疑うCT所見：骨鼻涙管の拡大，眼窩の骨菲薄化や消失，涙嚢内の造影剤が圧排された所見など．
涙嚢憩室と表皮嚢胞の確定診断は術中所見と病理診断による．
若年男性の涙嚢炎疑いは，涙嚢原発悪性リンパ腫（MALT，DLBCL）の可能性があるので，特に注意する．

2-2)-(3)-③

新生児涙嚢炎
Neonatal dacryocystitis

診断のポイント

観察のポイント

重要度	観察目的	観察点	所見	参照図
★★★	有無の確認	外眼部	流涙	図1
★★	有無の確認	外眼部	眼脂	図1
★	性状	内眼角部	腫脹	

検査所見

重要度	観察目的	観察点	所見	参照図
★★★	導涙障害の有無	フルオレセイン	残留	図1
★★★★	涙道内腔	涙道内視鏡	閉塞部位の性状と涙嚢炎の状態	
★★	閉塞部位	鼻内視鏡	鼻腔への開口部	
★	周辺との関連	CT	涙嚢ヘルニア，腫瘍	

鑑別が必要な疾患

鑑別疾患	鑑別のポイント	掲載頁
涙点・涙小管閉塞	流涙のみ	208, 210頁
睫毛内反症	通水良好	

1 | 疾患の定義

新生児涙嚢炎は鼻涙管が狭窄，閉塞することにより，閉塞近位側に涙液や涙道内分泌物が貯留し，病原体が涙道へ迷入，定着，涙道内で増殖，生体が攻撃・防御する状態をいう．

骨性涙道閉塞を伴う場合には，急性涙嚢炎を起こす可能性がある．

2 | 外眼部所見

流涙，眼脂，結膜炎，眼瞼炎を伴う場合もある．急性涙嚢炎の場合には，涙嚢部の腫脹だけにとどまらず，周辺の蜂巣炎を伴う．

3 | 確定診断に必要な検査

涙液メニスカスは高い．

涙管通水通色素検査で通水不可，もしくは通水不良である．粘性な分泌物の逆流が認められ，膿が混ざることもある．

micro-reflux test（涙嚢圧迫テスト）で涙嚢部圧迫による貯留物の逆流が認められる．

蛍光色素消失試験（Fluorescein dye disappearance test）で色素残留が認められる（図1）．

涙道内視鏡検査では鼻涙管狭窄または閉塞が認められる．涙嚢鼻涙管内に涙石が存在する場合もある．涙嚢，鼻涙管は拡大している．

鼻内視鏡検査：先天鼻涙管閉塞では，下鼻道外側壁にある鼻涙管下部開口部から広がる囊胞を観察することができる．

画像検査（CT，造影MRI）：骨性涙道の閉塞は，CTで診断可能である．

CTで眼窩腫瘍，副鼻腔疾患を疑う場合には，造影MRIを鎮静下に撮影し，腫瘍が疑われる場合には生検を考える．

4 | 鑑別すべき疾患

先天涙点閉塞，涙小管欠損，睫毛内反症．

5 | 治療方針

急性涙嚢炎に対しては，抗菌薬の全身投与をする．慢性涙嚢炎に対しては，抗菌薬の有効性は不明であるため，眼脂のある時のみ抗菌薬を短期間投与する．

盲目的なプロービングは，医原性涙道閉塞や狭窄を生じる可能性があり，自然治癒を妨げることもある．涙道内視鏡でのプロービングは確実である．

骨性の涙道閉塞が確認できれば，将来的に涙嚢鼻腔吻合術が必要である．

（宮崎千歌）

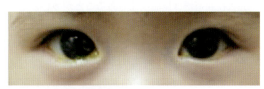

図1｜先天鼻涙管閉塞（右側）
5分後の色素残留状態．左側は正常．

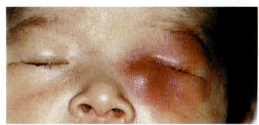

図2｜左先天鼻涙管閉塞に伴う新生児涙嚢炎
左内眼角の腫脹と上下眼瞼に及ぶ発赤を認める．
（後藤　聡：急性涙嚢炎の治療について教えて下さい．あたらしい眼科 30（臨時増刊号）：95, 2013　図10より）

2-2)-(3)-④

涙道瘻炎
Infection of congenital lacrimal fistula

1 | 疾患の定義

　涙道瘻炎は，先天性涙道瘻に涙道瘻周囲炎を生じた病態である．

2 | 外眼部所見

　涙道瘻炎は，急性涙嚢炎に近似し，内眼角下方，涙嚢部あたりを中心に発赤，腫脹が見られるが，同部位に先天性涙道瘻の小孔も観察される（図1）．通常，結膜炎は合併しておらず，眼脂，流涙は見られない．また，小孔が炎症で出血し，そこから排膿が見られたりすることもあり（図2），急性涙嚢炎の際にも見られる涙嚢からの二次的な皮膚瘻孔による排膿と，外見上だけでは見誤る可能性もある．この場合にも，他の先天涙道異常を伴わなければ，流涙の訴えが生じても，結膜炎の所見はなく，上下涙点および涙道瘻からの涙管通水検査は可能である．

3 | 確定診断に必要な検査

　先天性涙道瘻は無症候性であることが多いとされるが，眼や瘻孔からの流涙を訴える症候性の場合もあり，他の涙道異常を伴うこともある．無症候性の場合，問診による皮膚小孔の存在の自覚，細隙灯顕微鏡による内眼角下方の小孔の存在，あるいは涙管通水試験で涙点および小孔からの通水が可能なことを調べることなどで診断できる．

4 | 鑑別すべき疾患

　急性涙嚢炎．

診断のポイント

観察のポイント

重要度	観察目的	観察点	所見	参照図
★★★	有無の観察	内眼角下方	涙嚢部あたりを中心とした発赤，腫脹	図1
★★★			涙道瘻の小孔	図1
★★			小孔が炎症で出血し，そこから排膿が見られることもある	図2

検査所見

重要度	観察目的	観察点	所見	参照図
★★	問診	皮膚小孔の存在の自覚	あり	
★★★	細隙灯顕微鏡	皮膚小孔の存在	あり	図1
★★★		涙嚢部あたりを中心とした発赤，腫脹	あり	図1
★★	涙管通水検査	涙管通水検査での涙点および小孔からの通水可能	可	

鑑別が必要な疾患

鑑別疾患	鑑別のポイント	掲載頁
急性涙嚢炎	皮膚小孔の存在	200頁

5 | 治療方針

　保存的に，抗生剤の点眼と全身投与で改善するが，時に腫脹が強ければ，皮膚から穿刺，排膿が有効である．消炎が得られると，涙道瘻炎を生じる前が無症候性であった場合，治療後に流涙や小孔からの漏涙は生じないため，涙道瘻は無処置で構わない．

　通常，涙道瘻炎の再発はほとんど見られないと報告されている．しかし，先天性涙道瘻のうち眼や瘻孔からの流涙を伴う症候性に対して手術を施行した13例中4例で涙道瘻炎を，1例は再発性の涙嚢炎を発症した報告が見られた．また，その他，症候性の涙道瘻で再発性の涙道瘻炎の報告もあり，症候性であったり，涙道異常を伴う場合には　涙道瘻摘出手術のみならず，涙道再建術が必要とされる．

（渡辺このみ）

［参考文献］
1. 渡辺このみほか：涙嚢瘻炎の2例．臨眼 68: 795-797, 2014
2. Sullivan TJ, et al: The surgical management of congenital lacrimal fistulae. Aust N Z J Ophthalmol 20: 109-114, 1992

症例1 | 涙道瘻炎

23歳女性
主訴：左眼周囲の腫脹，疼痛
既往：幼少時より左眼内眼角の内下方に
　　　　硬結を認めていた．
現病歴：左眼周囲に腫脹，疼痛が生じ，
　　　　受診．これまで流涙や漏涙の症状
　　　　はなかった．

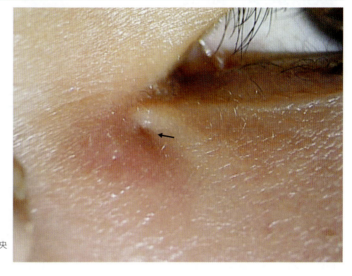

図1 | 涙道瘻炎の細隙灯顕微鏡所見
左眼の内眼角下方に発赤，腫脹があり，硬結の中央あたりに小孔（矢印）が見られる．

症例2 | 涙道瘻炎

48歳男性
主訴：左眼周囲の腫脹，膿排出，出血，流涙
既往：幼少時より左眼の下眼瞼内側に穴があることに気づいていた．
現病歴：左眼内眼角内下方が腫脹し，流涙および少量の出血が見られるようになった．その後腫脹が増強し，疼痛も伴う
　　　　ようになったため受診した．これまで流涙や漏涙の自覚はなかった．

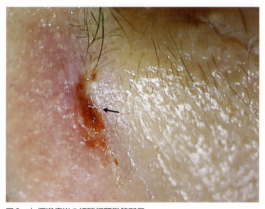 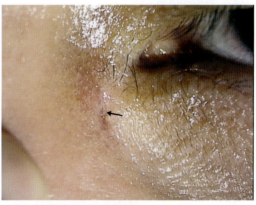

図2a | 涙道瘻炎の細隙灯顕微鏡所見
左眼の内眼角下方に発赤，腫脹があり，小孔の存在（矢印）とその周囲に出血がある．

図2b | 涙道瘻炎消炎後の細隙灯所見
無症候性の涙道瘻を残すのみとなった．

2-2)-(4)-①

涙点狭窄・閉鎖
Punctal stenosis and atresia

診断のポイント

観察のポイント

重要度	観察目的	観察点	所見	参照図
★★★	分泌性流涙の有無	角結膜	炎症, 上皮障害	
★★		眼瞼	位置異常(内反, 外反)	
★★	腫瘍	眼瞼	腫瘤, 血性流涙	
★★	涙点開口度分類の判定	涙点開口部, 涙乳頭	涙乳頭の有無, 開口部径	表1

検査所見

重要度	検査名	観察点	検査所見	参照図
★★★	細隙灯顕微鏡	涙点, 涙乳頭	結膜上皮の侵入, 涙点陥凹, 涙乳頭の有無	図1〜3
★★★	涙管通水検査	涙点確認, 涙道疾患の併発確認	涙小管への挿入可否, 通水・逆流の有無	
★	前眼部OCT	涙点〜涙小管垂直部	涙点閉鎖部直下の管腔の有無	図4

鑑別が必要な疾患

鑑別疾患	鑑別のポイント	掲載頁
分泌性流涙	結膜炎, 角膜障害	
涙道腫瘍	血性流涙, 造影MRI	216頁

1 疾患の定義

涙点狭窄・閉鎖は, 涙点開口部が明らかに縮小している状態であり, Kashkouliらの提唱する涙点開口度分類(表1)で, Grade 0〜2に当たる. 原因としては, 先天異常, 特発性のほかに, 眼瞼炎, 結膜炎(特にウイルス性結膜炎), S-1の副作用などが挙げられる.

涙点狭窄では, どの程度狭窄があれば導涙機能に影響を及ぼすかに関して一致した見解はない. ただし, S-1による副作用で涙点狭窄を認める場合は, さらに狭窄し不可逆的に閉塞することもあるため注意を要する.

2 外眼部所見

涙乳頭の有無と, 開口部を確認する. 正常の涙点は涙乳頭と呼ばれる白色の硬い線維組織で成り, 開口部の直径は0.2〜0.3mmである. 涙乳頭部へ周囲の結膜組織が進展すると, 点状狭窄や涙点閉鎖へと至る(図2, 3). 涙点開口部も涙乳頭も認めない症例の多くは先天的な形成不全であり, 涙小管が存在しない可能性が高い(図1).

3 確定診断に必要な検査

細隙灯顕微鏡で涙点を観察することにより診断できることが多いが, 涙管通水検査での確認が必要である. 涙点が開放しているように見えても, 実際は涙管洗浄針が入らず閉鎖していることもあれば, 逆もある. 二段針がかろうじて挿入可能な場合は涙点狭窄があるといえる. 涙点狭窄の程度が必ずしも流涙症状と相関するとは限らず, 涙点拡張を行い一時的に流涙症が改善するかをフォローすることにより診断も可能である.

4 鑑別すべき疾患

鑑別すべき疾患として結膜炎や角膜炎による分泌性流涙や腫瘍がある. 分泌性流涙の除外は必須であり, ドライアイやアレルギー性結膜炎などを認める場合は点眼治療を優先する. 血性流涙を認める場合や, 涙点周囲に硬結を伴う場合, 鑑別疾患として腫瘍を挙げ, 造影MRI検査を行う.

5 治療方針

涙点狭窄症例では, 分泌性流涙の原因となる前眼部の炎症がないことを確認し, 手術希望があれば涙管チューブ挿入術を行う. 単に涙点を拡張しただけでは, すぐに元の涙点径に戻るため, 涙点拡張は検査の一環といえる. S-1内服による涙点狭窄を認めた場合, 数日で閉塞まで至る症例もあるため, 可能な限り早期に涙管チューブ挿入術を行うのが望ましい. またS-1を内服している間はチューブ留置を継続し, 可能であれば, S-1内服終了後半年ほど留置した後抜去する.

涙点閉鎖症例では, 涙小管管腔の有無により, 涙管チューブ挿入術の成否が決まる. 涙小管管腔が存在しない場合, 結膜涙嚢鼻腔吻合術を考慮することとなる.

(藤本雅大)

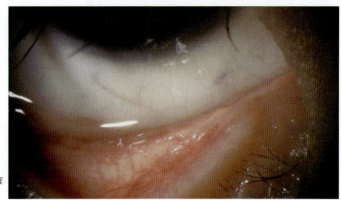

図1 | 先天涙点閉鎖の外眼部所見
6歳女児．涙点開口度分類Grade 0．涙乳頭が明確でなく，涙小管が存在しない可能性が高い．

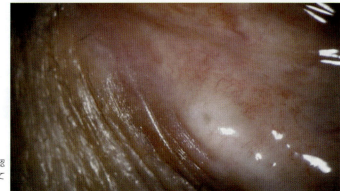

図2 | 涙点閉鎖の外眼部所見
87歳男性．涙点開口度分類Grade 1．涙乳頭を認めるが，涙点は結膜上皮により被覆され，閉鎖している．

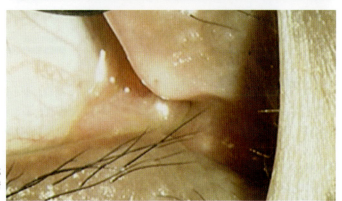

図3 | 右上涙点狭窄の外眼部所見
34歳女性．涙点開口度分類Grade 2．涙点開口部の点状狭窄を認める．流涙の訴えがあったが，涙管チューブ挿入術で治癒した．

● 表1　涙点開口度分類

程度区分	所見	参照図
Grade 0	涙乳頭(−)，開口部(−)	図1
Grade 1	膜様閉鎖	図2
Grade 2	点状狭窄	図3
Grade 3	正常径(類円形)	
Grade 4	スリット状開口部(2mm未満)	
Grade 5	スリット状開口部(2mm以上)	

(Kashkouli MB, et al: Acquired external punctal stenosis: etiology and associated findings. Am J Ophthalmol 136: 1079-1084, 2003より)

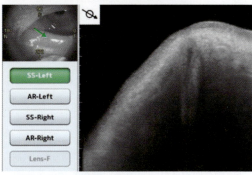

図4 | 涙点閉鎖の前眼部OCT所見
87歳男性．前眼部OCTで涙小管垂直部の途中までは描出可能である．涙点閉鎖のみで，涙小管垂直部の管腔が存在する症例では，前眼部OCTで確認可能なこともある．管腔に到達するまでの距離を測定することができ，必要な距離を切開すれば涙点を開放することができる．

2-2)-(4)-②

涙小管閉塞
Canalicular obstruction ; CO

1 疾患の定義

　涙小管垂直部，同水平部および総涙小管単独あるいは複合した閉塞である．総涙小管閉塞が最も多い．感染性と非感染性に大別される（感染性閉塞は涙小管炎を参照）．非感染性は特発性，ヘルペスウイルス等のウイルス感染，眼類天疱瘡等の幹細胞疲弊，放射線照射，涙点プラグ迷入，S-1やドセタキセルなど抗癌薬による続発性COがある．

2 外眼部所見

　流涙および涙三角高の上昇が主たる外眼部所見である．涙点の開大を示すこともある（図1, 2）．特発涙小管炎の場合には，涙点の噴火口様発赤腫脹を呈する．

3 確定診断に必要な検査

　明室診察，一般眼科検査以外に，シルマー試験，涙管通水検査（通水検査），プロービング，蛍光色素消失試験，涙道内視鏡検査，涙道造影検査およびCT/MRIがある．一般眼科検査では涙三角高の測定も行う．重症ドライアイ合併例では正常値を示すこともあり，シェーグレン症候群の有無を確認する．確定診断には，通水検査とプロービングが必須である（図3, 4）．涙道内視鏡は狭窄/閉塞の鑑別や詳細な閉塞部位の確定，涙道内肉芽や迷入した涙点プラグなどの検出が可能である．

4 鑑別すべき疾患

　鑑別すべき疾患として
1. 涙液産生過多をきたす眼表面疾患
2. 眼表面の涙液保持機構の異常をきたす眼瞼外反や結膜弛緩など
3. CO以外の涙道の狭窄/閉塞
の3種類が挙げられる．3の鑑別疾患として，涙点

閉鎖，涙小管形成不全，涙小管炎，急性涙嚢炎の寛解期，鼻涙管閉塞，涙道腫瘍などがある．上あるいは下だけの涙点閉鎖は多くの場合，無症状で偶然発見される．涙小管炎は涙点周囲の発赤腫脹，涙点に突出する肉芽を認め，涙管通水検査において疎通性があるにも関わらず小涙石を伴う膿性逆流物を認めるのが特徴である．急性涙嚢炎の寛解期は総涙小管閉塞と鑑別を要する．急性涙嚢炎の既往や，涙嚢部を触診して嚢胞様の腫脹や涙点よりの膿逆流，CTでの涙嚢部腫脹で診断できる．内眼角靱帯を越える腫脹や血性逆流があれば涙嚢部腫瘍を疑い，CT/MRIを施行する．

5 治療方針

　涙小管の閉塞部位に応じた手術を行う．対眼や病歴でシェーグレン症候群など重症ドライアイの場合には，ドライアイ顕在化を回避するために手術をしない選択肢も考慮する．

（佐々木次壽）

診断のポイント

観察のポイント

重要度	観察目的	観察点	所見	参照図
★★★	有無の確認	涙三角高	高さの上昇および色素残留	図1
★★		幹細胞疲弊所見	瞼球癒着，POV消失	
★★★		抗癌薬（S-1, ドセタキセル）投与	皮膚の色素沈着	図1
★★	有無の確認	涙点	開大	図2
★★★	鼻涙管閉塞や涙嚢腫瘍の除外	涙嚢部触診	涙嚢部腫脹	

検査所見

重要度	観察目的	観察点	所見	参照図
★★★	閉塞部位の鑑別	涙管通水とプロービング	上下交通の有無と涙点から閉塞部までの距離	図4
★★★	鼻涙管閉塞，涙小管炎および腫瘍との鑑別	涙管通水	逆流物の性状（膿粘液，涙石，血液）	図4
★	ドライアイ合併の有無	シルマー試験変法		

鑑別が必要な疾患

鑑別のポイント		掲載頁
涙点閉鎖	涙乳頭を持つ膜様涙点閉鎖	208頁
涙小管形成不全	涙乳頭を持たない涙点閉鎖	
涙小管炎	涙点の噴火口様発赤腫脹，通水検査で疎通性あるが，膿性逆流と小涙石逆流	196頁
急性涙嚢炎の寛解期	涙嚢触診可能，通水検査で疎通性なし，時に膿粘液性逆流あり，プロービングで総涙小管部の膜様抵抗あり	200頁
鼻涙管閉塞	通水検査で疎通性なし，時に膿粘液性逆流あり，プロービングで涙嚢鼻側壁の骨様抵抗あり	212頁
涙嚢部腫瘍	内眼角靱帯を越える腫瘤，通水検査で易出血性	216頁

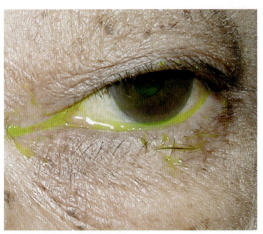

図1｜抗癌薬S-1関連涙小管閉塞
S-1の副作用である皮膚の色素沈着，涙三角高上昇および流涙を認める．

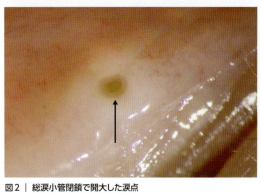

図2｜総涙小管閉鎖で開大した涙点
開大した涙点は，それ以降の通過障害を示す．

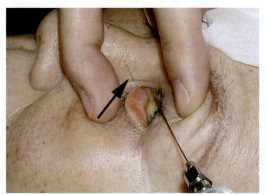

図3｜涙管通水時（バンガーター涙管洗浄針）のマクロ像
上涙点より通水する場合には，下眼瞼を翻転させて下涙点よりの逆流物視認を容易にさせる．

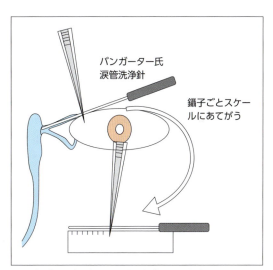

図4b｜プロービングによる涙道閉塞パターン分類法
上下交通なしなら涙点から閉塞部までの距離を測定．

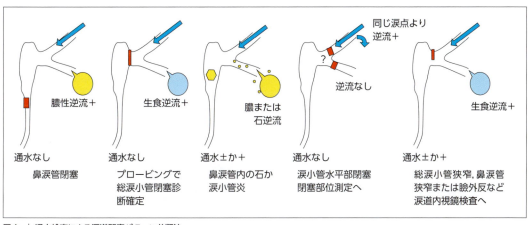

図4a｜通水検査による涙道閉塞パターン分類法
1) 通水検査時に対側涙点からの逆流の有無と性状（膿粘液，涙石の有無）を確認．2) 涙小管の上下交通有ならプロービングを行い，膜を押す感触と眼瞼の鼻側へ移動があれば総涙小管閉塞である．涙嚢鼻側に当たる骨様の感触ならば，涙嚢以降の閉塞である．

2-2)-(4)-③

鼻涙管狭窄・閉塞
Nasolacrimal stenosis: NLDS Nasolacrimal obstruction: NLDO

1 疾患の定義

鼻涙管（涙囊下端で骨性鼻涙管に入る部分から，下鼻道の鼻涙管下部開口部までの「膜性鼻涙管」といわれる部分）が一部，あるいは全長で狭窄や閉塞している状態．閉塞部より上部の涙囊に膿や粘液が貯留すると，涙囊炎と呼ばれる．鼻涙管は，胚細胞を持つ多列円柱上皮と，それを囲む海綿組織，弾性線維層から成る．なんらかの炎症が，海綿組織の血流量増加，粘膜の浮腫を引き起こし，鼻涙管は一過性の狭窄や閉塞を起こす．炎症が繰り返すことで，鼻涙管粘膜は扁平上皮化成，線維化し，閉塞すると推察されている[1]．中年以降の女性に多く，感染，アレルギー，自己免疫疾患（サルコイドーシス，多発血管性肉芽腫症など），緑内障点眼使用[2]に伴うことが報告されている．

2 外眼部所見

涙液メニスカスは正常からやや高い（図1）．涙液に汚れがあり，結膜炎を伴うこともある．涙囊部を圧迫すると涙液や粘液が逆流することもある．フルオレセイン（以下フルオ）消失試験で涙液中にフルオの残存（陽性）やmicro-reflux test[3]（図2）で涙囊部を圧迫した時にフルオの逆流が涙点からある．

3 確定診断に必要な検査

通水テストで上下涙点の交通があり，通水不可能であれば，総涙小管以降の閉塞がある．眼脂や粘液の逆流があれば，涙囊より下部の閉塞（鼻涙管閉塞や涙囊炎）と推測できる．

また，強く通水した時や，涙囊部を通水中に押した時だけ鼻や口に水が流れる場合は，狭窄がある．涙道内視鏡検査（図3a）や涙道造影検査（図4）では，閉塞部が確認できる．

診断のポイント

観察のポイント

重要度	観察点	観察目的	所見	参照図
★	涙点	涙点の状態	眼脂の付着，逆流	図2
★	角結膜，眼瞼の形	涙道以外の流涙の原因	ドライアイ，結膜炎，睫毛乱生，外反など	図1
★	涙液メニスカス	涙液の量，状態	メニスカスの高さ，涙液の汚れ	図1

検査所見

重要度	検査名	検査目的	所見	参照図
★	フルオレセイン消失試験	涙液の移行具合	フルオが涙液に残留	
★	micro-reflux test	涙液の移行と貯留具合	涙囊部圧迫で涙点からフルオや粘液の逆流	図2
★★	通水テスト	通水の可否逆流の具合	通水不可，ごみや水の逆流	
★★★	涙道内視鏡	涙道内の状態把握，開放	閉塞状態がわかる	図3
★★	涙道造影	涙道の閉塞部を，術前に把握	閉塞部，副鼻腔炎，腫瘍などがわかる	図4

鑑別が必要な疾患

鑑別疾患	鑑別のポイント
慢性結膜炎	通水の可否，逆流具合
機能性流涙，眼輪筋機能低下，外反，睫毛乱生	通水の可否，他の原因の有無
続発性鼻涙管閉塞	他の原因の有無

4 鑑別すべき疾患

ドライアイ，結膜炎，眼瞼外反，睫毛乱生，眼輪筋機能不全，結膜弛緩など．

5 治療方針

涙管チューブ挿入術または涙囊鼻腔吻合術を行う．鼻涙管狭窄の場合は，数年で鼻涙管閉塞に移行することがあることを患者に説明し，涙管チューブ挿入術（図3b）を検討する．患者から眼脂の訴えがある場合，抗菌薬の点眼を長期処方して経過を見るべきではない．

（岩崎明美）

［文献］
1. 宮久保純子：涙道閉塞の病態生理学．眼科53：1341-1347, 2011
2. Seider N, et al: Topical glaucoma therapy as a risk factor for nasolacrimal duct obstruction. Am J Ophthalmol 145: 120-123, 2008
3. Camara JG, et al: The Micro-Reflux Test: a new test to evaluate nasolacrimal duct obstruction. Ophthalmology 106: 2319-2321, 1999

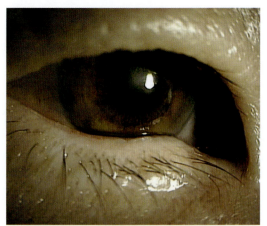

図1｜鼻涙管閉塞　細隙灯顕微鏡所見
涙液メニスカスはやや高いことが多いが，一定ではない．

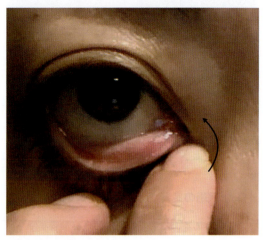

図2｜micro-reflux test
涙点を観察しながら，人差し指で涙嚢部から上方（矢印の方向）に圧迫する．

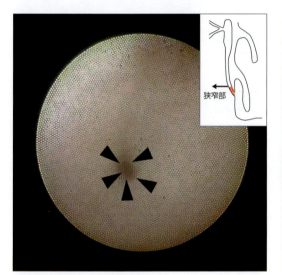

図3a｜鼻涙管狭窄　涙道内視鏡所見
鼻涙管がピンホール状に狭窄している．

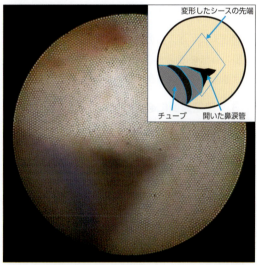

図3b｜鼻涙管狭窄　涙道内視鏡所見
狭窄部を開放し，涙管チューブの片側を入れた状態．内視鏡の先端から出たシースで再度，鼻涙管を広げている．

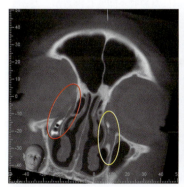

図4a｜左涙管チューブ抜去後の再狭窄　涙道造影CT所見
冠状断面．右：造影剤および空気．左：途切れ途切れの造影剤．
○は右鼻涙管，○は左鼻涙管．
（鈴木　亨先生のご厚意による）

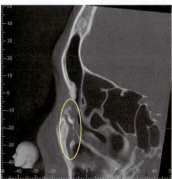

図4b｜左涙管チューブ抜去後の再狭窄　涙道造影CT所見
矢状断面：左涙嚢部から鼻涙管に向かい，ワイングラス状に狭窄している．
○は左鼻涙管．
（鈴木　亨先生のご厚意による）

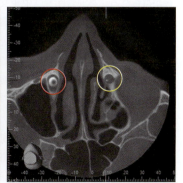

図4c｜左涙管チューブ抜去後の再狭窄　涙道造影CT所見
横断面：骨性鼻涙管の中に鼻涙管がある．左は造影剤が点状．右との太さの差がよくわかる．
○は右鼻涙管，○は左鼻涙管．
（鈴木　亨先生のご厚意による）

2-2)-(4)-④

続発性鼻涙管狭窄・閉塞
Secondary acquired nasolacrimal duct stenosis/obstruction; SANDS/SANDO

診断のポイント

観察のポイント

重要度	観察目的	観察点	所見	参照図
★★★	有無の確認	外眼部	涙液メニスカス上昇、血性涙液	図1a
★	有無の確認	外眼部	眼脂の付着	
★	有無の確認	外眼部	発赤、腫脹	図1a

検査所見

重要度	検査	観察点	参照図
★	細隙灯顕微鏡	涙液メニスカス高の上昇	
★	涙管通水検査	通過障害、逆流、排膿の有無（血性分泌物は腫瘍性を疑う）	
★	涙道内視鏡検査	閉塞、狭窄部位の同定　涙石、上皮異常の有無	
★★	鼻内視鏡検査	粘膜異常所見	図2b, 3a
★★★	CT, MRI	鼻粘膜肥厚、骨折、腫瘍性病変など	図1b, 2a
★★★	病理組織学的検査	悪性所見、炎症所見	図3b

1 | 疾患の定義

　なんらかの原因に続発して生じた鼻涙管狭窄・閉塞である．原因は感染性，炎症性，腫瘍性，外傷性，機械的刺激の大きく5つに分類される(表1)．

2 | 外眼部所見

　涙液メニスカス高の上昇に加え，涙囊周囲の発赤，腫脹の有無を確認する．顔面の左右差，血性流涙などは腫瘍性病変の存在を疑う(図1a)．

3 | 確定診断に必要な検査

　続発性に鼻涙管閉塞を生じ得る原疾患の特定には，網羅的で効率的な問診聴取が重要である．原発性鼻涙管閉塞と比較し，頻度の少ない続発性鼻涙管狭窄・閉塞の可能性を疑う第1段階となり，その後の適切な検査，診断につなげる．具体的には副鼻腔手術などの手術歴やアレルギー症状の有無，サルコイドーシスなど，全身疾患の既往が挙げられる．

　画像検査(CT，MRI)では，骨折や囊胞，腫瘍性病変(図1b)，粘膜肥厚(図2b)の有無など，多くの情報が得られる．鼻涙管閉塞は中年女性に最も多く見られ，たいていの場合，基礎的原因は不明(原発性)であるが，問診に加え，通常の涙管通水検査や涙道内視鏡検査で原発性との相違がある時は続発性の可能性を念頭に置き，積極的に画像検査，鼻内視鏡検査を施行する．生検や手術時に得られた病理組織の診断的有用性は高く，特にウェゲナー肉芽腫症やサルコイドーシス(図3b)，好酸球性副鼻腔炎といった炎症性疾患や扁平上皮癌などの腫瘍性疾患では，その後の治療に重要であるため，積極的に心がけたい．

4 | 鑑別すべき疾患

　続発性鼻涙管閉塞の原因疾患を表1に示す．
　真菌が涙道閉塞を起こす時は，通常，菌石形成か

● 表1　続発性鼻涙管閉塞の原因疾患

病因分類	診断
感染性	真菌などによる感染症
炎症性	ウェゲナー肉芽腫症, サルコイドーシス, 好酸球性副鼻腔炎
腫瘍性	鼻副鼻腔腫瘍 (乳頭腫, 扁平上皮癌など), 涙道内腫瘍 (次項参照), 転移性腫瘍, リンパ腫など
外傷性	医原性 (DCR, 副鼻腔手術後など) 非医原性 (骨折)
機械的刺激	涙石, 異物など

鋳物castによる閉塞である．

　また，鼻涙管は多数の疾患に伴う炎症に侵されることがある．サルコイドーシスの診断は病理組織学的に乾酪壊死を伴わない類上皮細胞肉芽腫の証明により確定される(図3b)．主な病変部位は肺，眼，皮膚であるが，稀に鼻腔内や副鼻腔内にも発症する．鼻腔サルコイドーシスでは下鼻甲介や鼻中隔にサルコイド結節(図3a)が多発し，進行すると粘膜のびまん性肥厚により，二次性に涙道閉塞を起こすことがある．

　上顎洞内の腫瘍は鼻涙管を閉塞し得るが，なかでも扁平上皮癌が最も多い．乳頭腫は組織学的には良性であるが，再発傾向があることでよく知られており，扁平上皮癌に5%未満の確率で変化する．

　外傷の後遺症として涙道閉塞がしばしば見られ，DCR，副鼻腔手術，鼻手術，頭蓋および顔面の手術の合併症として起こるもの(医原性)と，それ以外(非医原性)によるものがある．

　涙石は涙道内腔閉塞の機械的原因である．最近ムコスタ点眼液使用者での涙石形成が注目を浴びているが，多くの石の基礎的原因はいまだ不明である．

5 | 治療方針

　原疾患の治療が重要となる．耳鼻科疾患や腫瘍性

症例1｜副鼻腔腫瘍（扁平上皮癌）

78歳男性　　主訴：右流涙

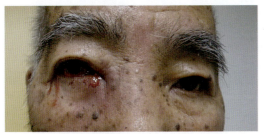

図1a｜副鼻腔腫瘍　外眼部所見
右眼球の上方偏位および血性流涙を認める．右涙嚢部の発赤，腫脹も伴っている．

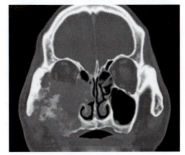

図1b｜副鼻腔腫瘍　CT所見
右上顎洞内に充実性病変を認め，骨破壊を伴って眼窩内に浸潤．生検にて扁平上皮癌の診断．

症例2｜好酸球性副鼻腔炎

52歳女性　　主訴：鼻汁，流涙　　既往：アレルギー疾患

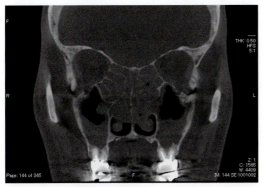

図2a｜好酸球性副鼻腔炎　CT所見
篩骨洞を中心にびまん性の鼻副鼻腔粘膜腫脹を認める．

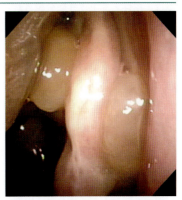

図2b｜好酸球性副鼻腔炎　鼻内視鏡所見
鼻腔内に多発性のポリープとびまん性の鼻粘膜腫脹を認める．

症例3｜サルコイドーシス

52歳男性　　主訴：右流涙　　既往：肺サルコイドーシス

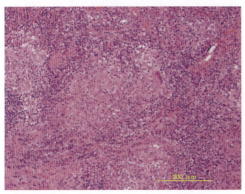

図3b｜サルコイドーシス
鼻粘膜生検による病理組織学的所見
間質に多数のリンパ球浸潤を主体とした炎症細胞浸潤と非乾酪性類上皮細胞肉芽腫を認める．

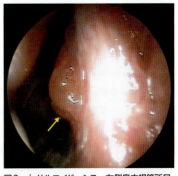

図3a｜サルコイドーシス　右側鼻内視鏡所見
鼻中隔粘膜にサルコイド結節を認める（矢印）．

疾患が含まれるため，診断，治療を通じて他科との連携を行う．ウェゲナー肉芽腫症やサルコイドーシスでは周術期のステロイド投与により，炎症の活動性を抑えることがDCR術後経過や再発予防に重要である．

（山田寛子・三谷亜里沙）

2-2)-(4)-⑤

涙道内腫瘍
Lacrimal tumor

診断のポイント

観察のポイント

重要度	観察目的	観察点	所見	参照図
★★★	有無の確認	皮膚症状	涙囊部の膨隆, 腫脹, 可動性	
★★★		流涙症	血性流涙	図1
★			持続する流涙 眼脂	
★★	重症度の判定	発育期間	緩徐な発育, 急速な発育	

検査所見

重要度	観察目的	観察点	所見	参照図
★	CT	腫瘍の大きさ	骨破壊の有無	図2
★★	MRI	腫瘍の性状	流入動脈の有無	図2
★★★	病理組織検査	腫瘍の性状	異型性細胞の有無	

鑑別が必要な疾患

鑑別疾患	鑑別のポイント	掲載頁
涙囊炎	血性流涙の有無	200頁

1 疾患の定義

涙道内に発生する原発生腫瘍は非常に稀な腫瘍である.

眼窩内腫瘍の発症頻度とは異なり, 原発性涙囊腫瘍は上皮性と非上皮性に分類されるが, 大半は上皮性腫瘍であることが多い. 3割に乳頭腫を認め, 2割に扁平上皮癌を認める. これは, 涙囊や鼻涙管の組織が移行上皮や分泌腺から構成されているためである.

また, 悪性黒色腫も非常に稀ではあるが認めることがある. 急速な発育や血の混じった流涙(血性流涙)は悪性を疑う.

2 外眼部所見

流涙, 眼脂など, 繰り返す慢性涙囊炎像.
悪性の場合は血性流涙を認めることもある.
涙囊部付近の皮下膨隆所見において, 腫瘍でも硬さを伴わない場合もある.
悪性になると皮膚の可動性が少なく, 硬いことが多い.

3 確定診断に必要な検査

造影剤を用いたCT, MRIなどの画像検査を必ず施行する. 涙囊炎と思い込み, 画像検査を施行せずに手術加療をすることが多いが, 涙囊部の腫脹があるにも関わらず膿の貯留がない場合など, 腫瘍を疑う時は施行したほうがいい.
採取した組織は必ず病理組織学的検査を行う.

4 鑑別すべき疾患

急性涙囊炎, 慢性涙囊炎.

5 治療方針

・涙囊摘出術
・放射線治療
・化学療法
・重粒子線療法

(今野公士)

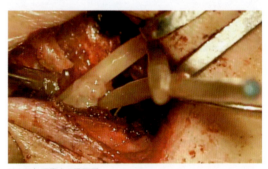

図2b | 涙囊内の乳頭腫
長期留置した涙管チューブの間に認められる.

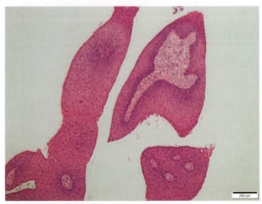

図2c | 乳頭状に増殖する重層扁平上皮

症例1 | 涙嚢腫瘍（悪性黒色腫）

81歳女性
主訴：半年以上持続する血性流涙
既往：原発性腫瘍，皮膚悪性黒色腫は認めず．
経過：涙嚢切開し，生検．涙嚢摘出術を施行した．病理結果にて悪性黒色腫と診断．後に肝転移が出現し，死去した．

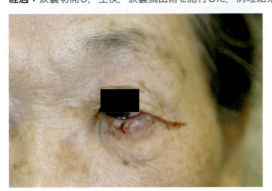

図1a | 悪性黒色腫
左眼に持続する血性流涙を認める．

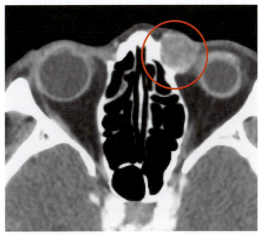

図1b | CT所見（水平断）
赤丸に涙嚢腫瘍を認める．

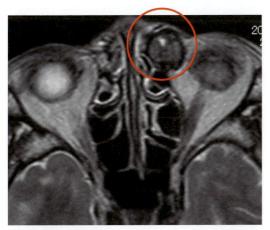

図1c | MRI T2強調画像
赤丸に涙嚢腫瘍を認める．

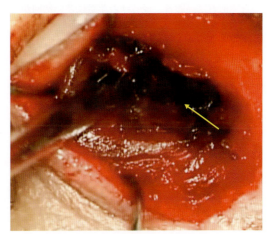

図1d | 涙嚢内の悪性黒色腫（矢印）
腫瘍は軟性であった．

症例2 | 涙嚢腫瘍（涙嚢移行上皮乳頭腫）

38歳女性
主訴：継続する流涙．血性流涙は認めず．
既往：20代に尖型コンジローマ
経過：長年継続する流涙症に対して涙管チューブ留置術を施行するも改善せず．追加療法にて涙嚢鼻腔吻合術を施行．涙嚢内に乳頭腫を認めた．

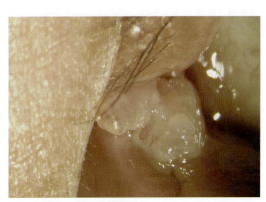

図2a | 涙点から発生した乳頭腫

2-2)-(5)-①

涙小管断裂
Canaliculus rupture

診断のポイント

観察のポイント

重要度	観察目的	観察点	所見	参照図
★★★	有無の確認	裂創の位置	内側か外側か	
★★★	重症度の判定	上下に及んでいるか	上下例では上下とも外側に偏位	

検査所見

重要度	観察目的	観察点	所見	参照図
★★	細隙灯顕微鏡検査		涙点の偏位,涙液メニスカス	
★★		フルオレセイン染色	色素残留試験	
★★★	涙管通水検査	確定診断,重症度確認	上下では手術時間↑	

1 疾患の定義

外傷によって内眼角に裂傷が起こると,涙小管が引き抜かれる形で断裂する.

涙小管断裂は眼外傷の中でも準緊急疾患として扱われるが,1週間以内に手術すればほぼ100%再建可能である.しかし外科や形成外科で縫合された後,1ヵ月以上経過した症例では挫創部の癒着,涙小管断端の萎縮により手術が困難となる.

原因は転倒やスポーツ外傷によるものが多い.そのため前者は高齢者,後者は若年者に多い傾向がある.

2 外眼部所見

内眼角部に裂創を認める.眼瞼の外側偏位や外反を時に認める

瞼板を含めた縫合だけでいいのか判断するためには単純な眼瞼裂創との鑑別が必要である.

まず涙点を探し,涙点より内側の裂創では本疾患を疑う.

3 確定診断に必要な検査

涙液メニスカス高,色素残留試験:両者とも高く,陽性となることが多い.

涙管通水検査:通水不通で裂創部より水の漏出を認める.

4 鑑別診断

単純な眼瞼裂創(涙点をまず探し,涙点より内側の裂創では涙小管断裂を疑う.涙点より外側の裂創では瞼板裂傷のみのことが多い.)

5 治療方針

手術(涙小管形成手術)

(後藤 聡)

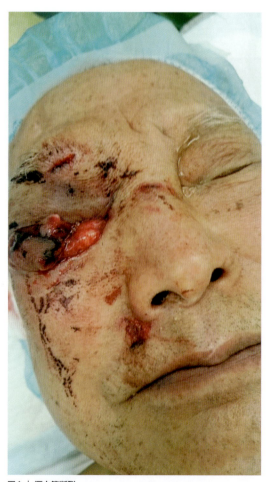

図1 | 涙小管断裂
駅の階段で転倒.右下眼瞼の裂傷を認め,下眼瞼は涙点ごと外側にroll-upしている.

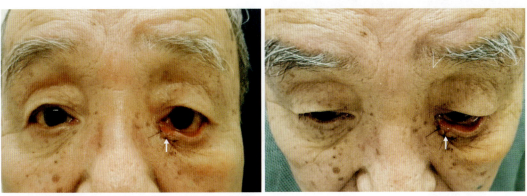

図2 | 涙小管断裂
他院外科にて眼瞼縫合されている．靭帯・眼輪筋・涙小管は整復されていないため，眼瞼は外反し，涙点は外方偏位している．矢印：涙点．

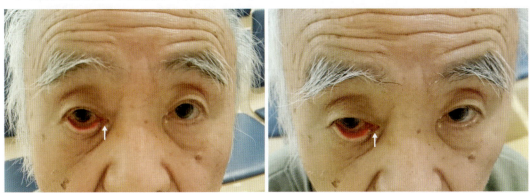

図3 | 涙小管断裂
他院眼科にて眼瞼縫合されている．涙点の位置は一見よいが，靭帯・眼輪筋・涙小管は整復されていないため，眼瞼は外反している．矢印：涙点．

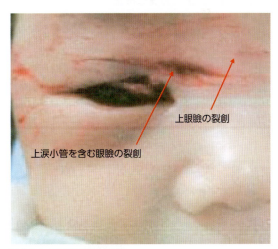

図4 | 1ヵ月男児の涙小管断裂
フェレットによる咬傷．

2-2)-(5)-②

涙道異物
Foreign body in lacrimal passage

診断のポイント				
観察のポイント				
重要度	観察目的	観察点	所見	参照図
★★	過去の医療材料の使用	治療歴	涙道異物も疑う	図1
★★★	有無の確認	涙点プラグの迷入	挿入時にプラグ迷入	図2
★★★	有無の確認	涙点プラグの涙点からの消失	挿入したプラグが抜いた記録がないのに涙点にない	図1
検査所見				
重要度	観察目的	観察点	所見	参照図
★★★	涙道内視鏡または涙道切開で直視下に確認	涙小管	涙道異物，涙小管炎	図1, 2
★★★	涙道内視鏡または涙道切開で直視下に確認	涙嚢・鼻涙管・下鼻道開口部	涙道異物，涙嚢炎	

鑑別が必要な疾患	
鑑別疾患	鑑別のポイント
涙道閉塞，涙小管炎，涙嚢炎	治療歴，術中の異物確認

1　疾患の定義

　涙道に異物の入った状態．症状のない場合と，涙道閉塞，涙小管炎，涙嚢炎を併発する場合がある．頻度は多くない．外傷で木片などが涙道に刺さって入る場合もありうるが，多くは涙点プラグ挿入時，または挿入術後の涙点プラグ迷入である．他に涙管チューブ，涙道シースなど，医療材料が涙道異物になりうる．涙道涙石は外傷ではなく，この項では取り上げない．

2　外眼部所見

　症状のないものは外眼部所見に乏しい．涙道閉塞，涙小管炎，涙嚢炎を併発する場合は，その徴候を呈する．

3　確定診断に必要な検査

　涙管通水検査，涙小管ブジーだけでは診断が難しく，確定診断のためには，結局，涙道を切開して直視下に観察するか，涙道内視鏡を使用して涙道の観察をすることになる．近年は侵襲の低さから，涙道内視鏡検査がまず選ばれる．異物が涙道に憩室を作る場合，涙道内視鏡だけでは探せないことがある．症状がない場合は侵襲を鑑みて検査，手術せずに様子を見る場合もある．

4　鑑別すべき疾患

　治療歴から涙道異物が疑われる場合は，涙道異物を鑑別に挙げられる．治療歴がわからない場合，涙道閉塞，涙小管炎，涙嚢炎がある場合，涙道異物をいきなり疑うのは難しい．故に，鑑別すべき疾患としては涙道閉塞，涙小管炎，涙嚢炎で涙道異物の可能性を念頭に置く，ということになる．

5　治療方針

　症状のない場合，診断，治療の侵襲を考え，患者と相談して様子を見るのも一つの方法である．特に涙点プラグの場合，感染を起こしていなければ涙道を閉塞させるという本来の目的を達成している場合も多いので．涙道閉塞，涙小管炎，涙嚢炎の症状が出てきた場合，涙道内視鏡検査，または涙道切開で直視下に異物を探し，除去する．涙小管を切開する場合，中村氏釣針型開創鉤が有用である．

(後藤英樹)

［参考文献］

1. Ban Y, et al: Surgical management of severe canaliculitis due to intracanalicular plug migration using fish-hook-type retractors: a report of two patients. Jpn J Ophthalmol 55: 68-70, 2011

症例1 | 涙点プラグ留置後経過中に行方不明，涙小管炎（手術で涙点プラグ迷入とわかり，涙道異物と診断）

74歳女性

主訴：右上涙点から何ヵ月も眼脂

既往：シェーグレン症候群．3年前にドライアイに対し涙点プラグを挿入したとカルテ記載あり．プラグはなくなっており，外に脱落した記載も記憶もなし．

経過：涙小管，涙道異物も考慮して手術．手術時プラグ摘出し，確定診断．完全に治癒した．

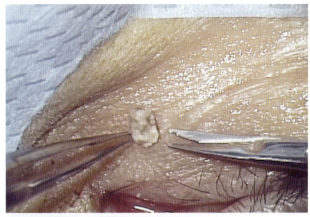

図1｜術中所見
涙小管内側大切開，中村氏釣針型開創鉤で涙小管上皮側を展開し，鋭匙にて掻爬，涙石大量．涙点プラグはなかなか出てこなかったが，涙石が途切れず，掻爬をくり返すうちに涙石にまみれたプラグが出てきた．憩室を形成していたと思われる．涙道異物の確定診断．

症例2 | 涙点プラグ挿入時の迷入，のちに涙小管閉塞（涙道内視鏡で涙点プラグ迷入とわかり，涙道異物と診断）

23歳男性

主訴：右なみだ目

既往：手術時に涙点プラグが見つかるまで忘れていたが，右ドライアイにて涙点プラグ挿入の既往あったとのこと．挿入時に迷入した模様．

経過：流涙症，涙道閉塞あり，に対して涙道内視鏡施行．涙小管閉塞と，同部に涙点プラグを見つける（涙道異物）．涙道内視鏡下に摘出し，涙管チューブ挿入．治癒．

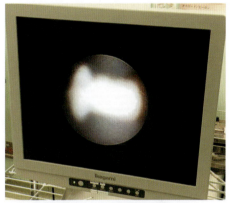

図2｜涙道内視鏡に映った涙道内涙点プラグ
涙点プラグ挿入時に迷入して様子見ていた模様．
(東京慈恵会医科大学眼科 後藤 聡先生のご厚意による)

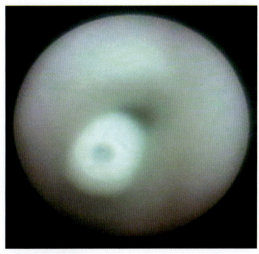

図3｜涙道内視鏡像
涙小管内に迷入した涙点プラグ．
(井上 康先生のご厚意による)

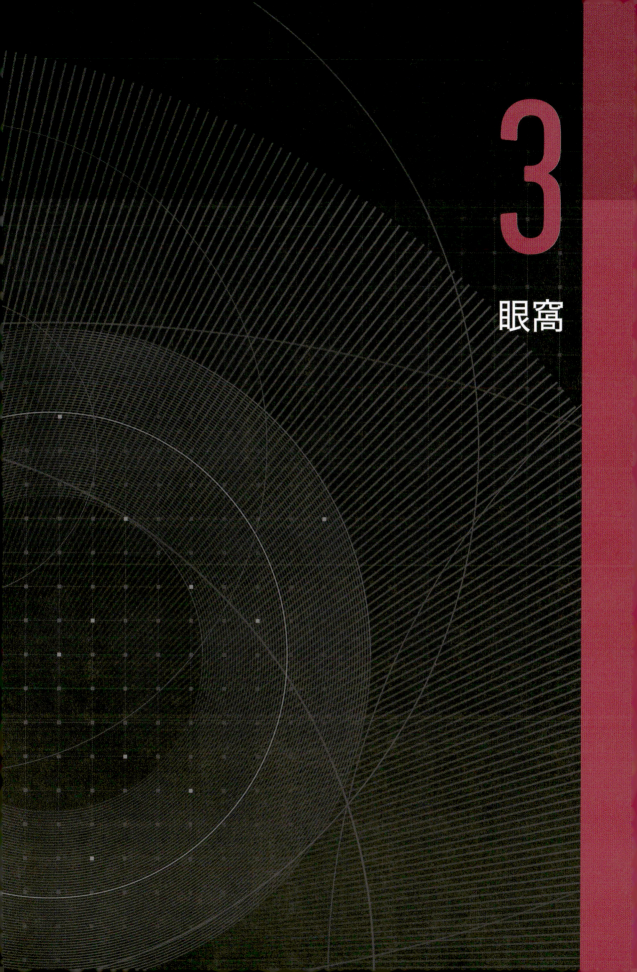

3

眼窩

総論

1 眼窩の解剖

眼窩は前頭骨，頬骨，上顎骨，涙骨，篩骨，蝶形骨，口蓋骨の7つの骨から構成され(図1)，四角錐状の形状をしている．それぞれの面は，臨床上，上壁，下壁，内壁，外壁の4つに分類される．

上壁は，前頭骨と眼窩先端部の蝶形骨小翼から成る．上外側の眼窩縁後方には涙腺窩があり，眼窩部涙腺が存在している．中央部やや内側に眼窩上切痕があり，前頭神経が通る．

下壁は，上顎骨，頬骨，眼窩先端部の口蓋骨から成る．下眼窩裂から眼窩下孔へ眼窩下神経の通る眼窩下神経溝があり，その部分は特に薄くなっており，眼窩骨折の好発部位となる．眼窩下縁の最内側には下斜筋の起始部がある．

内壁は，上顎骨，前頭骨，涙骨，篩骨，蝶形骨小翼から成る．篩骨は薄いため，下壁と同様，眼窩骨折の好発部位である．篩骨の前方から深部に前篩骨動脈，後篩骨動脈の通過孔があり(図2)，medial canthal tendonの下後方に位置する涙嚢窩に涙嚢が存在し，さらに下方に鼻涙管が存在する．

外壁は，頬骨と蝶形骨大翼から成り，頬骨骨折で偏位することがある．

2 眼窩の画像診断

眼窩疾患の診断は画像検査にかかっているといっても過言ではない．眼窩内病変に伴う症状や所見は眼球突出，斜視，眼球運動障害，複視，眼窩痛，視力低下など，さまざまであるが，これらの症状・所見から眼窩内病変を疑った際に，CT (computed tomography) やMRI (magnetic resonance imaging)などの画像診断が重要である．具体的には，異物や眼窩骨折を疑った際にはCTを，眼窩内腫瘍や炎症性疾患を疑った際にはMRIを優先して撮影することが多い．甲状腺眼症を疑った場合は，眼窩内炎症の程度把握のため，脂肪抑制のT2強調MRI画像冠状断を撮影することで，すべての外眼筋の腫脹や炎症の程度を確認することができる(図3)．腫瘍を疑った場合は，可能であれば単純・造影MRIいずれも検査できると得られる情報が多い．

1．CT検査

撮影を短時間で行うことが可能であり，汎用性が高い．軟部組織条件・骨組織条件の画像を両方撮影することで，軟部組織だけでなく骨折や骨破壊など骨の評価，また，石灰化病変の確認にも有用である．外傷時の異物の有無の診断(特に金属製の異物)，石灰化病変の描出を目的とするとき，また，MRI検査が禁忌の症例ではCTが優先される．眼窩内にはしばしば生理的な石灰化を認めることに留意し，腫瘍や眼窩内異物と誤認しないように注意すべきである．また，眼窩部だけではなく眼窩に隣接する副鼻腔や頭蓋底にも異常がないか注意して観察する必要がある．検査によって被曝するので，複数回の検査の場合は被曝量の考慮が必要である．眼窩および眼球病変のCT検査は2mm以下のスライス(thinスライス)の横断像と冠状断像を基本とし，適宜，矢状断を追加する．

2．MRI検査

MRIはCTよりもコントラスト分解能が高く，優れた空間分解能を持ち，軟部組織の詳細を把握することが可能である．CTと異なり被曝の影響もないため，複数回の検査が可能である．眼球内病変では撮影前に眼底検査を行い，病変の位置を把握しておくことが重要である．撮像はT1強調画像とT2強調画像が基本であるが，撮像条件に脂肪抑制を追加することで，視神経およびその周囲の病変の詳細な評価も可能である．しかし検査時間がCTと比較して長いため，検査時の騒音が耐えられない患者や小児においては安静を保つため沈静が必要である．また，造影検査ではガドリニウムアレルギーのある場合や，体内に金属(人工内耳，脳動脈瘤クリップ，ペースメーカーなど)が存在する場合，MRI検査は禁忌である．また，入れ墨や化粧品の一部に含まれる金属によって強いアーチファクトを生じることがあり，注意が必要である．造影剤の排出は腎臓から行われるため，造影CTと同様に高度な腎障害がある場合(特に高齢者)は禁忌となる．

3．画像診断による眼窩腫瘍の治療方針の決定

眼窩腫瘍摘出術には部分切除と全摘出があるが，

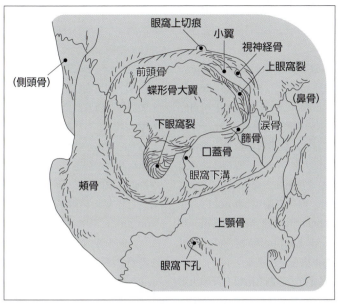

図1 | 眼窩を構成する骨（前方より見た右眼窩）
眼窩の上下内外の各壁はそれぞれ複数の骨により構成されている．内壁・下壁は薄く，眼窩骨折の好発部位である．上壁の深部は頭蓋底であり，上壁（頭蓋底）骨折は髄液漏を起こす可能性がある．

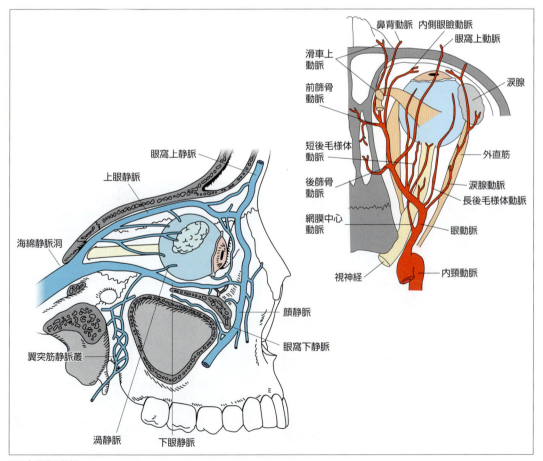

図2 | 眼窩の解剖
眼窩内は眼球，視神経，外眼筋の他に多くの血管や神経，脂肪組織が結合組織のネットワークで連続している．

その選択には，あらかじめ画像診断で良性・悪性の鑑別，腫瘍性疾患と炎症性疾患の鑑別をある程度つけておく必要がある．

良性腫瘍では，多形腺腫 pleomorphic adenoma（図4，5），血管腫 hemangioma（図6），神経鞘腫 schwannoma，髄膜腫 meningioma，粘液囊胞 mucocele，皮様囊腫 dermoid cyst の頻度が高い．これらの良性腫瘍は全摘出が望ましく，腫瘍の部位や大きさに応じて皮膚切開からの前方アプローチもしくは経眼窩縁アプローチ（骨切りを併用する場合もある）を選択する．悪性腫瘍では，腺様囊胞癌 adenoidcystic carcinoma，腺癌 adenocarcinoma，MALT lymphoma，diffuse large B cell lymphoma が多く，これら悪性腫瘍では迅速に生検を施行する．

4．画像診断による眼窩骨折の診断と治療方針の決定

画像検査は，骨折の診断および手術適応の決定に必須である．眼窩壁骨折を疑えば迷わずCTをオーダーする．眼窩上縁から上顎下縁までの範囲をできるだけ細かいスライス（2 mm以下）で撮影し，冠状断と矢状断を再構成する．再構成に時間がかかるような施設であれば，まずは水平断および冠状断をそれぞれ撮影し，手術を行う場合は手術までには矢状断を再構成してもらうのが望ましい．しかし，direct coronal scan は歯にかぶせた金属がある場合，アーチファクトが強く出る．水平断は内壁骨折の診断はしやすい反面，下壁骨折の診断は慣れるまではやや難しいが，左右の上顎洞の形状を見比べながら見ていくとわかりやすい．また，骨折している場合は上顎洞内に出血していることが多く，左右の上顎洞内の血液貯留も比べてみるとよい．冠状断は内壁，下壁とも診断しやすく，矢状断は下壁骨折の奥行きを把握しやすい．二次手術の症例や受傷から相当な時間が経過した症例など，眼窩内組織の状態を詳細に把握したい時や，眼窩壁と眼窩内組織の癒着などを見たい時には，MRIが有用である．特にcine mode MRI は眼球を動かしながら撮影する方法で，筋の伸縮の程度や眼窩組織の癒着の有無などを動画で評価することができる．

3 ｜ まとめ

眼窩疾患は，先天異常，腫瘍性疾患，炎症性疾患，外傷に大きく分類されるが，そのいずれの疾患においても画像診断が重要である．CTやMRIなど適切な画像検査を行うことで，その後の治療方針を決定することができる．今後も画像検査の質的向上が期待され，特にAIによる眼窩腫瘍の画像鑑別診断はこの数年で一気に進む可能性がある．

（渡辺彰英）

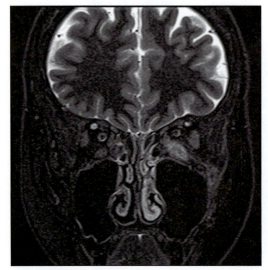

図3a｜甲状腺眼症のMRI所見
左下直筋が白く，炎症性腫大をきたしている．甲状腺眼症を疑った際には，T2強調脂肪抑制ありの冠状断を必ず撮影する．

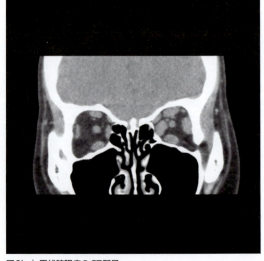

図3b｜甲状腺眼症のCT所見
左眼窩内の外眼筋（上下内外直筋）の腫大を認める．CTでは外眼筋の腫大を確認することが可能であるが，炎症の程度までは把握できない．

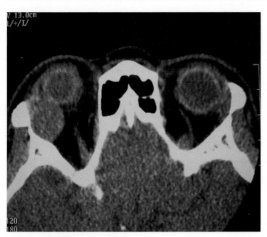

図4a ｜ 涙腺多形腺腫のCT所見
右涙腺部に腫瘍を認める．

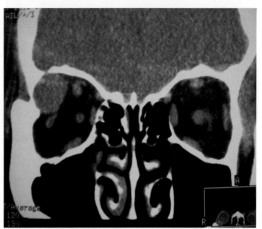

図4b ｜ 涙腺多形腺腫のCT所見
右涙腺部腫瘍が徐々に増大した結果，周囲の骨を菲薄化させている．

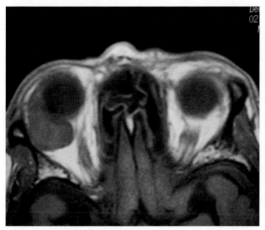

図5a ｜ 涙腺多形腺腫のMRI所見
右涙腺部腫瘍を認め，境界は明瞭である．MRIでは腫瘍の性状や周囲組織への浸潤の有無など，腫瘍の性質がわかる．

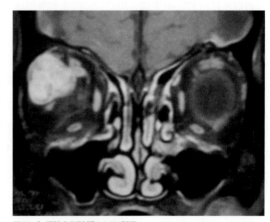

図5b ｜ 涙腺多形腺腫のMRI所見
造影MRIでは腫瘍の造影効果によってさらに質的画像診断が可能となる．

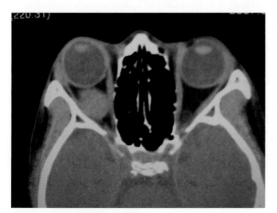

図6a ｜ 筋円錐内血管腫のCT所見
右眼窩筋円錐内に腫瘍を認める．CTでは腫瘍の性状はわからない．

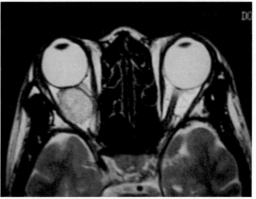

図6b ｜ 筋円錐内血管腫のMRI所見
T2強調画像で高信号の境界明瞭な腫瘍を認める．

3-1)-(1)-①

無眼球
Congenital anophthalmos

診断のポイント

観察のポイント				
重要度	観察目的	観察点	所見	参照図
★★★	有無の確認	角膜・強膜	開瞼にて角結膜が存在しない	図1b
★★	重症度の判定	眼瞼	瞼裂狭小	図1a

検査所見				
重要度	観察目的	観察点	所見	参照図
★★★	画像（MRI/CT）による確定診断	眼球の有無	眼球が眼窩部に存在しない	図1c

鑑別が必要な疾患

鑑別疾患	鑑別のポイント	掲載頁
小眼球	角膜・強膜の有無	

1 疾患の定義

　角膜径10mm未満で眼軸長が20mm未満の場合，小眼球microphthalmosと定義される．角膜径4mm未満で生下時の眼軸長が10mm未満もしくは1歳時の眼軸長が12mm未満の場合は，臨床的無眼球clinical anophthalmosと定義される．眼球の痕跡がない場合，無眼球症と定義される．発症頻度は，小眼球1.4〜3.5/10,000人，無眼球0.3〜0.6/10,000人と報告されている．

　原因は，患者の約20〜40％に遺伝子異常があると報告されているが，その他全身の先天異常・症候群に伴うもの，子宮内感染（風疹など），薬物，アルコールなど妊娠初期の環境要因によるものが考えられている．また，原因不明の特発性の発生もある．

2 外眼部所見

　瞼裂狭小，眼瞼発育不全，眼窩部陥凹．

3 確定診断に必要な検査

　CT，MRI．

4 鑑別すべき疾患

　眼球摘出後無眼球，眼球萎縮，小眼球．

5 治療

　無眼球の最も大きな問題点は，眼瞼および眼窩の発育不全であり，無治療のままであれば，整容的に大きな不利益を生じることが多く，早期の介入が必要である．

保存的治療：conformers（義眼）装用

外科的治療：眼窩内義眼台挿入，皮膚脂肪移植，tissue expanders，義眼床形成，骨切りによる眼窩拡大．保存的治療であっても，生後数ヵ月以内から義眼の連続装用，サイズアップを継続していけば，眼瞼眼窩の発育は，無眼球でも健側の90％以上と左右差の少ない発達促進効果を得られる．

まとめ：小眼球・無眼球では早期治療介入が最も重要である．

（渡辺彰英）

［参考文献］

1. Bardakjian TM, et al: Clinical report of microphthalmia and optic nerve coloboma associated with a de novo microdeletion of chromosome 16p11.2. Am J Med Genet A 152A: 3120-3123, 2010
2. Desmaison A, et al: Mutations in the LHX2 gene are not a frequent cause of micro/anophthalmia. Mol Vis 16: 2847-2849, 2010
3. Yang G, et al: Digital evaluation of orbital development in Chinese children with congenital microphthalmia. Am J Ophthalmol 154: 601-609, 2012

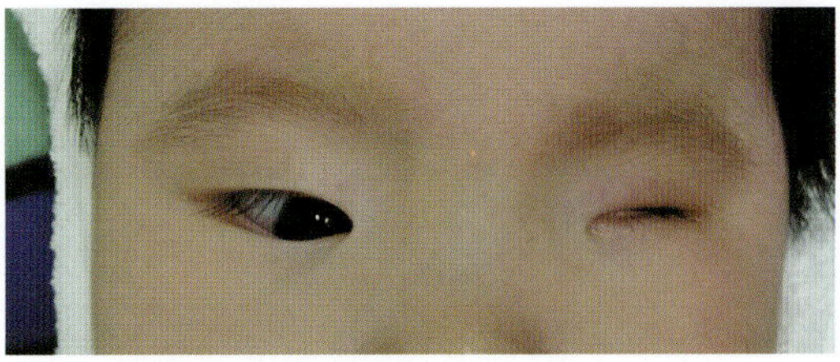

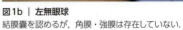

図1a｜左無眼球
左眼瞼は小さく，開瞼不全となっている．

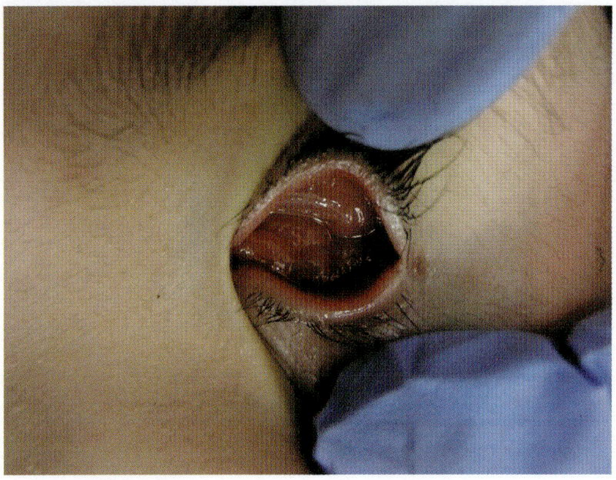

図1b｜左無眼球
結膜嚢を認めるが，角膜・強膜は存在していない．

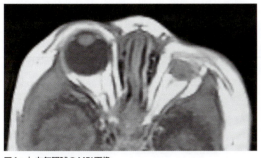

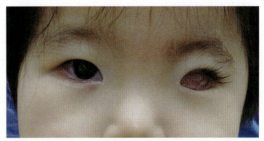

図1c｜左無眼球のMRI画像
眼球の体を成していない組織に外眼筋が連続している．

図1d｜左無眼球に対する義眼装用開始から10ヵ月

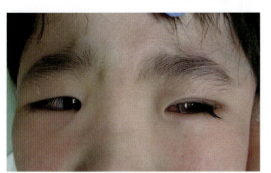

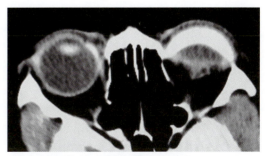

図1e｜左無眼球に対する義眼装用開始から3年半
眼瞼が十分に発育している．

図1f｜左無眼球に対する義眼装用開始から3年半
眼窩が十分に発育している．

3-1)-(1)-②

小眼球
Microphthalmos

診断のポイント			
検査所見			
重要度	検査	所見	参照図
★★	視診	眼裂狭小，眼窩の縮小，偽眼瞼下垂，小角膜	図1～3, 7a, b, 9a
★★★	細隙灯顕微鏡	角膜混濁，前眼部形成不全，白内障，水晶体後面線維組織	図4a, 8a
★★★	眼底	網脈絡膜コロボーマ，網膜剝離，黄斑低形成，黄斑部網膜ひだ	図5c, 6a, 7c
★★	超音波Bモード(エコー)	眼軸長，眼球容積の差，網膜剝離，後極の陥凹	図5b, 6b, 7d, 7e
★★	CT	眼窩骨形成	図1b
★★★	全身検索	遺伝子・染色体異常，感染症	

1 疾患の定義

先天素因によって眼球が小さい場合に，小眼球症と定義する．小眼球症を診断する基準は，主として，眼軸長が年齢平均から2SD（standard deviation）未満であるものとされる．一般的に，眼軸長21mm未満（1歳児19mm未満），角膜径10mm以下（乳児9mm以下）が診断の目安となる．MRIやCTを用いても眼球の痕跡がなく，眼瞼，結膜，涙器などの眼付属器のみを有する場合に，これを無眼球という（無眼球の項を参照）．近年では，小眼球症microphthalmos，無眼球anophthalmos，そして，小眼球を頻繁に合併するコロボーマcolobomaを一連の疾患群であるMAC sequenceとして扱うことが多くなっている．小眼球症のうち，前眼部・後眼部に先天異常を伴わず，単に眼軸長が短いだけであり，視機能がある程度温存されているものを真性小眼球nanophthalmosと呼ぶ．すなわち，真性小眼球以外の小眼球症には角膜，水晶体，網膜，硝子体などのいずれかの発生異常が伴う．

小眼球症例では，両眼性，片眼性例が同数程度見られ，また，両眼性の場合には左右眼で程度の差を認めることも多い．原因として，子宮内感染やアルコールや薬物などの母体因子や，前眼部，後眼部の発生に関わる遺伝子群（SOX2，OTX2，RAX，FOXE3，BMP4，PAX6，CHX10など）の異常，また，染色体異常が挙げられるが，多くは原因不明である．両眼性では80%，重度の小眼球では20%に遺伝的異常が認められるとされている．

2 外眼部所見

偽眼瞼下垂，瞼裂狭小，眼窩の縮小，小角膜，角膜混濁，前眼部形成不全，下方虹彩の欠損（コロボーマ合併小眼球）．

3 確定診断に必要な検査

細隙灯顕微鏡検査，眼底検査，超音波Bモード（眼球容積や強膜厚，網膜剝離），超音波Aモード（眼軸長測定），UBM（前眼部異常を伴う場合），CT，MRIによる眼球・眼窩・脳実質の評価，染色体検査，遺伝子検査，先天感染を疑う場合には採血による抗体検査，蛍光眼底造影検査，発達などのスクリーニング検査（特に染色体異常が疑われる場合）．

4 鑑別すべき疾患

小角膜，疾患による二次的な眼球萎縮，潜在眼球cryptophthalmos．

5 治療方針

小眼球症の全国調査（2009）によれば，視力について，光覚～0.02までと，視反応不良例を併せると40%であり，その他の60%は有用な視力が得られている．小眼球においては強度遠視を含む，屈折異常を合併することが多く，早期より調節麻痺下屈折検査を行い，眼鏡装用や弱視訓練を積極的に行う．また，真性小眼球においては，肥厚した強膜による渦静脈圧迫によってuveal effusionをきたしたり，閉塞隅角緑内障を併発しやすいため，これらに応じた治療を行う．瞼裂の開きや，眼窩容積に左右差のある片眼性の重度小眼球では，視力予後不良であり，コンタクト義眼を装用する．義眼が入らない場合には早期から拡張器を装着して結膜嚢や瞼裂を開大させ，その後，眼窩発育を目的として義眼を装用する．特に両眼の高度な小眼球症例では，家族の心理的ケアも含め，遺伝カウンセリングや専門機関へ紹介することも考慮する．

（横井　匡）

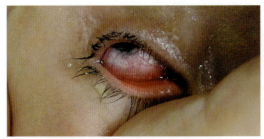

図1a｜先天小眼球
右先天小眼球．瞼裂幅は狭く，眼球を認めるが角膜は小さい．光覚程度の視力である．

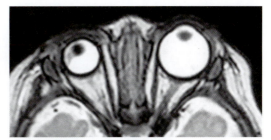

図1b｜先天小眼球
右先天小眼球のMRI画像．小さな眼球に連続する視神経，外眼筋を認める．眼球運動は正常である．

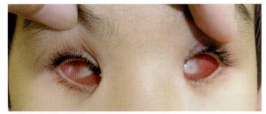

図2｜両側性小眼球
両側ともに小さな角膜を認めるが視機能はない．
(図1～3は渡辺彰英先生のご厚意による)

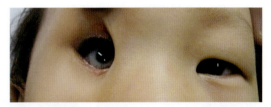

図3｜片側性小眼球
右小眼球．義眼装用により瞼裂幅は比較的大きくなっている．

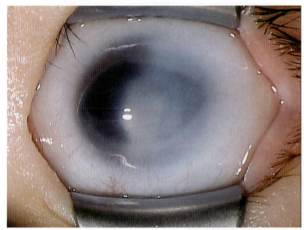

図4a｜前眼部先天異常に合併した小眼球
1歳男児．前眼部形成不全を認め，角膜輪部は不鮮明で血管侵入を伴い，角膜は混濁している．虹彩も形成不全である．角膜径約8.5mmで，眼軸長は約17mmである．後眼部に異常を認めない．

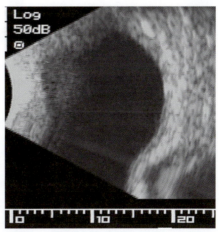

図4b｜エコー所見

図5a｜真性小眼球
5歳男児．前眼部に異常を認めない．眼軸は約15mmである．後眼部では，強度遠視による偽うっ血乳頭と，血管の蛇行を認め，黄斑部には小網膜ひだを認める．矯正視力は0.2である．

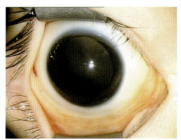

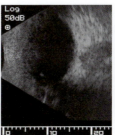

図5b｜エコー所見

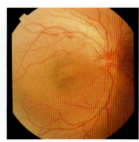

図5c｜眼底所見

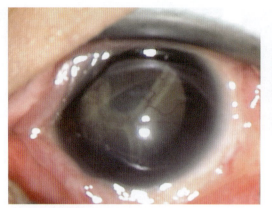

図6a｜真性小眼球
18歳男児．前眼部細隙灯検査でも，網膜剥離が確認される．

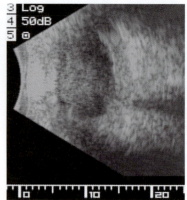

図6b｜エコー所見
上眼軸長は約15mmである．強膜，脈絡膜肥厚が著明で網膜剥離を伴う．uveal effusionによる滲出性網膜剥離である．強膜開窓術が施行された．

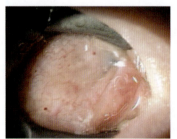

図7a｜コロボーマに合併した小眼球
2ヵ月女児．右眼はわずかに角膜が確認できるのみである．

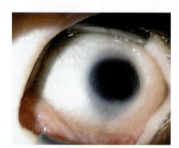

図7b｜左眼所見
左眼は小角膜に虹彩コロボーマを合併する．

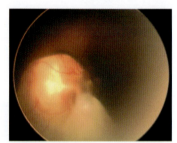

図7c｜左眼眼底所見
網脈絡膜コロボーマを呈する．

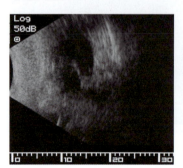

図7d｜エコー所見
エコーでは右眼眼球は確認される．

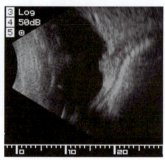

図7e｜エコー所見
左眼は眼軸長が16mm程度である．コロボーマによって後極は不整である．

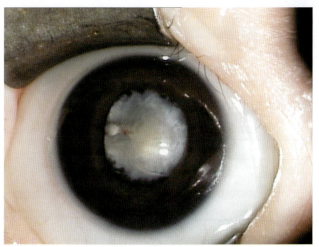

図8a │ PFVに合併した小眼球
2ヵ月男児.右眼は水晶体後面線維組織に白内障を合併している(前眼部PFV).角膜径は9mmである.

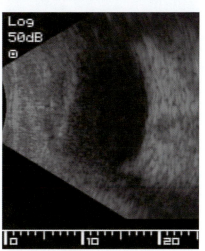

図8b │ エコー所見
眼軸長は16mm程度である.

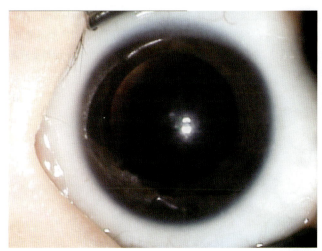

図8c │ 左眼所見
左眼は正常で,角膜径は10mmである.

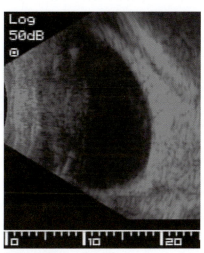

図8d │ 左眼エコー所見
エコー上眼軸長は17mm程度である.

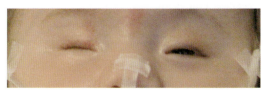

図9a │ 小眼球症
右小眼球に対する義眼装用開始前.瞼裂幅の左右差が大きい.
(図9a,bは渡辺彰英先生のご厚意による)

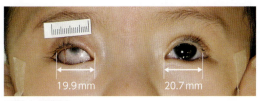

図9b │ 小眼球症
義眼装用開始後2年.瞼裂幅の左右差は少ない.

3-1)-(1)-③

潜伏眼球
Cryptophthalmos

診断のポイント

観察のポイント				
重要度	観察目的	観察点	所見	参照図
★★★	前眼部所見の確認	瞼板・結膜嚢の残存や涙点があるか	上下眼瞼の癒合	図1a, b
★★★	合併症の確認	全身の合併症を調べる	頭蓋・顔面奇形, 合指症, 泌尿生殖器異常など	

検査所見				
重要度	観察目的	観察点	所見	参照図
★★★	CT・MRI・超音波	皮下の眼球の構造を調べる	眼球の大きさや水晶体・視神経の有無などを見る	図1c, d
★	触診	皮下の眼球を触れる眼球運動の有無を見る		図1a, b

鑑別が必要な疾患

鑑別疾患	鑑別ポイント	掲載頁
先天性眼瞼欠損	眼球が皮下に潜伏しているかどうか	10頁

1 疾患の定義

　Cryptophthalmosは潜伏眼球または伏在眼球と呼ばれる稀な疾患で，両眼あるいは片眼の上下の眼瞼が癒合し，眼球が皮下に潜伏している状態である．多くが眼球の発育不全を伴うため，癒合除去手術を施行しても視機能の獲得は困難である．

　潜伏眼球のみが症状として見られることは稀で，cryptophthalmos症候群として，鼻奇形（85％），耳奇形（83％），毛髪線異常（34％），唇・口蓋裂（11％），喉頭狭窄あるいは閉鎖（81％），腎低形成（82％），外性器異常（80％），合指症（80％），臍ヘルニア（28％），精神遅滞（82％）などの合併症を伴うことが多い．

　常染色体劣性遺伝である．

2 外眼部所見

　上下眼瞼が癒合して前頭部から頬部へ皮膚が連続しており，正常の眼瞼・瞼裂が見られない（図1a）．睫毛・瞼板・結膜嚢などの眼瞼の構造物も完全または一部を残して欠損している（図1b）．

3 確定診断に必要な検査

細隙灯顕微鏡検査：上下眼瞼の癒合が見られる．
CT・MRI・超音波検査：皮下に潜伏している眼球の状態を調べる．小眼球・無眼球・牛眼など，眼球の異常を伴うことがほとんどである（図1c, d）．

　眼所見以外に頭蓋・顔面奇形や泌尿生殖器異常，合指症などを合併していることが多く，他科と連携して全身の精査を行う必要がある．

4 鑑別すべき疾患

　先天眼瞼欠損．

5 治療方針

　整容改善のため，上・下眼瞼形成術，義眼床形成術，義眼装着を検討する．

（山本哲平）

［参考文献］
1. Thomas IT, et al: Isolated and syndromic cryptopthalmos. Am J Med Genet 25: 85-98, 1986
2. Gattuso J, et al: The clinical spectrum of the Fraser syndrome: report of three new cases and review. J Med Genet 24: 549-555, 1987

症例1 | 左潜伏眼球

0歳8ヵ月女児

主訴：両眼瞼の異常

既往：在胎40週1日，3,140gで出生．右上眼瞼欠損・毛髪線の異常を伴う．のちに精神遅滞も見られた．

経過：生下時に両眼瞼の異常を認めた．

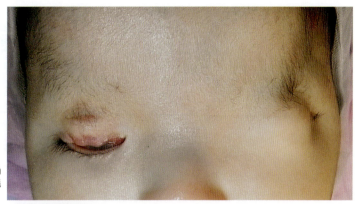

図1a | 左潜伏眼球
左上下眼瞼の癒合を認める．右眼は上眼瞼が角膜と癒着しており，上眼瞼欠損となっている．毛髪が眉毛とつながっている．

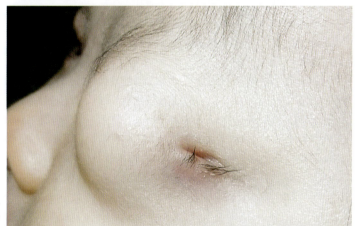

図1b | 同症例の左眼耳側
耳側にわずかに瞼板，睫毛，結膜嚢を認める．それ以外は睫毛や瞼板の名残も認められない．皮下に突出した眼球を触れる．

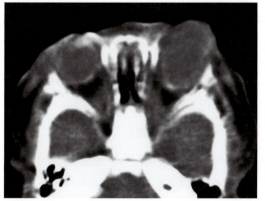

図1c | 同症例のCT所見
左眼球は右眼と比べて大きく，特に前後径が大きい．左眼の水晶体は同定できない．

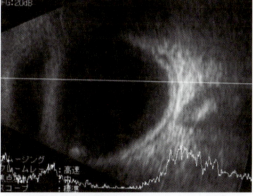

図1d | 同症例左眼の超音波所見
眼球の前後径が大きく，前後の二房性に分かれている．水晶体を認めない．

3-2)-(1)

甲状腺眼症

**Thyroid-associated ophthalmopathy ; TAO,
Thyroid eye disease ; TED**

診断のポイント

観察のポイント				
重要度	観察目的	観察点	所見	参照図
★★	有無	強膜	上下の強膜露出	図2a
★	有無	瞼裂	瞼裂開大, 閉瞼不全	図2a
★	有無	結膜	浮腫, 充血	図2a
★★	有無	上眼瞼	眼瞼腫脹 (起床時に強い) 眼瞼遅滞	図3a
★	有無	眼位	斜視	

検査所見				
重要度	観察目的	観察点	所見	参照図
★★		眼球突出	突出の悪化	図2a
★★★	眼窩MRI	外眼筋, 眼窩内脂肪	筋肥大, 脂肪増生	図4
★★	採血	甲状腺関連自己抗体	TSAb高値など	

鑑別が必要な疾患

鑑別疾患	鑑別ポイント	掲載頁
特発性眼窩筋炎	突然の発症　眼窩部痛	270頁
眼窩腫瘍	MRIで腫瘍の有無	250〜263頁
頸部動脈海綿静脈洞瘻	結膜充血, 上眼静脈の拡張, 拍動性雑音	246頁
IgG4関連眼疾患	眼瞼腫脹の形状 (涙腺の腫脹, 眼瞼後退なし)	384頁

1 | 疾患の定義

甲状腺眼症は, 甲状腺に関係した抗体が外眼筋や眼窩脂肪を標的として炎症を起こす疾患である. 眼窩内炎症に伴い, 眼球突出, 眼瞼異常, 眼球運動障害などを生じる. 甲状腺機能亢進症で発症することが多いが, 甲状腺機能が正常でも低下でも発症することがある. 甲状腺眼症が甲状腺機能亢進症より先行して発症することもある. 甲状腺眼症の重症度はTSH刺激性レセプター抗体 (TSAb) との相関が大きいとされている.

甲状腺眼症における眼球突出は, 外眼筋の腫大や眼窩脂肪の増生により起こる. 甲状腺眼症患者の約60％に眼球突出が見られるといわれている. 井上らの甲状腺眼症分類 (1971) では15mm以上を眼球突出と分類しているが, 現在では体格の向上に伴い, 17mm以上または左右差2mm以上が眼球突出と定義されることが多い.

2 | 外眼部所見

眼球突出, 眼瞼腫脹, 眼瞼後退, 眼瞼遅滞, 閉瞼不全, 結膜充血, 眼瞼内反, 眼球運動障害, 涙液過多など, 眼所見は多岐にわたる. 上眼瞼後退により眼球が突出して見えることがあるが, 眼球突出があると眼瞼後退により下方の強膜が露出する.

また, 甲状腺視神経症を発症している症例では, 肥大した外眼筋は視神経を圧迫し, 眼球突出を伴わない場合がある. 特に高齢者では眼球突出をきたしにくいことから, 眼球突出がなくても甲状腺眼症の否定はできず, 注意が必要である.

3 | 確定診断に必要な検査

左右の眼窩外縁を結ぶ直線から角膜頂点までの垂直距離を測定する.
ヘルテル眼球突出計：眼窩内に押し込まない程度に狭く, まっすぐに眼窩外縁骨壁に突出計を当て, 眼窩外縁間距離および眼球突出度を測定する. 患者と検者の目の高さを同じにして, 正面から測定するとよい. 2回目以降は同じ眼窩外縁間距離で測定する.
三田式万能計 (OPTHALMIC-MEASURE)：ヘルテル眼球突出計がない場合, 簡易的に使用できる. 左端のRと書いてあるカーブ部分を患者右眼の眼窩縁に当て, 検者は窓を通して患者の角膜頂点位置を読みとる. 左眼は同様にLの窓で読みとる.
MRI：甲状腺眼症の重症度を見るにはMRIは必須である. MRIの画像上でも眼窩外縁から角膜頂点までの垂直距離を測定することができる.
視診：正面からではわかりにくくとも, 側方から, また上方から見ると突出があるのがわかることが多い. この時に眼球運動や眼瞼の動きも見ておくとよい.

4 | 鑑別すべき疾患

特発性眼窩筋炎, 眼窩腫瘍, 頸部動脈海綿静脈洞瘻, IgG4関連眼疾患, 眼窩蜂巣炎など.

5 | 治療方針

球後に炎症のある活動期では, 原疾患の治療と並行して消炎目的にステロイドの全身および局所治療を行う. 炎症が落ち着いてから, 眼球突出に対して

症例1 | 活動期の甲状腺眼症

51歳男性
主訴：視力低下
経過：近医にて甲状腺眼症と診断されバセドウ病の治療を開始されたが、眼症は徐々に悪化し、当院初診時には甲状腺視神経症であった。

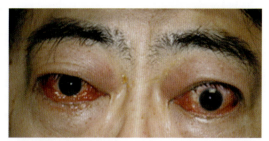

図1 | 活動期の甲状腺眼症
結膜充血、結膜浮腫、涙丘腫大、瞼裂開大、眼瞼腫脹、眼球突出（右23mm、左23mm）が見られる。

症例2 | 外眼筋肥大による眼球突出

44歳女性
主訴：1ヵ月前から目が乾いて痛い
経過：初診時、眼瞼後退、眼瞼遅滞、眼瞼腫脹、眼球突出、瞼裂開大、閉瞼不全を認めた。甲状腺ホルモンは正常値（euthyroid ophthalmopathy）だが、TSHレセプター抗体高値、MRIで下直筋の腫大、眼窩内の炎症を認め、甲状腺眼症と診断した。ステロイド局所治療で眼窩内が消炎されたことを確認した後、経副鼻腔眼窩減圧術を施行。

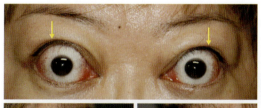
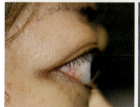
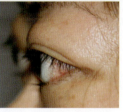

図2a | 眼窩減圧術前
眼球突出は右27mm、左28mmで、眼瞼腫脹、上下の強膜露出、外側が強い瞼裂開大（lateral flare：黄色矢印）、結膜充血が見られる。

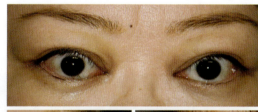
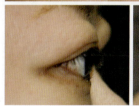
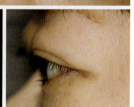

図2b | 眼窩減圧術後
眼球突出は右24mm、左23mmと減少し、瞼裂開大や閉瞼不全、結膜充血は改善した。

症例3 | 脂肪織腫大による眼球突出

25歳女性
主訴：左眼球突出
経過：バセドウ病で甲状腺全摘術後も左眼球突出が進行。

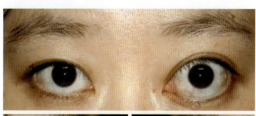
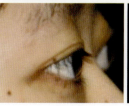
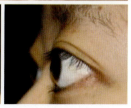

図3 | 左右差のある眼球突出
脂肪織腫大による眼球突出で右19mm、左23mmと左右差が見られる。両眼とも下方の強膜露出が見られ、左眼は上眼瞼後退も見られる。甲状腺眼症は両眼性が多いが、左右差のある症例や片眼例もある。

症例4 | 突出の目立たない甲状腺眼症（視神経症）

82歳女性
主訴：視力低下
経過：4ヵ月前より眼瞼腫脹が見られ，アレルギー性結膜炎として眼科で点眼治療を続けるも，両視力低下が進行した．初診時，両眼瞼腫脹（上眼瞼溝消失），両眼球運動障害，左眼瞼遅滞，左閉瞼不全を認め，視力右0.01，左0.5．バセドウ病の既往があり，初診時TSAb 5326%と高値であった．

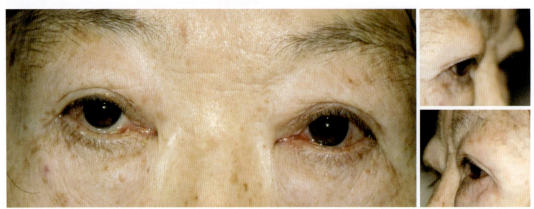

図4a | 突出の目立たない甲状腺眼症
高齢者では，筋肥大による球後圧上昇が眼球突出で代償できずに，圧迫性視神経症を発症する．眼球突出は右15mm，左16mmと軽いが，眼瞼腫脹を認めた場合には眼球運動障害を確認するべきである．

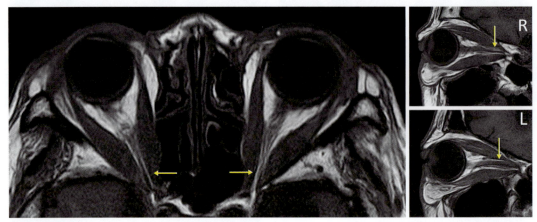

図4b | MRI所見
外眼筋は肥大し，両眼とも視神経を圧迫（矢印）している．

は眼窩減圧術を行うこともある(図2).

　筋肥大がなくわずかな炎症でも脂肪増生のため眼球突出が進行することがあり，この場合もステロイド投与が必要になることがある．

（谷治尚子）

眼疾患アトラス｜外眼部アトラス　　239

3-2)-(2)-①
頭蓋顎顔面骨形成不全
Syndromic craniosynostosis

診断のポイント				
観察のポイント				
重要度	観察目的	観察点	所見	参照図
★★	頭蓋骨縫合早期癒合の状態	頭蓋形態	短頭, 尖頭, 斜頭, 舟状頭, クローバー型	図1
★★★	眼球, 眼位の状態	眼球, 眼位	眼球突出, 斜視, 離眼症状	図1a, b, 2a, b
★★★	閉眼機能	角膜症状	角膜炎, 潰瘍	
★★★	頭蓋内圧の状態	うっ血乳頭の有無	うっ血乳頭	
★	睡眠時の呼吸状態	無呼吸症状の有無	無呼吸発作	
検査所見				
重要度	観察目的	観察点	所見	参照図
★★	細隙灯顕微鏡	フルオレセイン染色	角膜上皮炎	
★★	眼球突出度測定	眼球突出度	眼球突出	図1a, b, 2a, b
★★★	眼底	うっ血乳頭の有無	うっ血乳頭	
★★★	頭部単純X	頭蓋骨縫合癒合の有無と位置　指圧痕の有無	頭蓋骨縫合の癒合　指圧痕	
★★★	CT/MRI	頭蓋骨・顔面骨の変形	頭蓋変形, 眼窩が浅い, 中顔面低形成	図1c, 2c

鑑別が必要な疾患				
鑑別疾患	**鑑別ポイント**		手指, 足指	掲載頁
	頭蓋形態	中顔面低形成		
クルーゾン症候群	短頭症	軽〜中	正常	図2
アペール症候群	短頭症, 塔状頭	中等度	合指, スプーン状	
ファイファー症候群	短頭症〜クローバーリーフ	中等度〜重度	幅広い母指, さまざまな合指症	図1
バセドウ病	正常	正常	正常	236頁

1 疾患の定義

　頭蓋顎顔面骨形成不全は, 小児先天性疾患の一つであり, 頭蓋骨のみの形態異常を伴う非症候群性頭蓋縫合早期癒合症と, 頭蓋内圧亢進, 中顔面の低形成に伴う眼球突出や無呼吸症候群, さらには手足の合指症など, 他の疾患を合併する症候群性頭蓋縫合早期癒合症syndromic craniosynostosisに大別される. 症候群性頭蓋縫合早期癒合症は, その合併する症状に応じて, さらにクルーゾン症候群, アペール症候群, ファイファー症候群などに分類される. 発生は, 数万出生に1人の割合の孤発例が多い. 原因は, fibroblast growth factor receptor (FGFR) 関連遺伝子の変異であり, 遺伝形式は常染色体優性遺伝である.

2 外眼部所見

　クルーゾン症候群, アペール症候群, ファイファー症候群では, 眼球突出が特徴的であるが, このほかに斜視, 離眼症状 (左右眼の間隔の開大), 外眼角が内眼角より低い「下がり眼」などが生じることがある. これは, 頭蓋骨と頭蓋底の縫合の早期癒合により眼窩の前後方向への成長障害が生じ, 眼窩が浅くなり, 内・外眼角靱帯の位置異常を伴うためとされている.
　眼球突出が重度の場合は, 眼瞼閉鎖不全が生じ, 角膜炎, 角膜潰瘍, さらには失明の原因となる.
　多くは冠状縫合早期癒合に伴う前頭蓋底の発達不全として短頭症頭蓋内圧亢進による二次的変形で蝶形骨が圧迫され, 中頭蓋窩が前下方に拡張するため, その結果として眼窩の縮小をきたす(図1, 2).

3 確定診断に必要な検査

　臨床検査として, 細隙灯顕微鏡検査, 眼球突出度測定, 眼底検査などがある. 乳幼児や小児を対象とした実際の眼科診察で最も重要となるのは, 眼底検査である. 特に眼底乳頭浮腫は, 頭蓋内圧亢進症の症状を強く疑う所見の一つである. このほか, 頭部単純X線検査, CT画像検査(図1c, 2c), MRI画像検査も重要であるが, 最終的な確定診断は遺伝子検査である.

4 鑑別すべき疾患

　特に, 精神発達障害を伴わない眼球突出が比較的軽度のクルーゾン症候群では, 成人になってからバセドウ病の眼球突出との鑑別で診断される場合がある.

5 治療方針

　眼球突出の程度が重度の場合には, 頭蓋骨・顔面骨の手術までの待機期間にまずは, 眼球保護のため瞼板縫合tarsorrhaphyを行う. そのうえで, 症候群性頭蓋骨縫合早期癒合症の治療方針は, まず脳の発達障害の原因となる頭蓋内圧亢進を早期に改善するため, 頭蓋容積拡大のための前頭蓋や後頭蓋の骨延長術を用いた頭蓋骨形成術をできるだけ早期(1歳以内)に行う. その後, 眼球突出や無呼吸症状など, 中顔面低形成が原因となる症状の改善のため, Le

症例1｜ファイファー症候群

生後4ヵ月女児
主訴：生下時より眼球突出，短頭蓋変形(図1a, b)
既往：なし，家族歴：なし
経過：生下時より上記主訴を認め，CT画像上，頭蓋内圧の著明な亢進を示す頭蓋骨のハニカム状変形および中顔面低形成(図1c)が認められたため，頭蓋内圧低下と頭蓋変形の改善を目的として生後4ヵ月後で，後頭蓋骨延長法を用いた頭蓋骨形成術を施行し，頭蓋内容積の拡大による頭蓋内圧の正常化と頭蓋骨変形の改善を認めた．

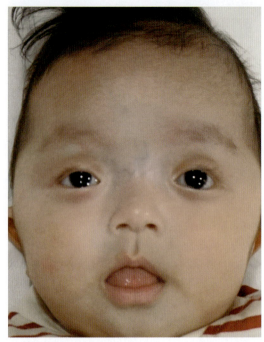

図1a｜ファイファー症候群

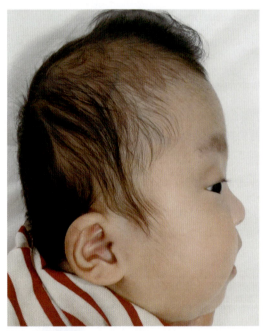

図1b｜短頭蓋変形

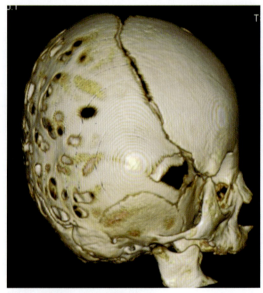

図1c｜頭蓋骨のハニカム状変形

Fort Ⅲ型などの中顔面骨延長術を行う．

(渡辺頼勝)

［参考文献］
1. 渡辺頼勝ほか：Crouzon症候群の治療最前線．PEPARS 55：33-42, 2011

症例2 | クルーゾン症候群

6歳女児

主訴： 眼球突出，いびき，頭痛(図2a, b)

既往： なし，家族歴：なし

経過： 4歳頃より主訴あり．中顔面低形成症状としての眼球突出(図2c)の悪化といびきと睡眠時無呼吸症状の悪化，頭蓋内圧亢進症状としての頭痛が悪化してきたため，6歳時に，モノブロック型骨延長術（前頭部骨延長＋LeFort Ⅲ型骨延長）を行い，前頭蓋および中顔面を前方に移動させることで，主訴が改善した．

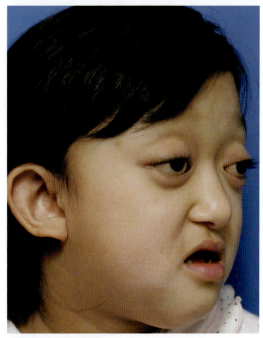

図2a | クルーゾン症候群

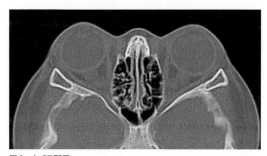

図2c | CT所見

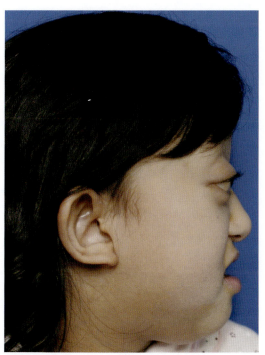

図2b | 眼球突出

3-2)-(2)-②

線維性骨異形(症)
Fibrous dysplasia

診断のポイント				
観察のポイント				
重要度	観察目的	観察点	所見	参照図
★★★	病変の有無	顔面の非対称性, 病変の触診	骨性変化	
検査所見				
重要度	観察目的	観察点	所見	参照図
★★★	CT, X線所見	顔面の非対称性 病変の触診	初期は囊胞状陰影, その後, 骨肥厚やスリガラス状	図1b

鑑別が必要な疾患	
鑑別疾患	鑑別のポイント
骨腫瘍(良性・悪性)	CT, X線所見

1 疾患の定義

　慢性的に骨および線維性組織が異常増殖を起こし, 骨皮質の萎縮と骨髄の線維性置換をきたす骨形成異常である.

　原因として*GNAS1*遺伝子に異常を認めることが多いとされる. 通常, 幼年期に見られて徐々に増大し, 思春期以後, 骨発育が止まると増殖を停止することが多いといわれている. 頭蓋顔面領域で発生した場合, 顔面の非対称や高度変形, 複視, 視力低下, 眼球突出, 頭痛などが起こる可能性がある.

　発生頻度は, 全骨腫瘍の約2.5%, 良性骨腫瘍の約7%を占めるという報告があり, 整形外科領域では比較的よく見られるが, 頭蓋顔面領域における発生頻度は低い. 顔面に生じる場合, 上顎骨に最も多く見られ, 頭蓋底に病変が及ぶ場合は約20%に見られるとされる.

　1937年にAlbrightらが多骨性良性骨病変・皮膚の色素沈着・内分泌異常などの徴候を示す疾患, すなわちosteitis fibrosaとして初めて報告した. 現在では単骨型(monostotic type)と多骨型(polyostotic type)とに分類され, オルブライト症候群は多骨型に皮膚の色素沈着(カフェオレ斑)と内分泌異常(思春期早発ないし甲状腺機能亢進症)を伴うものとされ, 全体の5%以下といわれている.

2 外眼部所見

　局所的腫脹, 顔面の非対称, 眼球突出などが見られることがある. また, 複視, 視力低下が起きる可能性がある.

3 確定診断に必要な検査

　診断には, X線とCTが有用である. 初期には病変と周囲骨の境界は不明瞭で, 透過性が高く, 囊胞状陰影を呈する. 硬組織形成が進み, 骨性要素が増えてくると骨の肥厚やガラス状の異常陰影を呈するようになる.

4 鑑別すべき疾患

　骨腫瘍類似疾患とされ, 骨腫瘍との鑑別が必要である.

5 治療方針

　病変が良性であれば, 予後は一般的に良好である. 注意すべきは放射線治療であり, 悪性転化するリスクが非常に高く, 禁忌とされている. 悪性化が見られる場合やホルモン異常をきたすオルブライト症候群では予後はよくないとされる. 経過観察中に疼痛や急激な増大が見られた場合は, osteosarcomaなどの悪性を疑う必要がある. 治療は外科的切除となるが, 治療法を選択する際には, 年齢・病変の大きさ, 機能障害, 整容的問題, 再発, 予後など, さまざまな因子から検討する必要がある. 外科的切除の場合は, 病変の全摘出や部分切除を行い, 骨欠損が生じた際には, 人工骨を補填する場合もある.

(荒牧典子)

[参考文献]

1. Albright F, et al: Symptoms characterized by osteitis fibrosa disseminata areas of pigmentation and endocrine dysfunction. New England J Med 216: 727-746, 1937
2. Ruggieri P, et al: Malignancies in fibrous dysplasia. Cancer 73: 1411-1424, 1994

症例1 | 線維性骨異形成症

19歳男性

主訴：右前頭部・後頭部突出，眼窩位置異常

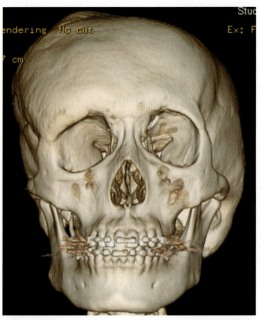

図1b | 3DCT

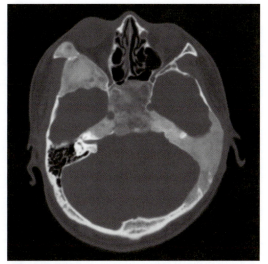

図1b | CT（軸位）
骨の硬化像およびすりガラス状変化が認められ，眼球突出が認められる．

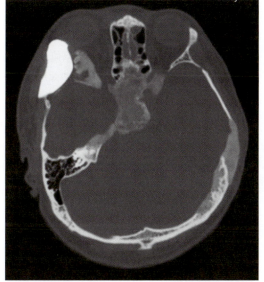

図1c | 術後CT
側頭骨と眼窩の病変を切除，人工骨に置換，形態改善と眼位の修正を図った．

症例2 | 線維性骨異形成症

17歳女性

主訴：咬合異常，左頬部突出

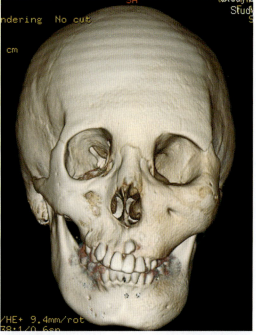

図2 | 3DCT
3DCT左頬骨の病変により，頬部の突出と咬合異常が生じている．

3-2)-(3)

海綿静脈洞血栓
Cavernous sinus thrombosis ; CST

診断のポイント

観察のポイント

重要度	観察目的	観察点	所見	参考図
★★★	有無の確認	前眼部	眼球突出，眼瞼腫脹，眼瞼下垂，結膜浮腫・充血	図1
★		眼底	乳頭浮腫，網膜動・静脈閉塞症	
★★		視機能	眼球運動障害，視力低下	
★★		症状	眼痛，頭痛，発熱，嘔気・嘔吐	

検査所見

重要度	観察目的	観察点	所見	参照図
★★	MRI/CT	眼窩部	上眼静脈の拡張，外眼筋腫大など	図2, 3
★★★		海綿静脈洞	病変による腫大，造影効果不良	図2, 3
★		脳	髄膜炎，内頸動脈狭窄，脳梗塞	図3b
★		副鼻腔	蝶形骨洞炎，上顎洞炎	
★★	血液検査	炎症反応	白血球数，CRP	

鑑別が必要な疾患

鑑別疾患	鑑別のポイント	掲載頁
眼窩蜂巣炎	海綿静脈洞に異常所見なし	264頁
頸部頸動脈海綿静脈洞瘻	眼球の拍動，血管雑音の聴取，脳血管造影検査で動静脈瘻	246頁

1 疾患の定義

海綿静脈洞血栓症（CST）はさまざまな原因で海綿静脈洞内に血栓が形成され，神経症状が発症する疾患である．その原因には，1) 副鼻腔炎，中耳炎，眼窩蜂巣炎，齲歯，髄膜炎などの感染性疾患の波及，2) 外傷や腫瘍などによる静脈の還流障害，3) 血液疾患，妊娠や産褥などによる血液凝固能亢進などがある．その中で感染性の血栓症が最多で，蝶形骨洞や篩骨洞などの副鼻腔炎が特に多い．

2 外眼部所見

海綿静脈洞への流入静脈である眼静脈のうっ滞により結膜浮腫，眼瞼腫脹，眼球突出が見られる（図1）．眼底には網膜中心動・静脈閉塞症，虚血性視神経症などが見られることがある．海綿静脈洞内の脳神経が圧排されて，動眼神経，滑車神経および外転神経麻痺による眼球運動障害や眼瞼下垂や，三叉神経麻痺による顔面知覚異常などが見られる．視神経に影響が及ぶと視力低下や乳頭浮腫が見られ，眼窩深部痛も併発する．片側に生じた感染性海綿静脈洞血栓症が対側に急速に波及することもある．

全身的には，発熱，頭痛，嘔気・嘔吐などが見られる．さらに海綿静脈洞に隣接した髄膜，下垂体，内頸動脈へ炎症が波及して髄膜炎，脳膿瘍，下垂体機能不全，内頸動脈狭窄・閉塞による脳梗塞，細菌性動脈瘤などを併発すると重篤化し，致死的な結果をもたらす．

3 確定診断に必要な検査

MRI検査およびCT検査は必須である．海綿静脈洞が腫大し，組織密度が高い陰影が見られる．時に，病変の眼窩内への波及や外眼筋，眼球壁，眼静脈の拡張なども見られる（図2, 3）．造影MRI検査，造影CT検査では血栓による還流不全を反映して，海綿静脈洞，上眼静脈の造影効果の不良や造影欠損が見られる．また，蝶形骨洞炎などの海綿静脈洞血栓症の原因疾患の検索や，海綿静脈洞の周囲の硬膜が肥厚している所見から海綿静脈洞血栓症に続発した髄膜炎の診断（図3b），海綿静脈洞部内頸動脈の狭窄や，それによる脳梗塞や脳出血の評価に有用である．

血液検査では白血球数増加やCRP高値などの炎症反応を確認する．髄膜炎では髄液検査を行う．

4 鑑別すべき疾患

海綿静脈洞血栓症は眼窩蜂巣炎や内頸動脈海綿静脈洞瘻（CCF）との鑑別が必要である．眼窩蜂巣織炎は一般的に視力障害，乳頭浮腫，脳神経障害，両側性の病変などがないことや，MRI/CT所見から鑑別する．頸動脈海綿静脈洞瘻では特徴的な結膜血管の拡張が見られ，血管雑音が聴取され，脳血管造影検査で動静脈瘻の所見が見られることから鑑別する．

5 治療方針

治療は抗菌薬治療，感染源の治療，抗凝固療法が基本である．大量の強力な広域スペクトラムの抗菌薬の全身投与を行い，耳鼻咽喉科や歯科口腔外科，脳神経外科などで感染源の治療を行う．本疾患は抗菌薬が登場するまでは致死率90％以上だったが，現在でも10〜30％とされるので，治療は脳神経外科など全身管理ができる専門医に委ねるほうがよい．

図1 | 海綿静脈洞血栓症の外眼部所見

54歳女性．両側，特に右側に眼瞼腫脹，結膜充血が見られる．両眼の眼球運動障害，眼部痛，頭痛，発熱も見られた．齲歯（化膿性根尖性歯周囲炎）が原因の感染性海綿静脈洞血栓症で，血液培養で Streptococcus constellatus が陽性だった．
(西田明弘ほか：齲歯が原因で生じた感染性海綿静脈洞血栓症とLemierre症候群の合併例．臨床神経 55: 483-489, 2015 Fig 1より)

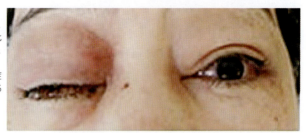

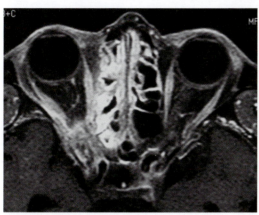

図2a | 海綿静脈洞血栓症のMRI所見

真菌感染による海綿静脈洞血栓症．著明な眼深部痛，視力低下，眼球運動障害が見られた．右海綿静脈洞が拡大している．病変は眼窩先端部に及び，外直筋および内直筋が腫大している．

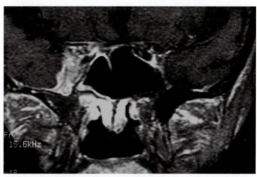

図2b | 海綿静脈洞血栓症のMRI所見

右海綿静脈洞が拡大し，内部は高信号を呈している．

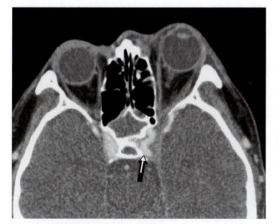

図3a | 海綿静脈洞血栓症のCT/MRI所見

33歳男性．ペニシリン感受性肺炎球菌（PSSP）が原因の右蝶形骨洞炎による左海綿静脈洞血栓症．左眼球突出と眼瞼腫脹が見られた．造影CT検査では左海綿静脈洞内の造影効果が不良であり，左海綿静脈洞内の内頸動脈の輪郭描出（矢印）が見られる．
(森野常太郎ほか：蝶形骨洞炎による海綿静脈洞血栓症の1例．耳展 55: 178-182, 2012　図2より)

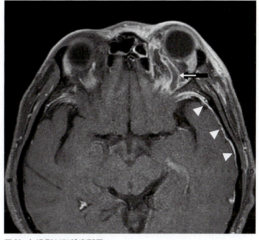

図3b | 造影MRI検査所見

左上眼静脈の怒張・造影効果不良が見られる（矢印）．左に限局した局所的な硬膜肥厚も見られる（矢頭）．
(森野常太郎ほか：蝶形骨洞炎による海綿静脈洞血栓症の1例．耳展 55: 178-182, 2012　図3Aより)

本疾患では約50％に脳神経の後遺症が残るとされるので，早期発見，早期治療が非常に重要である．

（髙村　浩）

3-2)-(4)

頸動脈海綿静脈洞瘻
Carotid-cavernous fistula ; CCF

診断のポイント

観察のポイント

重要度	観察目的	観察点	所見	参照図
★★★	診断	結膜充血の有無	あり	図1, 2
★★		眼圧	中等度上昇	
★★	重症度判定	視力	時に低下	
★★	神経疾患の推定	眼球運動	時に障害	
★★★	重症度判定	眼以外の神経症状	麻痺，失語など	
★	血管障害の推定	耳鳴，聴診上の雑音	時にあり	

検査所見

重要度	観察目的	観察点	所見	参照図
★★★	頭部MRI，MRA	血管の拡張・増生，脳内の変化	上眼静脈拡張，海綿静脈洞部に動脈の集簇	図3, 4
★★★	脳血管撮影	動静脈短絡の証明	海綿静脈洞部に動静脈短絡	図5

鑑別が必要な疾患

鑑別疾患	鑑別のポイント	掲載頁
結膜炎	眼球運動障害，神経症状，雑音の有無，画像所見	1巻
上強膜炎	眼球運動障害，神経症状，雑音の有無，画像所見	1巻
緑内障	神経症状，雑音の有無，画像所見	
眼窩蜂巣炎	神経症状，雑音の有無，画像所見	264頁

1 疾患の定義

　動脈血が組織，毛細血管を介さずに静脈へ流入する病的状態を動静脈短絡ないし動静脈瘻と称し，このうち海綿静脈洞部で動静脈短絡を呈する状態を頸動脈海綿静脈洞瘻carotid-cavernous fistula（CCF）と呼ぶ．短絡により海綿静脈洞内の静脈圧が亢進し，それに伴うさまざまな臨床症状を呈する．2種に大別される．

①直接型CCF（direct CCF）：頭部顔面外傷に伴う海綿静脈洞部内頸動脈損傷や海綿静脈洞部内頸動脈瘤破裂などで，内頸動脈本幹に瘻孔を持つもの．高流量で症状も強く，治療に難渋する．

②間接型CCF（indirect CCF）：内頸動脈硬膜枝や海綿静脈洞周囲の外頸動脈の分枝から海綿静脈洞に硬膜動静脈瘻を形成するもの．海綿静脈洞部硬膜動静脈瘻（CS dural AVF）ともいう．中高年の女性に多い．

2 外眼部所見

　眼窩内の静脈圧の上昇を原因とする結膜充血，拍動性眼球突出，眼瞼浮腫（図1）が高頻度に認められる．聴診上前額部で雑音bruitを聴取することがある．眼圧は中等度上昇する．網膜静脈への逆流が強ければ視力低下，失明をきたすことがある．訴えの主体が複視（外眼筋麻痺）で，充血は軽度のこと（図2）もある．

　眼所見以外では，耳鳴，頭痛，眼以外の神経症状（片麻痺，失語など）を呈することもある．

3 確定診断に必要な検査

　臨床症状よりCCFが疑われた場合にはスクリーニングとして頭部MRI，MRAが推奨される．オーダーする際にはT2WIを含めた頭部MRIおよびMRAを同時に撮影するようにする．造影は不要である．頭部MRI T2WIでは眼窩内で上眼静脈の拡張が，脳実質内で皮質静脈の拡張がflow voidとして認められる（図3）．MRA（MR angiography）では海綿静脈洞部に流入動脈である多数の血管の集簇が認められ（図4），海綿静脈洞や，これに連続する上眼静脈も高信号を呈することがある．確定診断にはカテーテルを使用した脳血管造影で海綿静脈洞部の動静脈短絡を証明する（図5）．

4 鑑別すべき疾患

　結膜炎，上強膜炎，緑内障，眼窩蜂巣炎など．

5 治療方針

　複視や視力低下などの視機能障害がある場合，頭蓋内の浮腫，出血などを認める場合に治療適応となる．画像所見としては脳実質の信号変化，上眼静脈や頭蓋内静脈への短絡血の著明な流入がある際に治療対象となる．治療の主体はカテーテルによる血管内治療であり，プラチナコイルを海綿静脈洞内の短絡部位に留置し，短絡血流を遮断する．血管内治療で治癒しない場合に定位放射線照射を用いることもある．頸動脈の用手的圧迫で症状が改善する例があることも報告されているが，まず根治的な血管内治療を考慮すべきである．

（秋山武紀）

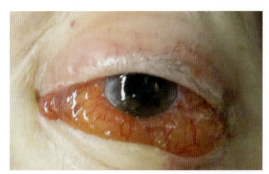
図1 | CCFの眼所見
眼球突出を伴う結膜充血, 眼瞼浮腫を認める.

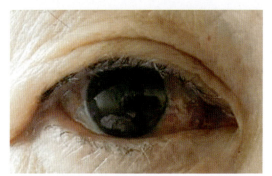
図2 | CCFの軽症例
結膜充血は軽度, 複視が主体であった.

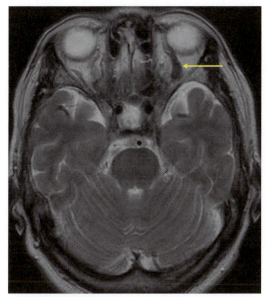
図3 | 頭部MRI (T2WI)
上眼静脈の拡張を認める(矢印).

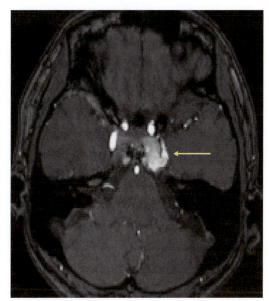
図4 | 頭部MRA元画像
海綿静脈洞部に血管の集簇(矢印)を認める.

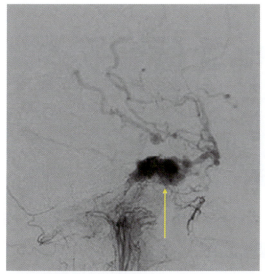
図5 | 脳血管撮影(右外頸動脈撮影側面像)
海綿静脈洞部の動静脈短絡(矢印).

3-2)-(5)
副鼻腔粘液嚢胞, 膿性嚢胞
Mucocele, Pyocele

1 疾患の定義

副鼻腔の自然口の狭窄や閉塞によって副鼻腔内に分泌液が充満し，副鼻腔が拡大して骨壁の圧排や破壊のあるものをいう．分泌液が粘液か膿性かによって粘液嚢胞mucoceleと膿嚢胞pyoceleとに分類するが厳密な区別ではなく，成書ではmucoceleに統一することが多い．

自然口の排泄障害(狭窄や閉塞)は炎症，外傷，鼻・副鼻腔手術後，解剖異常，腫瘍などによって生じる．発生原因別では，過去に鼻・副鼻腔手術の既往のある術後性のものが最も多く，その中でも術後性の上顎嚢胞が頻度として最も多い．

2 外眼部所見

眼球突出，場合によっては眼球運動障害，複視(外眼部所見ではないが，前頭部頭痛，鈍痛，眼痛を初発症状とすることも多い)．

3 確定診断に必要な検査

CT，MRIなど，画像診断．

なお，外傷性前頭洞嚢胞は外傷後の15〜30年後に発症するものが多く，患者が外傷を忘れていることがあるので，問診時に外傷の有無を思い出させる必要がある．

4 鑑別すべき疾患

粘液腫myxoma，骨腫osteoma，線維腫fibroma，皮様嚢腫dermoid cystなど．

5 治療方針

手術治療が必要である．手術では嚢胞内の貯留液を除去し，再発防止のために鼻腔内に広い交通路を確保することが重要である．近年は，患者の負担，手術侵襲の少ない内視鏡下鼻副鼻腔手術により治療が行われることが多い．

（太田　優）

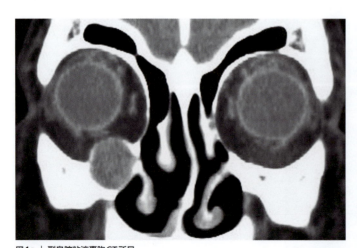

図1a｜副鼻腔粘液嚢胞CT所見
64歳女性．幼少時に副鼻腔炎に対する手術を施行された既往がある．右上顎洞内に，眼窩下壁に突出する副鼻腔粘液嚢胞を認める．

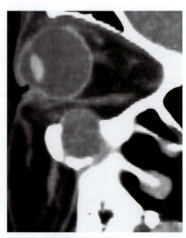

図1b｜副鼻腔粘液嚢胞CT所見

3-2)-(6)
副鼻腔炎の眼窩内進展
Progressive sinusitis into orbit

診断のポイント

観察のポイント

重要度	所見	参照図
★★★	眼球突出	図1
★★★	眼球偏位	図1, 2
★★★	副鼻腔疾患の既往の問診	図1, 2
★★	眼球運動制限	
★★	複視	図1
★	眼窩炎症所見	

検査所見

重要度	観察点	参照図
★★★	CT	副鼻腔の病変を確認する	
★★		眼窩の病変を確認する	
★★★		眼窩壁破壊の有無を確認する	

鑑別が必要な疾患

鑑別疾患	鑑別ポイント	掲載頁
涙腺部腫瘍	CTまたはMRIで評価する	
眼窩リンパ腫	CTまたはMRIで評価する	253頁
副鼻腔腫瘍	CTまたはMRIで副鼻腔の病変を評価する	
甲状腺眼症	問診, 血液検査, 眼窩MRI	236頁

1 | 疾患の定義

副鼻腔の自然口の狭窄や閉塞によって副鼻腔内に分泌液が充満し，眼窩壁との境界を圧迫して副鼻腔が眼窩内に拡大している状態をいう．

2 | 外眼部所見

眼球突出，眼球偏位，複視．眼窩壁が圧迫されて眼球突出や眼球偏位が生じる．眼窩壁の骨が破壊されて眼窩内に副鼻腔の内容物が入ると強い炎症を起こし蜂窩織炎となる．

3 | 確定診断に必要な検査

CT, MRIなどの画像診断．最初に行うべきはCTであろう．副鼻腔炎の構造はCTがわかりやすい．副鼻腔を充満する物質の組成を調べる場合にMRIを撮像する．副鼻腔炎，顔面外傷の既往を問診する．

4 | 鑑別すべき疾患

副鼻腔腫瘍．

5 | 治療方針

耳鼻科による副鼻腔治療．副鼻腔の開放術などの治療が必要となることが多い．眼窩蜂巣炎を伴う場合や副鼻腔と頭蓋との間の骨が吸収されて頭蓋内進展を認める場合は急を要する．

(野田実香)

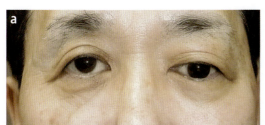
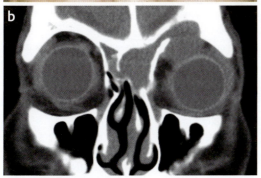

図1 | 副鼻腔炎眼窩進展所見
60代男性. a：前頭洞の副鼻腔炎が眼窩進展し，眼球が下方偏位している. b：CT冠状断.

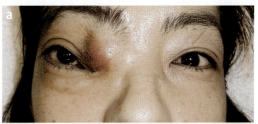
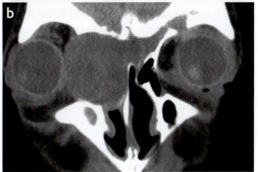

図2 | 副鼻腔炎眼窩進展所見
50代女性. a：篩骨洞の副鼻腔炎が眼窩進展し，眼球が外方偏位している. 皮下に副鼻腔炎の内容物を柔らかく触れる. b：CT冠状断.

3-2)-(7)-①

涙腺部腫瘍
Lacrimal gland epithelial tumors

診断のポイント

観察のポイント			
重要度	観察点	所見	参照図
		多形腺腫	腺様嚢胞癌	
★★	経過	数年	1年～数ヵ月	
★	複視	(+/-)	(+)	
★★★	眼窩痛	(-)	(+)	

検査所見			
重要度	検査項目	所見	参照図
		多形腺腫	腺様嚢胞癌	
★★★	CT	骨壁菲薄	骨壁破壊	図1b, 3c
★	MRI		隣接組織信号強度変化	図3e
★★★	腫瘍シンチ	集積乏しい	集積亢進	

鑑別が必要な疾患

鑑別疾患	鑑別のポイント(主要症状)	掲載頁
眼窩リンパ腫	MRI画像T2強調画像で均一な内部構造	253頁
IgG4関連眼疾患	血清IgG4値上昇	384頁
サルコイドーシス	血清ACE値上昇, 肺門リンパ節腫脹	2巻

1 疾患の定義

涙腺腫瘍は眼窩腫瘍の1～2割を占め, リンパ増殖性腫瘍と上皮性腫瘍の割合は6：4である. 涙腺原発の上皮性腫瘍では, 良性の多型腺腫と悪性の腺様嚢胞癌が代表的である. 多形腺腫の1割前後に癌腫が発生する(多形腺腫源癌). 涙腺上皮性腫瘍の良性：悪性の比は3：1である.

2 外眼部所見

眼窩葉由来の涙腺腫瘍は眼球を後上方から圧排するため, 片眼性の眼球突出と眼球の下方あるいは下鼻側偏位をきたす. 眼瞼下垂を伴うこともある. 眼瞼葉由来の多形腺腫は, 眼窩縁に"眼瞼腫瘍"として誤認されやすい.

3 確定診断に必要な検査

病歴聴取：隣接組織への浸潤傾向を有する腺様嚢胞癌は, 8割に眼窩痛や複視を認める. 緩徐に増大する多形腺腫は, これらの腫瘍関連症状に乏しい. 発症から眼科受診までの期間は, 多型腺腫が数年要するのに対し, 腺様嚢胞癌は1年～数ヵ月以内と短期間である.
眼窩部CT検査：腺様嚢胞癌の8割に眼窩骨壁破壊像が見られ, 診断価値が高い. 多形腺腫では長期の圧排により骨壁の菲薄化や涙腺窩の拡大が見られることがある. 腫瘍自体はいずれも境界明瞭で均一な楕円形の軟部濃度腫瘤として描出されることが多い. 多形腺腫の1割に石灰化が見られる.
MRI検査：腫瘍内部はT1強調画像で低信号, T2強調画像で不均一な高信号と低信号の構造物が混在し, 画像のみで良性・悪性の判別は困難である. 腺様嚢胞癌では, 隣接組織への浸潤や炎症波及により骨髄や軟部組織の信号変化をきたすことがあり, 参考所見となる.

腫瘍シンチグラフィ：ガリウムシンチグラフィ等で腺様嚢胞癌には集積が亢進するのに対し, 多形腺腫への集積は乏しい.

4 鑑別すべき疾患

リンパ増殖性腫瘍(リンパ腫, IgG4関連眼疾患, 反応性リンパ過形成など)：片眼あるいは両眼性で, MRI画像では上皮性涙腺腫瘍と異なり, T1, T2強調画像で均一な内部構造を呈する.

5 治療方針

多形腺腫では, 偽被膜ごと全摘出することが治療の大原則であり, 生検は禁忌である. 腺様嚢胞癌では, 可及的な腫瘍摘出術に放射線照射を併用する方法, 眼窩内容除去術, 重粒子線治療などがある.

(兒玉達夫)

[参考文献]

1. Watanabe A, et al: Clinico-radiological features of primary lacrimal gland pleomorphic adenoma. An analysis of 37 cases. Jpn J Ophthalmol 60: 286-293, 2016
2. 兒玉達夫：涙腺多形腺腫, 腺様嚢胞癌と涙腺癌. 大島浩一ほか(編)：眼科診療エキスパート. 知っておきたい眼腫瘍診療, 初版, 医学書院, 東京, 303-313, 2015
3. 兒玉達夫：涙腺腫瘍の臨床病理. 臨床に直結する眼病理. MB OCULI 57: 61-70, 2017
4. 兒玉達夫：眼窩内悪性腫瘍. あたらしい眼科34：1119-1127, 2017

症例1 | 涙腺多形腺腫

72歳女性

主訴：3年前より徐々に左眼球が出てきた
検査所見：眼窩部CTで左涙腺腫瘍を描出(図1).
経過：経眼窩縁アプローチで被膜ごと腫瘍を全摘出.

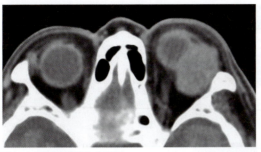

図1a | 涙腺多形腺腫のCT所見
左涙腺部に楕円形で境界明瞭な腫瘍を認める. 腫瘍内部はほぼ均一で, 腫瘍による左眼球の前方偏位が見られる. (兒玉達夫：涙腺多形腺腫. 腺様嚢胞癌と涙腺癌. 大島浩一ほか（編）：眼科診療エキスパート. 知っておきたい眼腫瘍診療, 初版, 医学書院, 東京, 303-313, 2015, p305 図4より)

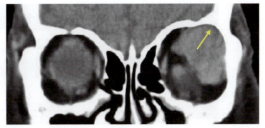

図1b | 涙腺多形腺腫のCT所見
涙腺窩の拡大(矢印)が見られる. (兒玉達夫：涙腺多形腺腫. 腺様嚢胞癌と涙腺癌. 大島浩一ほか（編）：眼科診療エキスパート. 知っておきたい眼腫瘍診療, 初版, 医学書院, 東京, 303-313, 2015, p305 図4より)

症例2 | 涙腺多形腺腫

65歳男性

主訴：脳神経外科の頭部CTで偶然, 右眼窩内腫瘍を指摘された
検査所見：眼窩部MRI画像で右涙腺腫瘍を描出(図2).
経過：経眼窩縁アプローチで被膜ごと腫瘍を全摘出.

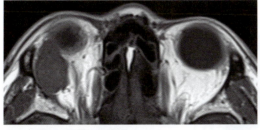

図2a | 涙腺多形腺腫のMRI所見
右眼窩内に楕円形で境界明瞭な腫瘍を認める. T1強調画像で腫瘍内は均一な低信号を呈する. (兒玉達夫：涙腺腫瘍の臨床病理. 臨床に直結する眼病理. MB OCULI 57: 61-70, 2017, p62 図1を一部改変)

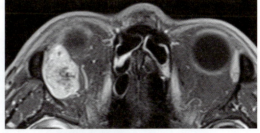

図2b | 涙腺多形腺腫のMRI所見
ガドリニウム造影T1強調画像で腫瘍内構造物が不均一に造影される. (兒玉達夫：涙腺腫瘍の臨床病理. 臨床に直結する眼病理. MB OCULI 57: 61-70, 2017, p62 図1を一部改変)

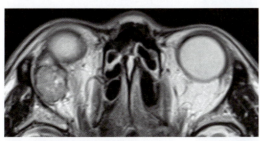

図2c | 涙腺多形腺腫のMRI所見
T2強調画像で不均一な内部構造物が描出される. (兒玉達夫：涙腺腫瘍の臨床病理. 臨床に直結する眼病理. MB OCULI 57: 61-70, 2017, p62 図1を一部改変)

症例3 | 涙腺腺様嚢胞癌

44歳女性

主訴：2ヵ月前から左眼瞼腫脹(図3a)，複視が出てきた．

検査所見：眼窩部CT・MRIで左涙腺腫瘍を描出(図3)．

経過：腫瘍は一部頭蓋底に浸潤．経頭蓋的に可及的に腫瘍組織を摘出後，66Gyの放射線照射を施行した．

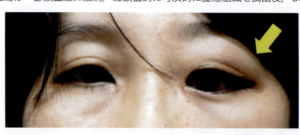

図3a | 涙腺腺様嚢胞癌の前眼部所見
左上眼瞼の腫眼(矢印)と，左眼球の下鼻側偏位が見られる．

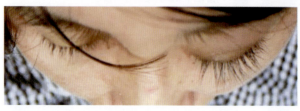

図3b | 涙腺腺様嚢胞癌の前眼部所見
左眼球突出が見られる．

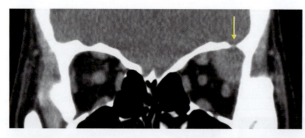

図3c | 涙腺腺様嚢胞癌のCT・MRI所見
眼窩部CTで，左涙腺腫瘍に接した眼窩骨壁の破壊像(矢印)が見られる．

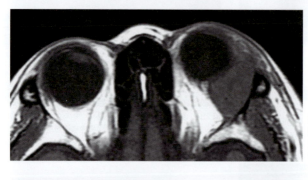

図3d | 涙腺腺様嚢胞癌のCT・MRI所見
同部位のMRI画像では，T1強調画像で腫瘍内は均一な低信号を呈する．

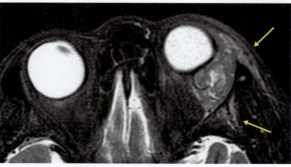

図3e | 涙腺腺様嚢胞癌のCT・MRI所見
T2強調画像では不均一な内部構造が描出される．腫瘍に隣接する軟部組織への炎症波及で，T2信号強度が亢進している(矢印)．

3-2)-(7)-②

眼窩MALTリンパ腫
Orbital MALT lymphoma

眼窩びまん性大細胞型リンパ腫
Orbital diffuse large B cell lymphoma ; Orbital DLBCL

診断のポイント

観察のポイント				
重要度	観察目的	観察点	所見	参照図
★★	まずは疑いを持つ	病歴・臨床所見	流涙、眼瞼腫脹、結膜充血・浮腫、眼球運動障害、眼球突出など	図1a, b, 2a, b

検査所見				
重要度	観察目的	観察点	所見	参照図
★★	病変の存在を確認する	MRIまたはCT	腫瘍の存在範囲と形態などを放射線科医に相談する	図1c, d, e, 2c, d, e
★★★	診断を確定し、治療方針を考える	H.E.染色所見、免疫染色所見、サザンブロット法	病理医に相談する	図1f, 2f

鑑別が必要な疾患

対象疾患	鑑別に必要な検査項目	掲載頁
眼窩炎症全般	血液一般、白血球分画、CRP	264頁
サルコイドーシス	アンジオテンシン変換酵素、胸部CT、生検	2巻
ウェゲナー肉芽腫症またはpolyarteritis nodosa	c-ANCAおよびp-ANCA、生検	
結核	胸部X線撮影、胸部CT、ツベルクリン反応、T-SPOT	2巻
梅毒	梅毒反応	2巻
真菌感染	β-D glucan	
甲状腺眼症	freeT3、FreeT4、TSH、TRAb、TSAb、TPOAb、TgAb	236頁
IgG4関連疾患	血清IgG4、血清IgG、眼窩MRI、生検	384頁
眼窩異物	眼窩CT、眼窩MRI	288頁
眼窩腫瘍、特発性眼窩炎症	眼窩CT、眼窩MRI、生検	250頁

1　疾患の定義

　MALTリンパ腫（MALT lymphoma）は，胚中心を経由した濾胞辺縁帯B細胞に由来する節外性B細胞性リンパ腫である．「MALT」はmucosa associated lymphoid tissueを略したものである．WHO分類の正式名はextranodal marginal zone lymphoma of mucosa-associated lymphoid tissue type（粘膜関連リンパ組織型節外性濾胞辺縁帯リンパ腫）．眼窩悪性リンパ腫の74%を占める．緩徐な経過をたどる．ただし，びまん性大細胞型B細胞性リンパ腫へ進展した場合，予後は厳しくなる．

　びまん性大細胞型B細胞性リンパ腫diffuse large B-cell lymphoma（DLBCL）は，小型リンパ球の2倍を超えた，あるいは正常の組織球の核と同等かそれ以上の大きさの核を有する大型のB細胞性の腫瘍細胞が，びまん性に増殖する疾患である．生物学的・臨床病理学的に異種なものを包括した疾患概念であり，さらに細かく分類されている．一部のDLBCLはEBウイルスによるB細胞の腫瘍化が病因とされる．また一部のDLBCLは，低悪性度リンパ腫から形質転換したものである．眼窩悪性リンパ腫の1～2割を占める．

2　外眼部所見

　眼瞼腫脹，眼球突出，（循環障害による）結膜浮腫などである．通常は痛みを伴わない．

3　確定診断に必要な検査

　眼窩病変を生検し，病理検査する．生検組織に対して病理組織検査，免疫学的表現型の確認，サザンブロット法による単一クローン性の検証，遺伝子検査（FISHなど）などを行い，診断する．針生検の検体では診断できない．

　病期分類はAnn Arbor分類を，予後予測は国際予後因子を用いる．画像診断（CT，FDG-PET）は病期分類に不可欠である．

MALTリンパ腫の病理所見：腫瘍細胞は，反応性濾胞の辺縁帯から濾胞間領域にかけて増殖する．上皮内に浸潤してリンパ上皮病変を形成する．免疫染色において特異的なマーカーはないが，B細胞マーカー（CD20，CD79a）は陽性，CD5，CD10，CD23は陰性である．形質細胞に分化している症例では，免疫グロブリン軽鎖制限を認めることができる．

びまん性大細胞型B細胞性リンパ腫の病理所見：大型の腫瘍細胞がびまん性に増殖する．免疫学的表現型は以下のごとくである．B細胞マーカー（CD19，CD20，CD22，CD79a，PAX5）が陽性となるが，症例によっては一部が陰性になることもある．Ki-67の陽性率は40%以上と高率である．

4　鑑別すべき疾患

　眼窩腫瘍全般および眼窩炎症全般が鑑別の対象となる．

症例1 | MALTリンパ腫

91歳女性. 1～2年前から左側上眼瞼が徐々に腫れてきた. 痛みはなかった. MRIで左側眼瞼から眼窩にかけて主病変があった.

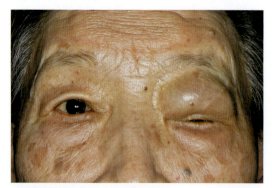

図1a | 外眼部所見

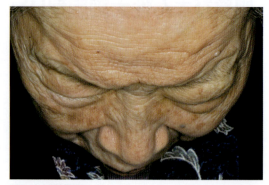

図1b | 外眼部所見

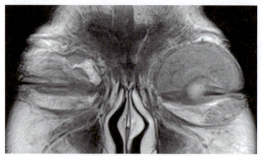

図1c | T1強調像(前額断)

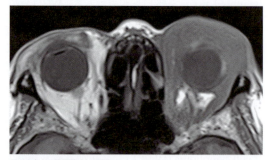

図1d | T1強調像(水平断)

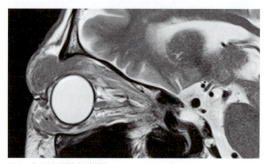

図1e | T2強調像(矢状断)

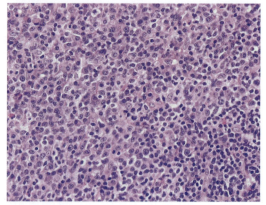

図1f | 病理組織所見
病理組織所見では, 小型リンパ球様および形質細胞に分化した腫瘍細胞が浸潤していた(HE染色).

5 | 治療方針

MALTリンパ腫の治療方針：症例数が少なく大規模な比較臨床試験が困難なため, 標準療法は確立してはいないが, 以下の治療法が行われる.

a, 臨床症状が軽微であれば, 経過観察も選択肢となる

b, 放射線療法

c, 外科的切除

d, リツキシマブ単剤もしくは併用化学療法

進行期には濾胞性リンパ腫に準じた治療が選択される.

びまん性大細胞型B細胞性リンパ腫の治療方針：病期・部位や年齢・合併症に応じて治療を決定する.

症例2 | DLBCL

84歳男性．1ヵ月前から右側眼瞼が腫れ，急速に悪化した．結膜充血・浮腫が強く，右眼球は突出していた．痛みはなかった．MRIで右側涙腺部から球後にかけて腫瘍が浸潤していた．

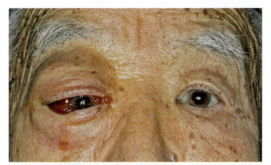

図2a | 外眼部所見

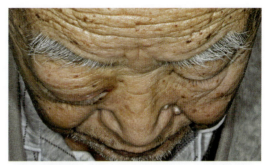

図2b | 外眼部所見

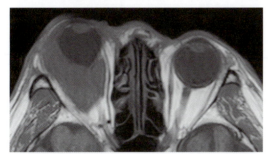

図2c | T1強調像（水平断）

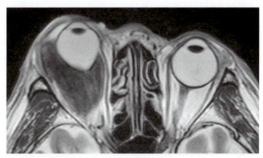

図2d | T2強調像（水平断）

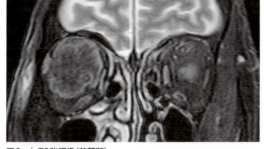

図2e | T2強調像（前額断）

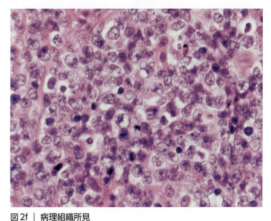

図2f | 病理組織所見
病理組織所見では，大型で異型の強い類円形細胞がびまん性に増殖しており，核分裂像が散見できた（HE染色）．

限局期であれば，R-CHOP療法を3コースまたは6コースの後，放射線照射を行う．進行期であれば，R-CHOP療法を6コースまたは8コース行う．若年者においてはR-CHOP療法6コース後に自己末梢血幹細胞移植併用大量化学療法を検討する．再発・難治例にはCHOPとは異なる抗腫瘍薬の組み合わせによる化学療法を行う．自己末梢血幹細胞移植併用大量化学療法も推奨される．

初発限局期の低リスク若年者（60歳以下）にR-CHOPを行った場合，5年生存率は80％程度である．若年者の再発・再燃症例に対し自己末梢血幹細胞移植併用大量化学療法を行った3年生存率は約50％である．

（大島浩一）

3-2)-(7)-③

海綿状血管腫
Cavernous hemangioma

診断のポイント				
観察のポイント				
重要度	観察目的	観察点	所見	参照図
★	有無の確認	眼球運動	眼球運動障害	
★	有無の確認	眼球突出度	眼球突出	図1a
★★★	重症度の判定	瞳孔	RAPD	
検査所見				
重要度	観察目的	観察点	所見	参照図
★★★	画像検査	造影MRI	濃染遅延	図1b, 図2
★★	画像検査	CT	病変の有無, 局在の確認	
★★★	視神経症の有無	重症度確認	限界フリッカ値低下, 視野障害	

鑑別が必要な疾患		
鑑別疾患	鑑別のポイント	掲載頁
静脈瘤	間欠性眼球突出, 眼痛, MRI所見	
神経鞘腫	MRI所見	
孤立性線維性腫瘍	MRI所見, 脳血管造影所見	

1 疾患の定義

海綿状血管腫は，真の腫瘍ではなく，現在は静脈奇形に分類される疾患である．静脈奇形は，胎生期における脈管形成の過程で，血管内皮細胞の低形成などで静脈成分が拡張し，海綿状または囊胞状に拡張した静脈腔を有するslow-flowの血液貯留性病変と定義されている[1]．眼窩に発生する主な静脈奇形は海綿状血管腫と静脈瘤であるが，両者は臨床上の特徴が異なることから古典的な分類も使用されている．

2 外眼部所見

腫瘍の発育は非常に緩徐で，急激な症状はきたさない．主な所見は眼球突出であるが，発生部位によっては病変が相当大きくならなければ外眼部に所見が現れないことが多く，頭部画像検査などで偶発的に発見されることも多い．眼球運動障害はあったとしても軽度である．一方で，腫瘍が眼窩先端部に生じた場合は，視神経症をきたし，相対的瞳孔求心路障害(RAPD)を生じる．

3 確定診断に必要な検査

画像検査が必須である．CTでは主に，腫瘍の有無や局在を確認することが可能である．MRIでは腫瘍の性状を確認することができ，特に有用な検査が造影MRIである．海綿状血管腫は，slow-flowの血液貯留性病変であることを反映して，ダイナミックスタディにて濃染遅延を示すことが最大の特徴である．

4 鑑別すべき疾患

静脈瘤，神経鞘腫，孤立性線維性腫瘍などが挙げられる．静脈瘤は間欠性眼球突出・眼痛を特徴とし，MRIでは囊胞状に拡張した血液貯留性病変を認める．神経鞘腫は，海綿状血管腫と同様に境界明瞭な腫瘍を形成するが，腫瘍内部は細胞密度が高いAntoni Aと細胞密度が低く粘液を多く含むAntoni Bと呼ばれる多彩な構造を持つのが特徴である．孤立性線維性腫瘍は低悪性度腫瘍に分類され，血流豊富なため造影MRIでは早期から全体が急速かつ強く造影され，時にflow voidを認めることが特徴である．

5 治療方針

視神経症をきたしている場合は手術を積極的に検討する．無症候性の場合は，定期的に視機能検査や画像検査を行い，経過観察する．

(上田幸典)

［文献］

1. 「難治性血管腫・血管奇形・リンパ管腫・リンパ管腫症および関連疾患についての調査研究」班：血管腫・血管奇形・リンパ管奇形診療ガイドライン2017

症例1 | 海綿状血管腫

41歳男性

主訴：右眼球突出

経過：約6ヵ月前から右眼球突出を自覚した．

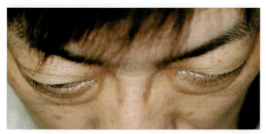

図1a | 外眼部所見
右眼球突出を呈している．軽度の眼球運動障害を認め，視神経症は認めなかった．

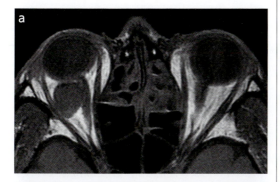

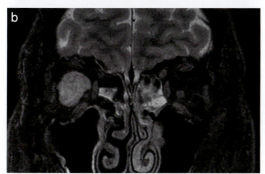

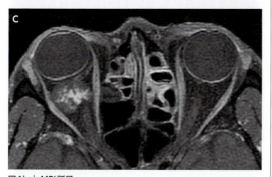

図1b | MRI所見
右眼球後方の眼窩筋円錐内にT1強調画像(a)で低信号，T2強調画像（脂肪抑制）(b)で高信号の腫瘍を認める．内部から徐々に造影され，後期像においても腫瘍の全体が造影されていない（濃染遅延）(c)．

症例2 | 海綿状血管腫

43歳女性

主訴：左視力低下

経過：約7ヵ月前から左視力低下を自覚した．

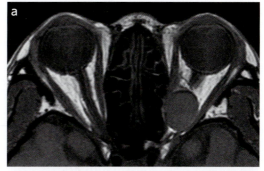

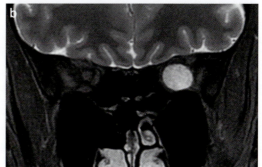

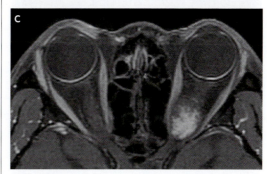

図2 | 造影MRI
左眼窩先端部にT1強調画像(a)で低信号，T2強調画像（脂肪抑制）(b)で高信号の腫瘍を認める．造影検査にて濃染遅延を認めた(c)．腫瘍によって視神経が圧排されており，視神経症をきたしていた．

3-2)-(7)-④

リンパ管腫
Lymphangioma

診断のポイント

観察のポイント				
重要度	観察目的	観察点	所見	参照図
★	有無の確認	眼瞼，結膜	繰り返す出血	図2a
★★	有無の確認	眼球突出度	眼球突出	図1a
★★★	重症度の判定	瞳孔	RAPD	

検査所見				
重要度	観察目的	観察点	所見	参照図
★★★	画像検査	造影MRI	ニボー	図1b
★★	画像検査	CT	病変の有無，局在の確認	
★★★	視神経症の有無	重症度確認	中心フリッカ値低下，視野障害	

鑑別が必要な疾患

鑑別疾患	鑑別ポイント	掲載頁
静脈瘤	間欠性眼球突出，眼痛，MRI所見	
横紋筋肉腫	MRI所見	

1 疾患の定義

リンパ管腫は真の腫瘍ではなく，現在では脈管奇形の一種に分類される良性疾患である[1]．嚢胞状の病変を形成するが，単房性のもの(図1)から，多房性やびまん性のもの(図2)など形態はさまざまである．全身に発生しうるが，眼窩に発生した場合，視機能への影響や整容上の問題を生じうる．多くは先天性であり，小児期に発症することが多い．

2 外眼部所見

主な所見は眼球突出である．単房性の多くは普段は無症候だが，時に内部で出血を起こし，急激な眼球突出や眼痛をきたすことで発見される(図1)．眼窩内圧の上昇や病変による圧排によって視神経障害をきたしている場合は，相対的瞳孔求心路障害(RAPD)を生じる．

びまん性病変の場合，慢性的に眼瞼皮下や結膜下，眼窩内にスポンジ状の病変を形成し醜形をきたす．また，眼瞼皮下出血や結膜下出血を繰り返す(図2)．

3 確定診断に必要な検査

画像検査が重要である．CTでは主に，腫瘍の有無や局在を確認することが可能である．MRIでは腫瘍の性状を確認することができ，充実性腫瘍との鑑別に造影検査を加えることが望ましい．前述のように，単房性から多房性の嚢胞性病変を認めた場合，リンパ管腫が疑われる．急性増悪時には嚢胞内部に血液とリンパ液から成る鏡面形成(ニボー)をきたすことが特徴である(図1b)．

4 鑑別すべき疾患

急激な眼球突出をきたす疾患には静脈系の脈管奇形である静脈瘤が挙げられる．静脈瘤は間欠性眼球突出・眼痛を特徴とし，MRIでは嚢胞状に拡張した血液貯留性病変を認める．ただし，静脈瘤は小児期の発症は少ない．

小児において比較的急速な眼球突出をきたす疾患には，横紋筋肉腫などの悪性腫瘍が挙げられる．MRIで悪性腫瘍を疑う充実性腫瘍を認めた場合は早急な生検および確定診断，治療開始が望まれる．

5 治療方針

増悪時の眼球突出や眼痛は自然軽快することも多いが，視神経障害をきたしている場合はステロイドや利尿薬投与など姑息的治療にとどめるのではなく，眼窩内の減圧を図るため積極的に摘出術を検討すべきである．

びまん性病変は一期的な全摘出は困難であるが，病変によって醜形をきたしている場合は整容目的に減量手術を検討する．他領域で行われる硬化療法は，眼窩病変の場合，視機能への影響が強いため通常行われない．

(上田幸典)

[文献]
1.「難治性血管腫・血管奇形・リンパ管腫・リンパ管腫症および関連疾患についての調査研究」班：血管腫・血管奇形・リンパ管奇形診療ガイドライン2017

症例1 ｜ リンパ管腫

23歳男性
主訴：左眼球突出
経過：小児期から右眼の腫脹や圧迫感を繰り返していた．約4ヵ月前から左眼球突出，眼痛を自覚した．

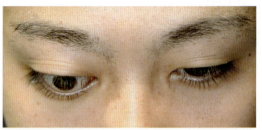

図1a ｜ 外眼部所見
右眼の眼球突出を認める．

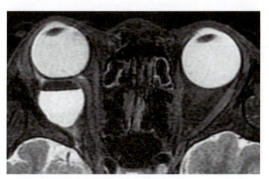

図1b ｜ MRI所見
右眼球後方に病変を認める．内部にニボーを形成している．

症例2 ｜ リンパ管腫

15歳女性
主訴：右眼瞼腫脹，結膜出血
経過：1歳時に右眼瞼腫脹を主訴に受診．その後，経過観察中に皮下出血，結膜下出血を繰り返している．

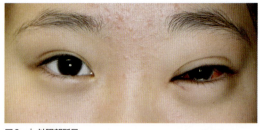

図2a ｜ 外眼部所見
左上下眼瞼皮下にびまん性の病変を認める．結膜下出血をきたしている．

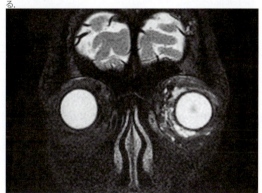

図2b ｜ MRI所見
左眼の周囲にびまん性の病変を認める．

症例3 ｜ 先天性原発性左眼周囲および前額部リンパ管奇形（リンパ管腫）

3歳男児
主訴：左上眼瞼の腫脹
既往：本疾患のみ
経過：生下時に左上眼瞼の腫大に気づかれた．MRIにて硬化療法の対象となりにくいmicro cystic typeのリンパ管奇形と診断された．誘因なく出血斑が出現し，1ヵ月程度で軽快するというエピソードが受診までに数回あった．浮腫同様に眼瞼下垂様の所見を認める．加えて，上眼瞼を超えて前額部や内眼角など，比較的広い局所に腫大が見られる．外眼角部から側頭部にかけて薄く出血斑が見られる．

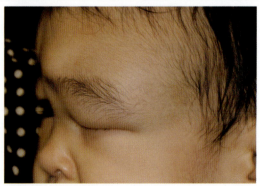

（加藤　基先生のご厚意による）

3-2)-(7)-⑤

横紋筋肉腫
Rhabdomyosarcoma

診断のポイント				
観察のポイント				
重要度	観察目的	観察点	所見	参照図
★★★	炎症か否か	発赤・疼痛	発赤・疼痛を伴わない眼瞼腫脹，週単位の進行	図1
★★★	腫瘍による圧排	眼位	眼球突出腫瘍の対側へ眼球変位結膜浮腫	図2
★★	外眼筋機能	眼球運動・挙筋機能	眼球運動障害，眼瞼下垂	
★	鼻出血	鼻出血の有無	鼻腔への浸潤があれば鼻出血	
検査所見				
重要度	検査名	所見		参照図
★★	ヘス赤緑試験	腫瘍による外眼筋障害		
★★★	MRI	外眼筋に類似した信号強度境界明瞭な腫瘍，造影効果あり		図3～5
★★	CT	境界明瞭な腫瘍，骨のびらんや破壊		図6

鑑別が必要な疾患		
鑑別疾患	鑑別ポイント	掲載頁
眼窩蜂巣炎	炎症所見の有無	264頁
特発性眼窩炎症	炎症所見の有無	270頁
リンパ管腫	突然の腫脹	256頁
神経芽細胞腫	生検が必要	
白血病（緑色腫）	生検が必要	

1 | 疾患の定義

横紋筋への分化を示す未分化間葉系細胞から生じた悪性腫瘍である．若年の肉腫の40～50％を占め，若年発症が多い．外眼筋近傍に生じることが多いが，異所性細胞由来と考えられる例も多く，外眼筋との連続性は症例により異なる．

2 | 外眼部所見

著明な眼瞼腫脹を示すが，発赤のないことが多く（図1），派手な外眼部所見に比べ疼痛が軽度である．これは感染や炎症ではなく腫瘍を疑う重要な手がかりである．疼痛は眼窩内圧上昇により鈍痛を伴うが，炎症性のような強い疼痛はない．臨床経過に関して，感染の場合は1～2日で著明な腫脹を生じるが，腫瘍の場合には週単位の進行が多い．

腫瘍の発生部位により臨床像は異なる．基本的には眼球は腫瘍により圧排され突出し，腫瘍と反対の方向に変位する．眼瞼は下垂を伴い腫脹しているように見えるが，実際には前方への圧排が主である．突出が持続すると血流のうっ滞により眼瞼浮腫，結膜浮腫を生じる（図2）．

眼球運動障害を伴うことが多く，筋自体が腫大している場合には収縮能が影響を受け，腫瘍の方向への動きが制限されやすい．腫瘍が外眼筋と独立している場合，眼球運動制限は軽度のことが多く，筋円錐外に位置すると腫瘍により筋が引き延ばされ，伸展制限のため腫瘍と反対方向への動きが制限される．

3 | 確定診断に必要な検査

眼部の画像検査は必須である．腫瘍を疑った場合にはMRIが望ましいが，緊急で撮影する場合にはCTでもよい．MRI，CTとも眼球を圧排する境界明瞭な腫瘤が描出される．MRIでは腫瘍は外眼筋と同様の信号強度を示すことが多いが，組織型により異なる（図3～5）．強い造影効果を示す．CTでは骨のびらんや骨破壊を確認する（図6）．

確定診断のためには生検が必須である．眼窩前方の境界明瞭な病変は最初から核出（全摘出）を目指すが，多くの場合は外眼筋障害や視機能障害を考慮し，部分切除にとどめる．摘出検体の病理検査により診断は確定する．小児腫瘍の場合，日本小児がん研究グループ Japan children's cancer group（JCCG）の病理中央診断が行われているため，事前に小児科医師と検体の扱いを相談しておくとよい．

4 | 鑑別すべき疾患

小児期で，週単位で進行する眼窩内腫瘍が鑑別に挙がる．非腫瘍性疾患として眼窩蜂巣炎，眼窩炎症性疾患，リンパ管腫（リンパ系血管奇形）など，腫瘍性疾患として神経芽細胞腫，白血病，転移性腫瘍などが鑑別疾患になる．

5 | 治療方針

生検により組織診断を確定する．組織型，全摘出か部分切除か，眼窩外浸潤，遠隔転移によりリスク分類が行われ，約1年にわたる全身化学療法と放射線治療の組み合わせで治療が行われる．

（鈴木茂伸）

症例1 | 横紋筋肉腫

7歳男児
主訴：右眼瞼腫脹，眼瞼下垂
既往：なし
経過：1ヵ月の経過で眼瞼腫脹が増悪，眼瞼下垂を伴うようになった．視力は1.2，軽い鈍痛がある程度であった．

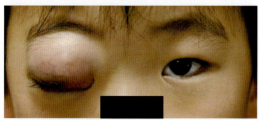

図1 | 眼窩横紋筋肉腫の外眼部所見
右眼の著明な腫脹，眼瞼下垂を伴うが，発赤は目立たない．

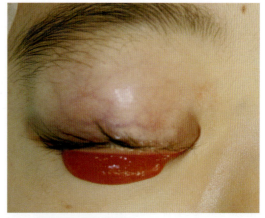

図2 | 眼窩横紋筋肉腫の結膜所見
球結膜浮腫が著明で，瞼裂から突出している．眼窩内圧も高く，徒手的に開瞼することも難しい．

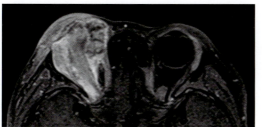

図3 | 眼窩横紋筋肉腫のMRI（水平断　造影T1強調画像）
右眼窩内の広範囲に広がる，造影効果を示す腫瘤が描出されている．

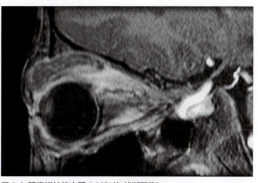

図4 | 眼窩横紋筋肉腫のMRI（矢状断画像）
眼球上方に外眼筋と類似の信号共同を示す腫瘤がある．

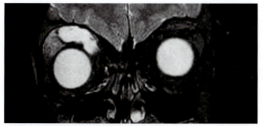

図5 | 眼窩横紋筋肉腫のMRI（冠状断）
右眼球上方を囲むような腫瘤がある．涙腺部と鼻側では信号強度が異なっている．

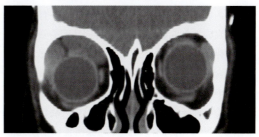

図6 | 眼窩横紋筋肉腫のCT所見
眼球上方に腫瘤がある．骨のびらんや破壊はない．

3-2)-(7)-⑥

神経線維腫
Neurofibroma

診断のポイント			
観察のポイント			
重要度	観察目的	所見	参照図
★★★	視診	顔面皮膚に多発する結節性病変	
★★★	視診	眼瞼腫脹や眼瞼下垂，眼球突出，眼球偏位	図1a, b
検査所見			
重要度	観察目的	観察点	参照図
★★★	造影CT・MRI	皮膚・皮下から連続する眼窩内病変	図1c, d
★★	CT	眼窩骨含む顔面骨の変形	

鑑別が必要な疾患		
鑑別疾患	鑑別のポイント	掲載頁
眼窩蜂巣炎	急性発症，眼瞼発赤・腫脹・疼痛が強い	264頁
横紋筋肉腫	急速に増悪する眼球突出，眼球偏位	260頁

1 疾患の定義

　神経線維腫は末梢神経由来の良性腫瘍である．眼瞼皮膚に孤立性に生じる場合もあるが，多くの場合は神経線維腫症1型（neurofibromatosis 1：NF1，フォン・レックリングハウゼン病）の一症状として顔面皮膚をはじめ，全身に生じうる．また神経，骨，眼窩にも症候を合併する．NF1の原因は17番染色体長腕（17q11.2）に位置するNF1遺伝子の異常とされ出生約3,000人に1人の割合で生じる．常染色体優性の遺伝子疾患だが半数は孤発例とされる．

2 外眼部所見

　神経線維腫は眼瞼・顔面皮膚に結節性病変として生じることが多い．一方で，時に病変が皮膚から眼窩内までびまん性に及んでいる場合がある．眼窩内に病変が及ぶ場合，皮膚の結節性病変のほかに，眼瞼の腫脹や眼瞼下垂，眼球突出，眼球偏位などが見られる（図1a，b）．

3 確定診断に必要な検査

　眼窩内病変の検索にはCTおよびMRIが有用である．眼窩のみならず頭蓋内・視神経病変や顔面骨の変形を伴うことも多いため，撮像範囲に頭部・顔面全体が含まれるようにする．造影検査のほうが，より病変の広がりを把握しやすい（図1c，d）．眼窩内病変の多くは神経線維腫症1型（NF1）の一症状と考えられる．NF1の診断において画像検査は補助的な意味合いが強い．下記に示すNF1の臨床診断基準

を参照して当てはまる項目がないか注意して診療する．7項目中2項目以上で確定診断となる．

1. 6個以上のカフェオレ斑
2. 2個以上の神経線維腫またはびまん性神経線維腫
3. 腋窩あるいは鼠径部の雀卵斑様色素斑（freckling）
4. 視神経膠腫（optic glioma）
5. 2個以上の虹彩小結節（Lisch nodule）
6. 特徴的な骨病変の存在
7. 家系内に同症

4 鑑別すべき疾患

　眼窩内病変は特徴的な皮膚・皮下病変から連続している場合が多く，診断は比較的容易であると思われる．鑑別診断として挙げるとすれば，特発性眼窩炎症，眼窩蜂巣炎，横紋筋肉腫，ランゲルハンス細胞組織球症などがある．

5 治療方針

　手術が基本となるが，眼窩に広がった病変を完全に摘出するのは困難である．再発することを念頭に置き，手術計画を立てる必要がある．整容的手術が主体となり，複数回にわたる手術が必要になることが多い．

（大湊　絢）

症例1 | 眼窩に進展する神経線維腫

40代男性

主訴：左眼瞼・頬部腫瘤の増大

経過：乳児期にNF1の診断となり，4歳時に左眼窩内神経線維腫と眼球の摘出が施行されている．その後，開頭手術含め，複数回手術を受けている．左眼瞼・頬部腫瘤が増大したとのことで，治療のため来院．

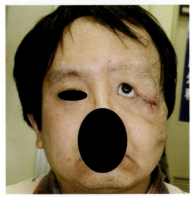

図1a | 来院時所見①
左上眼瞼耳側・外眼角皮下に腫瘤病変が伺われ，外眼角周囲の皮膚が下垂している（左眼は義眼）．

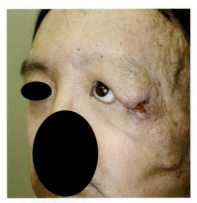

図1b | 来院時所見②

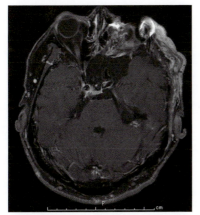

図1c | 造影MRI T1強調画像
左頬部・眼瞼皮膚，および左眼窩内に造影効果を伴う病変を認める．

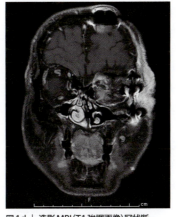

図1d | 造影MRI（T1強調画像）冠状断

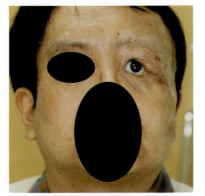

図1e | 左眼瞼・頬部病変切除後5ヵ月①
外眼角周囲の病変は減量されている．

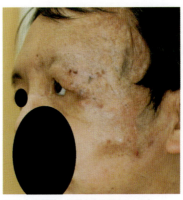

図1f | 左眼瞼・頬部病変切除後5ヵ月②

（図1a，b，e，fは新潟大学形成・再建外科学教室　岩槻華子先生のご厚意による）

3-3)-(1)

眼窩蜂巣炎　細菌性
Orbital cellulitis, bacterial

診断のポイント				
観察のポイント				
重要度	観察目的	観察点	所見	参照図
★★	有無の確認	眼瞼腫脹	著明	図1a
★★★		眼球突出	あり	図1a
★★		眼球運動	制限あり	
★★★	緊急性評価	対光反射	RAPD陽性	
検査所見				
重要度	観察目的	観察点	所見	参照図
★★★	確定診断 他疾患鑑別	眼窩部 CT, MRI		図1b 図1c
★★		血液	炎症反応上昇	
★	起因菌検索	細菌培養		

鑑別が必要な疾患		
鑑別疾患	鑑別のポイント	掲載頁
眼窩隔膜前蜂巣炎	眼瞼腫脹以外の眼所見正常	
特発性眼窩炎症	血液検査, MRI検査	270頁
眼窩腫瘍性疾患	臨床像, CT, MRI検査	

1　疾患の定義

　眼窩隔膜より後方で，脂肪織や外眼筋を含む眼窩軟部組織の急性化膿性炎症．

　小児に多く，原因は急性副鼻腔炎からの波及によるものが最も多い．その他には歯膿瘍や顔面の感染からの波及，外傷，異物，眼科手術，涙嚢炎なども原因となる．また，遠隔臓器における感染巣から血行性に眼窩に感染を生じることがある．

　原因菌として黄色ブドウ球菌や連鎖球菌が多い．副鼻腔疾患が関与している場合には，嫌気性菌が起因菌となる可能性がある．特に免疫抑制患者でアスペルギルスやムコールなどの真菌性，また結核，梅毒，寄生虫も原因となることがある．

2　外眼部所見

　眼瞼の腫脹，発赤，熱感，圧痛．これらは眼窩隔膜前蜂巣炎でも認めるが，眼瞼縁がリスペクトされている点で眼窩蜂巣炎と鑑別し得る．臨床的に感染巣や膿瘍が，眼窩隔膜の前方にある場合と後方にある場合で症状や予後が大きく異なり，時に生命予後に関わるため，これらの鑑別は重要である．

　眼窩蜂巣炎では結膜充血，結膜浮腫，眼球突出，眼球運動痛，外眼筋麻痺による複視をきたす．また，発熱など全身症状を伴うことがある．視神経へ炎症が波及すると視力視野障害をきたし，時に失明に至ることもある．

3　確定診断に必要な検査

眼窩部CT，MRI：臨床的に眼窩蜂巣炎が疑われる症例では，CT検査で眼窩部および副鼻腔の評価を行う．また，特発性眼窩炎症や眼窩腫瘍性病変などの鑑別にMRIも有用である．

血液検査：末梢血中の白血球数は$10,000/mm^3$以上になることが多い．血沈亢進やCRP上昇も見られる．

4　鑑別すべき疾患

炎症性疾患：眼窩隔膜前蜂巣炎，特発性眼窩炎症．
腫瘍性疾患：眼窩悪性リンパ腫，白血病など．

5　治療方針

　抗菌薬全身投与．

外科的治療：膿瘍形成時，保存加療に抵抗する場合は切開排膿，ドレナージが必要．

（林　勇海）

［参考文献］
1. 後藤　浩：眼窩蜂巣炎．丸尾敏夫ほか（編）：眼科プラクティス90 眼窩疾患の診療．文光堂，東京，21-23, 2003
2. 仲　昌彦ほか：眼窩蜂巣炎．臨眼 64：1244-1247, 2010
3. Santos JC, et al: Pediatric preseptal and orbital cellulitis: A 10-year experience. Int J Pediatr Otorhinolaryngol 120: 82-88, 2019

症例1 | 眼窩蜂巣炎

57歳男性

主訴：左眼瞼腫脹

既往：糖尿病（HbA1c 6.6%），慢性副鼻腔炎，睡眠時無呼吸症候群

経過：来院約3週間前に左眼を打撲，来院2日前より急激に左眼腫脹が出現，その翌日に開瞼不能となり，近医を受診したところ光覚を認めず，紹介受診．

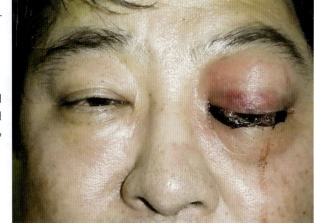

図1a｜前眼部
左上下眼瞼の著明な腫脹および眼球突出を認める．左眼は全方向眼球運動障害．光覚なし．

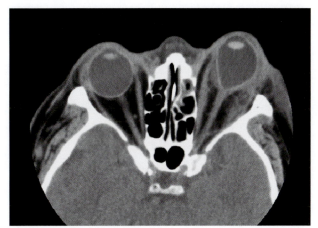

図1b｜眼窩蜂巣炎　CT所見（水平断）
左眼窩内に高輝度病変を認め，左眼球は圧排．

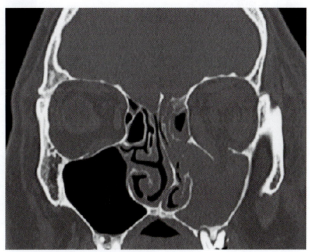

図1c｜眼窩蜂巣炎　CT所見（冠状断）
眼窩下壁骨折および上顎洞を充満する病変を認める．
術中所見から副鼻腔炎の波及による左眼窩蜂巣炎と判明．

3-3)-(2)

眼窩真菌炎
Fungal orbital infection

診断のポイント

観察のポイント

重要度	観察目的	観察点	所見	参照図
★★	有無の確認	眼瞼	発赤，腫脹，下垂	図1a
★		眼球突出		
★★★		眼球運動障害		図2a

検査所見

重要度	観察目的	観察点	所見	参照図
★★★	CT	副鼻腔	占拠病変，粘膜肥厚，骨破壊	
★★		眼窩	占拠病変	図1b
★★★	MRI	眼窩	占拠病変	図2b

鑑別が必要な疾患

対象疾患	鑑別のポイント	掲載頁
眼窩蜂巣炎	急性発症・発熱	264頁
特発性眼窩炎症	CT/MRIにおける副鼻腔から連続しない病変	270頁
顔面神経麻痺	顔面表情筋麻痺の随伴	40頁
視神経炎	MRIにおける視神経の造影効果	2巻
トロサ・ハント症候群	鋭い眼窩痛を伴った眼球運動障害・眼瞼下垂	370頁

1 疾患の定義

眼窩における真菌感染症．非常に稀である．ほとんどの患者に全身免疫不全や糖尿病などの危険因子が認められる．適切な治療を行っても死亡率は21〜80%と高い．

副鼻腔に感染した糸状菌（ムコールまたはアスペルギルス）が眼窩内に浸潤することによってさまざまな眼症状を引き起こす．

2 外眼部所見

真菌感染の拡がりにより眼瞼の発赤腫脹，眼球突出，眼瞼下垂，結膜の充血および浮腫，眼脂，眼球運動障害など，多彩な所見を呈する．

3 確定診断に必要な検査

眼窩部拡大CT：副鼻腔炎，粘膜肥厚，骨破壊像の有無を確認する．
病変部位の組織生検：原因となる菌体を証明する．

4 鑑別すべき疾患

眼窩蜂巣炎，特発性眼窩炎症，顔面神経麻痺，視神経炎，トロサ・ハント症候群．

5 治療方針

手術による病巣の可及的な除去と抗真菌薬の全身投与．

(楠原仙太郎)

[参考文献]
1. Mukherjee B, et al: Fungal infections of the orbit. Ind J Ophthalmol 64: 337-345, 2016
2. Trief D, et al: Invasive fungal disease of the sinus and orbit: a comparison between mucomycosis and Aspergillus. Br J Ophthalmol 100: 184-188, 2016

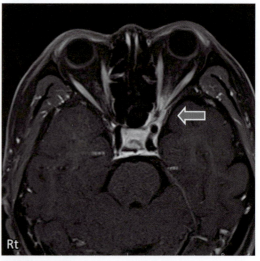

図2b｜脳MRI所見
ガドリニウム造影T1強調画像にて眼窩先端部に高信号病変を認める（矢印）．
(吉田健二：視神経管開放術により失明を免れたアスペルギルス感染症による眼窩先端症候群の1例．臨床神経 56: 1-6, 2016より)

症例1 | 眼窩ムコール症疑い

65歳男性

主訴：左眼瞼発赤，腫脹，充血

既往：左下肢血栓性静脈炎，高血圧

経過：突然の左眼瞼発赤，腫脹を自覚し，眼科で応急処置を受けた．その後，疼痛がないために放置していたが，眼瞼腫脹が増強してきた．

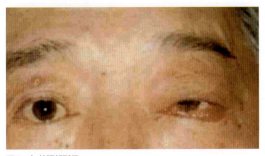

図1a | 前眼部所見
左眼上・下眼瞼の発赤，腫脹，球結膜の充血と浮腫を認める．
（吹田淑子ほか：眼窩ムコール症が疑われた1例．日眼会誌 111: 16-21, 2007より）

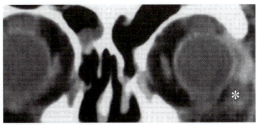

図1b | 眼窩部CT所見
軟部組織陰影の増大（*）と外直筋の腫大を認める．
（吹田淑子ほか：眼窩ムコール症が疑われた1例．日眼会誌 111: 16-21, 2007より）

症例2 | 眼窩アスペルギルス症

71歳女性

主訴：左眼窩部痛，頭痛，複視，左眼瞼下垂

既往：片頭痛，慢性甲状腺炎，両側副鼻腔炎，糖尿病，高血圧

経過：原因不明の頭痛の精査中に眼窩部痛を伴った複視と左眼瞼下垂が出現した．

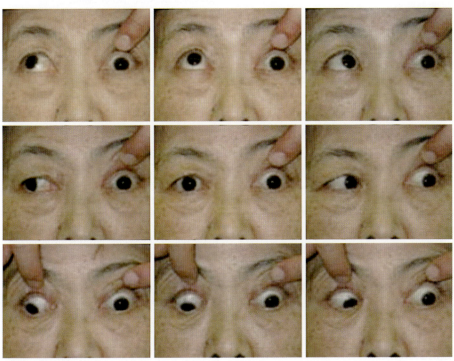

図2a | 9方向眼位
左眼に全眼球運動障害を認める．
（吉田健二：視神経管開放術により失明を免れたアスペルギルス感染症による眼窩先端症候群の1例．臨床神経 56: 1-6, 2016より）

3-3)-(3)

眼窩筋炎
Orbital myositis ; OM

診断のポイント

観察のポイント

重要度	観察目的	観察点	所見	参照図
★	有無の確認	眼瞼	眼瞼腫脹，眼瞼下垂	図1a
★		結膜	結膜充血，結膜浮腫	図1b
★		眼球	眼球突出	
★★★	視神経症の有無の確認	眼底	視神経乳頭浮腫・うっ血	
		瞳孔	瞳孔散大・RAPD陽性	

検査所見

重要度	観察目的	観察点	所見	参照図
★★★	MRI	外眼筋の炎症所見	外眼筋腱の肥厚	図1
★★	血液検査	甲状腺関連抗体血性IgG4値	陰性正常値	
★★★	視力検査	視神経症の有無	視力低下	

鑑別が必要な疾患

鑑別疾患	鑑別ポイント	掲載頁
眼窩蜂巣炎	MRIにて外眼筋の肥厚所見なし副鼻腔炎の存在	264頁
甲状腺眼症	甲状腺関連抗体価高値MRIにて外眼筋の筋腹肥厚所見特異的症状（ダルリンプル徴候，グレーフェ徴候）	236頁
頸部動脈海綿静脈洞瘻	拍動性眼球突出，血管雑音，結膜浮腫結膜血管の拡張，蛇行など造影CT/MRIにて上眼静脈の怒張	246頁
IgG4関連眼疾患	高IgG4血症（>135mg/dL）	384頁
眼窩内腫瘍	MRI（単純・造影）で腫瘍特異的所見原発巣の検索（転移性腫瘍）	

1 疾患の定義

　眼窩筋炎とは，1903年にGleasonにより初めて報告された外眼筋の炎症性腫大による眼筋麻痺，眼球突出，眼瞼下垂，眼瞼腫脹，結膜充血などを主症状とする原因不明の疾患である．過去には眼窩偽腫瘍の一つとされていたが，現在は特発性眼窩炎症のうち，炎症が外眼筋に限局する外眼筋型として一つの独立した疾患と考えられている．

　外眼筋の炎症の直接波及や，肥厚した外眼筋による視神経への物理的圧迫による機械的障害とそれに伴う循環障害などにより視神経症をきたし，失明に至ることもある．

2 外眼部所見

　本疾患に特異的な所見はないとされる．炎症の部位や程度により眼瞼腫脹，結膜充血，結膜浮腫，眼瞼下垂，眼球突出などをきたす（図1a，b）．

3 確定診断に必要な検査

血液検査：甲状腺関連抗体が陰性，高IgG4血症を認めない．
MRI：外眼筋腱の肥厚を確認する．眼窩筋炎では外眼筋起始部である腱の肥厚を認めるのに対して，甲状腺眼症では筋起始部の肥厚よりは筋腹中央部の肥厚を認める（図1c）．
生検：外眼筋の非特異的炎症．腫瘍性病変やIgG4関連疾患の除外．
ステロイド投与：ステロイド療法が著効するため，診断的治療としてステロイド投与が有効であるとされている．

4 鑑別すべき疾患

　眼窩蜂巣炎，甲状腺眼症，頸動脈海綿静脈洞瘻，IgG4関連眼疾患，眼窩内腫瘍．

5 治療方針

　ステロイド全身投与が一般的である．

　急性発症し，2週間以内に十分なステロイド治療を受けたものは予後がよく，再発も少ない．

　近年ではメトトレキサート（MTX）などの免疫抑制薬を併用することで治療に必要なステロイド投与量を抑え，副作用を軽減することが可能であったという報告もされている．

（髙鍬広章）

［参考文献］

1. Gleason JE: Idiopathic myositis involving the extraocular muscles. Ophthal Rec 12: 471-478, 1903
2. 高橋知里ほか：視神経症を伴った眼窩筋炎の3例．臨眼59：1869-1874, 2005
3. 山下美和子ほか：ステロイド局所治療が奏功した眼窩筋炎の1例．臨眼51：1747-1750, 1997
4. 山上明子ほか：特発性眼窩炎症の臨床像の検討．神眼33：242-248, 2016
5. 高木峰男ほか：眼窩筋炎．神眼16：194-200, 1999

症例1 | 視神経圧迫による視神経症をきたした眼窩筋炎

76歳男性

主訴：右眼周囲腫脹

既往：特記事項なし

経過：誘因なく右眼瞼腫脹を自覚．CTにて眼窩内炎症疑いあり．MRIにて右外直筋の腫脹および周囲眼窩内組織の炎症像あり．右眼眼球が突出し，視神経が牽引され，視神経症による視力低下をきたしていた．
（初診時視力検査所見）
RV＝0.3（0.4×S-5.50D）
LV＝0.8p（1.0p×C-1.50D A×100））
メチルプレドニゾロン500mg/日×3日間投与にて腫脹は改善したが，視力低下は改善しなかった．
（ステロイドパルス後視力検査所見）
RV＝0.09（0.4p×S-6.00D：C-1.50D A×90）
LV＝0.7（1.2×S＋0.50D：C-1.75D A×100）

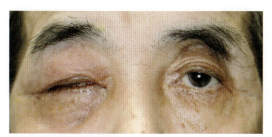

図1a | 初診時の外眼部所見
右眼瞼腫脹および眼瞼下垂を認める．

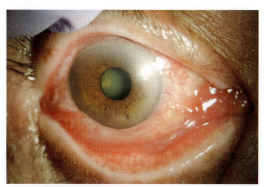

図1b | 初診時の右外眼部所見
結膜の充血を認める．

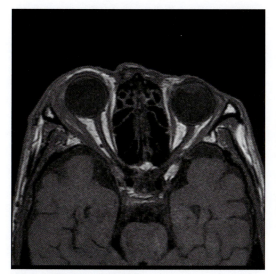

図1c | 初診時MRI（T1強調画像）
右外直筋の腫大と視神経の牽引所見を認める．

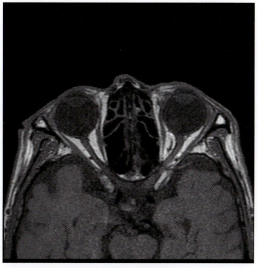

図1d | ステロイドパルス後MRI（T1強調画像）
右外直筋の腫大や視神経の牽引は改善している．

3-3)-(4)

特発性眼窩炎症
Idiopathic orbital inflammation

診断のポイント

観察のポイント

重要度	観察目的	観察点	所見	参照図
★★	有無の確認	患側	片側性	図1a
★★★		炎症症状	痛み，発熱	
★★★		炎症所見	発赤，眼瞼腫脹・下垂，結膜充血	図1a

検査所見

重要度	観察目的	観察点	所見	参照図
★★★	視機能の評価	視機能	視力低下	
★★			眼圧上昇	
★			眼球運動障害・複視	
★★★	病変の広がり	CT，MRI画像	病変の部位・広がり・性状	図1b，2，3
★★★	鑑別診断	採血データ	疾患特異的な異常値	

鑑別が必要な疾患

鑑別疾患	鑑別ポイント	掲載頁
眼窩蜂巣炎（感染性）	重度の発赤・腫脹，膿瘍の形成	264頁
MALTリンパ腫	病理像，軽微な炎症症状	253頁
びまん性大細胞型B細胞リンパ腫	病理像，血清LDH高値	253頁
IgG4関連疾患	高IgG4血症，軽微な炎症症状	384頁
ANCA関連血管炎	血清P-ANCA，C-ANCA陽性	
甲状腺眼症	血清FT3，FT4，TSH，TRAbなどの異常	236頁
キャッスルマン病	高IL-6血症	
ランゲルハンス細胞組織球症	眼窩骨融解，病理像	
サルコイドーシス	肺門リンパ節腫脹，血清ACE	

1 疾患の定義

　特発性眼窩炎症とは，原因が不明で，特定の病態に分類できない眼窩領域の炎症の総称である．したがって，鑑別すべき疾患（下記）を除外する必要がある．病変の部位によって，外眼筋炎，涙腺炎，眼窩前方のびまん性炎症，眼窩先端部の炎症などに分類されることもある．

2 眼所見

　炎症の主徴としての発赤，腫脹，疼痛が見られ，そのほとんどが片側性である（図1a）．炎症の主座が眼瞼から眼窩の浅い部位であれば，眼瞼腫脹や眼瞼下垂を伴う．眼球周囲の炎症では球結膜充血，毛様充血を伴うこともある．炎症の程度と部位によっては，視力低下，視野障害，眼球運動障害による複視が見られる．視神経障害が重度の場合には，治療を急ぐ必要がある．

3 確定診断に必要な検査

　画像検査では，緊急な場合や禁忌症例を除きMRI撮影が望ましい（図1b，2，3）．本疾患の病変の主体は炎症細胞の浸潤であり，その境界が不鮮明であることも多い．CTで骨破壊像を見る時は癌などの他の疾患が考えやすい．

　血液検査では，鑑別し除外すべき疾患を念頭に置く（表参照）．ステロイド治療に際しては肝炎ウイルス抗原・抗体，また，糖尿病の有無を確認する．

4 鑑別すべき疾患

　特定の炎症性疾患として，甲状腺眼症，ANCA関連血管炎，キャッスルマン病，ランゲルハンス細胞組織球症，サルコイドーシスなどが鑑別疾患に挙がる．リンパ増殖性疾患のうち比較的頻度の高いIgG4関連疾患やMALTリンパ腫では急性炎症所見を呈することは稀であるが，一方で稀な悪性度の高いリンパ腫では症状が急速に悪化する．

5 治療方針

　本症の治療の主体はステロイド薬や非ステロイド性抗炎症薬の全身投与であるが，急性の炎症所見が顕著な場合には，感染性蜂巣炎を念頭に抗菌薬（抗真菌薬）の投与を優先させる．リンパ腫も疑われる症例ではステロイド治療に先立ち病理診断を行うことが望ましいが，視機能障害の程度や病変の形状や部位（眼窩深部の場合など）によっては，病理診断を行わずにステロイド治療を行う場合もある．

（高比良雅之）

［参考文献］

1. Rootman J: Inflammatory diseases. Diseases of the Orbit, 2nd ed, Lippincott Williams & Wilkins, Philadelphia, 455-467, 2003
2. Mombaerts I, et al: Consensus on diagnostic criteria of idiopathic orbital inflammation using a modified delphi approach. JAMA Ophthalmol 135: 769-776, 2017

症例1 | 眼瞼皮下から眼窩に及ぶ特発性眼窩炎症

39歳女性

主訴：眼瞼の発赤・腫脹

既往：特記すべき既往なし

経過：軽度の疼痛を伴う眼瞼腫脹が出現し，増悪した．抗菌薬の点滴に反応が悪く，生検の病理で腫瘍は否定され，ステロイド内服にて眼瞼腫脹は消退した．

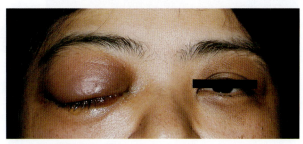

図1a | 右上眼瞼の発赤・腫脹

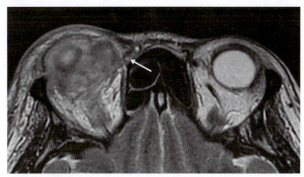

図1b | MRI所見
右上眼瞼から眼窩に及ぶ境界不鮮明な病変(矢印)が見られた．

症例2 | 外眼筋を含む特発性眼窩炎症

32歳男性

主訴：眼瞼腫脹，結膜充血

既往：特記すべき既往なし

経過：軽度の疼痛を伴う眼瞼腫脹，結膜充血が見られた．生検の病理で腫瘍を否定し，ステロイド内服にて腫瘤は消退した．

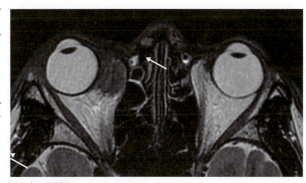

図2 | MRI所見
右内直筋とその近傍に腫瘤(矢印)が見られる．

症例3 | 筋円錐内の特発性眼窩炎症

44歳男性

主訴：複視，眼窩部痛

既往：特記すべき既往なし

経過：眼窩深部の疼痛を伴う複視が出現した．生検の病理で腫瘍は否定され，ステロイド内服にて腫瘤は縮小した．

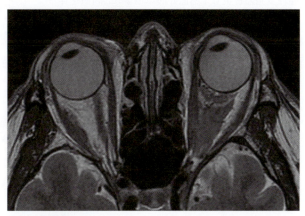

図3 | MRI所見
左筋円錐内に腫瘤(矢印)が見られる．

3-3)-(5)

木村病
Kimura's disease

診断のポイント

観察のポイント

重要度	観察点	所見	参考図
★★	頭頸部皮下腫瘤	弾性軟，境界不明瞭，搔痒感	
★	リンパ節	無痛性腫脹	

検査所見

重要度	観察点	所見	参考図
★★	白血球分画	好酸球割合増多	
★★	血清IgE	上昇	
★★★	病理組織検査	高度好酸球浸潤，リンパ組織増生	図1d

鑑別が必要な疾患

検査項目	木村病	IgG4関連眼疾患	リンパ腫
末梢血好酸球増多	+	−	−
血清IgE上昇	+	+/−	−
血清sIL-2R上昇	−	+/−	+
遺伝子再構成*	−	−	+

sIL-2R：可溶性インターロイキン2レセプター．
*サザンブロットによる免疫グロブリン重鎖の遺伝子再構成．

1 疾患の定義

木村病は軟部好酸性肉芽腫症とも呼ばれ，全身の軟部組織に好酸球浸潤を伴う炎症性肉芽腫が発生し，末梢血の好酸球および血中IgEの増加を特徴とする稀な疾患である．東洋人，男性，20歳未満の若年者に好発し，80％以上の症例が頭部，顔部，耳下腺周囲に肉芽腫病変を呈する原因不明の疾患である．

2 外眼部所見

眼窩領域の木村病の大半は涙腺部に発症し，眼窩縁に搔痒感を伴う弾性軟の皮下腫瘤として触知する．眼瞼腫脹や内眼角腫瘤を生ずる報告もある．

3 確定診断に必要な検査

末梢血液像，白血球分画，血清IgE，細胞診・組織診．

4 鑑別すべき疾患

IgG4関連眼疾患，悪性リンパ腫のほか，好酸球性肉芽腫性多発血管炎が挙げられる．好酸球性肉芽腫性多発血管炎も末梢血好酸球増多IgE高値を伴うが，気管支喘息やアレルギー性鼻炎の合併，MPO-ANCA陽性例，病理組織で好酸球浸潤を伴う血管炎が証明される．

5 治療方針

ステロイド単独投与で奏効が得られるが，漸減中に再発を繰り返し，慢性の経過をたどることが多い．ステロイド治療困難例では，手術切除や放射線照射も有効である．再発例に対しシクロスポリン投与の報告もある．

（兒玉達夫）

[参考文献]

1. Kimura T, et al: On the unusual granulation combined with hyperplastic changes of lymphatic tissue. Trans Soc Pathol Jpn 37: 179-180, 1948
2. Kodama T, et al: Kimura's disease of the lacrimal gland. Acta Ophthalmol Scand 76: 374-377, 1998
3. Miki H, et al: A case of refractory Kimura disease with a buccal bulky mass successfully treated with low-dose cyclosporine A. Report and review of the literature. Allergol Int 65: 212-214, 2016
4. 山口裕貴ほか：放射線治療を行ったステロイド抵抗性の木村病例．耳鼻咽喉科臨床112：127-133，2019

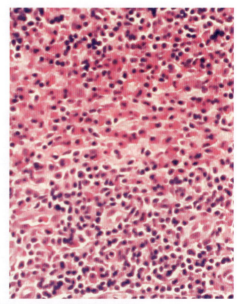

図1d｜木村病の病理組織像（HE染色）
結合組織中に異形成のないリンパ球と著しい好酸球浸潤を認め，血管増生を伴っている．

症例1 | 涙腺部木村病

30歳女性

主訴：掻痒感を伴う両眼瞼腫脹(図1a)

検査所見：末梢血白血球数：8,700/μL，好酸球：13%，血清IgE：841IU/mL．

経過：MRI画像で両涙腺部に軟部腫瘤を描出(図1b, c)．右側軟部腫瘤を生検し，木村病の診断を確定．病理組織像(図1d)を示す．

　　プレドニゾロン(PSL) 30mg/日内服で涙腺腫瘤は縮小，掻痒感も減少した．PSL：5mg/日に漸減6年後に頸部皮下腫瘤出現．血清IgEは1,360IU/mLに上昇していた．頸部病変は30Gy照射で縮小した．10年後に両鼠径部の無痛性リンパ節腫大をきたした．病理組織検査は木村病に合致していた．

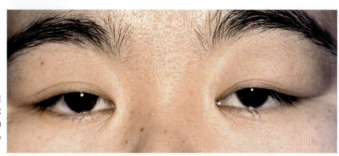

図1a | 木村病の前眼部所見
両側の眼瞼腫脹と眼窩縁上耳側に圧痛のない可動性の軟部皮下腫瘤を触知する(Kodama T, et al: Kimura's disease of the lacrimal gland. Acta Ophthalmol Scand 76: 374-377, 1998を修正して引用)．

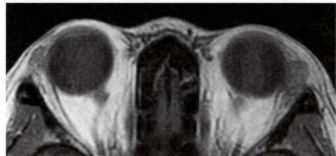

図1b | 木村病のMRI画像
両側涙腺部に，T1強調画像で軽度低信号の腫瘤を描出している．

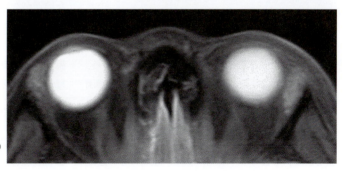

図1c | 木村病のMRI画像
両側涙腺部に脂肪抑制T2強調画像で軽度高信号の腫瘤を描出している．

3-4)-(1)-①

眼窩内壁骨折
Orbital fracture (Medial orbital wall)

診断のポイント

検査所見

重要度	検査	所見	参照図
★★★	CT (軸位断, 冠状断中心に観察)	骨折の有無, 形状 眼窩内組織の偏位 筋絞扼型→外眼筋陰影の消失 　　　　　　(missing rectus) 眼窩内気腫, 篩骨洞内血液貯留像	図1〜3
★★	ヘスチャート	30°の枠まで評価	図1
★★	両眼単一視領域	ヘスで評価できない 30°以上の複視を評価	図1

眼窩骨折以外の合併症

合併疾患	症状および所見
頭蓋底骨折	CT頭蓋内気腫, 出血 意識混濁, 髄液漏
顔面骨骨折	鼻骨骨折(鼻出血) 頬骨骨折(開咬制限) 上顎骨骨折
視神経管骨折 (外傷性視神経症)	眉毛外側の打撲 高度な視力低下 マーカスガン瞳孔陽性

1 疾患の定義

　眼窩骨折は, 眼窩を構成する骨が外力により骨折したもので, 特に眼鼻腔への骨折により眼窩内組織が眼窩外へ脱出する眼窩骨折の特殊形態がブローアウト骨折である. 眼窩内組織(外眼筋, 眼窩脂肪, 骨膜)は結合組織で繋がっておりこれらのconnective tissue septal systemsが破綻し, 眼窩外に脱出すると, 眼球運動障害を引き起こす. 眼窩内壁の篩骨部は, 厚みが非常に薄いことから, 下壁に次ぐ骨折の好発部位となる. 骨折形状により開放型と閉鎖型に分類される. 開放型は, 副鼻腔へ向かって骨折片が偏位し, 眼窩内組織が脱出するタイプの骨折である. 閉鎖型は骨折片が自身の弾力によって元の位置に戻るタイプの骨折で, 骨弾性に富む20歳以下の若年者に起こりやすく, 副鼻腔へ脱出した眼窩内容組織が嵌頓, 絞扼されることが多い.

2 主症状

　眼窩壁骨折の症状には, 眼瞼腫脹, 眼球運動障害に伴う複視, 眼球運動時痛, 眼球陥凹などがある. 受傷当初, 眼瞼腫脹が強く眼球運動障害の評価が困難な場合があるが, 眼球運動時痛は骨折を疑う材料となる. 特に外眼筋自体の絞扼を認める閉鎖型骨折では, 受傷直後より強い眼球運動障害, 眼球運動時痛をきたすとともに, 嘔気, 嘔吐, 頭痛などの迷走神経反射による全身症状を認める.

　眼球陥凹は眼窩内容積の増加に伴い生じる大きな開放型骨折において生じやすく, 特に内壁骨折は眼球陥凹をきたしやすいが, 受傷時は周囲組織の腫脹のため目立たないことも多い.

3 確定診断に必要な検査

　眼窩壁骨折は, 骨折による眼球偏位だけではなく, 眼窩軟部組織の障害による眼球運動障害の2つの側面より病態の評価が必要である.

画像診断:病歴, 症状から眼窩壁骨折を疑った場合は, まず診断および手術適応の決定に必要なCT検査を行う. 詳細な情報を得るため眼窩上縁から上顎下縁までの範囲を薄いスライスで3方向の断面で撮影し, 骨条件と軟部条件の2種類の画像を作成する. 骨条件で骨折部位, 偏位の程度を, 軟部条件で組織の脱出を評価する.

ヘス赤緑試験, 両眼単一視領域(BSV;binocular single vision):上下左右で30°以上の単一視可能な視野がなければ, 日常生活に支障をきたす可能性が高い. そのため眼球運動障害, 複視の程度の評価術前目的でヘスチャートは30°まで行い, 両眼単一視領域まで施行することは手術適応, 術後の評価を行ううえで必須の検査である.

4 眼窩骨折以外の合併症

　眼科骨折以外の合併症を見落とさないよう注意する(頭蓋底骨折, 顔面骨骨折, 視神経管骨折など).

5 治療方針

　手術は可能な限り受傷後早期(1〜2週間以内)に行うのが望ましい. 時間の経過とともに脱出した眼窩内組織が癒着, 瘢痕化するとスムーズな眼球運動が困難となり, 患者のQOVを著しく低下させるためである.

(高橋めぐみ)

症例1 | 右眼窩内壁開放型骨折

45歳男性

経過：ボクシングで右眼殴打され，受傷

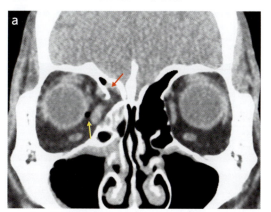 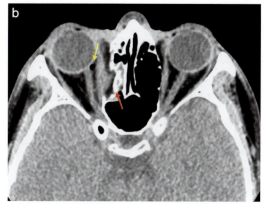

図1a | CT所見（冠状断）
内壁骨折と 眼窩内組織（赤矢印）の鼻側偏位，眼窩気腫（黄色矢印）.

図1b | CT所見（軸位断）
内壁骨折と 眼窩内組織（赤矢印）の鼻側偏位，眼窩気腫（黄色矢印）.

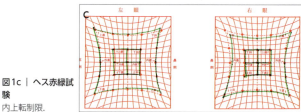 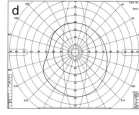

図1c | ヘス赤緑試験
内上転制限.

図1d | 両眼単一視領域
左方視での複視.

症例2 | 右眼窩内壁閉鎖型骨折

18歳女性

経過：右顔面を打撲し受傷

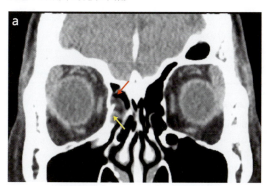 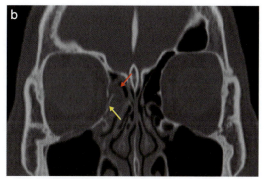

図2a | CT所見（冠状断）
骨折片の鼻側偏位，眼窩内脂肪の絞扼（赤矢印）を認める.

図2b | CT所見（冠状断）
骨折片の鼻側偏位，眼窩内脂肪の絞扼（赤矢印）を認める.

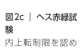 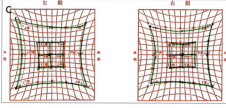 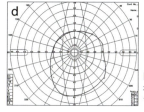

図2c | ヘス赤緑試験
内上転制限を認める.

図2d | 両眼単一視領域
下方視以外で複視.

3-4)-(1)-②

眼窩下壁開放型骨折
Orbital floor (blowout) fracture

診断のポイント

観察のポイント

重要度	観察目的	観察点	所見	参照図
★★★	有無の確認	複視, 眼球運動	9方向眼位, 自覚複視, 眼球運動痛	図1
★★★	全身所見の有無	意識レベル, 脈拍数, 鼻など	意識障害, 徐脈, 嘔気, 迷走神経反射, 鼻出血	
★★		眼瞼	眼瞼腫脹や皮下気腫, 皮下出血	

検査所見

重要度	観察目的	観察点	所見	参照図
★★★	重症度の判定	ヘス赤緑試験	垂直方向の眼球運動障害	図2
★★★		眼球突出度	左右差, 眼球陥凹	
★★★		両眼単一注視野	単一視野の狭窄	図3
★★★	骨折の有無	CT	眼窩下壁の骨折	図4

鑑別が必要な疾患

鑑別疾患	鑑別のポイント
眼窩内壁骨折	水平方向の眼球運動障害の有無
眼窩下壁骨折 trap-door	徐脈, 嘔気, 嘔吐, 食欲不振など oculocardiac reflex や white-eyed blowout fracture の有無
眼内病変	痛みが強く, 視力低下している

1 疾患の定義

眼窩骨折は転倒, スポーツ, 交通事故, 暴力などの鈍的外傷の結果生じる. 眼窩下壁骨折は骨折が大きく, 骨がバラバラに欠損する開放型 (骨欠損型) と, 骨折がドア状に骨折している閉鎖型 (trap-door型) に分類される.

2 外眼部所見

眼球運動障害 (図1b, 2b), 眼球陥凹, 眼瞼腫脹, 眼瞼下垂, 皮下出血, 皮下気腫, 結膜下出血, 結膜浮腫, 角膜上皮障害などを認める.

頬部のしびれは眼窩下神経の障害を示唆する所見である.

内眼所見ではあるが, 前房出血, 隅角解離, 外傷性散瞳, 毛様体剥離, 硝子体出血, 黄斑円孔, 網膜震盪症, 網膜出血, 網膜裂孔, 網膜剥離, 鋸状縁裂孔を合併することが約1割強にあるため, 眼底検査も必ず行う.

3 確定診断に必要な検査

上記外眼部所見に加え, 鼻出血, 複視の有無 (図1a, 1c, 2a, 2c), 眼球運動痛より, 眼窩骨折を疑う場合に眼窩CT (図1d, 2d) や顔面CTを撮影する. 断面は axial, coronal, sagittal の3方向で確認するとわかりやすい.

4 鑑別すべき疾患

眼窩内壁, 眼窩下壁の閉鎖型骨折, 眼球破裂.

5 治療方針

眼球が眼窩骨折部に陥没し, 外見上眼球がなくなったように見えるほどの重度な眼球陥凹は緊急手術の適応となる.

眼瞼腫脹や眼窩気腫が消失しても, 眼球運動障害や複視が改善しない場合と, 眼球突出度の左右差が3mm以上の場合や進行する眼球陥凹, 将来的に陥凹を生じると予想される場合にも手術適応となる.

骨折はあっても症状に乏しい場合は経過観察するが, 癒着の進行によって上方複視が出現する可能性があるため, 注意深く経過観察する.

(横山康太)

[参考文献]

1. Burnstine MA: Clinical recommendations for repair of isolated orbital floor fractures. Opthalmology 109: 1207-1210, 2002
2. 恩田秀寿: 眼窩骨折, 外傷性視神経症. OCULISTA 56: 6-14, 2017

症例1 | 左眼窩下壁開放型骨折

21歳女性

主訴：下方視時の左眼眼球運動痛

既往：なし

経過：5日前に乗車中に別の車に突っ込まれ，受傷．

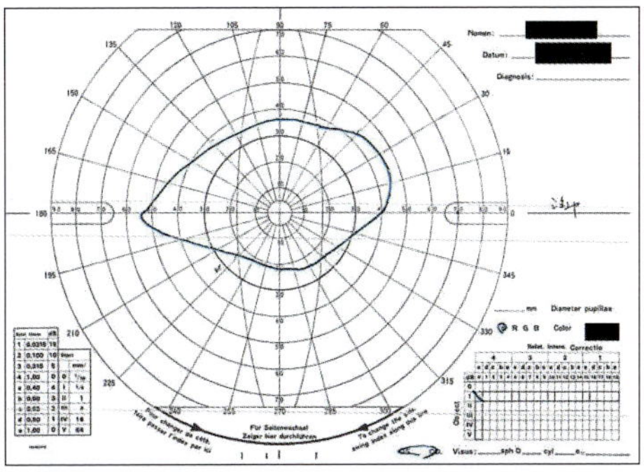

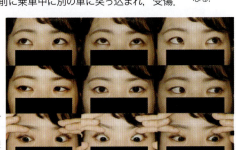

図1a | 9方向写真
左眼下方制限を認める．

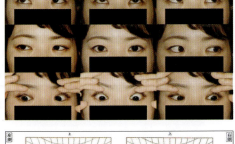

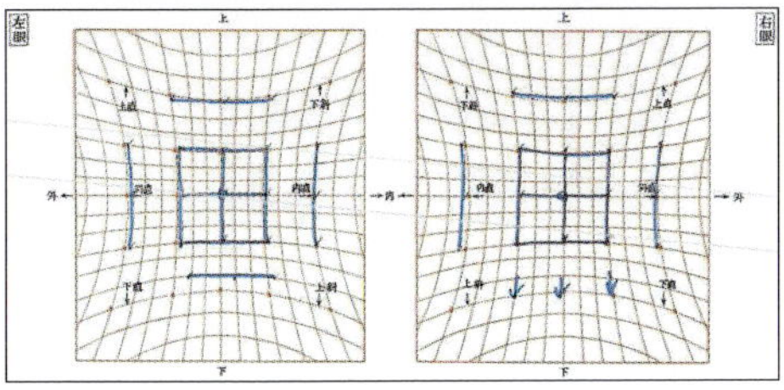

図1b | ヘス赤緑試験
左眼下方制限を認める．

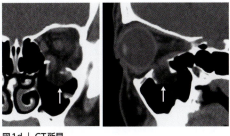

図1c | 両眼単一注視野
下方視時20°以降は複視となる．

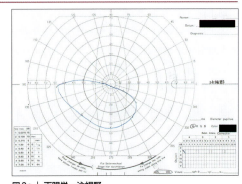

図1d | CT所見
冠状断（右），矢状断（左）のCT画像．上顎洞内への眼窩組織の陥入を認める．

症例2 | 左眼窩下壁開放型骨折

53歳男性

主訴：複視，上転障害

既往：なし

経過：7日前にケンカで正面より顔面を5発殴られ受傷．近医より眼球運動障害のため紹介．

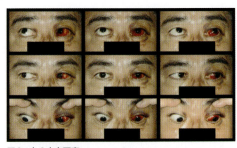

図2a | 9方向写真
左眼の上転障害と結膜下出血を認める．

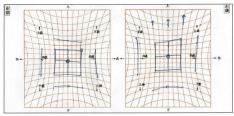

図2b | ヘス赤緑試験
左眼の上転制限を認める．

図2c | 両眼単一注視野
正面視でも複視を認める．上方視は単一視できない．

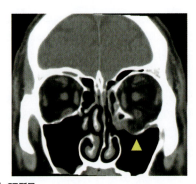

図2d | CT所見
冠状断のCT画像．矢頭：骨折した骨片と上顎洞内へ脱出した眼窩組織を認める．

3-4)-(1)-③

眼窩下壁骨折
Trap-door fracture

診断のポイント

観察のポイント

重要度	観察目的	観察点	所見	参考図
★★	有無の確認	顔貌の観察	皮下出血・眼瞼腫脹の有無	図1
★★★	有無の確認	眼球運動の観察	眼球運動障害の有無	図2

検査所見

重要度	観察目的	観察点	所見	参照図
★	視力測定	視力障害の有無の確認		
★★★	細隙灯顕微鏡	前房出血・外傷性散瞳の有無		
★★	眼底検査	網膜振盪症・外傷性黄斑円孔などの有無		
★★★	ヘス赤緑試験(30°)	左右差	眼球運動障害の程度の把握	図3
★★	両眼単一視野		30°以上の範囲の複視の有無	
★★★	眼窩部CT検査	眼窩3方向・thinスライスで評価	骨折部位・程度の把握	図4, 5

鑑別が必要な疾患

鑑別疾患	鑑別のポイント
顔面骨折	CT検査で他の骨折の有無を確認

1 疾患の定義

眼窩前方からの外力によって眼窩内圧が急激に上昇し，骨折が惹起され，その骨折部位に副鼻腔側に脱出した眼窩内容が挟まれた状態である．

2 外眼部所見

受傷直後であれば，眼瞼腫脹および上下眼瞼周囲の皮下出血を認めることが多い(図1)．

Trap door typeの眼窩下壁骨折をきたすのはけんか，スポーツなどが受傷機転となる若年者に多い．受傷によって眼窩内圧が急上昇し，骨膜が破綻して眼窩内組織が下方に変位する．Trap door typeの眼窩下壁骨折は，この変位した眼窩内組織が，骨折の際に自身の弾力で戻ってきた骨片で挟み込まれることで引き起こされる．

Trap door typeの眼窩骨折は，①外眼筋が骨折部位に絞扼された筋絞扼型と，②筋肉以外の脂肪組織など眼窩内組織が骨折部位に挟まれたタイプに大別される．

①のタイプは受傷直後より強い眼球運動障害(下壁骨折であれば上転障害)をきたし，骨折に伴う迷走神経反射により悪心，嘔吐，頭痛などの症状が出現することが多い．外眼筋(下壁骨折であれば下直筋)が絞扼されると，循環障害から筋肉の壊死を招き，不可逆的な眼球運動障害が残存する恐れがあり，可及的速やかな緊急手術が必要である．

②のタイプは筋絞扼型の閉鎖型骨折ほど自覚症状は強くない．しかし眼球運動障害，眼球運動時痛，複視の有無などをヘス赤緑試験(30°)，両眼単一視野などで確認し，自覚症状があるのであれば，早期の手術加療が望ましい．

3 確定診断に必要な検査

問診：三叉神経第二枝の通る眼窩下溝の鼻側で骨折が好発するため，「頬部や口唇部が痺れる」かの有無を問診する．

顔貌の観察：眼瞼腫脹および上下眼瞼周囲の皮下出血の有無を確認する(図1)．

対座法：眼球運動障害の有無，自覚的な複視の有無，眼球運動時痛の有無を確認する(図2)．

細隙灯顕微鏡検査：外傷性散瞳や前房出血などの有無を確認する．

眼底検査：網膜振盪症，外傷性黄斑円孔などの有無を確認する．

ヘス赤緑試験(30°)：受傷側の眼球運動障害の有無の確認(下壁骨折であれば特に，上転障害の有無)(図3)．

両眼単一視野：30°以上の範囲の複視の有無を確認する．

眼窩部CT検査：冠状断，矢状断，水平断の眼窩3方向の条件で可能な限り薄いスライス(2mm以下)で撮影．骨条件，軟部条件を比較して評価する(図4, 5)．

4 鑑別すべき疾患

顔面骨折．

5 治療方針

手術加療が望ましい．

(山中行人)

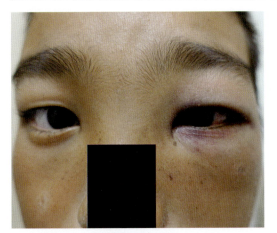

図1 | 皮下出血および眼瞼腫脹の程度の確認
本症例では左眼の上下眼瞼の腫脹と皮下出血を認める.

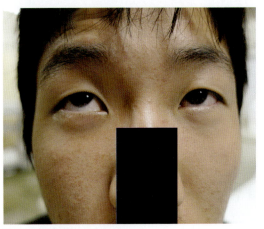

図2 | 眼球運動障害の有無の確認
本症例では左眼の上転障害を認める.

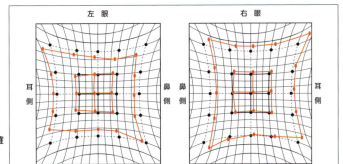

図3 | ヘス赤緑試験(30°)による眼球運動障害の確認
本症例では左眼の上転障害を認める.

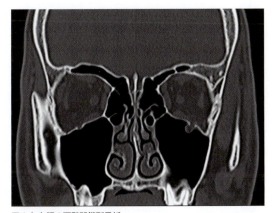

図4 | 左眼の下壁閉鎖型骨折
3方向の眼窩部CT検査で眼窩骨折の有無を確認する. 読影の際は左右を比較すると判別しやすい.

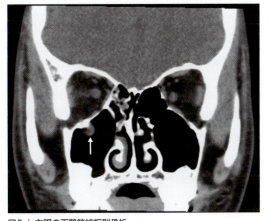

図5 | 右眼の下壁筋絞扼型骨折
一見正常に見えるが下直筋が絞扼されている(矢印).

3-4)-(1)-④

眼窩内下壁開放型骨折
Orbital floor and medial wall fractures

診断のポイント		
観察のポイント		
重要度	観察点	参照図
★★★	CTで眼窩下壁・内壁の骨折の有無を確認する	図1〜2
★★	CTでinferomedial orbital strutの骨折の有無を確認する	図1〜2
★★★	視診で眼球陥凹，眼球運動障害の有無を確認する	
検査所見		
重要度	観察点	参照図
★★	ヘス赤緑試験・両眼単一視野検査で眼球運動障害を認める	
★★	ヘルテル眼球突出度計で眼球陥凹を認める	

鑑別が必要な疾患	
鑑別疾患	鑑別のポイント
顔面骨骨折	CTで評価する．3D-CTを撮影するとわかりやすい

1 疾患の定義

　眼窩壁骨折は，その解剖学的な理由から眼窩下壁と内壁に好発する．骨折の形状（折れ方）は，trap door型骨折と開放型骨折に分類することができるが，眼窩内下壁開放骨折とは，内壁と下壁に開放型骨折を生じている状態を指す．眼窩壁骨折は，年齢によって骨折部位に傾向があることが報告されているが[1]，眼窩内下壁開放骨折は若年者よりも高齢者に起こりやすいと考えられている．

　眼窩内下壁開放骨折は，inferomedial orbital strutと呼ばれる，副鼻腔側から眼窩内壁と下壁の境界を支えている構造の骨折の有無によって分類することができる（図1a, b）．Inferomedial orbital strutの骨折がある場合は，より重度の眼球陥凹をきたす傾向があり，再建はより難しくなるため[2]，眼窩内下壁開放骨折を診療する際には，その骨折の有無を確認しておくことも臨床上重要となる．

2 外眼部所見

　主に眼球陥凹と眼球運動障害．眼球陥凹は，受傷直後は腫脹のため目立たないことも多いが，腫脹が消退してくる頃（受傷後約2週間）から，骨折の程度に応じて徐々に現れてくる．

3 確定診断に必要な検査

CT撮影：眼窩上縁から上顎下縁までを薄いスライス（2mm以下）で撮影し，冠状断と矢状断を再構成して3方向で確認する．骨を描出する骨条件の画像だけでは，眼窩内組織の状態を評価できないため，必ず骨条件と軟部条件の両方を確認して診断する．
眼球運動検査：ヘス赤緑試験と両眼単一視野検査で評価する．
眼球突出度検査：ヘルテル眼球突出度計を用いて測定する．

4 鑑別すべき疾患

顔面骨骨折：頬骨骨折や上顎骨骨折などの顔面骨骨折は，眼窩内下壁開放骨折を伴うことがある（図2a, b, c, d）．眼窩内下壁開放骨折の整復と同時に，顔面骨骨折の整復を要するため，鑑別しておく必要がある．
頭蓋底骨折：眼窩内下壁骨折は，下壁・内壁の単独骨折と比較して，合併損傷をきたしやすい傾向がある．頭蓋底骨折は，早急に脳神経外科へコンサルトする必要があるため，念入りに鑑別しなければならない．

5 治療方針

　眼球運動障害と眼球陥凹の状態に応じて治療の要否を判断するが，下壁・内壁の単独骨折と比較して，手術治療を要することが多い．経皮もしくは経結膜アプローチで骨折部位まで到達した後に，脱出した眼窩内組織を整復し，吸収性人工骨などを用いて骨折した眼窩壁を再建する．

（今川幸宏）

［文献］
1. Takahashi Y, et al: Differences in common orbital blowout fracture sites by age. Plast Reconstr Surg 141: 893e-901e, 2018
2. Cho RI, et al: Combined orbital floor and medial wall fractures involving the inferomedial strut: repair technique and case series using preshaped porous polyethylene/titanium implants. Craniomaxillofac Trauma Reconstr 6: 161-170, 2013

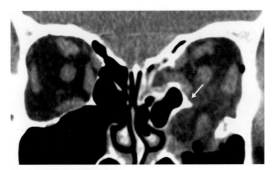

図1a｜眼窩内下壁開放骨折
inferomedial orbital strutの骨折なし．

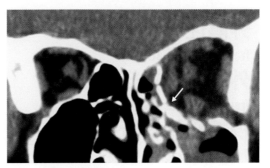

図1b｜眼窩内下壁開放骨折
inferomedial orbital strutの骨折あり．inferomedial orbital strutの骨折を伴う眼窩内下壁開放骨折は，より重度の眼球陥凹をきたす傾向があり，再建はより難しくなる．

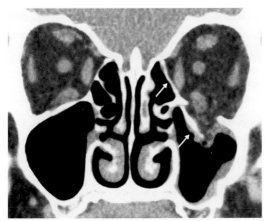

図2a｜頬骨骨折に伴う眼窩内下壁開放骨折（CT冠状断）

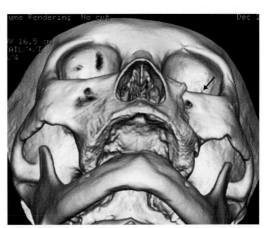

図2b｜頬骨骨折に伴う眼窩内下壁開放骨折（3D-CT）

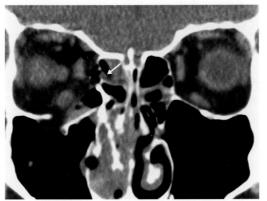

図2c｜上顎骨骨折に伴う眼窩内下壁開放骨折（CT冠状断）

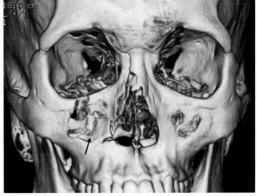

図2d｜上顎骨骨折に伴う眼窩内下壁開放骨折（3D-CT）

頬骨骨折や上顎骨骨折などの顔面骨骨折は，眼窩内下壁開放骨折を伴うことがある．眼窩内下壁開放骨折の整復と同時に，顔面骨骨折の整復を要するため，鑑別しておく必要がある．

3-4)-(2)-①

外傷性視神経萎縮
Traumatic optic atrophy

外傷性視神経症
Traumatic optic neuropathy ; TON

視神経管骨折
Optic canal fracture

1 疾患の定義

　外傷性視神経症は，眉毛部外側の鈍的打撲直後から比較的短時間に受傷側の視力が低下する疾患である．原因は視神経管内での視神経障害である．その病態は視神経管骨折による直接的な視神経の圧迫や断裂が当初考えられていたが，実際には視神経管骨折の合併は20～30％といわれている．現在では眉毛部外側の鈍的衝撃が介達性に視神経管部に到達した際，視神経管内視神経ならびに近傍視神経との移行部で浮腫や出血を生じ，これによる視神経圧迫が主たる病態と考えられている．このため，本疾患は近年では外傷性視神経症と呼称されている．

2 外眼部所見

　受傷側眉毛部の打撲痕．鼻出血や髄液漏を合併することも多い．

　打撲痕には紫斑，挫傷，擦過傷，裂傷，骨折等がある（図1）．これはほとんどの症例で認められる現症である．一見してはっきりしない場合，現病歴を聴取し，眉毛部外側の打撲歴があればよい．しかし，本疾患は飲酒状態での打撲や交通事故等の重大事故による頭部外傷の一部として認められることも多く，本人の記憶がはっきりしない場合には他覚検査を実施したうえで総合的に診断する．

3 確定診断に必要な検査

瞳孔検査：相対的瞳孔求心路障害relative afferent pupillary defect（RAPD）が受傷側で陽性となる．RAPDは視力が改善した後でも確認できることが多く，とても重要な所見である．
視力検査：受傷直後より受傷側の視力低下を示すが，光覚弁なしから軽度視力低下までさまざまである．視力低下の程度は視野障害の状態によるが，中心を含む視野障害の場合，視力は極端に低下する．

通常は受傷直後の視力から悪化することはない．
視野検査（ゴールドマン視野計）：視野異常は必ず認め，広範な視野欠損を生じる．
光干渉断層撮影 optical coherence tomography（OCT）：受傷直後，視神経乳頭は正常のことが多いが，早ければ受傷後2週間で蒼白化が生じてくる．OCTでのGCA（ganglion cell analysis）解析により受傷後3週間より視神経線維層の菲薄化を認める．
限界フリッカ値 critical flicker frequency（CFF）：初期より低下（多くの場合，25Hz以下）を認め，病態改善とともに徐々に上昇してくる．

4 鑑別すべき疾患

・視神経炎・虚血性視神経症　　　・詐病
・眼窩先端部症候群　　　・心因性視力障害

5 治療方針

・ステロイド全身投与（パルス療法）：糖尿病等の全身疾患，肝炎ウイルス等の感染症の有無を確認後
・視神経管開放術：経皮膚・経篩骨洞・経鼻・経頭蓋

（後藤洋平）

診断のポイント				
観察のポイント				
重要度	観察目的	観察点	所見	参照図
★★★	有無の確認	受傷側眉毛部の打撲痕	紫斑，挫傷，擦過傷，裂傷	図1
★		鼻出血・髄液漏		
検査所見				
重要度	観察目的	観察点	所見	参照図
★★★	瞳孔検査		RAPD陽性	
★★	視力検査		視力低下	
★★	視野検査		さまざまな視野障害	
★	細隙灯顕微鏡	視神経乳頭所見	受傷後2週間で蒼白化（初期：正常）	
★	光干渉断層	GCA解析	受傷後3週間で視神経線維層の菲薄化	
★★	限界フリッカ値		初期より低下（25Hz以下）	

鑑別が必要な疾患	
鑑別疾患	鑑別のポイント
視神経炎・虚血性視神経症	受傷時の視神経乳頭所見
眼窩先端部症候群	眼球運動障害の有無
詐病	受傷部位・発症までの時間・片側性/両側性・瞳孔反応・視野検査
心因性視力障害	受傷部位・発症までの時間・片側性/両側性・瞳孔反応・視野検査

症例1 | 右外傷性視神経症

27歳男性
主訴：右眉毛部打撲
既往：特になし
経過：自転車のチェーンが突然外れ，右眉毛部打撲．右視力0.15．ステロイドパルスを2回施行．右視力1.2まで改善を認めた．

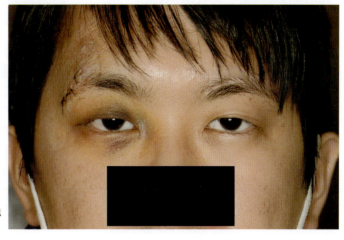

図1 | 右外傷性視神経症　顔面所見
眉毛部耳側に裂傷を認める．

症例2 | 右外傷性視神経管骨折

47歳男性
主訴：右眉毛部打撲
既往：特になし
経過：階段より転落し，右眉毛部打撲．右視力：光覚弁．CTで右視神経管上壁に骨折を認め，視神経管開放術を施行．右視力0.05まで改善を認めた．

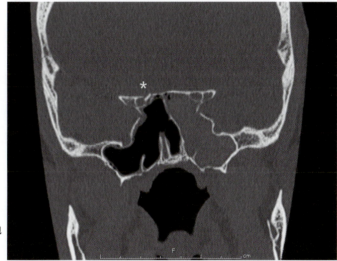

図2a | 右外傷性視神経症（視神経管骨折）CT所見（冠状断）
右視神経管上壁（*）に骨折片を認める．

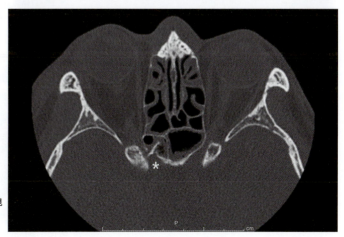

図2b | 右外傷性視神経症（視神経管骨折）CT所見（軸位断）
右視神経管に骨折片（*）を認める．

3-4)-(2)-② 眼窩出血，眼窩気腫
Orbital hemorrhage, Orbital emphysema

診断のポイント

観察のポイント

重要度	観察目的	観察点	所見	参考図
★★★	有無の確認	外眼部所見	結膜下出血，眼瞼皮下出血・気腫，眼球突出，眼瞼腫脹・浮腫，眼球運動障害	図1a
★★	重症度の判定	眼科検査	視力低下・眼圧上昇	

検査所見

重要度	観察目的	観察点	所見	参照図
★★★	範囲の確認	CT, MRI	石灰化の有無，腫瘤内が均一かどうか	図1b, c, 2b, c
★		X線	骨折部位，空気像の有無	

鑑別が必要な疾患

鑑別疾患	鑑別のポイント
眼窩血管腫	うつ伏せ時の眼球突出の増加
眼窩悪性リンパ腫	CT・MRIで充実性浸潤性，Gaシンチグラム

1 疾患の定義

眼窩出血orbital hemorrhage：鈍的眼打撲後あるいは穿孔性眼窩外傷後に，眼窩内に生じた出血である．鈍的眼打撲では眼窩や顔面骨の骨折によるものが最も多い．頬骨骨折時に眼窩骨膜下に血腫を生じ，眼窩画像では眼窩側に凸の血腫を形成することがある．また，眼窩骨折では眼窩内容の脱出時に眼窩下神経と並走する血管が破綻し，眼窩内に出血の迷入をきたすことがある．一方，傘や植木の支柱などが眼窩内に刺さった場合には，外眼筋や大血管を直接損傷することによって眼窩内に出血をきたす．医原性出血には，球後麻酔や眼窩内注射時に骨膜や眼窩内血管の破綻が生じたり，鼻内内視鏡手術(ENS)の合併症でも起こることがある．そのほか，眼窩内血管性病変である静脈瘤・血管腫・動静脈奇形・リンパ管腫や，白血病などの出血性疾患が原因となることもある．原因のはっきりしない特発性もある．稀に広範な血腫を生じ眼窩先端部症候群を併発した場合は，視神経障害や網膜中心動脈閉塞症をきたす．

眼窩気腫orbital emphysema：鈍的眼打撲により眼窩壁骨折が生じた場合，鼻出血や鼻閉を自覚することがある．その後に鼻をかんだりくしゃみをこらえることで鼻腔内圧が上昇し，眼窩内へと空気が迷入するために，突然の眼球突出を生じる．鼻腔内からの鼻汁の迷入により眼窩蜂巣炎を起こす可能性があるため，注意が必要である．

2 外眼部所見

眼窩内に出血が生じると，眼窩内圧が上昇し，急激な眼球突出が見られる．結膜下出血や眼瞼皮下に出血が及ぶことがある．随伴症状には眼瞼腫脹・浮腫・眼球運動障害・疼痛がある．

骨折に伴う眼窩気腫は，無痛性の眼瞼腫脹，眼球運動障害が見られる．眼瞼の触診ではプチプチとした触感(圧雪感)を認める．

3 確定診断に必要な検査

画像検査：CT，MRI．CTのみでは出血と外眼筋などの軟部組織との鑑別がつかないことがある．その場合はMRIが有用．

4 鑑別すべき疾患

眼窩内腫瘍(血管性，悪性腫瘍など)．

5 治療方針

基本的には対症療法．気腫は数日で軽快する．著明な眼窩内圧上昇がある場合は，外眼部切開などで観血的に減圧する．鼻をかまない． (遠藤貴美)

［参考文献］
1. 野田淳平ほか：腫瘍性病変が疑われた特発性眼窩内気腫の一例．日鼻誌 51: 115-118, 2012
2. Duke-Elder S, et al: System of Ophthalmology, vol XIII, Henry Kimpton, London, 819-825, 1974

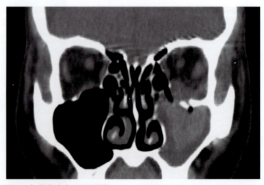

図1c｜眼窩出血のCT所見
左眼窩下壁に骨折を伴った，眼窩内血腫を認めた．

症例1 | 眼窩出血

45歳女性

主訴：立ちくらみのため転倒して棚に右顔面を強打した．右視力低下を自覚し，救急搬送された．

経過：右眼，ステロイドパルス治療を受けるも効果なし．右眼：視力，光覚なし，眼球運動不能．

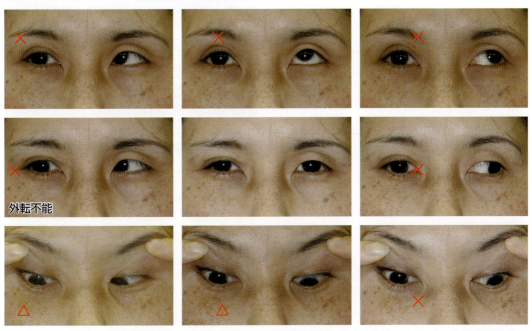

図1a | Ⅲ、Ⅳ、Ⅵ麻痺による眼球運動障害

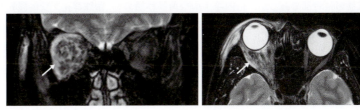

図1b | MRI所見(受傷1日)
眼窩内に出血が見られる(矢印)．

症例2 | 眼窩気腫

27歳男性

主訴：突然目が腫れた

経過：キックボクシングで右眼を打撲．鼻出血があり，鼻をかんだら，眼が飛び出た．

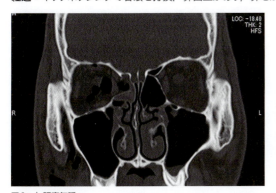

図2a | 眼窩気腫
右眼窩内側壁骨折を伴い，眼窩内に空気像を認める．

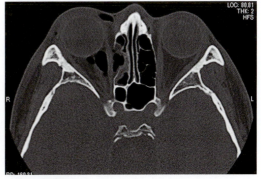

図2b | 眼窩気腫

3-4)-(2)-③

眼球破裂
Rupture of globe

診断のポイント

観察のポイント

重要度	観察目的	所見	参照図
★★★	眼球破裂の有無	角膜・強膜裂創，著明な結膜下出血，虹彩脱出，硝子体脱出，前房出血など	図1～3，図5a

検査所見

重要度	観察目的	観察点	所見	参照図
★★	眼圧検査	左右差	低眼圧	
★★★	Bモードエコー検査		眼球壁の不連続，膜様エコー，眼球内高信号	図4
★★★	CT検査		眼球変形	図5b

鑑別が必要な疾患

鑑別疾患	鑑別ポイント
眼球穿孔	受傷機転
眼球内異物	画像診断

1 疾患の定義

眼球への非常に強い鈍的外力によって眼球外膜（角膜・強膜）全層を損傷した開放性眼外傷をいう．同じ開放性眼外傷である眼球穿孔と比較し，一般に視力予後は不良である．

2 外眼部所見

結膜下出血，前房出血などを併発する頻度が高い．虹彩脱出などのぶどう膜，水晶体や硝子体などの眼球内容の脱出が前眼部所見で確認できれば（図1，3），診断は容易であるが，高度な結膜下出血で強膜の裂創が不明瞭なことも少なくない（図5a）．好発部位は4直筋の付着部であるが，白内障手術や角膜移植の既往がある場合は，手術創が離開し眼球破裂を起こすことが多い（図2）．疼痛のため細隙灯顕微鏡による詳細な観察が困難な場合も多い．点眼麻酔を行い，必要に応じて開瞼器をかけて診察を行う．いずれにせよ，開瞼時に眼球に不要な圧力をかけないように注意する．外眼部所見で診断が難しい場合は，画像検査で診断する．

3 確定診断に必要な検査

眼圧検査：細隙灯顕微鏡検査で眼球破裂がはっきりしない場合には，左右差の大きい低眼圧は眼球破裂を疑う所見となる．その場合は，超音波検査やCTなどの坐像検査を行う．

超音波検査：強膜の不連続性や眼球形状の変形を認めれば診断は容易である．眼球の形状が保たれていても，硝子体出血による硝子体エコーの輝度上昇や，網膜剥離による膜様エコーなどの所見を認めることが多い（図4）．

CT：超音波検査同様に強膜の不連続性や眼球形状の変形を確認すれば診断は容易である（図5b）．その他，併発する外傷性疾患（眼窩骨折など）を診断するのにも非常に有効である．水平断および冠状断，矢状断で眼球の形状や水晶体の有無，眼窩骨折の有無などを確認する．

4 鑑別すべき疾患

眼球穿孔：受傷機転から判断するが，交通外傷など多発外傷の場合，眼部への受傷機転がはっきりしない場合もある．

眼球内異物：超音波検査，CTなどで鑑別可能である．

5 治療方針

緊急手術による一次縫合の適応である．疼痛のため，全身麻酔が基本である．術前診察で裂創がはっきりしない場合は，術中に結膜を全周剥離し，好発部位である4直筋の付着部を中心に強膜裂創をくまなく確認する必要がある．その後1～2週間程度で硝子体手術を行う．

（張　大行）

［参考文献］

1. Kuhn F, et al: A standardized classification of ocular trauma. Ophthalmology 103: 240-243, 1996

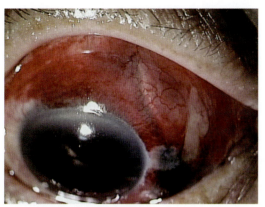

図1｜転倒による右眼の眼球破裂症例
鼻上側の結膜下出血の下に強膜裂創を認め，鼻側にぶどう膜の脱出が疑われる．

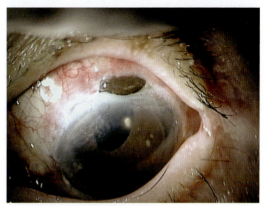

図2｜転倒による左眼眼球破裂の一例
白内障手術の際の強角膜創からの虹彩脱出を認める．

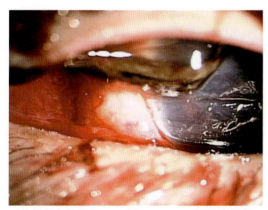

図3｜ゴルフボール外傷による眼球破裂，虹彩および硝子体の脱出

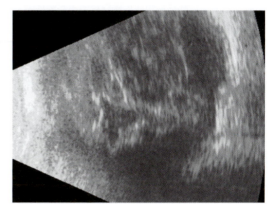

図4｜Bモードエコー画像
強膜の不連続性を認め，硝子体出血を合併している．

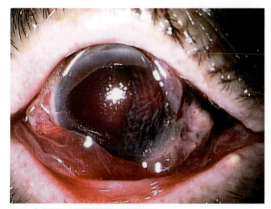

図5a｜転倒による眼球破裂前眼部所見
結膜裂創，著明な結膜下出血，前房出血を認める．強角膜の裂創は不明瞭である．

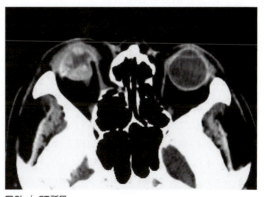

図5b｜CT所見
図5aと同一症例．右眼球の著明な変形，硝子体出血を認め，眼球破裂の診断．

3-4)-(3)

眼窩異物①木片
Intraorbital wooden foreign body ; IOFB

診断のポイント			
診断のポイント			
重要度	観察点	観察目的	参考図
★★★	膿点の有無	感染の有無	図4
CTでの診察ポイント			
★★	CT値測定	空気との鑑別	図6
★★	Window設定変更	空気との鑑別	図6
★★	異物の形状（線状構造）	空気との鑑別，術式検討	図5
★	異物深達度	他科との連携	図3

鑑別が必要な疾患		
鑑別疾患	鑑別のポイント	掲載頁
眼瞼異物	外眼部診察・CT	134項
眼窩蜂巣炎	異物の有無	264項
眼窩出血・気腫	形状・CT値	284項
眼窩異物（金属）	金属アーチファクト	290項

1 疾患の定義

　眼窩内に木片が刺入している状態で，刺入物は箸・鉛筆・植物などさまざまである．眼外傷では本疾患の可能性を常に置き，受傷時の状況を十分に問診する必要がある．特に植物性異物は感染の危険性が高く，化膿性病変を認めた場合は本疾患の鑑別を要する．

2 外眼部所見

　本疾患の診断は眼表面に木片の一端が露出していれば容易であるが（症例1），外眼部に木片の露出がない場合は困難な場合もある（症例2）．また，先端部がどこまで達しているかで治療方針や術式が異なり，他科との連携も重要となる．このため外眼部所見に加え，X線computed tomography（CT）やmagnetic resonance imaging（MRI）での局在診断が大切である．

3 確定診断に必要な検査

眼窩CT：できるだけ薄く1～2mmのスライスで撮影を行う．受傷早期の木片は乾燥していることが多く，空気をよく含むため，CT値は低値でlow densityに描出される．眼窩組織内に入った木片は経時的に水分を吸収し，徐々にCT値が上昇するため，10日以上でhigh densityへ移行するとされている．撮影時期によっては周辺組織とiso densityとなり，木片が描出されない可能性があり，注意を要す．また，受傷早期の木片は空気と同程度のlow densityで描出されるため，眼窩内の木片を眼窩気腫と誤診する危険がある（図5）．空気と木片の誤認は本疾患のCT画像評価のpitfallとなっており，過去に木片を空気と誤認し木片の発見が遅れたケースの報告や，国外でもmimicking airとして報告されている．刺入物は線状構造をしていることが多く，鑑別を要するCTの陰影が線状を呈していれば，木片の可能性が高くなる．また，CT値の測定やCTのWindow設定の変更も空気と木片の鑑別の一助となる（図6）．

眼窩MRI：施行する際はCTにて金属製異物の存在を否定してから行う．木片はT1強調画像で眼窩脂肪より低信号で描出される．T1強調画像は水分の影響が少ないため，撮影時期を問わず木片の局在診断が可能である．T2強調画像は水の影響を受けやすいため，眼窩内の木片は経時的に高信号となる．すでに肉芽組織で覆われた木片は造影MRIのT1強調画像での評価を考慮する．

4 鑑別すべき疾患

・眼瞼異物
・眼窩蜂巣炎
・眼窩出血・気腫
・眼窩異物（金属）

5 治療方針

手術．

（小野貴暁）

症例1 | 木の枝（太さ1cm×長さ12cm）

主訴：農作業中に転倒し，ドクターヘリで搬送

経過：眼窩CTで木の枝が対側上顎洞まで達しているのを確認し，耳鼻科と共同手術．鼻腔内の止血操作に合わせて徒手的抜去．抜去後，鼻腔内の洗浄と止血，左眼球に損傷がないことを確認し，終了．

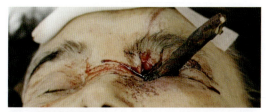

図1 | 搬送直後の顔面写真

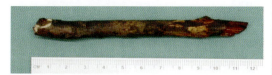

図2 | 摘出された木の枝

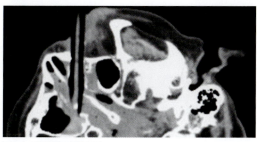

図3 | 搬送直後の眼窩CT
木の枝の先端は対側上顎洞まで達していた．

症例2 | 木の小枝（太さ約4mm×長さ約20mm）

主訴：田んぼに転落し，3日後から瞼が腫れてきた．

経過：眼窩蜂巣炎での紹介であったが，上眼瞼の膿点と外傷歴から眼窩異物を疑い，眼窩CT施行．眼窩異物の診断のもと，上眼瞼を切開し，木の小枝を摘出．

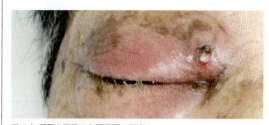

図4 | 受傷3日目の右眼周囲の写真
右上眼瞼の腫脹と鼻側に感染を疑う膿点を認めた．

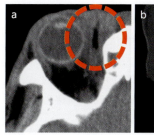
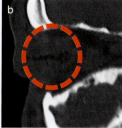

図5 | 受傷3日目の眼窩CT
a：右眼窩の環状断．b：右眼窩内側の矢状断．
右眼窩内側に円柱状の低吸収域を認め，一見すると眼窩気腫のようにも見える．

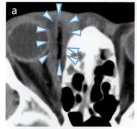
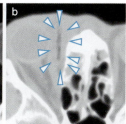
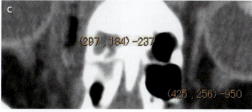

図6 | 受傷3日目の眼窩CT
a：軟部条件（WL30，WW30）．b：肺野条件（WL-500，WW150）．
c：木片部と鼻腔内のCT値測定．
WL＝window level，WW＝window width
軟部条件で描出される右眼窩内側の低吸収域は，肺野条件で淡い高吸収域で描出され，また，同領域はCT値が−230前後で推移したのに対し，鼻腔内の空気は−950前後で推移した．このため右眼窩内側の低吸収域が空気とは違う組織であることが数値的にも示され，木片を疑う根拠となった．

3-4)-(3)

眼窩異物②金属
Metal

診断のポイント

観察のポイント

重要度	観察目的	所見	参照図
★★	刺入部位の確認(眼瞼)	眼瞼裂創	
★★	刺入部位の確認(結膜)	結膜裂傷,結膜下出血,結膜充血,結膜瘢痕	図3a

検査所見

重要度	観察目的	観察点	所見	参照図
★★	Bモードエコー	異物の有無	眼窩内高信号病変	
★★★	頭部単純X線	異物の形状,大きさ	高吸収病変(白く写る)	図1a
★★★	CT	異物の形状,大きさ	眼窩内高信号病変,金属製アーチファクト	図1b 図1c 図2 図3b

鑑別が必要な疾患

鑑別疾患	鑑別ポイント
眼球穿孔	細隙灯顕微鏡所見,画像所見
眼球内異物	画像所見
眼窩内異物(有機物)	問診,画像所見

1 疾患の定義

金属の飛散などで眼瞼や結膜から眼窩内に異物が入った状態である.本項では金属のほか,植物などの有機物以外の眼窩内異物を扱う.

2 外眼部所見

刺入部は眼瞼や結膜の裂創になるが,受傷からの期間によっては不明瞭なことがある.
細隙灯顕微鏡検査:眼球穿孔の有無を確認する.治療方針を決定するうえで眼球穿孔(二重穿孔も含む)の有無は非常に重要な所見である.

3 確定診断に必要な検査

問診:本人の意識がない場合や,小児で外傷の現場をだれも見ていない場合などは,付き添いの家族や搬送者より,現場の状況を注意深く問診する.
超音波検査:金属異物の場合,Bモード超音波検査で高エコーを示す.眼窩内の異物の検索に有用であるが,眼窩深部は描出困難である.眼球内異物や眼球穿孔の鑑別にも有用である.
頭部X線検査:金属異物の形状を正確に捉えることができ,術後の確認にも適している.
CT:併発する眼窩骨折などの外傷性疾患を診断するのにも有用である.頭部条件や軟部条件では金属アーチファクトの影響が非常に強いため,異物の正確な形状を把握することができない.異物の観察には骨条件が比較的わかりやすい.当然であるが,MRIは禁忌である.

4 鑑別すべき疾患

眼球穿孔(二重穿孔):眼窩内に異物を認めた場合,眼球二重穿孔の可能性がないかを常に考える必要がある.
眼窩内異物(有機物):有機物も刺入後の時間経過によってはCTで高信号に見えるが,受傷機転から鑑別可能である.

5 治療方針

全身麻酔下での摘出術を行う.銅や鉛など組織毒性のある金属の場合は,早期の摘出が必要である.異物の性状,大きさ,位置によっては安全な摘出が困難な場合もあり,眼症状がない場合は経過観察とすることもあるが,MRI撮影が禁忌になるなど,デメリットが大きい.

(張 大行)

[参考文献]

1. Finkelstein M, et al: Projectile metallic foreign bodies in the orbit: a retrospective study of epidemiologic factors, management, and outcomes. Ophthalmology 104: 96-103, 1997

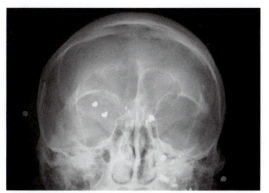

図1a | 眼窩内異物（散弾銃）の頭部単純X線所見
右眼窩内に2つおよび皮下，左篩骨洞にも弾丸を認める．

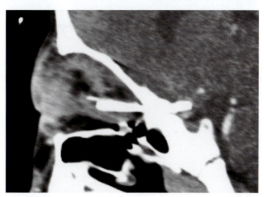

図2 | 眼窩内異物（ガラス）のCT軟部条件
視束管を通じて頭蓋内に異物が到達している．

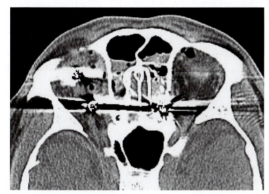

図1b | 図1aと同一症例のCT軟部条件
金属アーチファクトにより異物の形状や大きさははっきりしない．

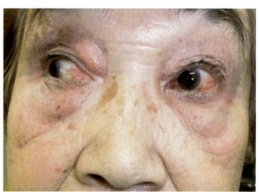

図3a | 眼窩内異物（石）刺入後3ヵ月経過したのちに受診した症例
左眼の内転制限を認める．刺入創は不明だが，左眼結膜鼻下側に強い充血と浮腫を認めた．

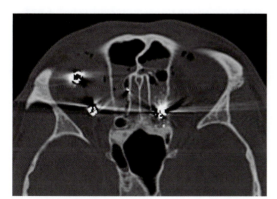

図1c | 図1aと同一症例のCT骨条件
軟部条件よりは金属アーチファクトは少ないが，異物形状の確認としてはX線に劣る．

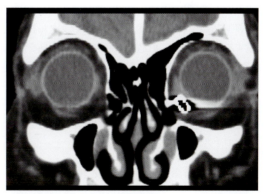

図3b | 図3aと同一症例のCT軟部条件
左眼の内直筋の下方に異物を認める．経結膜アプローチで異物摘出後，左眼の内転制限は改善．

3-4)-(3)

眼窩異物③マイラゲル

MIRAgel®

診断のポイント				
観察のポイント				
重要度	観察目的	観察点	所見	参照図
★★	有無の確認	眼位，眼球運動	斜視，眼球運動障害	
★		眼瞼	眼瞼腫脹	図3
★★★		結膜	結膜充血，異物の突出	図1, 2
検査所見				
重要度	観察目的	観察点	所見	参照図
★★★	問診	手術歴	強膜内陥術後	
★	眼球運動検査	9方向眼位，ヘス赤緑試験	軽度から高度の眼球運動障害	
★★★	画像検査	MRI(T2強調)	境界明瞭な高信号	図4, 5

鑑別が必要な疾患	
鑑別疾患	鑑別ポイント
眼窩腫瘍	手術歴，MRI所見

1 疾患の定義

　マイラゲル（MIRAgel®）はアクリル酸メチルとアクリル酸2ヒドロキシエチルの共重合体であり，網膜剥離用のバックル素材に使われていた．本邦では1985～1997年にかけて使用されており，現在でも強膜内陥術後の症例に留置されている．マイラゲルは留置後3年以上経過すると膨化を認める場合がある．膨化するとマイラゲルは非常に脆く変性する．マイラゲルの膨化が顕著となると周囲の組織を圧迫し，合併症を引き起こす．

2 外眼部所見

　マイラゲルの膨化により異物感や掻痒感，眼痛，結膜充血，眼瞼腫脹を認める．膨化が顕著になると結膜下にマイラゲルが透見できる．進行すると結膜，眼瞼皮膚を突き破り，マイラゲルが露出 extrusion する（図1, 2, 3）．

　強膜内陥術では眼球赤道部付近にバックル材を留置する場合が多く，直筋や斜筋などの外眼筋を圧迫して眼球運動障害を引き起こし，斜視や複視をきたす．マイラゲルが眼球を圧迫すると，高眼圧を認める場合もある．

　これらの症状は術後数年から数十年にかけて徐々に出現することが多い．

3 確定診断に必要な病歴と検査

手術歴：マイラゲルを使用した強膜内陥術の既往歴．術後長期経過してから合併症が出現するため，強膜内陥術の手術記録が残っていない場合もある．
9方向眼位，ヘス赤緑試験：複視の訴えや眼球運動障害がある場合は，眼球運動の評価が必要である．

CT，MRI画像：特にMRI画像が有用である．MRI T2強調画像において，マイラゲルは境界明瞭な太い棒状の高信号を呈する（図4, 5）．

4 鑑別すべき疾患

　眼窩腫瘍．

5 治療方針

　自覚症状を認めた場合は，速やかにマイラゲルの除去が必要である．マイラゲル除去後の網膜剥離の再発は数％～10％程度見られる．強膜内陥術後であることから結膜やテノン嚢の癒着を認めている場合が多く，局所麻酔では患者が術中に疼痛を訴える場合もある．無理に除去を進めると，菲薄化した強膜を穿孔し，眼球破裂を起こす可能性がある．術前にマイラゲルの留置範囲や位置を把握し，手術をすることが望ましいと考える．

（池田千花・大関尚行）

［参考文献］

1. 樋田哲夫ほか：マイラゲルを用いた強膜バックリング術後長期の合併症について．日眼会誌 107：71-75, 2003
2. 佐々木康ほか：強膜バックル素材 MIRAgel®（マイラゲル）を使用した強膜内陥術々後長期に発症する合併症および治療方法の検討．眼臨紀 3：1241-1244, 2010
3. Niels Crama, et al: The removal of hydrogel explants: an analysis of 467 consecutive cases. Ophthalmology 123: 32-38, 2016

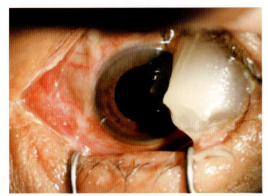

図1 | マイラゲルの細隙灯顕微鏡所見
強膜内陥術後23年．マイラゲルは耳側結膜を突き破り，角膜上方まで突出している．

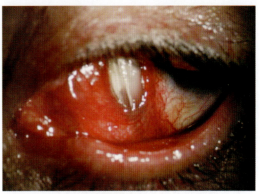

図2 | マイラゲルの細隙灯顕微鏡所見
術後20年．左眼の球結膜上にマイラゲルが露出し，周囲に著明な充血を認める．

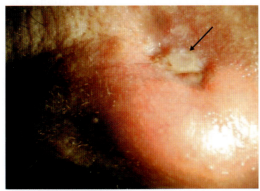

図3 | 眼瞼の細隙灯顕微鏡所見
術後21年．右眼瞼が腫脹し，マイラゲルが眼瞼皮膚から露出している（矢印）．

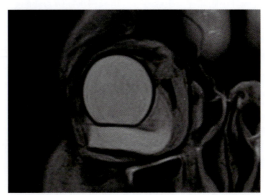

図4 | 図3の症例のMRI画像（T2強調画像）

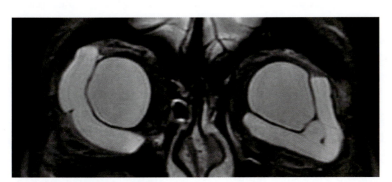

図5 | 眼窩部のMRI画像（T2強調画像）
術後19年．両眼のマイラゲルが膨化し，眼球を圧迫している．

3-5)-(1)

義眼と義眼台
Artificial eye・Orbital implant

1 義眼が適用となる症例について

　眼球摘出手術，眼球内容除去手術後または先天性無眼球症の患者．視機能を失っていると診断された先天性小眼球症，眼球ろう，角膜白濁症例も義眼適用となる．眼球残存症例では，眼瞼と眼球の間に義眼を挿入可能な空間が認められない場合や，機械的刺激に対して疼痛を自覚する場合には義眼を装用できないこともある．

2 義眼

素材：本邦においてはPMMAが採用されている．
目的：主に整容，結膜の乾燥緩和，眼窩保護のために装用される．小児の場合には，眼瞼や眼窩周辺組織の成長を促す目的で装用される場合もある．
形状：概ねお椀型もしくは，上厚下薄の半円か三角形で，サイズは直径約2〜3cm，厚さ約2mm〜2cmであることが多いが，オーダーメイド義眼の場合，この限りではない．
分類：厚生労働省による補装具の種目別分類では既製品である「レディメイド義眼」と個々の患者に合わせて製作する「オーダーメイド義眼」の2種に大分されている．

　先天性小眼球症，先天性無眼球症，または義眼装用困難症例の患者に対しては，ブジー（拡張器）を用いる場合もある．形状やサイズに既定のものはなく，色は無色透明であることが多いが，白や黒などの場合もある

　オーダーメイド義眼の場合，最終的な義眼の完成までの期間，義眼床の空間維持および，眼窩保護，整容のため仮義眼が使用されることもある．

3 義眼台 orbital implant

　義眼台は眼球摘出，眼球内容除去または先天性小眼球症，先天性無眼球症による眼窩容量不足を補うために埋入される．形状は，球型が多い．
　素材は，真皮脂肪，軟骨などの自家組織と人工素材に大分される．人工素材はさらにPMMA，シリコン等の表面を平滑に加工されたものと，MED-POR，ハイドロキシアパタイトなどの多孔性の素材とに分けられる．

　眼窩の容量不足のほか，可動性義眼台やマグネット義眼台などによって健側眼球との動きの左右差改善も試みられてきた．可動性義眼台とは多孔性義眼台にドリルで穴を開け，ペグを差し込んだもので，義眼床内に一部露出させたペグを介して義眼台の動きを義眼に連動させる．マグネット義眼台とは，マグネットを付与した義眼と組み合わせて使用し，磁力によって義眼台の動きに義眼を連動させるものである．ともに結膜に負担をかけることから，感染や義眼台露出の増加などとの関連が指摘されており，現在では目にすることは稀である．加えて，マグネット義眼台埋入患者に対するMRI検査は禁忌とされている．そのため，義眼装用患者へのMRI検査施行前にはマグネット義眼台埋入の有無を確認し，不明な場合，単純X線を2方向から撮影して確認する．

4 義眼台と義眼

　義眼台埋入後の義眼床は薄い義眼の装用が可能となる．軽量化のメリットとして，下眼瞼下垂や，義眼床変形の予防などが挙げられる．その他，健側眼球に近い動きの再現も期待される．しかし，ごく薄い義眼は，形状や色調表現が制限され，義眼自体の再現性に問題が生じる場合がある．作製方法によっても異なるが，義眼の軽さと，十分な再現性の両立のためには，義眼床内に，最厚部が約3〜5mmの義眼が挿入できるスペースがあることが望ましい．可動性義眼台の場合，義眼裏面にペグ用ソケットの作製が必要なため，先に記した義眼の厚みにペグの露出部分の長さを加えたスペースの確保が望ましい．

　不適合状態の義眼の装用は，義眼台を覆う結膜に機械的刺激を断続的に与えることとなり，義眼台露出の一因となる可能性があるため，必ずオーダーメイド義眼を選択し，慎重に適合させることが必要である．また，義眼台の転位（migration）による義眼床の形状変化が認められたり，ペグと義眼の接触による異音の訴えがある場合，義眼の調整や交換は頻回となる．

（光安佐織）

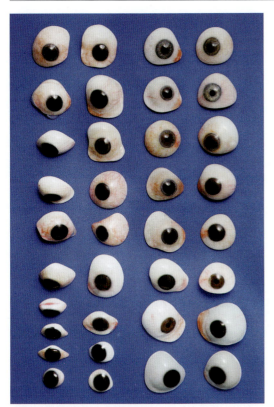

図1 | PMMA製オーダーメイド義眼例
個々の義眼床の状態に合わせて作製されるため，より高い整容性と装用感を得ることが可能である．着色の際には，健側眼球の虹彩や強膜を観察することに加え，患者の希望や生活習慣について聞き取りを行い，より自然に見える表現を検討する．

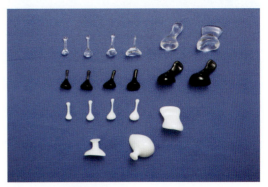

図2 | ブジー（拡張器）例
形状やサイズに既定のものはなく，個々の状態に合わせてデザインされる．上・中列：さまざまな色，形状の先天性無眼球症への対応に使用される形状の例．下列：Pressure Conformerと呼ばれ，義眼装用困難症例に用いられる形状の例．

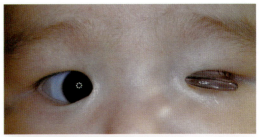
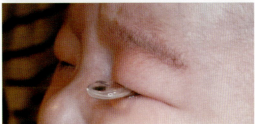

図3 | ブジー（拡張器）の装着例
生後2ヵ月よりブジー（拡張器）使用開始．徐々に大きなサイズのものに交換しながら1ヵ月経過した状態．

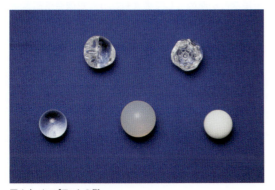

図4 | インプラントの例
上列：PMMA製．Durett型（非球型）インプラント．下列：左：PMMA球．中：シリコン球．右：多孔性インプラント．
（すべて海外メーカー学術参考品）

［参考文献］
1. 厚澤弘陳ほか：義眼の辞典，本の出版社，東京，8-19，2009
2. Klapper RK, et al: Orbital implants: An Update. Journal of Ophthalmic prosthetics 8: 1-12, 2003
3. Pine RK, et al: Clinical Ocular Prosthetics, Springer International Publishing, Switzerland, 61-256, 2015

3-5)-(2)

正常な義眼装用者
Normal wear of artificial eye

診断のポイント					
正常な義眼装用の観察ポイント					
部位	観察内容	重要度	観察目的	所見	参照図
虹彩部	径・色	★★★	審美的回復の確認	虹彩色, 径, 色彩が健側と類似	図1b 図2b
	位置・角度	★★★	審美的回復の確認	虹彩と眼瞼の位置関係, 虹彩の角度が健側と類似	図1b 図2b
強膜部・球結膜部	色・血管	★★	審美的回復の確認	血管の走行・太さや量が健側と類似	図1b 図2b
	形状・面積	★★★	審美的回復の確認	球結膜の見え方や面積が健側と類似	図1b 図2b
瞼裂	膨らみ	★★	審美的回復の確認	膨らみが健側と類似	図1b 図2b
	形状	★★★	審美的回復および義眼の容積・形状の適合性の確認	瞼裂に過度の拡大, 縮小なし	図1b 図2b
装用状態	装用感	★★★	快適な義眼装用の確認	患者による義眼装用時の違和感, 痛み, 乾燥感の訴えがない	
	安定感	★★★	義眼形状の適合性の確認	結膜嚢内における義眼のずれ, 虹彩位置, 角度の不良がない	
	閉瞼状態	★★	義眼形状の適合性の確認	瞬目や就寝状態での閉瞼不全がない. 完全閉瞼が望ましい	図1a 図2a

1 定義

　「正常な義眼装用」とは，義眼により眼窩，結膜嚢が保護され，眼部の審美的な回復が見られ，かつ快適な装用が長時間持続している状態．

2 義眼装用の目的

1 眼窩保護：眼球摘出，眼球内容除去術後の結膜嚢を保護し，結膜嚢の潤いを保つ．眼球ろうや小眼球症の場合，萎縮した眼球の容積を義眼で補うことにより正常な瞬目を促す．正常な義眼装用は結膜嚢の形状に適合しており，結膜嚢に負担をかけることなく装用できる．

2 審美的回復：眼球摘出，眼球内容除去術後あるいは眼球ろうでは瞼裂が狭くなり眼窩が窪み，開瞼不全になることが多く，正常な瞬目ができなくなる．適切な義眼を装用することで眼窩の窪みを改善し，正常な瞬目を図る．また，左右の前眼部を肉眼的に観察し，健側に類似した色彩や形状の義眼を装用することにより自然な顔貌を回復する．

3 義眼装用の改善

1 義眼形状の調整：患者が義眼の装用感の不調を訴えたり，眼脂の増加や義眼の虹彩位置，角度の変化が瞼裂の左右差が見られたりする場合，義眼が結膜嚢の形状に適合していないことが考えられる．この形状不適合が生じた際には，義眼師による義眼の調整が必要となる．

2 前眼部の左右差の調整：左右の前眼部を肉眼的に観察して比較をした際，虹彩の大きさや色彩，角度等に著しい差異が見られる場合がある．長年同じ義眼を装用し続けた場合などに生じうる．この再現性の低下が生じた際には，義眼師による義眼の調整が必要となる．

3 義眼表面の乾燥に対する処方：長時間の装用により義眼表面の乾燥感が生じることがある．義眼が撥水性素材を使用していることや外気の乾燥，涙液不足などが原因として考えられる．点眼薬や眼軟膏の処方で改善することが多い．

4 義眼表面の研磨：肉眼あるいはスリットにより義眼表面に傷や眼脂による汚れが観察される場合がある．日々の使用により義眼の表面に細かい傷がつく．特に小児の場合は，義眼を噛んだり硬いものに投げつけたりして深い傷がつくことがある．傷や汚れの付着は義眼表面の光沢感を低下させる要因となるとともに乾燥感や眼脂の増加に繋がる恐れもある．傷や汚れがついた場合は，義眼表面を研磨する必要がある．

5 眼瞼内反手術：眼瞼内反により睫毛が義眼表面に付着し，患者が不快感を訴える場合がある．義眼形状の工夫による改善は困難なため，外科的な治療が必要になることが多い．

（梶山新之助）

症例1 | 装用例

48歳女性
左眼：外傷により眼球ろう

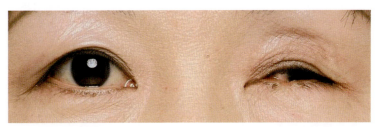

図1a | 義眼未装用状態
上眼瞼の陥凹，瞼裂の狭小．

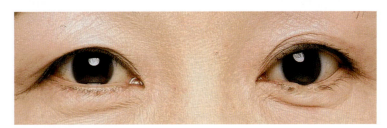

図1b | 義眼装用状態
上眼瞼陥凹の改善，瞼裂の審美的改善．

症例2 | 乳児の装用例

生後4ヵ月男児
左眼：網膜芽細胞腫により眼球摘出

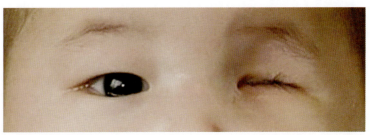

図2a | 義眼未装用状態
左眼の眼窩陥凹，開瞼不全，瞼裂狭小．

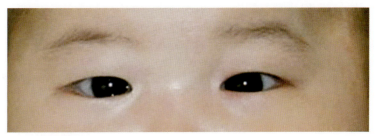

図2b | 義眼装用状態
左眼の眼窩陥凹の改善，瞼裂の開きの改善，審美的改善．

3-5)-(3)

義眼脱出
Unfitted artificial eye

1 疾患の定義

装用中の義眼が予期せず脱出することをいう.

2 外眼部所見

無眼球症に伴う眼瞼・眼窩変形はきわめて多彩で定型的でなく，また継時的にも収縮し，変化していく．上眼瞼円蓋部は浅く丸みを帯び，中等度以上の上眼瞼陥凹を引き起こし，開閉瞼運動も不十分となる．義眼は，上方で厚く下方で薄いものが必要となることが比較的多いが，下眼瞼円蓋部も浅く平坦化して支持性がなくなるため，眼瞼弛緩からの内反や外反を伴って，義眼脱出を惹起することになる.

3 治療方針

義眼を要する病態，これは単に眼球のみの欠損から，眼球と眼瞼眼窩に広範囲欠損を伴うような複合した欠損までさまざまあるが，再建手術方法はこれらに応じて種々検討されることになる．義眼床再建のための無眼球症分類（Eye Socket Type Classification（Type 0～Ⅴ）：Type 0 眼瞼欠損型，Type Ⅰ眼球癆型，Type Ⅱ眼球置換型，Type Ⅲ眼球除去型，Type Ⅳ眼窩内容除去（不完全）型，Type Ⅴ眼窩内容除去（完全）型）において，Type Ⅰ，Ⅱ，Ⅳは正常に近い眼瞼とボリュームのある義眼床部によって造形される結膜嚢形態が維持されるため，深い円蓋部が保たれ，同部に填まる薄い義眼が装着しやすく，かつ脱出しにくくなる．一方で，Type Ⅲ，Ⅴでは円蓋部は浅く丸みを帯び，義眼脱出を生じやすくなる[1]（図1）.

安定した義眼装用のためには，深い眼瞼円蓋を作製するのは必須である．眼球内容除去もしくは眼球摘出後インプラントを充填されなかった状態である眼球除去型Type Ⅲでは，まず義眼床底部へ広義の義眼台として肋軟骨や真皮脂肪弁などを充填し，義眼の土台を前方へ引き出すことが求められる．次に植皮などで上下の円蓋を深くすると同時に，引き込まれた上下の眼瞼皮膚をできるだけ正常な位置に近づける．上下の円蓋を深くする方法には，inlay skin graft（遊離植皮片の表皮側を内側にしてコンフォーマーを覆い，義眼床底部に埋入させ3週目頃に開創し，義眼床表面積を拡大する方法）などがある（図2）．中等度以上の上眼瞼陥凹に対しては，上眼瞼溝より上方で眼窩隔膜と眼輪筋の間への真皮脂肪移植，脂肪注入などが低侵襲で一般的であるが，median forehead flap，lateral orbital flap（図3）など，眼瞼周辺局所皮弁を充填することもある．下眼瞼弛緩を合併した場合にはKuhnt-Szymanowski法，耳介軟骨移植などの下眼瞼支持性補強を行う.

眼瞼，外眼筋含めて眼窩内容除去された状態である眼窩内容除去型（完全型）Type Ⅴでは，十分量の義眼床底部の形成に加え，眼瞼は再建皮弁などを利用し，新たに形成する必要があるが，自由縁を有し，かつ薄く支持性のある眼瞼の再建はきわめて難しく，義眼脱出は生じやすくなる．遊離皮弁でのボリューム再建は必須となっているが，あらかじめ遊離皮弁皮膚をかなり多めに移植しても再建眼瞼の円蓋深化は困難で，義眼が安定して装用できるまでに複数回のinlay skin graftなどが必要なこともある．内外眼角靱帯欠損に伴う眼角部の鈍化や下方偏位の修正にも難渋することが多く，眼窩周辺の皮膚はtransposition flapやrotation flapとして仕上げ段階での眼瞼再建用に可及的に残しておくほうがよい.

（日原正勝・楠本健司）

［文献］
1. 日原正勝ほか：義眼床形成．形成外科 60：73-84, 2017

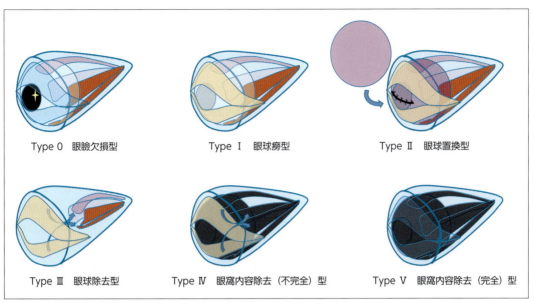

図1 | 義眼床再建のための無眼球症分類　Eye Socket Type Classification (Type 0〜V)

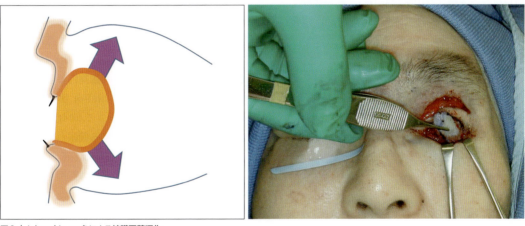

図2 | inlay skin graftによる結膜円蓋深化
上下円蓋を深くすると同時に，引き込まれた上下眼瞼皮膚をできるだけ正常な位置に近づける．

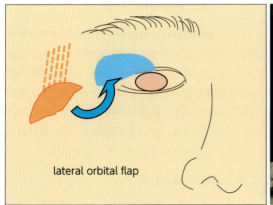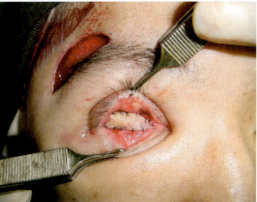

図3 | lateral orbital flapによる義眼床再建

3-5)-(4)

義眼台脱出
Orbital implant exposure

鑑別が必要な疾患		
鑑別疾患	鑑別ポイント	掲載頁
細菌性腸炎	抗菌点眼薬無効	

1 定義

義眼台脱出とは，包埋していた素材の溶解・萎縮などの理由で義眼台が結膜嚢へ露出した状態をいう．

2 原因

義眼台挿入手術後，比較的早期のものは縫合哆開によることが多く，不適切なサイズの義眼台挿入や，周辺組織の萎縮などが原因である．晩期としては，挿入後10～30年程度で義眼台被覆物（自己強膜，保存強膜，バイクリルメッシュ，テノンなど）が融解し，義眼台自体の感染で発症する義眼台露出が多い．特に生体適合性の高いハイドロキシアパタイト等の義眼台で，ビスやペグが装着されているタイプに多いといわれている．また，近年多用されている多孔性ポリエチレン義眼台（MEDPOR®）も，義眼台脱出の発生率は他と有意な差はないとされている．

3 所見

義眼装用患者の多くは，眼瞼結膜と義眼との摩擦のため軽度の眼脂が慢性的に見られる症例が多い．しかし義眼台脱出が起こると，ビス周りの結膜の浮腫や肉芽増生が強く，一見，義眼台の露出が認められなくても，ほぼ全例で急に多量の分泌物（膿）が出現するので診断は容易である（図1）．眼脂の性状はしばしば血性で，粘稠度はそれほど高くないにもかかわらず粘着性を持つことが特徴的である．

4 縫合哆開に対する治療

術後早期の縫合哆開に関しては，義眼台のサイズ交換か，パッチによる被覆を試みる．パッチは以前まで保存強膜が多く使用されていたが，クロイツフェルト・ヤコブ病感染の危険性が指摘されてからは，自己大腿筋膜・側頭筋膜・脂肪と表皮を除去した真皮などが使用されることが多い．結膜を切開し，義眼台の前面のみを被覆材で覆い，その周囲をテノン嚢に縫着し，結膜を被せて被覆材が露出しないよう縫合する．

5 義眼台感染に対する治療

まずは分泌物の細菌培養検査にて原因菌を特定し，全身および局所的な抗菌薬投与を行う．軽症例では，感染兆候がおさまると露出していた義眼台が結膜に再被覆されることがあるが，結膜と義眼台の間の組織が融解したままの状態なので再発に注意する．抗菌薬無効例や，義眼台露出面積の拡大を認めた場合（図2），義眼台摘出術の適応となる．

6 義眼台摘出術

球後麻酔にて，結膜・テノン嚢・被覆強膜に減張切開を加え，義眼台を露出していく．義眼台後方は血管などの組織が義眼台内に侵入して強固に癒着しているので曲剪刀で切断し，義眼台を摘出する（図3）．

摘出後は，しっかり止血した眼窩内および結膜嚢を，抗菌薬溶解生理的食塩水 and/or 0.05％クロルヘキシジン液にて十分に洗浄する（図4）．術前の感染兆候が激しく，新しく挿入する義眼台自体が菌床となる危険性が危惧される場合は，そのまま脆くなっている強膜・テノン嚢・結膜の断端を切除してから，それぞれを層別に縫合して，終了とする（図5）．後日，術後炎症が軽快し，眼窩組織の蜂窩織炎がないことを確認できてから二次的義眼台挿入手術を予定する（図6）．

7 二次的義眼台挿入手術

テノン嚢や残存する被覆強膜および四直筋は強く萎縮していることが多く，新しく挿入する義眼台はかなり小さな物に限定されるため，前述の大腿筋膜や真皮脂肪などの被覆材を準備した状態で二次挿入に挑む必要がある．結膜の萎縮が強く，下方の円蓋部がかなり浅くなっている症例は，二次的義眼台挿入に合わせて円蓋部を再建する必要がある．

8 再脱出例の治療

2回以上の義眼台脱出を認めた場合，義眼台より脱出しにくい真皮脂肪の移植を適用し，広く深い義

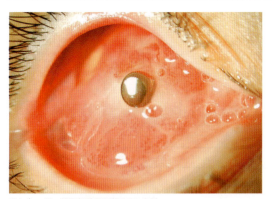

図1 ｜ 一見，義眼台脱出を認めない症例
多量の眼脂を訴え，来院するケース．ビス周りの結膜増生により義眼台の露出が隠されているが，ベタベタな分泌物を多量に認めることで義眼台脱出を強く疑う．抗菌薬の全身および局所投与のみで経過良好となる症例もある．

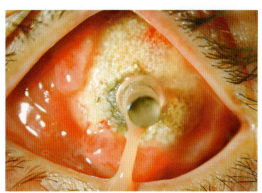

図2 ｜ 義眼台脱出
同様に大量の分泌物を認めるとともに，ビスの根元まで被覆していた強膜・テノン嚢・結膜が融解し，義眼台が露出している．

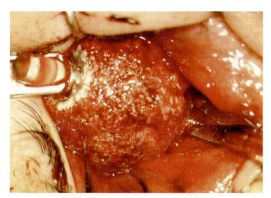

図3 ｜ 義眼台摘出
強膜・テノン嚢・結膜を減張切開を置きながら義眼台から剥離し，後方の血管などの組織が義眼台内に進入している癒着部を曲剪刀にて切断．

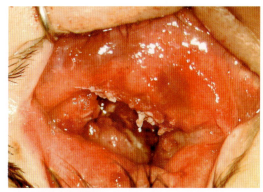

図4 ｜ 義眼台摘出眼窩内
義眼台摘出後止血をし，0.05％クロルヘキシジンand/or抗菌薬溶解生理的食塩水にて洗浄する．結膜・強膜等の断端が脆くなっている部分を，縫合前に切除する．

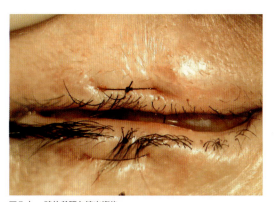

図5 ｜ 一時的義眼台摘出術後
縫合後は結膜嚢の容量確保のため有窓義眼を入れ，瞼板縫合する．

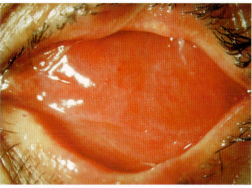

図6 ｜ 2週間程度で瞼板縫合抜糸
術後炎症が軽快し，眼窩蜂巣炎がないことを確認できてから二次的義眼台挿入手術を予定する．二次的義眼台挿入手術では，テノン嚢や被覆強膜および四直筋は強く萎縮しており，大腿筋膜や真皮脂肪などの被覆材を準備する必要がある．結膜の萎縮が強く，下方の円蓋部が浅くなっている場合は，合わせて円蓋部を再建する必要がある．

眼床を作製する．このグラフト採取時に表皮の除去が浅いと皮垢が生じ，異臭を伴うことがあるので注意を要する．

（河井信一郎）

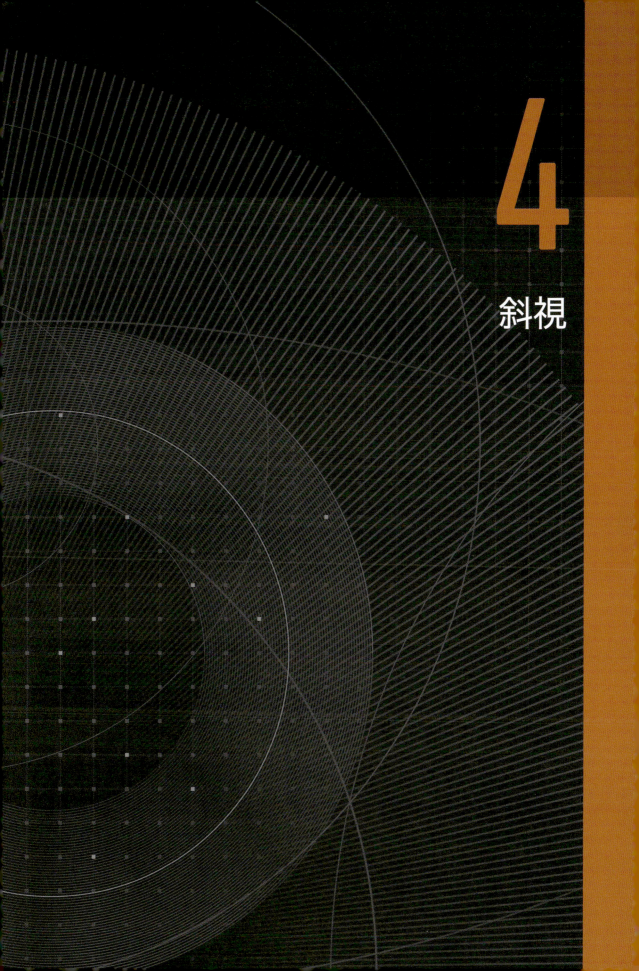

4

斜視

4

総論

斜視は人口の2〜5％に見られるとされる．そのうち治療の対象になるのはわずかであるが，両眼視機能異常や複視を呈する場合には眼科を受診する．斜視は解剖学的に考えると理解しやすい．手術の基本，合併症についても総論として述べる．

1 外眼筋の位置関係

外眼筋は6本あり（図1），左右眼で共同運動を行っている．外転・内転・上転・下転は眼球の中央を中心とした運動であるが（図2），視軸を中心に眼球が回転することを回旋運動といい，上が内側に回旋するのを内旋，上が外側に回旋するのを外旋という（図3）．

外眼筋と眼球運動の関係は，図4のようになっている．これは上直筋・下直筋の走行が視軸と23°の角度をなしているため，上下直筋は外転時に垂直作用が強まり，内転時には回旋作用が強まる（図5）．同じように上斜筋・下斜筋の走行は視軸と51°の角度をなしているため，上下斜筋は外転時に回旋作用が強まり，内転時に垂直作用が強まる（図6）．

また，外眼筋付着部は，角膜輪部から内直筋・下直筋・外直筋・上直筋の順に5mm，6mm，7mm，8mmと離れていき，これをティロー（Tillaux）のらせんと呼ぶ（図7）．なお，Tillauxは19世紀のフランス人外科医・解剖学者である．

2 眼球の共同運動

共同筋は同等の神経刺激を受ける．これをヘリングの法則という．また，筋収縮が起きる場合，その拮抗筋は弛緩する．これをシェリントンの法則という．この2つの法則を用いた検査がヘス赤緑試験である．麻痺眼固視をするためには麻痺筋に大きな神経刺激を与える必要があり，対側の共同筋にも同様に大きな神経刺激がかかるうえ，その拮抗筋は弛緩するため，麻痺眼固視では斜視角が大きくなる（図8）．

3 斜視手術の切開法

斜視手術の切開法は，角膜輪部切開，円蓋部切開，Swan切開などがある（図9）．術後の切開痕が眼瞼で見えにくいのが円蓋部切開である．斜視手術は幼少期に行われ，成人後に眼科受診した時には，以前どのような手術を行ったのか本人もわからなくなってしまうことが多い．切開痕を細隙灯顕微鏡で確認することで，どの筋にアプローチしたのかを類推することができる（図10）．

4 斜視手術の基本

斜視手術の基本は，後転法および前転法である．後転法では付着部より後方の強膜に筋を縫合し，筋収縮を眼球に伝わりにくくさせる減弱効果をもたらす（図11）．後転法には，hang back法やmini tenotomy，myectomyなどのバリエーションがある．前転法では付着部より後方の筋腹に縫合糸を置き，付着部に筋を縫合し，筋収縮を眼球に伝わりやすくさせる増強効果をもたらす（図12）．前転法にはplicationなどのバリエーションがある．

5 斜視の術後合併症

斜視手術後，稀に結膜嚢胞を生じることがある（図13）．自然消退することが多いが，嚢胞が大きくなる場合には穿刺を行う．穿刺しても嚢胞がまた再生する場合には切除を行う．縫合糸に対する炎症性所見として肉芽を生じることもある．ステロイドの点眼で消退しない場合には外科的切除を行う．

斜視手術で直筋を切断すると，前眼部虚血を生じることがある（図14）．これは，前毛様体動脈と長後毛様体動脈の血流障害による．これらの動脈は直筋付着部の強膜付近を走行している．手術により3直筋以上を同時に手術すると発症することがあるとされる．所見として角膜実質浮腫，デスメ膜皺襞，前房内炎症細胞，虹彩萎縮に伴う瞳孔散大と偏位，白内障，低眼圧などが見られる．

(根岸貴志)

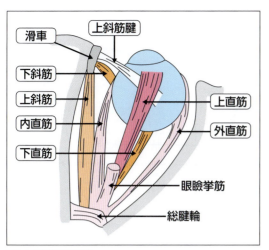

図1 | 外眼筋の模式図
右眼上側からの図.

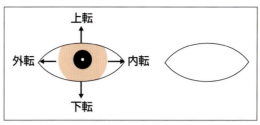

図2 | 眼球の水平・垂直運動

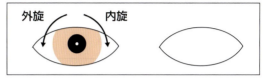

図3 | 眼球の回旋運動

外直筋	外転		
内直筋	内転		
上直筋	上転	内旋	内転
下直筋	下転	外旋	内転
上斜筋	下転	内旋	外転
下斜筋	上転	外旋	外転

図4 | 外眼筋とその作用

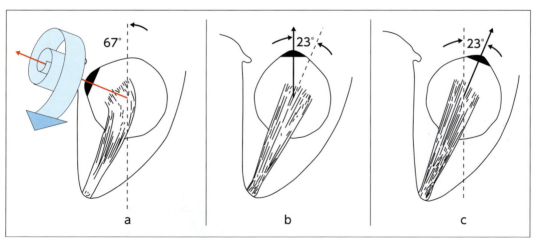

図5 | 上直筋を上から見た状態
a：内転している時は内旋作用が強い．b：上直筋・下直筋の走行と視軸は23°をなす．c：23°外転時には，上直筋・下直筋は純粋な上転筋・下転筋となる．

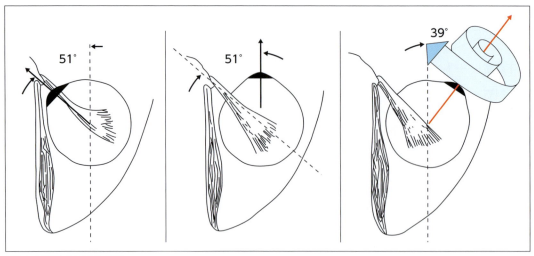

図6 | 上斜筋を上から見た状態
a：内転しているときは下転作用が強い．b：上斜筋・下斜筋の走行と視軸は51°をなす．c：39°外転時には，上斜筋・下斜筋は回旋筋となる．

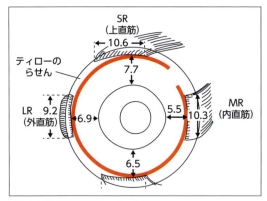

図7 | 外眼筋の付着部とティローのらせん
(von Noorden GK, 西 興史（監訳）：アトラス斜視，メディカル葵出版，東京，13，1990より)

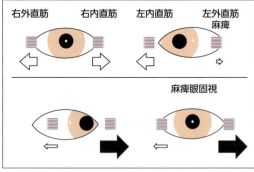

図8 | 左外転神経不全麻痺の眼球運動
上段：非麻痺眼固視の場合，麻痺筋の拮抗筋である左内直筋の生理的トーヌスにより，内斜視が発生する．下段：麻痺眼固視の場合には，不全麻痺した左外直筋に大きな神経刺激を加えて外転を誘発する．その時ヘリングの法則により，対側の共同筋である右内直筋にも神経刺激が大きくかかり，非麻痺眼固視よりも大きな斜視角が生じる．

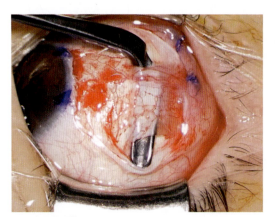

図9a | 角膜輪部切開

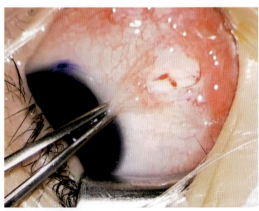

図9b | 円蓋部切開

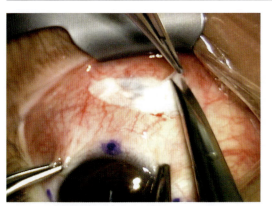

図9c | Swan切開

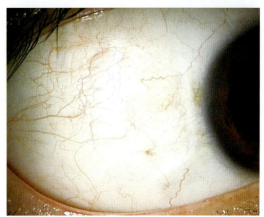

図10 | 角膜輪部切開術後の瘢痕
コの字状切開が外側結膜に見られる.

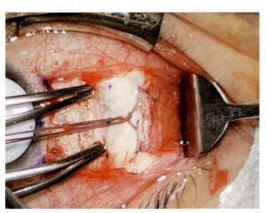

図11 | 後転術
付着部から4mm後方に外直筋を後転した状態.

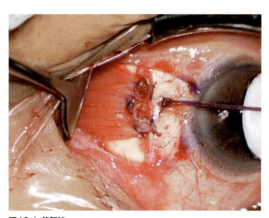

図12 | 前転法
付着部から6mm後方に置いた縫合糸を付着部で結紮し，内直筋を前転した状態.

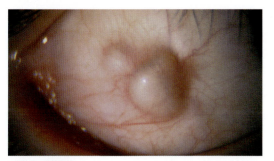

図13 | 結膜嚢胞
外直筋後転術後半年して長径4mmとなった．穿刺しても再発するので，摘出を行った.

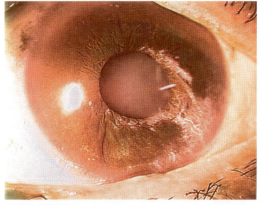

図14 | 前眼部虚血
原因不明の内転障害に対して外直筋後転術を施行1年後，Hummelsheim法を行ったところ，前眼部虚血を呈した.
(眼科やがさき医院　矢ヶ崎悌司先生のご厚意による)

4-1)

斜位
Phoria, Heterophoria

診断のポイント				
観察のポイント				
重要度	観察目的	観察点	所見	参照図
★	有無の確認	遮閉による眼位ずれなし	正位	図1a
★		遮閉による眼位ずれあり	斜位（以下の検査所見を参照）	
検査所見				
重要度	観察目的	観察点（遮閉した眼の動く方向）	所見	参照図
★	遮閉した眼の眼位ずれの方向	輻湊	内斜位	図1b
		開散	外斜位	図1c
		上転	上斜位	図1d
		下転	下斜位	図1e
		頭側が内方に回旋	内方回旋斜位	図1f
		頭側が外方に回旋	外方回旋斜位	図1g

鑑別が必要な疾患		
鑑別疾患	鑑別のポイント	掲載頁
間欠性の斜視（間欠性外斜視など）	遮閉除去後に眼位がすぐに戻る	320頁

1 疾患の定義

　斜位 phoria, heterophoria は，両眼の融像が崩れた際に視線がずれて出現する眼位ずれである．これに対し，融像が妨げられた条件下でも視線がずれない眼位を正位 orthophoria と呼ぶ．斜位の頻度は20〜30%と報告されており，9割以上が外斜位で加齢とともに増加する[1]．

　視線のずれる方向で，内斜位，外斜位，上斜位，下斜位となり，時に回旋斜位も認める(図1)．両眼視の異常を伴わず，軽度のものは生理的と考えられる．交代性上斜位については，別項目で詳解する．

2 外眼部所見

　図参照．

3 確定診断に必要な検査

　斜位の検査は，遮閉-遮閉除去試験cover-uncover test (CUT) を行う．すなわち遮閉にて融像が崩れると，斜位が出現する．その後，遮閉除去により視線のずれが消失し，もとに戻る(図2)．

4 鑑別すべき疾患

間欠性外斜視：間欠性外斜視は両眼の融像により正位を保つが，融像が崩れると外斜視となる病態である．融像の有無で眼位が変動する点は共通するが，違いは遮閉を除去した際にすぐに眼位が回復するか(斜位)，すぐに戻らず斜視が顕在化するか(間欠性斜視)である．

斜位近視：大きな偏位角の外斜位もしくは外斜視が

ある例では，正位の状態を保つために融像性輻湊が生じる．それに付随して調節反応が過度に働き，屈折値が近視化する病態である．斜視角の大きい外斜偏位の成人に多い．両眼視時に近視化するため視力低下や眼精疲労，眼鏡の合わなさを自覚する．通常の視力検査では視力良好だが，両眼視時に屈折の近視化と縮瞳を認める．

5 治療方針

　基本的に治療は不要であるが，眼精疲労が強い場合，斜位が斜視に移行する場合は眼鏡矯正や眼位矯正手術を検討する．

　斜位近視による屈折値の近視化を認める場合，近視度数を上げた眼鏡の処方は，かえって眼精疲労や眼位の悪化を招く恐れがある．この場合は，眼位矯正の手術を行う．

（林　思音）

［文献］

1. Hashemi H, et al: The prevalence of strabismus, heterophorias, and their associated factors in underserved rural areas of Iran. Strabismus 25: 60-66, 2017

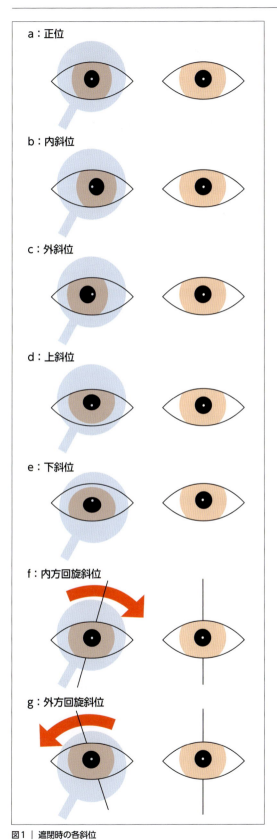

図1 | 遮閉時の各斜位

a：正位
b：内斜位
c：外斜位
d：上斜位
e：下斜位
f：内方回旋斜位
g：外方回旋斜位

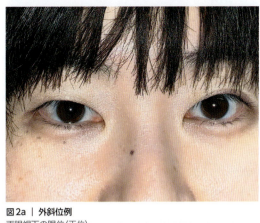

図2a | 外斜位例
両眼視下の眼位（正位）．

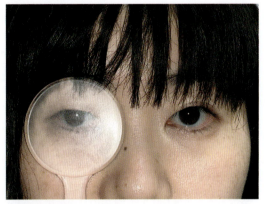

図2b | 外斜位例
遮閉時，遮閉眼が外斜偏位する．

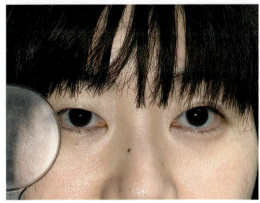

図2c | 外斜位例
遮閉除去とともに眼位はすぐに回復する．

4-2)-(1)

先天内斜視（乳児内斜視）
Congenital esotropia (Infantile esotropia)

診断のポイント

観察のポイント				
重要度	観察目的	観察点	所見	参照図
★★★	程度の確認	斜視角	内斜視	図1a
★	有無の確認	外転障害		
★★	有無の確認	交代視		
★★	有無の確認	斜視角の変動		

検査所見				
重要度	観察目的	観察点	所見	参照図
★★★	眼位検査	斜視角度	内斜視	図1a
★★	屈折検査	遠視の有無		
★	視力検査	視力の左右差	斜視弱視	

鑑別が必要な疾患

鑑別疾患	鑑別ポイント	掲載頁
外転神経麻痺	外転制限の有無	
デュアン症候群	外転制限，眼球後退の有無	334頁
眼振阻止症候群	眼振の有無，斜視角の変動，片眼遮蔽による顔回し	

1 疾患の定義

先天内斜視（乳児内斜視）は，生後6ヵ月までに発症する内斜視のことである．実際には出生時点で内斜視となっていることは少ないものの，先天性の異常により発症するとの考え方から先天内斜視とも呼ばれるが，現在では乳児内斜視と呼ばれることが多い．von Noordenは生後6ヵ月未満発症の内斜視群の特徴を本態性乳児内斜視essential infantile esotropiaとして報告しており，乳児内斜視は同様の意味として用いられる．

2 外眼部所見

安定した大角度（30Δ以上）の内斜視を呈する（図1a）．可能であれば両親に普段から写真を撮っておいてもらい，診察室外での眼位も確認しておくとよい．

3 確定診断に必要な検査

発症時期を聞き，眼位を確認する．まずはヒルシュベルク試験（角膜反射法）で大雑把な斜視角を把握する．可能であればクリムスキープリズム試験，プリズム遮閉試験を行い，より正確な斜視角を定量する．また，両親に普段の様子を聴取したり写真を見せてもらって，斜視角に大きな変動のないことを確認しておく．

4 鑑別すべき疾患

乳児内斜視は斜視角が大きいため，外転神経麻痺やデュアン症候群など外転制限がある疾患と間違え

やすい．鑑別法としては，片眼遮閉で外ひき運動や，頭を素早く動かすと眼球が反対方向に動く人形の目現象（doll's eye phenomenon）で外転制限がないことを確認する．また，眼振阻止症候群（nystagmus blockage syndrome）は眼振があることに加え，変動する斜視角，片眼遮閉による顔回し（図1b, 2），プリズム矯正による斜視角の増大（eat up）などが鑑別点となる．

5 治療方針

原則的に斜視手術を行う．乳児内斜視であっても調節性輻湊の関与は認められるため，必ず調節麻痺下屈折検査による完全屈折矯正を行ったうえで手術量を定量する．手術の時期に関して，特に近年では超早期手術群（6ヵ月または9ヵ月まで），早期手術群（1歳半または2歳まで）において術後両眼視機能が後期手術群（2歳以降）よりも良好なことが報告されている．しかし，早期手術では定量が不正確で手術回数が多くなる可能性があること，40Δ未満の比較的角度が少ない場合では自然改善の可能性があるというデメリットもある．児の全身状態や発達，社会的状況なども加味し，十分に検討したうえで手術時期を決定すべきである．

（遠藤高生）

症例1 | 乳児内斜視

1歳2ヵ月女児

主訴：生後3ヵ月頃よりずっと眼が内に寄っている

既往：特記すべきことなし

経過：交代視を認めず右眼視力不良と考えられたため，アイパッチ治療を開始した．

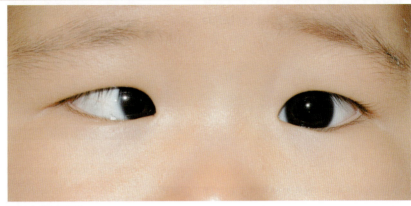

図1a | 乳児内斜視
角膜反射で70〜80Δ程度の安定した内斜視を認める．

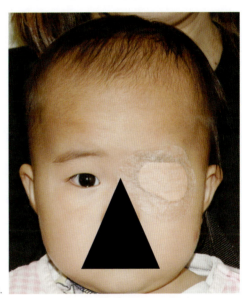

図1b | 乳児内斜視（片眼遮蔽）
明らかな眼振はなく，片眼遮蔽による顔回しを認めない．

症例2 | 眼振阻止症候群（鑑別診断）

2歳11ヵ月女児

主訴：生後早い段階から眼が内に寄っている

既往：肺動脈狭窄症

経過：斜視角の変動が大きく，プリズムで増加した．両眼の内直筋後転＋ファーデン手術を行い，良好な眼位が得られた．

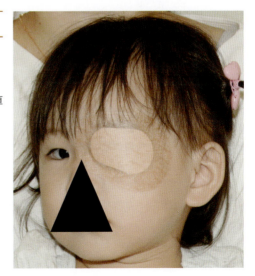

図2 | 眼振阻止症候群 片眼遮蔽
片眼遮蔽で固視眼の内転に伴う顔回しが誘発される．

4-2)-(2)-①-a

屈折性調節性内斜視
Refractive accommodative esotropia

診断のポイント				
観察のポイント				
重要度	観察目的	観察点	所見	参照図
★★★	有無の確認	眼位	内斜視	図1a
★★★	両眼視機能の予後	発症時期の確認	問診や写真の確認	
検査所見				
重要度	観察目的	観察点	所見	参照図
★★★	眼位の確認	遮閉試験	間欠性または恒常性内斜視	
★★★	屈折異常の有無	調節麻痺下屈折検査	遠視または遠視性乱視	

調節性内斜視の分類	
屈折性調節性内斜視	完全矯正眼鏡の装用によって，遠見眼位，近見眼位ともに正位または10Δ以内の内斜視に矯正される調節性内斜視
非屈折性調節性内斜視	完全矯正眼鏡の装用によって，遠見眼位は正位または10Δ以内の内斜視に矯正されるが，高いAC/A比を有するために近見眼位は内斜視となる調節性内斜視
部分調節性内斜視	3ヵ月以上の完全矯正眼鏡の装用によっても，遠見眼位，近見眼位ともに10Δ以上の内斜視が残存する調節性内斜視

鑑別が必要な疾患		
鑑別疾患	鑑別のポイント	掲載頁
偽内斜視	交代遮閉試験にて正位であることを確認する．	340頁
乳児内斜視，そのほかの後天内斜視	調節麻痺下屈折検査を行い，1.50D以上の遠視や乱視があれば眼鏡処方．眼鏡を装用しても眼位の改善がないことを確認する．	312頁

1 疾患の定義

調節性内斜視は，遠視や遠視性乱視に伴う調節性輻湊によって内方偏位が生じる内斜視であり，調節麻痺下屈折検査による完全矯正眼鏡装用後の眼位変化によって3つのタイプに分類される．この3つの調節性内斜視のうち，完全矯正眼鏡の装用によって遠見眼位，近見眼位ともに正位または10Δ以内の内斜視に矯正されるものが屈折性調節性内斜視である．

2 外眼部所見

内斜視が認められるが，発症早期には間欠性内斜視の状態が多く，徐々に恒常性内斜視に移行する．角膜反射法だけでなく，遮閉試験にて眼位を確認することが重要である．

3 確定診断に必要な検査

必ず，調節麻痺下屈折検査を行う．調節麻痺剤としては，1％硫酸アトロピン点眼または1％塩酸シクロペントレート点眼を用いるが，可能な限りは1％硫酸アトロピン点眼を使用する．

4 鑑別すべき疾患

偽内斜視，乳児内斜視，ほかの後天性内斜視．

偽内斜視と診断された症例のうち，後に内斜視と診断される症例があるため，偽内斜視と診断しても経過観察を行うか，眼位が気になる場合は再度受診をするように保護者に伝えておく．また，乳幼児の眼位の測定は困難な場合があるが，角膜反射法ではなく，遮閉試験にて眼位を確認する必要がある．

調節性内斜視の発症時期は生後6ヵ月～7歳頃である．好発年齢は2～3歳であるが[1]，生後6ヵ月未満の調節性内斜視の報告もあることから[2]，乳児内斜視との鑑別が必要となる．必ず調節麻痺下屈折検査を行い，1.50D以上の遠視や乱視がある場合は，眼鏡装用にて眼位が変化するかを確認する．

ほかの後天性内斜視症例でも調節性内斜視との鑑別が必要であるため，同様に調節麻痺下屈折検査は必須である．

5 治療方針

調節麻痺下屈折検査を行い，完全矯正眼鏡の常用により内斜視が改善するかどうかで診断する．遠視も乱視も完全に矯正することが重要である．また，眼位の安定まで眼鏡装用開始から1～3ヵ月はかかるため，その間の経過をしっかり観察する．

小児では眼球の成長に伴い遠視度は徐々に減少すると考えられているが，調節性内斜視の遠視度は7歳頃まではいったん増加し，以後減少すると報告されている[3]．遠視の増加に伴い内斜視が悪化する可能性があるため，定期的に調節麻痺下屈折検査を行い，屈折の管理を厳密に行う必要がある．経過中に内斜視が悪化し，部分調節性内斜視に移行する症例もあるが，内斜視が悪化した場合は必ず，再度調節麻痺下屈折検査を行い，遠視の増加がないかを確認する．

屈折性調節性内斜視の立体視の予後は，乳児内斜視や部分調節性内斜視に比べると比較的良好であるが，低年齢での発症や治療開始が遅れた症例，弱視の合併例などでは，立体視の予後は不良である．立

症例1 | 屈折性調節性内斜視

6歳女児（初診時4歳2ヵ月）
主訴：左眼が内に寄る
既往：なし
経過：生後6ヵ月頃より左眼がときどき内に寄ることがあったが，自然に治ると思い，様子を見ていた．幼稚園の先生に指摘され，4歳2ヵ月時に初診．25Δ左内斜視を認めた．1％硫酸アトロピン点眼にて調節麻痺下屈折検査を施行．遠視性乱視を認めたため，完全矯正眼鏡（右眼 S＋6.75D：C-1.00DAx5°，左眼 S＋7.00D：C-1.00DAx5°）を処方．眼鏡は常用できており，眼鏡装用下の眼位は正位〜わずかな内斜位となった．初診時は左眼抑制となっており，立体視を認めなかったが，現在は遠見近見ともに融像が可能で近見立体視100秒を認め，矯正視力は両眼とも1.5である．この症例では発症時期が早く，また，眼位未矯正期間が長いと思われたため立体視の発達は難しいと考えていたが，眼鏡常用および健眼遮閉を経て眼位および立体視の発達は良好である．

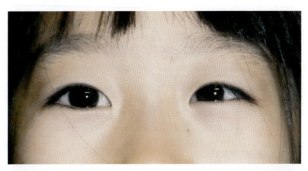

図1a | 眼鏡非装用時
左眼の内斜視を認める．

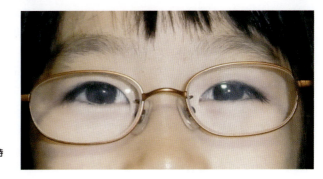

図1b | 眼鏡装用時
眼位は正位．

体視は生後10〜11週頃から発症し始め，2歳頃までに正常の約80％まで発達し，5歳頃に発達は終了するとされている．また，Fawcettらは，発症時月齢が2〜53ヵ月（平均18.5ヵ月）の屈折性調節性内斜視の症例で立体視の予後に関与する因子について検討したところ，眼位未矯正期間が最も関与するとし，眼位未矯正期間が4ヵ月を越えると，その後眼鏡装用下の眼位は良好でも立体視は不良であると報告している[4]．逆にいえば，低年齢でも眼位未矯正期間を短くできればその後の立体視の発達が期待できることを意味する．平光らは，屈折性調節性内斜視において，顕性斜視の時期が2歳以下の場合の立体視の予後は不良であり，また眼位未矯正期間も長かったと報告している[5]．このように低年齢ほど発症から受診までの期間が長くなる傾向にあるといえる．低年齢ほど，自然治癒を期待してか受診が遅れがちになるが，乳児内斜視も含めて内斜視全般において，発症して早い段階での眼科受診の必要性を啓蒙する必要があるといえる．

（横山吉美）

[文献]

1. Baker JD, et al: Am J Ophthalmol 90: 11-18, 1980
2. 矢ケ﨑悌司ほか：眼臨98：313-318, 2004
3. Lambert SR, et al: Br J Ophthalmol 90: 357-361, 2006
4. Fawcett S, et al: J AAPOS 4: 15-20, 2000
5. 平光一恵ほか：眼臨紀 9：63-67, 2016

4-2)-(2)-①-b

非屈折性調節性内斜視
Nonrefractive accommodative esotropia

1 疾患の定義

AC/A比が高いために生じる内斜視，つまり単位調節量に対する調節性輻湊が大きいので，近見眼位が内寄せとなる．運動性融像が不十分であると非屈折性調節性内斜視が顕性化すると考えられている．屈折とは関係なく（非屈折性）正視，遠視および近視のどのような屈折状態でも起こりえるが，中等度遠視の頻度が最も多い．

2 外眼部所見

AC/A比が高く，調節麻痺下屈折検査下で作成した完全矯正眼鏡下において，近見斜視角が遠見斜視角より10Δ以上大きければ，非屈折性調節性内斜視と診断される．AC/A比を測定できない乳幼児においては，完全矯正眼鏡度数に+3.0D加入することで，近見斜視角も遠見斜視角とほぼ同じになる場合は，非屈折性調節性内斜視を疑い，対応すべきである．多くの場合，2～3歳の間に顕性化する．純粋に遠視を伴わず高AC/A比だけの症例は非常に少なく，実際は，屈折性調節性内斜視に高AC/A比を伴った症例や，部分調節性内斜視に高AC/A比を伴った症例が多い．

3 確定診断に必要な検査

AC/A比測定：輻湊と調節のバランスを見る検査．輻湊は，融像性輻湊，調節性輻湊，近接性輻湊，緊張性輻湊から成るが，この中で調節性輻湊のみを測定する．したがって融像性輻湊の介入を避けるために，片眼を遮閉することで両眼視しないように，しっかり両眼分離して検査する．

検査方法にはヘテロフォリア法とグラディエント法があるが，ヘテロフォリア法は近接輻湊が除去できていない可能性と瞳孔間距離により補正し計算するため検査値が不正確であるとの意見もあり，グラ

ディエント法にて評価されることが多い．AC/A比の正常値は，4±1Dである．

4 鑑別すべき疾患

完全矯正下眼鏡にても，近見視にて10Δ以上残存する内斜視を呈し，+3.0D負荷で斜視角が変わらない場合，非調節性輻湊過多型内斜視が疑われ，非屈折性調節性内斜視との鑑別を要する．

5 治療方針

近見に顕性の内斜視があると，近方作業時常に片眼抑制の状態にあり，両眼視は望めないことになるため，非屈折性調節性内斜視と診断した場合，積極的に二重焦点眼鏡の処方を検討する．

まず，アトロピン点眼による調節麻痺下屈折検査にて遠視があれば完全矯正し，遠見眼位が，正位もしくは内斜位を保てるかを確認する．次に，+2.0D～+3.0Dの凸レンズを近見に付加し，近見眼位が内斜位に持ち込める最も弱い度数を遠用度数に追加して処方する．初回の二重焦点眼鏡であれば，近用部の面積を広めにした「エグゼクティブタイプ」の二重焦点レンズ（図1b～d）を勧め，近用部および遠用部の使い方を，児の家族に説明する．また，小学校高学年頃（思春期早期頃）より，「エグゼクティブタイプ」のデザインは，レンズ中央に切り替えの線が入るため，整容面で嫌がる傾向が見られる．その場合は，累進屈折力レンズに変更し，近見眼位を内斜位に保つように，適宜対応していく（図2b）．非屈折性調節性内斜視に対する手術は，近用レンズを加入しても内斜視が残存する場合（部分調節性内斜視に高AC/A比を伴った症例），二重焦点眼鏡を装用できない場合や，15～16歳以上になり屈折矯正をコンタクトレンズに変更したい場合などを対象にAC/A比の正常化を狙って施される．術式は遠見斜視角に基づく術量で内直筋後転を行い，同時に内直筋後方を縫着するFaden手術（posterior fixation）または，内直筋の上端部を遠見斜視角に基づく術量で後転し，同筋の下端部は上端部より1～2mm後方（近見斜視角に基づく術量）に後転するslanted recession surgeryがある（図2c）．

予後については，純粋に高AC/A型だけの症例は非常に少なく，合併する内斜視の状態によると考える．

(鈴木由美)

症例1 | 非屈折性調節性内斜視（エクゼクテイブタイプの二重焦点眼鏡装用例）

5歳女児

主訴：眼位内方偏位

経過：1～2歳頃に，眼位内方偏位に家族が気づき受診．アトロピン点眼下屈折検査にて完全矯正眼鏡を処方した．眼鏡下で遠見眼位正位，近見眼位は10Δ以上の残余内斜視を認め，高AC/A比（8～9Δ/D）であった．

現在の眼鏡
右）+3.00D（add+3.0D）
左）+3.00D（add+3.0D）

近見立体視
Titmus stereo test：Fly(+)，Animal(3/3)，circle(9/9)
TNO stereo test：240sec

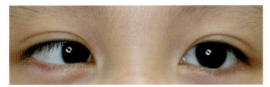

図1a | 裸眼眼位
右眼：2mm内斜視を認める．

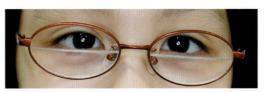

図1b | 眼鏡上部の遠方視用レンズを使って，眼位正位

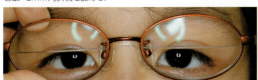

図1c | 眼鏡下部の+3.0D加入レンズ部を使って，眼位正位

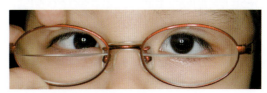

図1d | 眼鏡上部の遠方視用レンズを使って，近方視
右眼：0.5～1.0mm内斜視を認める．

症例2 | 非屈折性調節性内斜視（累進屈折力レンズによる二重焦点眼鏡装用後にslanted recession surgery施行例）

19歳女性

主訴：眼位内方偏位あり，加療希望

経過：中学入学以降現在まで，累進屈折力レンズによる二重焦点眼鏡を装用していたが，遠視が減り裸眼視力で1.0を確認できるようになったため，観血的な治療を希望された．

現在の眼鏡（累進屈折力レンズ）．
右）+1.00D（add+3.0D）
左）+0.50D（add+3.0D）

近見立体視
Titmus stereo test：Fly(+)，Animal(0/3)，circle(0/9)

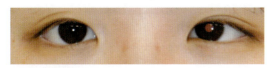

図2a | 裸眼眼位
左眼：1mm内斜視を認める．

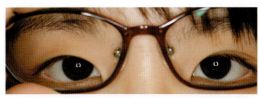

図2b | 累進屈折力レンズ眼鏡下部の+3.0D加入レンズ部分を使って，眼位正位

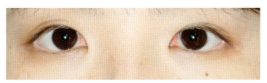

図2c | slanted medial rectus recession 術後眼位
両側の内直筋上端部を4.5mm後転，内直筋下端部を5.5mm後転した．

4-2)-(2)-①-c

部分調節性内斜視
Partially accommodative esotropia ; PAE

診断のポイント			
診断のポイントとなる検査所見			
重要度	検査名	決め手となる所見	参照図
★★★	眼位検査	内斜視を認める．遠視矯正眼鏡の装用を数週間行った後に眼位が10PD以上改善し，残る内斜視が10PD以上ある	図1
★★★	調節麻痺下屈折検査	遠視を認める	

鑑別が必要な疾患		
鑑別疾患	鑑別のポイント	掲載頁
調節性内斜視	調節性内斜視では遠視を完全矯正した眼鏡を装用した後の眼位が10PD未満となる．調節麻痺下屈折検査で遠視の検出が不十分だったり，矯正後の経過観察期間が短かったりすると内斜視が残存するため，部分調節性内斜視と見誤られる	312頁
非屈折性調節性内斜視	High AC/A比．近見時に3D付加加入することで眼位の改善が見られる	314頁
乳児内斜視など非調節性内斜視	遠視がないか，遠視矯正眼鏡装用しても眼位改善が10PD未満	
眼振阻止症候群	眼振の有無	
麻痺性内斜視	眼球運動障害の有無	342頁
重症筋無力症	眼位の動揺や日内変動の有無	374頁

1 疾患の定義

部分調節性内斜視は，遠視により生じる調節性輻輳から生じる調節性内斜視と，非調節性内斜視の両方の要素を併せ持つ内斜視である．遠視矯正眼鏡の装用により，遠見時の内斜視角が少なくとも10プリズムジオプター（prism diopter：PD）以上減少し，かつ遠見斜視角が＋10PD以上あるものをいう[1]．

2 外眼部所見

眼位検査で内斜視，調節麻痺下屈折検査で遠視を認める．眼球運動障害はない．

3 確定診断に必要な検査[2]

病歴聴取：眼位ずれの発症時期や頻度，全身の合併症や日内変動の有無，既往歴の聴取を行う．
視力検査：年齢に応じた方法で行う．
眼位検査：裸眼，屈折矯正下でそれぞれ近見，遠見ともに測定する．
眼球運動検査：麻痺性斜視やデュアン症候群，眼振阻止症候群などを除外する．
調節麻痺下屈折検査：屈折異常，遠視度数を確認する．1％（年齢によって0.5％）アトロピン点眼を基本的に用いる．アトロピンで副作用が出現した際や使用に全身的な問題がある場合には，シクロペントラート点眼を用いる．
細隙灯顕微鏡および眼底検査：眼内の器質疾患を除外する．

4 鑑別すべき疾患

調節性内斜視：遠視が完全矯正されていない場合や，眼鏡装用後の経過が短い，あるいは終日装用が行えていない場合，部分調節性内斜視に誤って見える．調節性内斜視に高AC/A比を伴う場合は，近見で内斜視を呈するが遠見眼位を見て診断する．
乳児内斜視：1歳未満でも早期に発症する（部分）調節性内斜視が存在する，2D以上の遠視は眼鏡を装用して眼位の変化を確認する．
非屈折性調節性内斜視：近見時に内斜視が悪化し，＋3D負荷により眼位の改善が見られる．
非調節性内斜視：遠視は伴わないか，矯正眼鏡装用でも眼位が改善しない．他の要因によるものは各々の疾患に特徴的な変化が見られる．

5 治療方針

遠視を完全矯正した眼鏡を終日装用し，概ね3ヵ月程度眼位の変化を観察する．視力差がある場合は健眼遮閉も行う．眼位が安定した後，眼鏡装用下での斜視角が大きい場合は手術加療を行う．斜視角が小さい場合や手術までの待機時間，術後の残余斜視に，プリズム治療を行う．

（中西(山田)裕子）

［文献］
1. 村木早苗：斜視と関連疾患　部分調節性内斜視の治療，眼科 57: 1037-1039, 2015
2. Wallace DK, et al: Esotropia and Exotropia Preferred Practice Pattern®. Ophthalmology 125: 143-183, 2018

症例1｜部分調節性内斜視

3歳女児
2歳11ヵ月頃に左眼の内ずれに気づかれ，眼科を受診．内斜視，両遠視性乱視を指摘された．

眼位　交代プリズムカバーテスト（APCT）
近見　35PD ET'
遠見　45PD ET

調節麻痺下屈折検査
R）S＋5.5D◯C-0.5DA15°
L）S＋6.5D◯C-0.75DA5°

眼位　APCT
遠視矯正眼鏡装用下で
近見　25PD ET'　3PD HT（L/R）
遠見　35PD ET　2PD HT（L/R）

右に20PD基底外方Fresnel膜プリズム装用にて
近見　6PD EP'
遠見　8PD ET

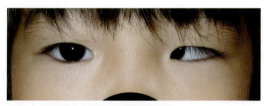

図1a｜部分調節性内斜視　遠視矯正眼鏡なし
（兵庫県立こども病院　野村耕治先生のご厚意による）

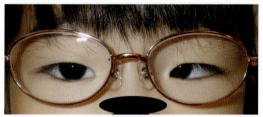

図1b｜部分調節性内斜視　遠視矯正眼鏡あり
眼位は改善するが，内斜視は残存する．
（兵庫県立こども病院　野村耕治先生のご厚意による）

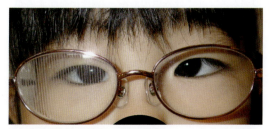

図1c｜部分調節性内斜視　遠視矯正眼鏡とフレネル膜プリズム装用中
左眼弱視のため，右眼に膜プリズムを装用．
（兵庫県立こども病院　野村耕治先生のご厚意による）

症例2｜部分調節性内斜視　手術治療後

生後3ヵ月頃より時々眼の内ずれに気づかれた．健診で内斜視を指摘され，生後9ヵ月時に眼科受診．40PD ETを認め，調節麻痺下屈折検査で＋5Dの遠視があり，完全矯正眼鏡を装用．25PD ETに斜視角が減少し，部分調節性内斜視と診断．眼位が安定した1歳11ヵ月時に両内直筋後転術を施行し，眼鏡装用下での眼位は正位となった．図2は術前（図2a）と術後4ヵ月時（2歳3ヵ月）（図2b，c）のもの．

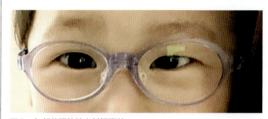

図2a｜部分調節性内斜視術前
遠視矯正眼鏡を装用下でも内斜視を認める．

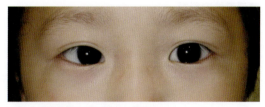

図2b｜部分調節性内斜視術後　眼鏡なし
非調節性部分に対し両内直筋後転術施行．遠視矯正眼鏡を装用しない状態では内斜視が見られる．

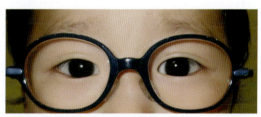

図2c｜部分調節性内斜視術後　眼鏡あり
非調節性部分に対し両内直筋後転術施行．遠視矯正眼鏡装用下での眼位は正位．

4-2)-(2)-②

続発内斜視
Consecutive esotropia

感覚性内視鏡の診断のポイント				
重要度	観察のポイント	検査	検査所見	参照図
★		眼位	内斜視	図1a
★★		視力，嫌悪反応など	視力障害	
★★★	原因となる器質的疾患	前眼部，後眼部精査	器質的疾患	図1b

鑑別が必要な疾患		
鑑別疾患	鑑別ポイント	掲載頁
その他の内斜視	器質的疾患による視力障害の有無	○頁

術後内斜視の診断のポイント				
重要度	観察のポイント	検査	検査所見	参照図
★		眼位	内斜視	
★★★	非共同性の眼球運動障害	ヘス赤緑試験	非共同性の眼球運動	
★★	筋の再付着異常	眼窩MRI，牽引試験		
★★	眼球運動制限や抵抗消失	牽引試験		

鑑別が必要な疾患	
鑑別疾患	鑑別のポイント
その他の非共同性内斜視	斜視手術既往の有無

続発性とはある事柄に引き続いて起こることを表すため，続発斜視とは斜視の原因となる原疾患に引き続いて生じた斜視であり，対義語は原発斜視である．当項目では続発内斜視の中でも頻度の高い，器質疾患が原因である感覚性内斜視sensory deviation esotropiaと，斜視手術後に発症する術後内斜視consecutive esotropiaについて述べる．

■感覚性内斜視

1 疾患の定義

感覚性内斜視は，器質的疾患，形態覚遮断による視力障害や両眼視障害に起因して発症する内斜視である．生後早期に視力障害や両眼視障害が起こると内斜視，年長児では外斜視として発症しやすいといわれている．また，患児の成長とともに内斜視から外斜視に移行することもある．

2 外眼部所見

感覚性内斜視では，原因疾患により弱視となっている眼が恒常性に斜視眼となっていることが多い（図1a）．

3 確定診断に必要な検査

まずは病歴，手術歴を含む問診が重要である．その他の全身既往や家族歴も聴取する．

斜視眼の嫌悪反応が陽性であったり，固視が見られず視力障害が疑われる場合には，斜視眼に器質的疾患が存在する可能性を念頭に置き，前眼部検査，散瞳下での眼底検査は必ず行う（図1b）．

4 鑑別すべき疾患

すべての斜視の中で，器質的疾患が原因となる当疾患がまず鑑別されるべきである．

特に網膜芽細胞腫や全身疾患に伴う斜視の場合には，可及的速やかな診断と原疾患に対する加療が優先される．

5 治療方針

まずは原疾患に対する治療が優先されるが，原疾患が固定していれば斜視手術の対象となる．しかし，経過とともに内斜視はいずれ外斜視に移行することもあることを考慮し，手術時期は慎重に検討する（図1c）．また，手術は整容的適応とならざるをえず，両眼視機能が悪いため，術後に斜視が再発する可能性が高い．

■術後内斜視

1 疾患の定義

術後内斜視は，外斜視術後に過矯正となった内斜視である．多くは外斜視術後，一過性に発症するが，非共同性の眼球運動障害が続く場合は手術を受けた筋の付着部にstretched scarやslipped muscle，lost muscleなどと呼ばれる外眼筋の再付着異常が疑われる．

2 外眼部所見

術後内斜視では，一過性もしくは継続する非共同性の眼球運動障害をきたす．通常，非手術眼が固視

症例1 | 右朝顔症候群に伴った続発内斜視

主訴：生後2，3ヵ月頃より右眼が内側に寄っている
既往歴：なし
経過：右眼の恒常性内斜視を認め，眼底所見にて朝顔症候群と診断された．アトロピン調節麻痺下屈折検査の後，完全矯正眼鏡を装用し，弱視訓練を併用したが，9歳現在の右眼矯正視力は0.03で右眼の外斜視化を認める．

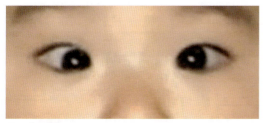

図1a | 1歳時
右眼の内斜視を認める．

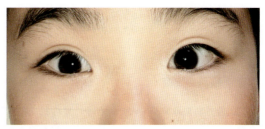

図1c | 9歳時
右眼の外斜視化を認める．

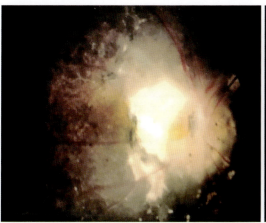

図1b | 患児の眼底所見
右眼底は朝顔症候群．

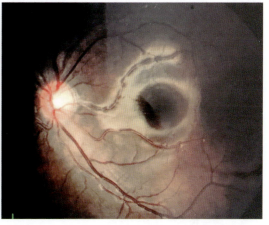

眼であることが多いが，手術眼が固視眼であるとヘリングの法則によって斜視角は大きくなる．

3 | 確定診断に必要な検査

まずは病歴，手術歴を含む問診が重要である．
眼球運動を確認してヘス赤緑試験を行い，原因筋を推測する．手術を受けた筋の付着部のstretched scarやslipped muscle, lost muscleが疑われる場合は，眼窩MRIや牽引試験が診断に役立つ．

4 | 鑑別すべき疾患

非共同性運動を起こすその他の内斜視．

5 | 治療方針

外斜視術後6ヵ月は改善する可能性があるので経過を見る．その間，複視に対しては膜プリズムによる補正やボトックス注射を検討する．改善が見られなければ手術加療を行う．

(津久井真紀子)

[参考文献]

1. von Noorden GK, et al: Esodeviations. Binocular Vision and Ocular Motility: Theory and Management of Strabismus, 6th ed, Mosby, St Louis, 311-355, 2002
2. 仁科幸子ほか：斜視．東 範行(編)：小児眼科学，三輪書店，東京，123-148, 2015
3. SA Havertape, et al: Sensory strabismus- Eso or Exo?. J Pediatr Ophthalmol Strabismus 38: 327-330, 2001
4. Wright KW, et al: Esotropia. Pediatric Ophthalmoligy and Strabismus, 3rd ed, Oxford University Press, New York, 281-305, 2012

4-3)-(1)

間欠性外斜視
Intermittent exotropia

1 疾患の定義

　間欠性外斜視はアジア人で最も多く見られる眼位異常である．外斜視の時と外斜位の時と双方認められるのが特徴で，ぼんやりしている時に外斜視になりやすい．発症時期は3〜4歳が多く，外斜視の時には抑制が生じるため，複視は自覚されず，両眼視機能は発揮できない．自然経過では50%以上で斜視角が増加し，恒常性外斜視に悪化する[1]．

2 外眼部所見

　外斜位の状態では両眼が目標の方を向いているが，外斜視の状態では一方の眼が目標を見ている時に他眼が外側(耳側)へ偏位している．診察室でどの程度斜視となるかによって眼位コントロール状態を評価する．

3 確定診断に必要な検査

ヒルシュベルク法：眼前33cmからペンライトを当て，角膜反射を見る．斜位の時は反射光が両眼とも瞳孔中央にあり，外斜視の時は斜視眼の反射光が中心より鼻側にある(図1a, c)．
遮閉-遮閉除去試験：患者に遠見・近見用の固視目標を見るよう指示し，片眼(固視眼)を隠して遮閉されていないほうの眼の動きを見る(遮閉試験)．遮閉されていない眼に固視目標を見る動きがあれば，顕性の斜視がある．間欠性外斜視では，顕性の斜視がなくても遮閉によって潜伏性の眼位ずれが出現し，遮閉を除去すると斜視となっている(遮閉除去試験)(図1b)．
眼球運動検査：筋の遅動や過動について，対座法で指標を動かし，両眼でのむき運動を確認する．制限の有無について，片眼を隠し単眼でのひき運動を確認する．
視力検査，細隙灯顕微鏡検査，眼底検査：間欠的な

診断のポイント

		観察のポイント		
重要度	検査法	観察ポイント	所見	参照図
★★	眼位コントロールの評価	診察室で顕性斜視となるか	遮閉ではじめて斜視となる場合コントロール良好，自然に斜視となる場合コントロール不良	
★★	眼位コントロールの評価	顕性斜視から斜位に戻るか	瞬きや促しで戻る場合コントロール良好，戻らない場合コントロール不良	

		検査所見		
重要度	検査法	観察ポイント	所見	参照図
★★	ヒルシュベルク法	角膜反射の位置	斜位の時は瞳孔中央，外斜視の時は鼻側に偏位	図1a, c
★★★	遮閉-遮閉除去試験	斜位か間欠性か恒常性か	遮閉にて外斜視となる	図1b
★	交代遮閉試験	最大斜視角測定	繰り返しで最大斜視角検出	
★★	両眼視機能検査	立体視機能	一般に良好	
★★	眼球運動検査	眼球運動制限の有無	制限なし	
★★★	視力検査，細隙灯顕微鏡/眼底検査	器質疾患の有無	視力不良や眼内異常所見がない	

鑑別が必要な疾患

鑑別疾患	鑑別ポイント	掲載頁
外斜位	斜視となることがない．遮閉除去試験で斜位に戻る	308頁
恒常性外斜視	常に外斜視で，斜位となることがない	322頁
感覚性外斜視	視力障害による外斜視．視力不良眼が斜視となる	
続発性外斜視	内斜視が術後または自然経過で外斜視となったもの	318頁
全身疾患に伴う外斜視	通常，後天性で複視や眼球運動制限を伴う．全身徴候や日内変動の確認，画像検査や血液検査を行う	
偽外斜視	角膜反射は中心より鼻側にあるが，遮閉-遮閉除去試験で眼位ずれがない	

外斜視を主訴に来院した場合でも，視力障害が原因で両眼視ができず斜視を呈している場合がある．特に視力評価を正確に行えない乳幼児や発達遅滞児では，必ず散瞳して器質疾患の有無をチェックする．

4 鑑別すべき疾患

　外斜位，間欠性外斜視，恒常性外斜視の順に眼位コントロール不良であり，自然経過や治療によって相互に移行しうる．動眼神経麻痺，輻湊麻痺，重症筋無力症などの全身疾患に伴う外斜視や，器質的な眼疾患による感覚性外斜視を鑑別することが重要である．

5 治療方針

　屈折矯正と手術である．複視の訴えがあって斜視角が小さい場合は，プリズム眼鏡で症状を和らげることもできる．

(宇井牧子)

症例1 | 間欠性外斜視

5歳男児
主訴：眼位ずれ
既往：特になし
家族歴：母：外斜視術後（6歳時）
経過：3歳2ヵ月時，斜視に気づいた．ぼうっとしている時に出る．近医眼科より紹介受診．

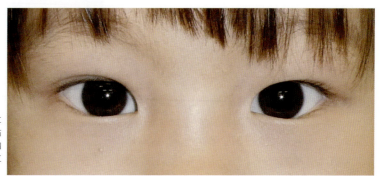

図1a | 間欠性外斜視　斜位時
ヒルシュベルク法で角膜反射は瞳孔中央にあり，両眼で目標を見ている．矯正視力右1.2，左1.2．眼球運動制限はなく，眼内に異常所見なし．近見立体視はチトマス立体試験で40秒．

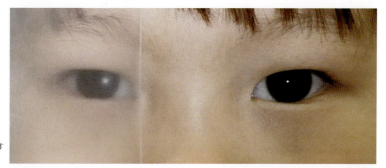

図1b | 間欠性外斜視　右眼遮閉時
遮閉によって潜伏性の眼位ずれが出現する．

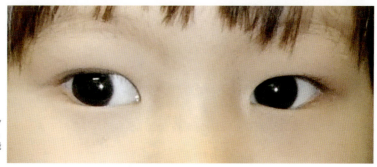

図1c | 間欠性外斜視　斜視時
右眼は外側（耳側）に偏位し，ヒルシュベルク法による角膜反射は鼻側にずれている．左眼でのみ目標を見ており，両眼視機能は発揮されない．

［文献］

1. Wright KW, et al: Exotropia. Wright KW, et al (eds.): Pediatric Ophthalmology and Strabismus, 3rd ed, Oxford University Press, New York, 306-316, 2012

4-3)-(2)

恒常性外斜視
Constant exotropia

診断のポイント			
観察のポイント			
重要度	観察目的	検査所見	参照図
★★	細隙灯顕微鏡検査 眼位精密検査	器質的異常の有無を確認	
★★	遮閉試験，交代遮閉試験	斜位がないことを確認	
★★★	プリズムアダプテーションテスト	複視の自覚がないことを確認	
検査所見			
重要度	観察目的	観察点	所見	参照図
★★★	弱視の予防	視力・眼位	視力の左右差・交代視の有無	
★	鑑別	眼位	恒常性	図1, 2
★★	手術適応	プリズムアダプテーションテスト	複視の有無	

鑑別が必要な疾患		
鑑別疾患	鑑別のポイント	掲載頁
間欠性外斜視	斜位の有無	320頁
麻痺性斜視	眼球運動障害の有無	342頁

1　疾患の定義

　外斜視のうち，常に斜視の状態にあるものを恒常性外斜視という．先天的で斜視眼が左右どちらかに固定すると，斜視弱視の原因となる．なんらかの疾患で顕著に視力が低下したほうの眼が外斜視になる，廃用性外斜視もある．また，比較的大角度の間欠性外斜視から恒常性に移行することもある．

2　外眼部所見

　左右どちらかの視線が常に外斜視の状態である．交代視が可能であるかを確認する．片眼ずつでの眼球運動，特に内転制限がないことを確認する．

　眼球運動制限を認めた場合は，手術術式が変わってくる可能性があるため，麻痺性斜視との鑑別が必要である．

3　確定診断に必要な検査

遮閉試験，交代遮閉試験：外斜視を認め，斜位が見受けられない状態．
矯正視力測定：視機能について左右差の有無を確認する．
(可能であれば)ヘス赤緑試験：眼球運動検査を行う．

4　鑑別すべき疾患

　間欠性外斜視，麻痺性斜視．

5　治療方針

　コスメティックな改善を目的に，眼位矯正手術を行う．矯正量は斜視角により後転術または前後転術を選択する．術後は眼位が改善する一方，複視に注意が必要である．術前には膜プリズムを用いたプリズムアダプテーションテストを行い，複視の自覚症状が出ないことを確認する．術前のシミュレーションで耐え難い複視を自覚する時は，手術治療を断念せざるを得ないこともある．ただし，多くの症例では抑制が強く術後複視を自覚することが少ないため，積極的に手術を行ってよいと考えている．

　症例1は元来，間欠性外斜視であったが，徐々に恒常性に移行してきた男児で，受診時斜位の状態が認められなかった．手術後は容易に斜位の状態に持ち込めるようになり，両眼視機能も確認された．

　症例2は元来より恒常性外斜視であったと予想される症例であるが，術前にプリズムアダプテーションテストを施行することにより，術後複視のリスクは低いと判断することができた．術後の経過も良好である．

(中井義典)

症例1 | 恒常性外斜視

8歳男児

幼年時は間欠性外斜視であったが，徐々に恒常性に移行してきたため受診．交代視は可能で左右とも視力良好．両眼視機能は正常に発達しているはずなので，矯正手術で機能も回復可能である．

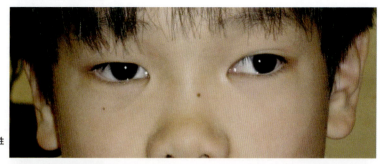

図1a | 間欠性外斜視→恒常性外斜視（右固視）

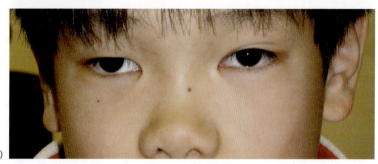

図1b | 間欠性外斜視（左固視）

症例2 | 恒常性外斜視

59歳女性

昔からの外斜視．矯正視力は右0.6，左1.0と，右眼は軽度弱視疑い．両眼視は困難だが，プリズムアダプテーションテストで複視の自覚はなく，矯正手術を施行．大角度で残存斜視角はあるものの，見た目を改善できたと患者の満足度は高い．

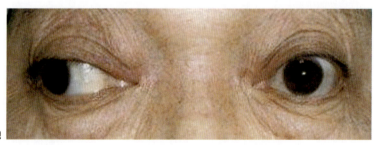

図2 | 恒常性外斜視

4-4)

上下斜視
Vertical heterotropia

診断のポイント

観察のポイント

重要度	観察目的	観察点	所見	参照図
★★★	有無の確認	角膜反射	非固視眼の反射が瞳孔中央にない	図1

検査所見

重要度	観察目的	観察点	所見	参照図
★★★	眼位検査	斜視の有無	斜視があれば異常あり	
★★	眼球運動検査	眼球運動制限の有無	非共同性斜視では制限あり	
★	眼球牽引試験	麻痺性/拘縮性の鑑別	麻痺性：force genera-tion test陽性 拘縮性：forced duc-tion test陽性	
★	画像検査	斜視の原因検索	頭蓋内眼窩内疾患では異常あり	
★	血液検査	斜視の原因検索	全身疾患に伴う斜視であれば異常あり	

鑑別が必要な疾患

鑑別疾患	鑑別のポイント
偽上下斜視	眼位検査での異常の有無

1 疾患の定義

両眼の視線がずれている状態の眼位を斜視といい，上方へ偏位する場合は上斜視，下方へ偏位する場合は下斜視という．上方（または下方）へ偏位している眼が固視眼である場合は，非固視眼は下斜視（または上斜視）となり，非固視眼の眼位ずれの方向で表現することが多い．

2 外眼部所見

偏位の大きな上下斜視では，斜視眼の角膜反射が瞳孔中央からずれる（図1）．偏位の小さな上下斜視では，角膜反射からだけでは斜視の有無は判断できない（図2）．偏位の大きな下斜視眼では，眼球とともに眼瞼も下がるため，偽眼瞼下垂を呈することがある（図3）．そのような症例では，下斜視眼で固視すれば眼瞼は上がり，真の眼瞼下垂ではないことがわかる．非共同性斜視では，偏位の小さくなる方向に代償性頭位をとる．上転制限では顎上げ，下転制限では顎下げ（上目づかい），回旋複視や水平偏位を伴う場合は斜頸や顔まわしも見られる（図4）．

3 確定診断に必要な検査

斜視の有無を知るためには，遮閉試験を行う．両眼を解放した状態から，一眼を遮閉した時の他眼の動きを観察する．他眼が上から下（下から上）に動いた時は上斜視（下斜視）と診断できる．定量にはプリズム遮閉試験を行う．眼球運動制限で眼球が正中ま

で動かない場合や固視ができないほどの視力低下がある場合には，ヒルシュベルク法やクリムスキー法といった角膜反射光を観察する方法を用いる．上下斜視の原因疾患の鑑別のためには，眼球運動検査，眼球牽引試験，両眼視機能検査，血液検査，画像検査を行い，障害部位を特定する．

4 鑑別すべき疾患

偽斜視：眼瞼下垂や顔面神経麻痺で眼瞼の高さに左右差がある時に，実際には斜視はないが，斜視のように見えることがある．左右の瞼縁から角膜縁までの高さに差があるためである．

5 治療方針

大角度の回旋斜視を伴わない，複視のある数プリズムの上下斜視には，プリズム眼鏡を処方する．プリズム眼鏡では満足が得られない場合は，ボツリヌス注射や斜視手術を行う．融像ができず，複視を解消できず日常生活に支障がある場合は，遮閉膜などで片眼遮閉を行うこともある．

(彦谷明子)

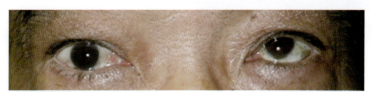

図1 | 偏位の大きな上下斜視
斜視眼の角膜反射が瞳孔中央からずれる．

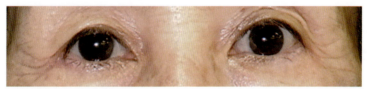

図2 | 偏位の小さな上下斜視
角膜反射からだけでは，斜視の有無は判断できない．

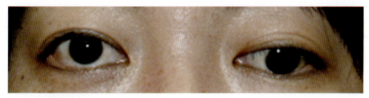

図3a | 偽眼瞼下垂
右眼の固視時には左眼に眼瞼下垂があるように見える．

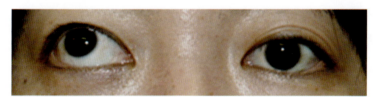

図3b | 偽眼瞼下垂
左眼の固視時には眼瞼下垂はないのがわかる．

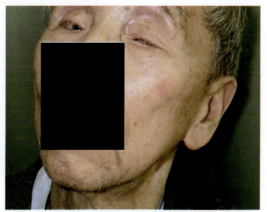

図4 | 外転制限と上転制限のある内下斜視眼に見られた異常頭位
上転制限を伴う下斜視では顎上げを呈する．

4-5)
回旋斜視
Cyclotropia

診断のポイント

観察のポイント

重要度	観察目的	所見	参照図
★	回旋斜視を疑うこと	眼位：一見して異常はない，上下斜視があれば回旋斜視も疑う	図1
★★	回旋斜視を疑うこと	眼球運動：下斜筋過動など異常眼球運動は回旋斜視を疑う	図2
★★	回旋斜視を疑うこと	頭位異常：回旋斜視や上下斜視で見られることがある	図3
★★★	回旋斜視の有無と程度判定	眼底写真：視神経乳頭と黄斑の位置関係で判断する	図4

1 | 疾患の定義

　回旋斜視は眼位異常の方向で分類した斜視の一つで，耳側に傾斜したものを外方回旋，鼻側に傾斜したものを内方回旋という．

　上直筋麻痺や上斜筋麻痺では外方回旋偏位，下直筋麻痺や下斜筋麻痺では内方回旋偏位が起こる．臨床では外方回旋斜視が多く，頻度が高いものには上斜筋麻痺や甲状腺眼症などが挙げられる．

2 | 外眼部所見

　回旋斜視は，水平方向や垂直方向の斜視のようには外眼部の観察で判断できない．また，プリズムを用いた計測もできない．

3 | 確定診断に必要な検査

　大型弱視鏡（シノプトフォア）で回旋用スライドを用いて計測する．Maddox二重杆，ニューサイクロテスト，cyclophorometerなども回旋を評価できる．眼底写真で判断する方法も有用である．

診断と観察のポイント：斜筋過動の有無，頭位異常の有無．

　第一眼位を観察しても見つけることはできない（図1）．上下斜視や斜筋過動がある場合（図2），患者に頭位異常がある場合（図3），複視があって「片方の像が傾く」と訴える場合に回旋斜視があるのではないかと推測することが重要である．

　眼底写真で判断する方法は専用の機器が不要で，比較的低年齢でも可能である．より検査時の眩しさの少ないOCT検査でもよい．いくつかの判定方法があるが，視神経乳頭の中央と下縁からそれぞれ水平に引いた線の間に黄斑部が入れば正常範囲とする．

4 | 鑑別すべき疾患

　なし．

5 | 治療方針

　斜視手術．上直筋もしくは下直筋の水平移動術，上斜筋前部前転術（原田・伊藤法）．

（大野明子）

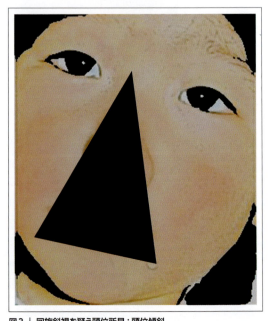

図3 | 回旋斜視を疑う頭位所見：頭位傾斜
自然に何かを注視している時に左方に頭位傾斜している．上下斜視でも見られるが，回旋斜視の代償頭位の場合がある．

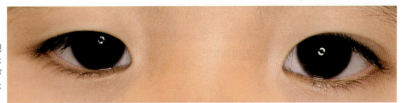

図1 | 外方回旋の眼位
外眼部，角膜反射の位置などの観察からは外方回旋を判断することはできない．この症例では上下斜視があることはわかるが，回旋の有無はわからない．

図2 | 回旋斜視を疑う眼位所見：下斜筋過動
左眼が左方視した際に，右眼が上転している．上斜筋麻痺に伴うことがあり，その場合，外方回旋を生じる．

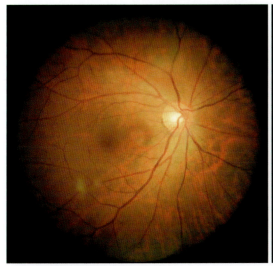
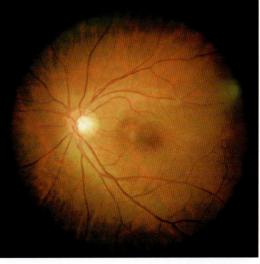

図4a | 回旋斜視（外方回旋）患者の眼底所見
黄斑部と視神経乳頭と位置に注目すると，両眼とも外方回旋している．視神経乳頭の中心と下縁から引いた水平線の中に黄斑部が入ると正常範囲という判断基準がある．

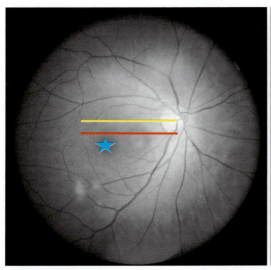
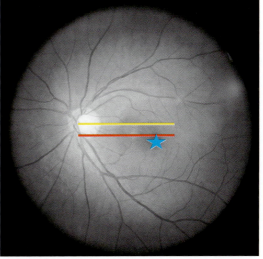

図4b | 外方回旋の判断方法
視神経乳頭の中心からの水平線（黄線），視神経乳頭の下縁からの水平線（赤線），黄斑部（星印）．

4-6)

A-V型斜視
A-V pattern strabismus syndrome

診断のポイント			
観察のポイント			
重要度	観察目的	観察点	所見	参照図
★★★	有無の確認	眼球運動	外眼筋の過動遅動	図1, 2
検査所見			
重要度	観察目的	観察点	所見	参照図
★★★	交代プリズム遮閉試験 大型弱視鏡	斜視角	上方視, 下方視での 斜視角	
★★	両眼視機能検査	異常の有無		
★★	屈折検査	調節因子	遠視	

1 | 疾患の定義

A-V型斜視では，上方視と下方視で水平の斜視角が異なる．

V型斜視は下方視より上方視で15Δ以上開散し，A型斜視では上方視より下方視で10Δ以上開散した眼位となる．

原因には水平筋，垂直筋の過動，遅動，水平筋の付着異常，また眼窩骨の異常などが考えられている．クルーゾン病ではV型外斜視を示すことが多く，外眼筋の欠損などが見られることがある．

2 | 外眼部所見

・V型外斜視は上方視で水平斜視角が大きく，下方視で小さくなる．
・A型外斜視は下方視で水平斜視角が大きく，上方視で小さくなる．
・V型内斜視は下方視で水平斜視角が大きく，上方視で小さくなる．
・A型内斜視は上方視で水平斜視角が大きく，下方視で小さくなる．
・V型斜視では下斜筋の過動，A型斜視では上斜筋の過動を伴うことがある．
・生理的にはわずかに上方視で開散，下方視で輻湊するV型を呈する．
・両眼視するために，顎上げ，顎引きの代償頭位をとることがある．

3 | 確定診断に必要な検査

交代プリズム遮閉試験，大型弱視鏡で第1眼位，上方視20°，下方視20°での斜視角測定を行う．測定時には代償頭位に注意する．小児で測定が困難な場合にはクリムスキープリズム試験法やヒルシュベルク試験を参考にする．

9方向での眼球運動をむき運動，ひき運動で確認する．

大型弱視鏡などを用いて両眼視機能を測定する．

4 | 鑑別診断

遠視の矯正が不十分な場合には，第1眼位や下方視で輻湊し，V型の傾向が強まることがあるので注意が必要である．

5 | 治療方針

全方向で良好な眼位を得ることが理想であるが，機能的には第1眼位と下方視が重要であることを考慮して手術計画を立てる．

斜筋の過動，遅動がない場合は水平筋の前転，後転に加えて付着部の上下方向への移動を行う．上下の移動の方向は手術を行う筋の作用を減弱させたい方向とする．具体的にはV型斜視では内直筋は下方，外直筋は上方へ，A型斜視では内直筋は上方，外直筋は下方へ移動させる．

斜筋の過動，遅動を伴うものでは斜筋手術を併施するが，水平筋の手術のみで良好な結果を得られる例もある．

(平野香織)

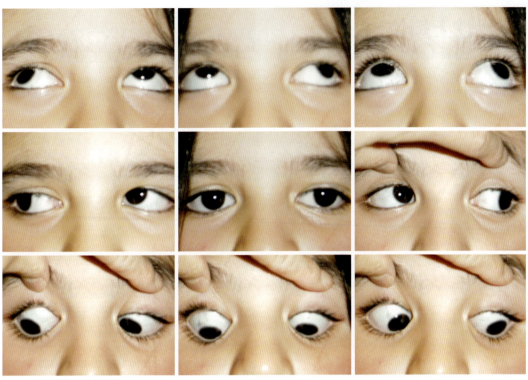

図1｜V型外斜視の9方向写真
第1眼位で顕性の外斜視を示す．上方視で斜視角が増大し，下方視で斜視角は減少している．側方視では内転眼が上転しており，下斜筋過動が見られる．

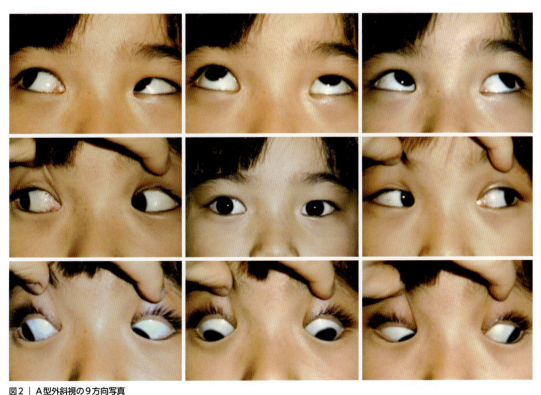

図2｜A型外斜視の9方向写真
第1眼位で顕性の外斜視を示す．下方視で斜視角は増大し，上方視で斜視角は減少している．明らかな斜筋の異常は認めない．

4-7)

交代性上斜位
Dissociated vertical deviation ; DVD

診断のポイント

観察のポイント

重要度	観察目的	観察点	所見	参照図
★★★	有無の確認	遮閉した時の眼位ずれ	右が上転の時と左が上転の時がある ※上下斜視との鑑別	図1, 2
★★		両眼開放時の眼位	水平斜視，上下斜視の合併	図1, 2
★		頭位異常	※上下斜視との鑑別	
★★	重症度の判定	眼位検査，大型弱視鏡	眼位検査ではわからなくても，大型弱視鏡で検出される不顕性例も多い	
★★		両眼視機能検査	不良のことが多い	
★		眼振	潜伏性または顕性に伴うことがある	

検査所見

重要度	観察目的	観察点	所見	参照図
★★★	有無の確認	遮閉-遮閉除去試験	遮閉した時に眼球が上転，遮閉をはずした時に眼球が戻る	
★★★		交代遮閉試験	固視交代した時に，非固視眼が上転	図1, 2
★★	上下斜視との鑑別	9方向向き眼位 ヘス赤緑試験	眼球運動制限の有無 斜筋の異常の有無	
★		Bielschowsky頭位傾斜試験	上斜筋麻痺で陽性 DVDでは程度さまざま.	
★	不顕性DVDの検出	大型弱視鏡	不顕性のDVDも検出する	

鑑別が必要な疾患

鑑別疾患	鑑別のポイント	掲載頁
上斜筋麻痺	9方向向き眼位で患側の内下転不良，頭位異常，患側上斜視と外方回旋	
下斜筋過動	単独では交代遮閉で上転しない．内転時に上斜視位，ただしDVDに合併することもある.	
ブラウン症候群	内上転の制限	380頁
デュアン症候群	外転制限（I型），内転制限（II型） 内転外転制限（III型），眼球後退，瞼裂狭小	334頁
重症筋無力症	日内変動，アイステスト陽性，自己抗体陽性	374頁
甲状腺眼症	眼球運動障害，甲状腺関連自己抗体陽性	236頁

1 疾患の定義

交代性上斜位（DVD）は分離性上下偏位ともいわれ，ヘリングの法則に従わず，上下偏位が両眼交代性に見られる病態で，片眼を遮閉すると非固視眼の上転が誘発されることから上斜位と呼ばれる.

運動性融像の不全が原因とされ，乳児内斜視などに合併する頻度が高い．顕性の場合も不顕性の場合もあるが，両眼視機能検査は不良のことが多い.

2 外眼部所見

片眼の遮閉-遮閉除去試験，交代遮閉試験を行い，上方偏位の有無を確認する．交代遮閉試験のほうがより顕性化しやすい．両眼交代性に見られるが，上方偏位の程度は左右眼で異なることが多く，片眼のみ顕性化している場合もある．上下斜視では左右のいずれかが上斜視で他眼は下斜視になるが，DVDでは遮閉した側の眼が上斜視になる.

潜伏性または顕性の眼振を伴うことがある.

Bielschowsky頭部傾斜試験での上転はさまざまである．上斜筋麻痺では，患側への頭部傾斜で患側の上転運動を認める.

3 確定診断に必要な検査

遮閉-遮閉除去試験，交代遮閉試験，9方向向き眼位，Bielschowsky頭部傾斜試験などを行う.

大型弱視鏡では両眼分離するので，DVDの検出に有用である．水平3方向での上下斜視角の差が大きい場合，内転位で大きい場合は下斜筋過動を，外転位で大きい場合は上斜筋過動を伴っている可能性がある.

4 鑑別すべき疾患

上斜筋麻痺，下斜筋過動，デュアン症候群，ブラウン症候群（上斜筋腱症候群），重症筋無力症（眼筋型），甲状腺眼症.

5 治療方針

不顕性で両眼視機能が良好で上方偏位も軽度であれば，経過観察する.

不顕性であっても，眼位が不安定で両眼視機能が不良であれば，DVDの治療を考慮する．DVDの左右の程度に差がある場合，片眼のみ手術すると他眼のDVDが顕在化してくることがある.

DVDに対する手術は，両側上直筋の大量後転術や下斜筋過動を伴う場合は下斜筋前方移動術が行われる.

DVDは水平斜視に合併することが多く，これらの治療により融像が安定するとともにDVDが不顕性化して目立たなくなることがある．このため，顕性斜視を伴う場合は，眼位矯正や共同性眼球運動の回復を優先する.

（鎌田さや花）

症例1 | 交代性上斜位

1歳女児

主訴：生後から眼位異常に気がついていた

既往歴：先天性心疾患

経過：1歳時に眼科受診，内斜視と交代性上斜位の合併を認めた．アトロピン調節麻痺下に強い屈折異常を認めず，乳児内斜視として1歳に両眼内直筋後転術を施行した．

図1a | 左眼固視時のDVD
左眼固視の時は右眼が上転する．

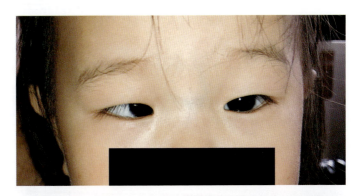

図1b | 右眼固視時のDVD
右眼固視の時は左眼が上転する．左右差があり，左眼のほうが程度が強い．

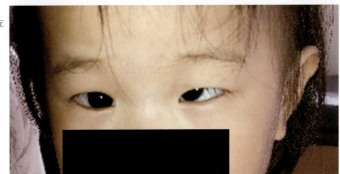

図1c | 不顕在化（内斜視術後）
内斜視に対して両眼内直筋後転術を施行後，両眼開放時の眼位は改善し，DVDも目立ちにくくなった．遮閉するとDVDによる上転が顕性化する．

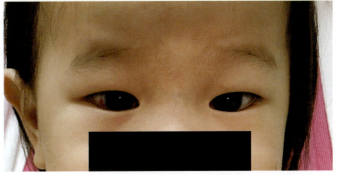

4-8)

微小斜視
Microtropia

診断のポイント				
観察のポイント				
重要度	観察目的	観察点	所見	参照図
★★★	眼位異常の有無	眼位	わずかな眼位異常	図1a
★★★	対応異常の有無	遮閉試験	固視眼をcoverした時に戻りが見られない	図1a
検査所見				
重要度	検査項目	検査目的	所見	参照図
★★★	残像検査	網膜対応異常の検出	対応異常あり	
★★	Worth 4 dot test			
★★★	バゴリーニ試験	抑制暗点の検出	抑制暗点あり	
★★★	4プリズム基底外方試験			図2

鑑別が必要な疾患	
鑑別疾患	鑑別のポイント
不同視弱視	偏心固視の有無 網膜対応異常の有無

1 | 疾患の定義

微小斜視は，1966年Langによって提唱されたごく小さな眼位ずれを持つ斜視であり，感覚面において網膜異常対応anomalous retinal correspondence (ARC) を示す．臨床所見として，①10プリズム以下の斜視角，②ARC，③正常または正常に近い融像域，④おおまかな立体視が挙げられ，斜視角，固視状態，不同視弱視の有無，遮閉試験による戻り運動の有無などは，個々の症例によりさまざまとされている．微小斜視は，原発性微小斜視と二次性微小斜視に分類され，原発性は片眼の弱視で発見されることが多く，二次性は大角度の斜視に対して斜視手術や弱視治療などの治療過程を経て最終的に微小斜視を呈する．

微小斜視の立体視に影響を与える因子として，抑制暗点の存在が挙げられる．斜視眼ではわずかに中心窩から外れた箇所で固視するために傍中心窩への偏心固視を認め，斜視弱視と同じ病型を呈する．斜視弱視と異なる点はARCが基盤となる両眼視機能であり，微小斜視では抑制暗点を認めた場合には周辺部網膜による融像は獲得するが，正常立体視の獲得は困難なことが多い．また，微小斜視には不同視を合併することが多い．不同視弱視で健眼遮閉治療に反応しにくい症例の中には，微小斜視を合併している場合があるので注意が必要である．

2 | 外眼部所見

眼位はわずかな内斜視であることが多いが，わずかな外斜視や上下斜視の場合もあり，さまざまである．遮閉試験にて固視眼をcoverした時に戻り運動が見られない場合(図1a)，固視眼の中心窩と斜視眼の傍中心窩でharmonious ARCを示す症例もあるため，注意が必要である(図1b)．

3 | 確定診断に必要な検査

検査は，調節麻痺剤使用による屈折検査は必須であり，不同視の存在には注意を要する．通常の眼位検査に加え，両眼視機能検査，ARCの検出のための残像検査，Worth 4 dot test，抑制暗点の検出のための4プリズム基底外方試験，バゴリーニ試験検査を行う．通常の立体視検査とrandom dot patternによる立体視の成績が乖離することも微小斜視における特徴の一つである．

4 | 鑑別すべき疾患

不同視弱視．

5 | 治療方針

微小斜視の治療の原則は弱視治療であり，弱視合併がなくARCとわずかな斜視だけでは積極的な治療対象とはならない．弱視治療は完全屈折矯正眼鏡装用下にてアイパッチによるocclusionが第一選択となるが，治療の最終段階ではアトロピンペナリゼーションを用い，徐々に漸減することが効果的とされる．弱視治療に対する反応は，強固な偏心固視を伴う場合は治療に抵抗を示し，両眼視機能の面ではARCのため治癒の程度はsubnormalな程度となるが，中心固視化して正常立体視まで獲得できる症例も中には存在するが，稀である．

(岡本真奈)

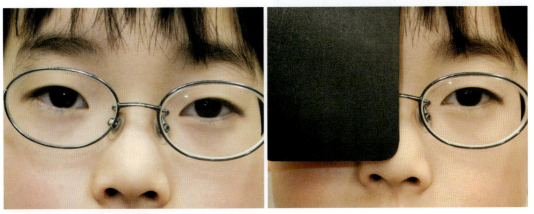

図1a | harmonious ARC を示す症例
外斜視に見えるが，遮閉試験で戻り運動が見られない．左眼は偏心固視している．

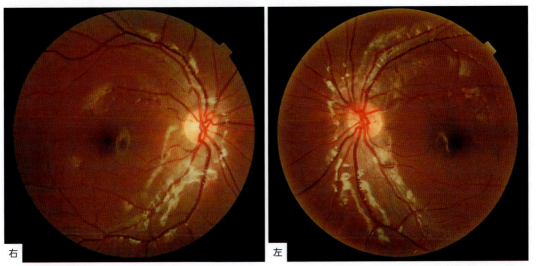

図1b | 各眼の眼底所見
右眼は中心固視だが，左眼は偏心固視している．

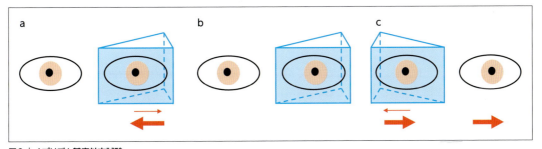

図2 | 4プリズム基底外方試験
a：健常者．複視を自覚し，融像運動が見られる．b：微小斜視の偏位眼にプリズムを挿入した場合．複視を自覚せず，融像運動も見られない．
c：微小斜視の固視眼にプリズムを挿入した場合．両眼とも4プリズムのむき運動が見られる．

4-9)-(1)

デュアン症候群
(Duane眼球後退症候群)
Duane retraction syndrome ; DRS

診断のポイント				
観察のポイント				
重要度	観察目的	観察点	所見	参照図
★	眼位の確認	内斜視	左内斜視	図1a
★		外斜視	右外斜視, 左外斜視	図2a, 3a
★	顔回しの確認	左	症例1, 2	
★		右	症例3	
検査所見				
重要度	観察目的	観察点	所見	参照図
★★★	眼球運動の確認	外転可能か?	左外転不能	図1b
★★		内転可能か?	右内転不能	図2b
★★		双方可能か?	左内外転不能, 左瞼裂狭小, 左眼球後退	図3b, 3c

鑑別が必要な疾患		
鑑別疾患	鑑別のポイント	掲載頁
先天性外転神経麻痺	内転時の瞼裂狭小, 眼球後退の有無	368頁
先天性動眼神経麻痺	他の動眼神経麻痺所見の有無	368頁

1 疾患の定義

デュアン症候群は, 先天的な眼球運動障害であり, 外直筋の異常神経支配が主体である. 外転神経が外直筋を正常な神経支配することができず, 動眼神経が異常神経支配をするために起きる. デュアン症候群は, 約1,000人に1人の頻度で発症. 全斜視の原因の1～5%を占め, 腎, 難聴, 四肢奇形などの眼外症状を合併することもある.

デュアン症候群は, 水平方向の眼球運動の特徴によりⅠ, Ⅱ, Ⅲ型に分類されている. Ⅰ型は外転不能または著明な制限が主で, 内転正常またはわずかに制限, Ⅱ型は内転障害が主, Ⅲ型は外転障害と内転障害の両方が見られる. Ⅰ型が全体の85%を占める. また, 多くの場合10歳までに診断され, 女児に多く, 約80%が片眼性で左眼に多い. Ⅲ型は両眼性が多い.

2 外眼部所見

外転障害(図1b, 3b), 内転障害(図2b, 3c)が著明な症状である. また内転時に, まぶたが狭くなり(瞼裂狭小)(図3c), 眼球が後ろに引っ込む(眼球後退). 内側に無理に動かそうとすると上下にずれる(up-shoot downshoot)こともある.

内斜視が多いが, 正位, 外斜視の場合もある. 顔を回して目の位置を揃えようとすること(頭位異常)や, 眼振を伴うこともある.

3 確定診断に必要な検査

眼球運動障害と瞼裂狭小・眼球後退があれば, 診断に至る. 牽引試験は陽性となる(点眼麻酔しておき, 麻痺している方向に引っ張ると抵抗あり).

筋電図では, 異常神経支配が記録される. 臨床では何型か, 片眼性か両眼性か迷う症例もあり, 筋電図測定は確定診断につながるが, 実際にはあまり行っていない.

4 鑑別すべき疾患

・外転神経麻痺　　・動眼神経麻痺

5 治療方針

第1眼眼位で斜視が目立たない場合は積極的な治療はせず, 経過観察となる. ただし, 屈折異常を合併することが多いので, 必要あれば屈折異常の治療として眼鏡装用や視力の左右差があればアイパッチ訓練を行う. なお, 顔の回しによって両眼視しているため, 両眼視は良好なことが多い.

正面視で斜視が強く, 顔の回しをしてものを見るような異常頭位が強い場合は, 正面視での斜視が少なくなるような手術の対象となる. しかし, 手術で神経支配を修正できるわけではなく, 手術で頭位異常が目立たなくすることはできるが, 完治させられるわけではない.

手術方法は, 内斜視なら内直筋後転, それで不足なら外直筋の前転や上下直筋の移動. 同様に, 外斜視なら外直筋後転, 内直筋の前転等はその後考慮する.

(永野雅子)

[参考文献]
1. 久保田伸枝:斜視特殊型. 丸尾敏夫(編):眼科診療プラクティス4 斜視診療の実際, 文光堂, 東京, 75, 1993
2. 佐藤美保:Duane症候群. 東　範行(編):小児眼科学, 三輪書店, 東京, 154, 2015
3. 丸尾敏夫ほか:Duane症候群. 丸尾敏夫ほか:斜視, 弱視診療アトラス, 金原出版, 東京, 156, 1988

症例1 | 左眼デュアン症候群Ⅰ型

5歳女児
主訴：顔を左へ回して見る
既往：左眼が外転しない
経過：外転神経麻痺が疑われた．

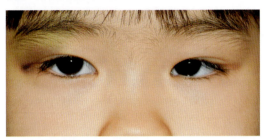

図1a | 左眼内斜視
右眼の皮膚が紫色になっている．

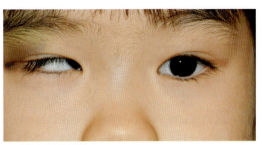

図1b | 左眼外転不可

症例2 | 右眼デュアン症候群Ⅱ型

32歳男性
主訴：右眼外斜視
既往：幼少時にデュアン症候群Ⅱ型と診断受けていた．
経過：幼少時に外斜視手術既往あり．追加手術希望．

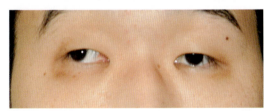

図2a | 右眼外斜視

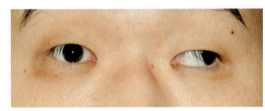

図2b | 右眼内転不可

症例3 | 左眼デュアン症候群Ⅲ型

7歳男児
主訴：顔を右へ回してみる
既往：左眼が外転しない．左眼の内転も不全．
経過：外転神経麻痺，動眼神経麻痺が疑われた．

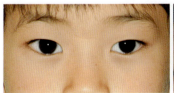

図3a | 左眼外斜視

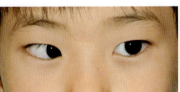

図3b | 左眼外転不可

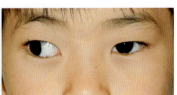

図3c | 左眼内転制限
内転時に左眼瞼裂狭小と左眼眼球後退．

4–9)–(2)

メビウス症候群
Möbius syndrome

1 疾患の定義

先天性の外転神経麻痺と先天性の顔面神経麻痺の合併をきたす疾患である．日本では約8万人に1人の発症とされている．大部分は孤発性である．

2 外眼部所見

- 仮面様顔貌
- 内斜視を伴う両眼の外転障害
- 閉眼障害
- 流涙
- 注視麻痺

表情に乏しく，眉間をタップしても閉眼せず，目で物を追う時に眼球を動かさず，首を回旋させる．四肢の奇形（合指症，指欠損，内反足など），体幹の奇形（大胸筋欠損），小顎症，耳介異常，難聴，精神発達遅滞などのさまざまな全身奇形を伴うことが多い．

3 確定診断に必要な検査

斜視検査，ヘス赤緑試験：斜視と眼球運動障害の程度を評価する．ヘス赤緑試験は，眼球運動障害が高度な例では測定できないので，斜視検査による眼位評価を行う．

MRI：顔面神経の無形成などの脳幹の低形成，第四脳室底の直線化など，後頭蓋窩の広範な異常．

9方向（5方向）眼位の写真：眼球運動障害が高度な症例では，5方向眼位の写真を撮影する（図1）．

4 鑑別すべき疾患

- 遺伝性先天性顔面神経麻痺

- 先天型筋強直性ジストロフィ
- リー脳症
- 橋小脳低形成
- ブラウン症候群
- デュアン症候群
- 進行性外眼筋麻痺
- 外転神経麻痺
- 周産期脳障害

5 治療方針

合併する内斜視の治療
- 両内直筋後転術

（西　智）

［参考文献］

1. 三村　治：神経眼科を学ぶ人のために．医学書院，東京，169-171，2014

診断のポイント

観察のポイント

重要度	観察目的	観察点	所見	参照図
★★★	疾患の評価	顔	仮面様顔貌	図1
★★★	疾患の評価	眼位	内斜視を伴う外転障害	図1
★★★	重症度の評価	顔	閉眼障害	
★★	重症度の評価	顔	流涙	
★★	重症度の評価	眼球運動	注視麻痺	図1

検査所見

重要度	観察目的	観察点	所見	参照図
★★	疾患の評価	MRI	顔面神経の無形成などの脳幹の低形成	
★★	疾患の評価	9方向眼位写真	眼球運動障害	図1

鑑別が必要な疾患

鑑別疾患	鑑別のポイント	掲載頁
遺伝性先天性顔面神経麻痺	外転神経麻痺の合併の有無	
先天型筋強直性ジストロフィ	白内障，網膜変性の合併の有無	
リー脳症	乳幼児期の知的退行，筋緊張低下，けいれん発作，呼吸不全の合併の有無	
橋小脳低形成	進行性の神経症状の合併の有無	
ブラウン症候群	内上転方向への眼球牽引試験が陽性	380頁
デュアン症候群	内転障害の有無　側方視時の眼瞼の大きさの変化の有無	334頁
進行性外眼筋麻痺	症状の進行性の有無	388頁
外転神経麻痺	顔面神経麻痺の合併の有無	368頁
周産期脳障害	メビウス症候群でも合併する可能性はあり，新生児期早期のMRIによる鑑別診断が必要	

症例1 | メビウス症候群

17歳男性

両外転神経麻痺と顔面の無表情がある．発達障害，多毛を伴い，左右の眉毛は連続している．

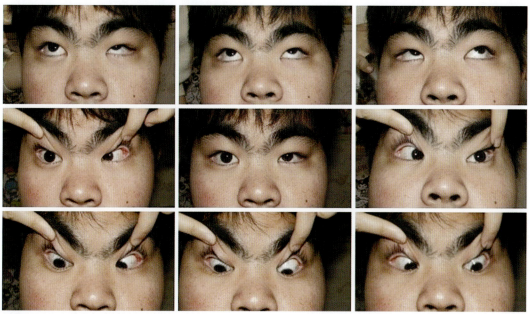

図1 | メビウス症候群9方向眼位写真
(三村　治先生のご厚意による)

4-9)-(3)

外眼筋線維症
Congenital fibrosis of the extra ocular muscles ; CFEOM

診断のポイント

観察のポイント

重要度	観察目的	観察点	所見	参照図
★★★	疾患の評価	眼瞼	眼瞼下垂	図1
★★	疾患の評価	眼位	下斜視	
★★	重症度の評価	頭位	頭位異常，顎上げ	図1
★★	重症度の評価	眼球運動	高度の眼球運動障害（特に上下方向）	図1

検査所見

重要度	観察目的	観察点	所見	参照図
★★	疾患の評価	MRI	外眼筋の萎縮，菲薄化 動眼神経の低形成	
★★	疾患の評価	5方向眼位写真	上下方向の眼球運動障害 顎上げ頭位	図1

鑑別が必要な疾患

鑑別疾患	鑑別のポイント	掲載頁
ブラウン症候群	内上転方向への眼球牽引試験が陽性	380頁
デュアン症候群	内外転障害の有無 側方視時の眼瞼の大きさの変化の有無	334頁
進行性外眼筋麻痺	全身疾患の合併の有無	388頁
メビウス症候群	顔面神経麻痺の合併の有無 外転障害の合併の有無	336頁
眼瞼下垂をきたす疾患（重症筋無力症）	日内変動の有無 血液検査での抗アセチルコリンレセプター抗体の有無	374頁

1 疾患の定義

外眼筋線維症は，以前はgeneral fibrosis syndromeとして知られていたが，最近では，congenital fibrosis of the extra ocular muscles（CFEOM）と呼ばれている．遺伝子異常を認め，外眼筋の線維化による眼球運動障害と眼瞼下垂を生じる．CFEOMは，遺伝子変異の種類によって，現在I～III型まで報告されているが，孤発例も認められる．常染色体優性遺伝で，*12KIF21A*遺伝子に異常をきたすCFEOM I 型が最も多い．I 型は，両眼性の眼瞼下垂を生じ，眼球は下方固定される．II型は，常染色体劣性遺伝で，*PHOX2A*遺伝子に異常をきたす．両眼性の眼瞼下垂を生じ，外斜視で固定される．III型は，常染色体優性遺伝または常染色体劣性遺伝で，眼瞼下垂は片眼性の場合もあり，程度もさまざまである．眼球は下方で固定され，16q24.2-q24.3に原因遺伝子があるとされている．ここでは，主にI 型での所見を中心に述べる．

2 外眼部所見

両眼性で，眼球の下方固定による顎上げの異常頭位，著明な両側性眼瞼下垂を認め，正中を越える眼球の上転が不能（ベル現象も陰性）である．また，弱視や屈折異常を伴う場合も多い．マーカスガン現象（口を開けると同時に上眼瞼が挙上する）を併発する症例もある．

3 確定診断に必要な検査

家族歴の聴取：（可能ならば遺伝子検査）
斜視検査，ヘス赤緑試験：斜視と眼球運動障害の程度を評価する．ヘス赤緑試験は，眼球運動障害が高度な例では測定できないので，斜視検査による眼位評価を行う．
MRI：外眼筋の菲薄化の有無と頭蓋内疾患の除外を行う．動眼神経の低形成を認める症例もあり，高解像度のMRIでの撮像を勧める．上眼瞼挙筋や上直筋の高度な菲薄化を認める症例が多い．MRIで小脳虫部の低形成や脳血流の低下を認めた症例もある．
9方向（5方向）眼位の写真：眼球運動障害が高度な症例では，5方向眼位の写真を撮影する．顎上げ頭位の撮影のため，側方からの撮影も同時に行う（図1）．

4 鑑別すべき疾患

・ブラウン症候群
・デュアン症候群
・進行性外眼筋麻痺
・メビウス症候群
・眼瞼下垂をきたす疾患（重症筋無力症）

5 治療方針

・麻痺性斜視に対する下直筋後転術．顎上げの頭位異常の改善に有効である．術後，下直筋の持つ内転作用の減弱により，外斜傾向を示す場合もある．
・眼瞼下垂に対する前頭筋つり上げ術および上眼瞼挙筋短縮術．

（西　智）

図1 | 外眼筋線維症の自然頭位と5方向眼位

側面からの写真では，顎上げを認める．眼球運動は，水平方向は保たれているが，上下方向には全く動かない．

(三村 治：神経眼科を学ぶ人のために．医学書院，東京，180，2014 図4-92より)

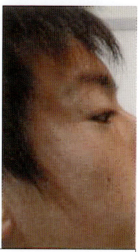

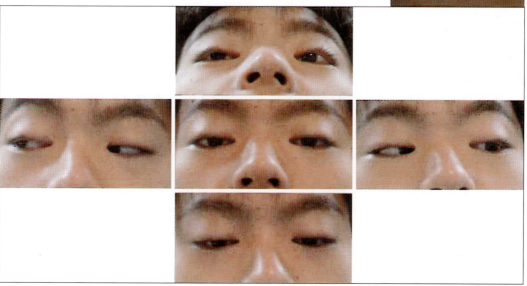

[参考文献]

1. Yamashita T, et al: Case of congenital fibrosis of the extraocular muscles type 1 with progressive cerebellar ataxia. Neurol Clin Neurosci 6: 48-50, 2018
2. Kacar BA, et al: A rare case of congenital fibrosis of extraocular muscle type 1A due to KIF21A mutation with Marcus Gunn jaw-winking phenomenon. Eur J Paediatr Neurol 19: 743-746, 2015
3. 木村亜紀子：麻痺性斜視の手術治療．神経眼科29: 288-293, 2012
4. 三村 治：神経眼科を学ぶ人のために．医学書院，東京，179-181, 2014

4-10)-(1)

γ(α, κ, λ)角異常
Angle gamma abnormality

診断のポイント

観察のポイント

重要度	観察目的	観察点	所見	参照図
★★★	検査して眼位ずれを捜す	ペンライトを見せて瞳孔中心と光の反射点の位置関係を見る	瞳孔中心と光の反射点は不一致	図2

検査所見

重要度	観察目的	観察点	所見	参照図
★★★	カバーテスト	眼の動き	眼球は動かない	
★★	視力検査	左右差	左右差はない	
★★	細隙灯顕微鏡	疾患の有無	疾患はない	
★★	眼底	疾患の有無	疾患はない	

鑑別が必要な疾患

鑑別疾患	鑑別のポイント
小角度の斜視	カバーテストで眼が動く
廃用性斜視	斜視眼が視力不良

1 | 疾患の定義

眼の軸と角度は眼位検査で重要なものである．眼の軸には光軸，視軸，注視線，照準線といろいろある．眼の角度にはγ，α，κ，λ角がある．これらの定義を解説する．

2 | 外眼部所見

γ角（ガンマ角）は光軸と注視線のなす角度である（図1，2）．

光軸は曲率中心を通る線をいうが，角膜，水晶体は共軸でなく，水晶体は傾いており，真の光軸の定義は難しい．一方，注視線は回旋点と固視点を結ぶ線である．眼は一点を中心に回旋しておらず，向きにより異なり，回旋中心の決定は不可能である．γ角を測ることは不可能である．

α角（アルファ角）は光軸と視軸のなす角である（図1）．光軸は前述のごとく測定不能である．視軸は中心窩と固視点を結び，節点を通る線である．中心窩，節点の同定は困難であり，α角の決定は困難である．

κ角（カッパ角）は視軸と瞳孔中心線のなす角である（図1）．視軸は正確には求められない．瞳孔中心線は入射瞳を通り，角膜表面に垂直な線である．その定義ははっきりしているが，測定困難な視軸があるため，正確に求められない．

λ角（ラムダ角）は，照準線と瞳孔中心線とがなす角である（図1）．照準線は入射瞳中心と固視点を結ぶ線である．瞳孔中心線は前述した．臨床で測定可能なものはλ角のみである．λ角を用いるべきと思うが，γ，α，κ角の定義は無視することはできない．

3 | 確定診断に必要な検査

γ，α，κ角ともに正確な測定は不能であるが，臨床上は測定法はある．γ角は大型弱視鏡でγ角測定用スライドを用い，視標の数字を順に固視させて角膜反射が瞳孔中心にきた時の数字をγ角としている．

4 | 鑑別すべき疾患

小角度の斜視，廃用性斜視（図3）．

5 | 治療方針

眼の軸と角度はその人に固有のものであり，治療の必要はない．

(武田啓治)

［参考文献］

1. 魚里　博：視覚情報処理ハンドブック，朝倉書店，東京，9-12, 2017

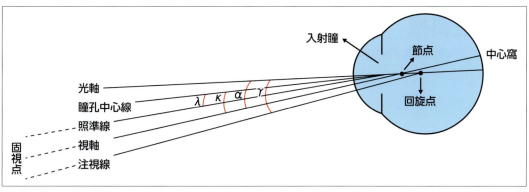

図1│γ, α, κ, λ角の概略
節点には第1節点と第2節点があるが，近接しているため，1点で表示した．

症例1│左γ角異常

5歳男児
主訴：斜視に見える
既往：視力でフォローしている．
経過：一見，外斜視に見えるが，生下時からの眼の角度の異常である．

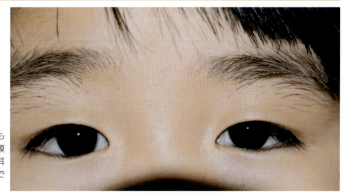

図2│γ角異常
一見，左外斜視に見えるが，カバーテストを行っても眼が動かない．左γ角異常である．γ角の表示は角膜の反射点が瞳孔中心より鼻側にくれば陽性（+），耳側にあれば陰性（−）と表示する．本症例は陽性（+）である．

症例2│廃用性斜視

80歳女性
主訴：視力低下
既往：左球後視神経炎
経過：左球後視神経炎を繰り返し左視力となった．右視力は(1.2)．

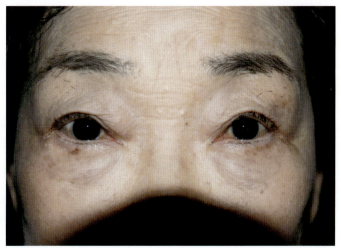

図3│廃用性弱視
γ角異常の鑑別疾患の一つである．左眼は外斜しているがカバーテストに反応しない．視力が0であることから廃用性弱視であることがわかる．

4-11)

麻痺性斜視
Paralytic strabismus, Paralytic squint

診断のポイント				
観察のポイント				
重要度	観察目的	観察点	所見	参照図
★★★	異常の有無	自然頭位	代償頭位があれば眼球運動障害を疑う	図2a
★★★		両眼むき運動および単眼ひき運動(9方向)	動眼, 滑車, 外転神経の障害を確認	図1, 2c, 3a
★★★		瞼裂の左右差	眼瞼下垂, 瞼裂狭小化	

検査所見				
重要度	検査名	ポイントとなる所見	注意点	参照図
★★★	ヘス赤緑試験	患側麻痺筋の作用方向の面積が狭小化	両眼性や複合性では非典型的となり, 要注意	図1b, 2d, 3b
★★★	頭部画像診断(CT, MRI)	腫瘍, 頭蓋内圧亢進や動脈瘤の存在と部位	高齢者に多い末梢循環不全は画像上異常なし	
		眼窩骨折, 筋の大きさと走行	機械的および筋原性斜視との鑑別	
★	眼球牽引試験	ひき運動と牽引による可動域の差	視方向による眼圧や瞼裂の変化も参考になる	

鑑別が必要な疾患		
鑑別疾患	鑑別のポイント	主要症状
機械的斜視	神経支配に合わない眼球運動障害. 外傷, 頭頸部および眼科手術歴	変動のない眼球運動制限
自己免疫疾患(MG, 甲状腺眼症)	日内変動を伴う. 血液検査で関連抗体確認. MGでは易疲労性.	甲状腺眼症:眼瞼腫脹, 眼球突出, 上転制限. MG:眼瞼下垂

1 | 疾患の定義

　眼球運動障害を伴う先天性または後天性の斜視.広義には外眼筋自体の異常による筋原性, 神経筋接合部異常や機械的な眼球運動制限による非共同性斜視全体を指す. 狭義には動眼・滑車・外転神経の核・核下性障害による眼運動神経麻痺による神経原性斜視を指す. 偏位は神経の障害の程度や複合麻痺の組み合わせによって, 水平・上下・回旋および複合のいずれの向きにも生じ, 視方向によって偏位量の異なる非共同性斜視を示す. 先天性の多くは複視を自覚しないが, 抑制による弱視や両眼視機能不良, 頭位異常による顔面非対称などの原因となる場合は治療が必要である. 一方, 後天性の多くは複視を訴えて早期の手術を希望することもあるが, 原因によっては自然治癒や薬物治療が奏功するため, 治療の決定には発症時期と原因の正確な診断が重要である.後天性麻痺性斜視の原因には, 生命を脅かす重篤な脳血管障害, 神経疾患や頭頸部腫瘍が含まれる. 瞳孔散大と激しい頭痛を伴う急性発症の動眼神経麻痺が脳動脈瘤破裂時に見られることはよく知られている. 麻痺性斜視を見た時は緊急性と検査の優先度の判断が重要である.

2 | 外眼部所見

　上眼瞼挙筋を支配する動眼神経麻痺では眼瞼下垂を伴う. 両眼視機能が保たれる場合は, 顎の上げ下げ, 顔回しや頭部傾斜などの代償頭位をとる(図2a). 頭位を正すか, 代償頭位と逆向きの頭位にして正面視させると偏位が明らかとなる(図2b). また, 眼球運動をさせると麻痺筋の作用方向の眼球運動障害がある(図1a, 2c, 3a).

3 | 確定診断に必要な検査

　眼球運動検査で運動麻痺の有無の確認が基本とな

る. ヘス赤緑試験(図1b, 2d, 3b)は, 片側の単一神経麻痺では視覚的にわかりやすいが, 両眼性や複合麻痺では複雑になり, 判定に注意が必要である. また, 片眼の低視力例や両眼視機能が低い場合は検査ができないことがある. 大型弱視鏡による9方向眼位検査は, 視方向によるむき眼位と回旋を測定できるが, 患者の理解と協力が必要である. 上記の検査から麻痺の所見が明らかになれば, 頭部画像診断(CT, MRI)で脳幹部梗塞や出血, 脳血管病変や腫瘍などの頭蓋内眼窩内病変を検索する. また, 糖尿病性麻痺や甲状腺眼症, 重症筋無力症(MG:myasthenia gravis)などの鑑別のために血液検査を行う. 実際に神経麻痺と機械的制限を鑑別するためには, 眼球牽引試験が必要となることもある.

4 | 鑑別すべき疾患

　機械的斜視(手術後の癒着や slipped muscle, 眼窩骨折, 眼窩占拠性病変, 強度近視性内斜視, sagging eye syndrome, ブラウン症候群など), 眼運動神経先天異常(デュアン症候群など), 筋原性・神経筋接合部異常(甲状腺眼症, 重症筋無力症, 外眼筋線維症, 慢性進行性外眼筋麻痺など).

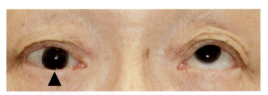

図1a ｜ 右動眼神経麻痺の眼球運動検査（上方視）
上方視で右眼の上転制限がある（矢頭）．右上眼瞼の挙上も弱い．上転の運動範囲は内外眼角を結んだラインまで角膜下縁が上がると正常である．高齢者は正常でも上転不良が見られることがあり，左右差が重要である．

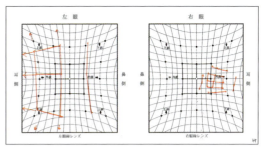

図1b ｜ 右動眼神経麻痺のヘス赤緑試験（別症例）
右眼は外転以外が制限されている．

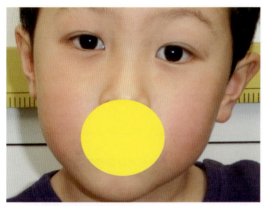

図2a ｜ 右先天上斜筋麻痺の外眼部
自然頭位．健側（左）への頭部傾斜がある．傾斜の角度は麻痺の程度により異なる．

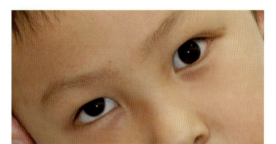

図2b ｜ ビールショウスキー頭部傾斜試験
自然頭位と逆方向に頭部を傾斜させると，患眼（右眼）が上転する．ビールショウスキー頭部傾斜試験陽性．

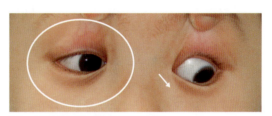

図2c ｜ 同症例の眼球運動検査（左下方視）
右滑車神経麻痺により，右上斜筋の作用方向（左下方視）では右眼の内下転が不良である（矢印）．

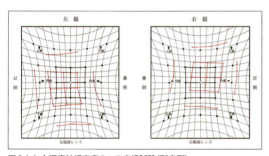

図2d ｜ 右滑車神経麻痺のヘス赤緑試験（別症例）
右眼の内下転に制限があり，外方回旋も見られる．

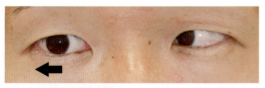

図3a ｜ 右外転神経不全麻痺
眼球運動検査（右方視）．麻痺筋の作用方向を見る（右方視）と外転制限がある（矢印）．外転の運動範囲は耳側角膜縁が外眼角に届き，強膜が見えなくなると正常である．写真では右眼耳側に強膜が見えているため外転制限ありと判断できる．

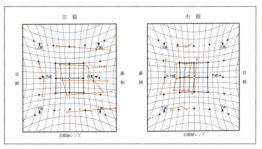

図3b ｜ ヘス赤緑試験
ヘスチャートは四角形の面積の狭い方が麻痺眼で，四角形の辺が短く，基準線から離れている方向が障害されている．図は右眼の横方向が短く，耳側で基準線から一番離れている．眼球運動検査で右眼は外転するが範囲が狭く，ヘスチャートでは制限が明瞭になる．

5 ｜ 治療方針

プリズム装用，斜視手術，原疾患の治療，自然治癒が期待できる場合経過観察，片眼遮閉．

（清水有紀子）

4-12)

固定内斜視
Convergent strabismus fixus

診断のポイント

観察のポイント

重要度	観察目的	観察点	所見	参照図
★	有無の確認	眼球の位置	内下転位をとる	図1a
★	重症度の判定	眼球運動の範囲	外転制限で正中を越えない 重症では全く動かない	

検査所見

重要度	観察目的	観察点	所見	参照図
★★★	眼窩部MRI	水平断	内斜視, 後部ぶどう腫	図1b
		冠状断	上直筋の鼻側偏位, 外直筋の下方偏位	図1c
★	眼軸長測定		長眼軸　26mm以上	
★	眼底所見		近視性網脈絡膜萎縮	

鑑別が必要な疾患

鑑別疾患	鑑別のポイント	掲載頁
外転神経麻痺	MRIにおける外眼筋の偏位・眼球脱臼の有無, 頭蓋内病変の有無 牽引試験における運動制限の有無	368頁

1 疾患の定義

強度近視眼において後天的に発症した内下斜視が進行し, 外転しても正中を越えない状態. 初期の正中を越える状態は高度近視性内斜視と呼ばれる.

中年以降に徐々に進行し, 高齢者に多い.

眼軸長が延長した眼球後半部分が外直筋と上直筋の間に脱臼し, 眼球後極が耳上側を向く位置異常をきたすことが原因である.

2 外眼部所見

典型的な固定内斜視では片眼または両眼が内下転位でほぼ固定しており, 眼球運動は著しく制限されている. 片眼または両眼に強い近視があり, 矯正視力不良であることが多い. 中心固視が不良のため, 遠方斜視角の正確な測定は困難である.

軽症では内斜視および軽度外転制限を認めるが, 正中を越えて外転可能である. 中等度では外転時に正中を越えず, 上転障害を伴うようになる.

3 確定診断に必要な検査

画像診断MRI：冠状断のスライスが特に有用である. 上直筋の鼻側偏位, 外直筋の下方偏位, 眼球の筋円錐からの脱臼を認める. 眼球脱臼の程度は外転・上転障害と密接な相関がある.

牽引試験：上転・外転制限を認める. 上転時には外直筋, 外転時には上直筋が妨害する.

4 鑑別すべき疾患

外転神経麻痺：麻痺眼側を注視すると増悪する水平性複視を自覚するため, 頭位異常（麻痺眼側へのface turn）が見られる. 後天性に外転神経麻痺を起こす原因疾患として脳腫瘍, 頭蓋内圧亢進, 脳血管性病変, 頭部外傷, 中枢神経系脱髄疾患, 糖尿病などがある. 原因検索のため, まずCT・MRIなどの頭蓋内評価および全身検索を行う. 外転制限の程度について両眼および片眼の眼球運動検査を行う. 外傷や虚血に伴う麻痺では自然軽快する可能性があるため, 約半年間経過観察して改善しない場合に手術（筋移動術）を検討する.

5 治療方針

手術で脱臼した眼球を筋円錐内に整復する必要がある.

全身麻酔下に外直筋と上直筋の付着部より15mm後方で上直筋外側縁と外直筋上側縁に通糸し, 両直筋の間隔を狭めるように結紮する方法が有効である（上外直筋結合術：横山法）.

この術式では外眼筋の走行異常が矯正され, 眼球運動と眼位の両方が改善する.

片眼性の固定内斜視でも, MRIで両眼が脱臼している場合には両眼手術を選択することが望ましい.

術中牽引試験で機械的外転制限がある場合, 内直筋後転術を併施する. また, 上外直筋結合術を行った後の残余内斜視に対しても内直筋後転術を追加する.

（張　佑子）

症例1 | 固定内斜視

78歳女性

主訴：左内斜視

既往歴：両眼白内障手術後，左眼近視性網脈絡膜萎縮

経過：徐々に左眼内斜視が進行し，手術を希望された．眼軸長は右32.07mm，左32.62mmと，いずれも長眼軸であった．眼窩部MRIで両眼眼球脱臼と上外直筋の偏位を認め，両眼眼上外直筋結合術および左眼内直筋後転術を施行し，眼位は正位に改善した．

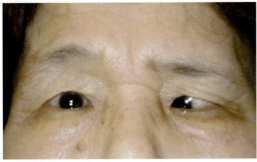

図1a | 左眼固定内斜視
左眼球が内下転位をとっている．

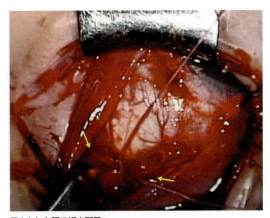

図1d | 左眼の術中所見
上直筋（右矢印）を上斜筋と分離し，筋付着部から15mm後方の筋腹耳側縁に非吸収糸を通糸する．同じ糸を外直筋の付着部から15mm後方の上側縁に通糸し，間隙がないように結紮する．

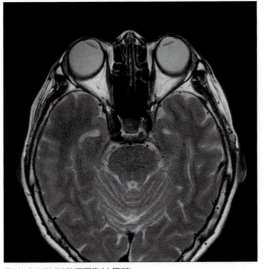

図1b | MRI T2強調画像（水平断）
内直筋を含む平面で，両眼ともに拡大した眼球が内転位をとっている．

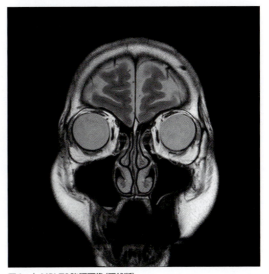

図1c | MRI T2強調画像（冠状断）
上直筋の鼻側偏位と外直筋の下方偏位を認める．

4-13)

急性内斜視
Acute esotropia

1 疾患の定義

急性内斜視は急性に発症した後天性で共同性の内斜視である．外転神経麻痺などと鑑別し，非共同性≒麻痺性であることを除外する必要がある．

本疾患の成因(推測される機序からの疾患細分類)は現在も研究や議論が進行中であるため，以下の記載は今後さらに研究や議論が深まることで変更し得ることに留意されたい．

著者は後天性共同性内斜視の成因は小児と成人で異なると考えるのが適切であろうと考えている．まず，小児の急性内斜視のこれまでの分類について述べてから，臨床研究が行われているスマートフォンなどデジタルデバイスとの関連が考えられる内斜視について述べる．さらに著者が鑑別診断として重要であると考えている近見反応けいれんについて述べる．成人の後天性共同性内斜視については主な成因と考えられる強度近視性斜視の軽症例と，sagging eye syndromeの2疾患について述べる．

1. 小児の急性内斜視のこれまでの分類

片眼遮閉後に発症する急性共同性内斜視(Swan型)：片眼の遮蔽もしくは片眼の(もしくは左右差の著しい)視力障害により発症する．Swanによる報告では遠視が見られたが，明らかな屈折異常がない症例でも片眼遮閉後に急性共同性内斜視は発症し得るとされている．

共同性輻湊性内斜視(Franceschetti型)：発症初期は内斜視は間欠性で，その後，恒常性になるとされている．遠視はあったとしても軽度で，原因は不明なことが多いが，身体もしくは精神の消耗が内斜視に先行して見られることがあるとされている．内斜視発症以前から内斜位もしくは微小内斜視があり，両眼視機能が不良な症例群と，内斜視発症以前から両眼視機能が良好な症例群にさらに細分類される．

共同性輻湊性内斜視(Bielschowsky型)：近視を伴うタイプである．近視は−5D以下で，近見では正位，遠見で内斜視が見られるとされているが，近視が−5D以上で，近見も遠見も内斜視である症例も含まれる．プリズム装用により複視は消失するが，プリズム装用を継続中に斜視角が増大する症例が存在するとされている．

臨床上重要な点は，外転神経麻痺などが除外され上記の小児の急性内斜視であると診断できても，頭部画像検査を省略してよい理由にはならない点である．Hoytらは急性内斜視と診断しても特に眼振が見られる症例では頭部画像検査を行い，脳腫瘍の合併などを除外しなければならないとしている[1]．

近年，スマートフォンなどデジタルデバイスを長時間使用した後に内斜視が発症する症例が存在することが認知されるようになってきた．日本弱視斜視学会では多施設共同研究を行っており，今後の研究結果が待たれる．

著者自身は急性内斜視と鑑別が困難な疾患として，近見反応けいれんが挙げられると考えている．近見反応けいれんは輻湊・調節・縮瞳が間欠性に出現する疾患であるが，間欠性に乏しく，急性内斜視と紛らわしい場合がある．Shankerらは大角度の共同性交代性内斜視を呈し，眼球運動制限なし，対光反射正常だが，調節麻痺剤点眼後の屈折検査で近視の改善が見られ，近見反応けいれんと診断した11歳男児を報告している[2]．本症例は調節麻痺剤点眼治療を行いながら経過観察していく中で症状・所見の改善が見られた．

2. 成人の後天性共同性内斜視

成人の後天性共同性内斜視はSpierer，Godsらにより報告されている[3,4]．Spiererの報告の10症例の平均年齢は38歳，平均斜視角は33.8PD，平均屈折値は−4.1Dだった．Godsらの報告の87症例の年齢は62〜91歳，遠見斜視角は2-18PD，屈折異常は遠視が最も多く見られた．特に高齢者においては後天性共同性内斜視の原因として，蒲生らの報告[5]に詳細に記載されているように，強度近視性斜視に見られるような眼窩プリーの機械的変化，もしくはsagging eye syndromeに見られるような眼窩プリーの加齢性変化が考えられる．眼窩プリーは眼球赤道部をリング状に取り囲む結合組織で，外眼筋の走行の安定化と外眼筋の起始部としての機能を果たす．眼窩プリーの機械的変化と加齢性変化の診断

症例1 | 急性内斜視（Franceschetti型）

荒木らによる症例報告である[6].

9歳女児.

主訴：複視

経過：テレビゲーム中に突然の複視を伴う内斜視を発症し，初診時眼位に遠見／近見ともに50prism diopters程度の共同性内斜視を認めた.

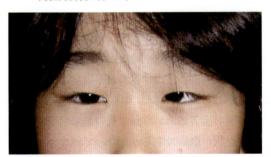

図1a｜術前眼位写真（右眼固視）
（荒木俊介ほか：急性内斜視. あたらしい眼科 33：1707-1712, 2016 図2より）

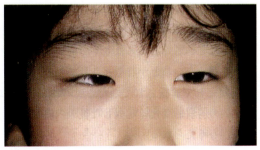

図1b｜術前眼位写真（左眼固視）
（荒木俊介ほか：急性内斜視. あたらしい眼科 33：1707-1712, 2016 図2より）

は基本的にはMRI画像による眼球と外眼筋の位置関係の評価により，強度近視性斜視に見られる眼窩プリーの機械的変化は上直筋の鼻側偏位，外直筋の下方偏位として観察され，sagging eye syndromeに見られる眼窩プリーの加齢性変化は外直筋の下垂および上部外直筋の耳側傾斜およびそれによる外直筋-上直筋バンドの伸展・断裂として観察される. しかし，両者ともに軽症例では画像でも診断は困難であると考えられ，今後の研究の進展が待たれる.

2 | 外眼部所見

共同性の内斜視を呈する.

3 | 確定診断に必要な検査

眼位検査，眼球運動検査. 外転神経麻痺，脳腫瘍と鑑別するために頭部画像検査が必要となる症例もある. 成人では眼窩MRIによる眼窩プリーの評価が必要となる症例もある.

4 | 鑑別すべき疾患

外転神経麻痺など.

5 | 治療方針

小児の急性内斜視症例の多くは手術治療が必要である. デジタルデバイスの長時間使用に関連した内斜視の治療方針については今後の研究結果が待たれる. 近見反応けいれんが疑われる症例では，調節麻痺剤点眼治療のほかにA型ボツリヌス毒素注射も選択肢の一つと考えられる.

成人の後天性共同性内斜視のうちsagging eye syndromeに見られる眼窩プリーの加齢性変化による内斜視には，実測斜視角の2倍の矯正斜視角で両眼内直筋後転法を行うのがよいとされている. 強度近視性斜視に見られる眼窩プリーの機械的変化による内斜視に，初回手術から上直筋と外直筋の結合手術（横山法）を行うのがよいのか，それとも内直筋後転法など別の手術方法を行うのがよいのかについてはまだ結論が得られていない.

（植木智志）

［文献］

1. Hoyt CS, et al: Acute onset concomitant esotropia: when is it a sign of serious neurological disease? Br J Ophthalmol 79: 498-501, 1995
2. Shanker V, et al: Unusual presentation of spasm of near reflex mimicking large-angle acute acquired comitant esotropia. Neuro-Ophthalmology 38: 187-190, 2015
3. Spierer A: Acute concomitant esotropia of adulthood. Ophthalmol 110: 1053-1056, 2003
4. Gods D, et al: Distance esotropia in the elderly. Br J Ophthalmol 97: 1415-1419, 2013
5. 蒲生真理ほか：プリー異常を伴う内斜視に倍量矯正角手術が奏功した一例. 神経眼科 35: 424-429, 2018
6. 荒木俊介ほか：急性内斜視. あたらしい眼窩 33: 1707-1712, 2016

5

眼球運動異常

総論

5

1 はじめに

　私たちが右を見たり，左を見たりする時，何も考えなくても，片眼の外直筋と反対眼の内直筋が共同性に働き，眼球は同じ方向を向くことができる．異なる外眼筋が共同性に働くことにより，私たちはどの方向も両眼で見ることができる(図1)．それは，眼球に付着した6本の外眼筋が，中枢からの指令を受け，眼球の中にある回旋点を中心に，垂直，水平，回旋作用を駆使して共同性に働いているからである(図2)．中枢から末梢に至るどの経路に障害が生じても，眼球は共同性に動かない(図3)．そして，障害が生じた場合，私たちは複視を自覚するか，複視を代償する頭位異常を呈することになる．眼球運動を理解することは，複視や頭位異常を主訴に眼科を受診する患者の診療に欠かせない重要事項である．各論での疾患の理解に必要な眼球運動の基本を解説する．

2 ocular counter-rolling reflex

　頭を左右に傾けても，眼球はしっかりと視標を捉えることができる．それは眼球が常に視軸を保つべくocular counter-rolling reflexが生じているからである(図4)．たとえば，右へ頭を傾けると，右眼では内方回旋が，左眼には外方回旋が生じ，視軸が一定に保たれる．逆に左へ傾けると，今度は，右眼では外方回旋が，左眼では内方回旋が生じる(図5)．内方回旋を担う外眼筋は上直筋と上斜筋であり，外方回旋を担う外眼筋は下直筋と下斜筋である．そのため，上斜筋麻痺では外方回旋偏位が生じ，健側への頭部傾斜が生じる(上斜筋を使わなくて済むため)．

3 水平方向への眼球運動

　水平方向への眼球運動の中心的役割は，橋にある傍正中橋網様体paramedian pontine reticular formation(PPRF)が担っている．「右を向く，左を向く」という刺激は，前頭眼野から下降し，脳幹で交差して橋のPPRFに至る．そして，同側の外転神経核からは同側の外直筋へ，一方は内側縦束medial longitudinal fasciculus(MLF)を介して反対側の動眼神経内直筋亜核から内直筋へ刺激が到達し，水平方向への共同性眼球運動が生じる(図6)．一方，前庭系では，外側半規管から同側前庭神経核に入り，交叉して反対側の外転神経核に入る．前庭神経核は同側の小脳から抑制性の制御を受けている．

　これらの水平方向への眼球運動の経路が障害されると，側方注視麻痺が生じる．

4 垂直方向への眼球運動

　垂直方向への眼球運動の中心的役割は，中脳の内側縦束吻側間質核rostral interstitial nucleus of medial longitudinal fasciculus(riMLF)が担っている．図7に脳幹部でのriMLFを含めた眼運動神経核の位置関係を示した．riMLFからの指令は，上転の場合は，対側上直筋と下斜筋へ，下転の場合は同側の下直筋と対側の上斜筋へ伝わる．前庭系は，前半規管や後半規管からの刺激が同側前庭神経核に入り，そこから交差して反対側の滑車神経，動眼神経核に入る．

5 末梢での眼運動神経の走行

　外転神経核は橋に，動眼神経核，滑車神経核は中脳にある．それぞれの核を出た眼運動神経は海綿静脈洞を走行し，そこを抜けて視神経とともに上眼窩裂(眼窩先端部)から眼窩内に入り，それぞれの外眼筋に分布する．そのため，海綿静脈洞病変による疾患は海綿静脈洞症候群と呼ばれ，眼窩先端部病変による疾患は大きく眼窩先端部症候群と呼ばれる．トロサ・ハント症候群や頸動脈海綿静脈洞瘻carotid-cavernous fistula(CCF)は海綿静脈洞症候群に含まれる．海綿静脈洞の構造を図8に示した．内頸動脈と外転神経は海綿静脈洞内を通過する．そのため，CCFでは外転神経麻痺で発症しやすい．一方，動眼・滑車神経は中頭蓋窩内側の硬膜と海綿静脈洞自体との間に位置する．そのため，海綿静脈洞の壁を圧迫するような海綿静脈洞内腫瘍や動脈瘤では，動眼神経麻痺で発症しやすい．動眼神経は海綿静脈洞を出る手前で上枝と下枝に分かれ，眼窩内に入る．

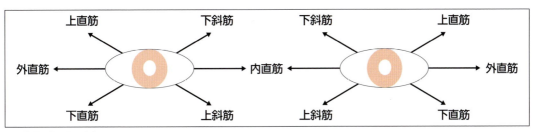

図1｜外眼筋の作用方向
滑車神経は上斜筋を，外転神経は外直筋を，動眼神経はそれ以外の内直筋，上直筋，下直筋，下斜筋を支配している．右斜め上を見る時には，右眼は上直筋，左眼は下斜筋が働き共同性に眼球が動く．

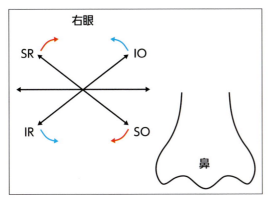

図2｜外眼筋の垂直，水平，回旋作用
青矢印は外方回旋を，赤矢印は内方回旋を示す．IOとIRには外方回旋作用が，SRとSOには内方回旋作用がある．IOとSOには外転作用が，SRとIRには内転作用がある．SRとIOには上転作用が，IRとSOには下転作用がある．
SR：superior recuts muscle 上直筋．IR：inferior rectus muscle 下直筋．SO：superior oblique muscle 𝐼𝑂 上斜筋．IO：inferior oblique muscle 下斜筋．

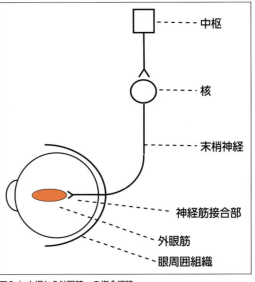

図3｜中枢から外眼筋への指令経路
眼球運動の司令塔である脳幹部での障害でも末梢へ正しい指令は行かない．脳梗塞や脳出血後に眼球運動異常が生じるのはこのためである．微小循環障害や外傷により末梢神経が障害を受けると眼運動神経（動眼神経，滑車神経，外転神経）麻痺が生じる．神経筋接合部障害は重症筋無力症が代表的である．甲状腺眼症や外眼筋炎では外眼筋自体の問題により眼球運動障害が生じる．眼窩底骨折などによっても外眼筋自体の損傷や嵌頓により眼球運動に異常が生じる．この経路のどこに障害が生じても眼球運動に異常が生じる．

6 外眼筋自体の疾患

外眼筋に線維化や肥大，萎縮をきたすことがある．たとえば外眼筋線維症やデュアン症候群などは，かつては眼球牽引試験が陽性であることから，外眼筋自体が問題の疾患と考えられていたが，現在では，中枢からの指令が末梢に届かないことで外眼筋に変化をきたすcongenital cranial dysinnervation disorders (CCDDs) に分類されている．すなわち中枢性の疾患である．一方，眼窩底骨折による下直筋の嵌頓，外眼筋炎，特発性眼窩内炎症，甲状腺眼症などは外眼筋自体による疾患といえる．また，重症筋無力症は，神経筋接合部の異常である．

7 おわりに

これらの知識を踏まえて代表的な眼球運動異常をきたす疾患を目にすることは，疾患への理解がより深まることにつながるであろう．複視や頭位異常はQOLやQOVを著しく低下させている．眼位・眼球運動から疾患を予測し，早期診断，早期治療に結びつけることが望まれる．

（木村亜紀子）

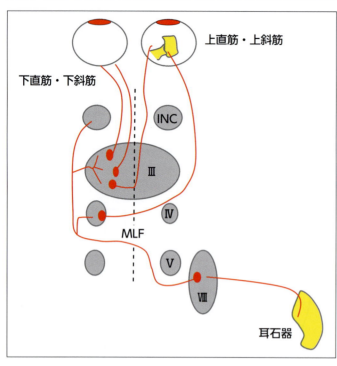

図4 | ocular counter-rolling reflex の中枢からの経路
左への頭部傾斜で，左耳石系が刺激され，図の経路を介して，右眼の下直筋と下斜筋，左眼の上直筋と上斜筋で収縮が生じる．滑車神経は交叉し，反対眼の上斜筋を支配，動眼神経上直筋亜核は交叉性で反対眼の上直筋を支配，一方，下直筋，下斜筋は同側支配である．
INC：カハール間質核．Ⅳ：滑車神経．Ⅲ：動眼神経．Ⅷ：前庭神経．

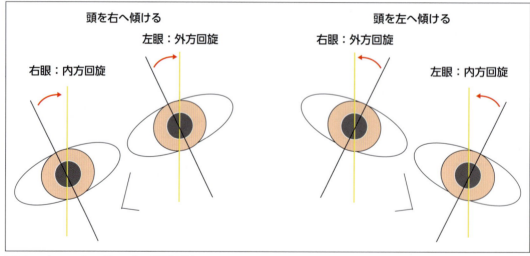

図5 | ocular counter-rolling reflex の眼球の動き
左への頭部傾斜では右眼に外方回旋（上直筋・上斜筋），左眼に内方回旋（下直筋・下斜筋）が生じ，右への頭部傾斜では，右眼に内方回旋，左眼に外方回旋が生じる．

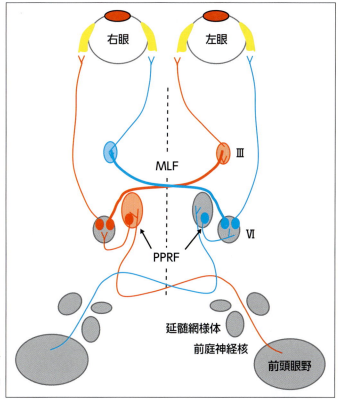

図6 | 水平方向への眼球運動の経路
右を向く時には赤の経路が働き,最終的に右眼の外直筋と左眼の内直筋が収縮する.
Ⅲ:動眼神経内直筋亜核.Ⅵ:外転神経核.MLF:内側縦束.PPRF:傍正中橋網様体.

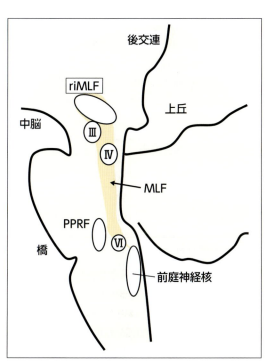

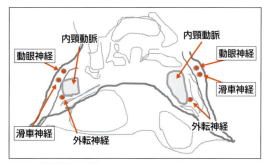

図8 | 海綿静脈洞の構造
海綿静脈洞内を走行する内頸動脈,眼運動神経を示した.内頸動脈のすぐそばを外転神経が走行し,海綿静脈洞壁側を動眼,滑車神経が走行している.

図7 | 脳幹部における眼運動神経核の位置関係
PPRFとriMLFの位置関係を示した.外転神経核は橋にあり,周りを顔面神経が走行している.動眼神経核,滑車神経核は中脳にあり,MLFは外転神経核と動眼神経核(内直筋亜核)を結ぶように走行している.橋病変では水平方向の眼球運動が,中脳病変では垂直方向の眼球運動異常が生じる.

5-1)-(1)

側方注視麻痺(共同偏視)
Lateral gaze palsy
Foville症候群
Foville syndrome
Millard-Gubler症候群
Millard-Gubler syndrome

診断のポイント				
観察のポイント				
重要度	観察目的	観察点	所見	参照図
★★★	眼球運動の確認	眼球運動	一方向への側方視が不能	図1
★★		頭位異常	麻痺側へのface turn	図2
★	有無の確認	外転神経麻痺	内斜視	図3
★		顔面神経麻痺	閉瞼不全, 流涙	
検査所見				
重要度	観察目的	検査項目	所見	参照図
★★	病変部位の特定	MRI	橋病変など	
★★	鑑別	採血	抗アセチルコリンレセプター抗体などが陰性	

鑑別が必要な疾患		
鑑別疾患	鑑別のポイント	掲載頁
重症筋無力症	日内変動・疲労現象の有無	374頁
フィッシャー症候群	先行感染の有無	362頁
外眼筋ミオパチー	人形の目現象の有無	

1 | 疾患の定義

　両眼が共同性に右方視または左方視できないものを側方注視麻痺という. たとえば, 右方向への側方注視麻痺がある場合, 左方向へ眼球が固定することが多い. その状態を共同偏視という. 水平眼球運動は傍正中橋網様体paramedian pontine reticular formation (PPRF) から同側の外転神経核へ水平方向のパルス信号が伝わり, さらに内側縦束medial longitudinal fasciculus (MLF) を介して対側の内直筋を制御する対側の動眼神経核にパルス信号を出す. この経路のPPRFや外転神経核に障害が生じると, 患側の側方注視麻痺(健側への共同偏視)が発生する(図1).

　原因としては橋病変が多く, その他, 梗塞, 出血, 脱髄, 腫瘍性病変などでも見られる. 小児では橋膠腫の頻度が比較的高いが, 訴えが乏しく診断が難しい. しかし, 発見が遅れると生命予後に影響する場合もあるため, 注意が必要である.

　特殊な病態として, 橋下部腹側障害により生じるMillard-Gubler症候群, 橋下部背側障害により生じるFoville症候群がある. Millard-Gubler症候群は, ①病巣と同側の末梢性顔面神経麻痺および外転神経麻痺と, ②病巣と反対側の上下肢麻痺を呈する交代性片麻痺をいう. Foville症候群は①, ②とさらに, ③患側への側方注視麻痺が加わった交代性片麻痺である(図2).

2 | 外眼部所見

　両眼の一方向への偏位(共同偏視)と反対方向への注視麻痺を認める. しかし, 不完全麻痺の場合は, 眼振または側方視の持続困難のみを生じることもあ

る. 完全麻痺の場合は, 正中を超えて側方の一方に動くことができないため, 注視麻痺側へのface turnを認める. また, 外転神経麻痺を伴う場合は内斜視を呈し, 複視の訴えがあり, 顔面神経麻痺を伴う場合は, 閉瞼不全と流涙を認める.

3 | 確定診断に必要な検査

　眼位・眼球運動検査を行い, 頭位異常の有無も確認する. 重症筋無力症, フィッシャー症候群との鑑別のため採血(抗アセチルコリンレセプター抗体, 抗GQ1b抗体), テンシロンテストを行う. また, 病変部位の特定のために, 頭部MRIを行う.

4 | 鑑別すべき疾患

・重症筋無力症
・フィッシャー症候群
・外眼筋ミオパチー

5 | 治療方針(図3, 4)

　発症して6ヵ月は自然軽快を期待して経過観察を行う. その後, 患者の希望があれば, 頭位異常の改善を目的に, 注視麻痺とは逆方向へのともむき筋の等量後転をメインとした術式を選択する. 外転神経麻痺の合併による内斜視を認めれば, 患側外直筋短縮を併施する.

(岡本真奈)

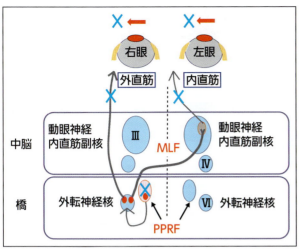

図1｜水平眼球運動の経路：右PPRFの障害
右のPPRFが障害されると，同側の外転神経核と対側の内直筋を制御する対側の動眼神経核にパルスが伝わらず，右眼の外転と左眼の内転が不能となり，右への側方注視麻痺となる．

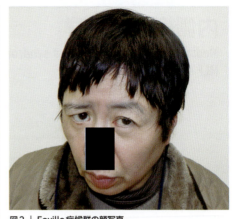

図2｜Foville症候群の顔写真
右への側方注視麻痺があるため，右へ顔を回す頭位異常が見られる．右の外転神経麻痺と顔面神経麻痺の合併があり，右眉毛下垂と右口角下降を認め，さらに片麻痺も見られる．

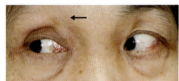 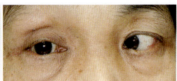 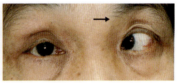

図3｜左への側方注視麻痺
右への眼球運動は異常を認めないが，左方視時，右眼は正中まで，左眼は全く動いていない．左眼は外転神経麻痺を合併している．

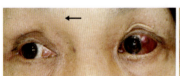 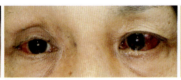 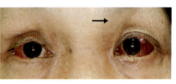

図4｜左への側方注視麻痺の術後眼位・眼球運動
右方向へのともむき筋（右外直筋と左内直筋）の大量後転と内斜視矯正のために，左外直筋短縮を併用した．頭位異常と複視は消失したが，左への側方注視麻痺は残存している．

5-1)-(2)

内側縦束症候群
Medial longitudinal fasciculus syndrome ; MLF syndrome

診断のポイント

観察のポイント

重要度	観察目的	観察点	所見	参照図
★★★	眼球運動制限の程度	眼球運動	片眼の内転制限（両眼性の場合は両眼）	図2
★★		眼位	正位〜大斜視角の外斜視	図2〜4
★	有無の確認	輻湊	あり	図3

検査所見

重要度	観察目的	検査項目	所見	参照図
★★	病変部位の特定	MRI	橋病変など	
★★	鑑別	採血	抗アセチルコリンレセプター抗体などが陰性	

鑑別が必要な疾患

鑑別疾患	鑑別のポイント	掲載頁
重症筋無力症	日内変動・疲労現象の有無	374頁
動眼神経麻痺	眼瞼下垂・瞳孔不同の有無	368頁
間欠性外斜視	片眼の内転制限の有無	320頁

1 疾患の定義

水平眼球運動の経路は前述した通りで，この経路のうちMLFのみが障害されると片眼の内転制限のみをきたす（図1）．これをMLF症候群といい，MLFは外転神経核と動眼神経核の間の経路を指すことから核間麻痺とも呼ばれる．高齢者では血管障害，若年者では多発性硬化症などの脱髄疾患が原因のことが多く，その他，外傷，脳炎，テントヘルニア，後頭蓋窩腫瘍などでも見られる．血管性の場合，血管支配が片眼ずつであることから片眼性が多く，脱髄疾患では血管支配によらないので両眼性が多い．

一側のMLF障害により，外転神経核から動眼神経核へ至る介在ニューロンが障害され，側方視時に，注視方向の眼（健眼）は外転可能であるが（外転時に注視方向への単眼性眼振を伴う），反対眼（患眼）の内転は起こらない（図2）．しかし，輻湊を指示すると，側方視時には動かなかった眼球の内転が可能となるのがこの疾患の最大の特徴である．これは，輻湊刺激が上位中枢からMLFを介さず，直接動眼神経核に伝達されるためである．

病態の程度によって，正面で正位の症例から，外斜視で複視を伴うものまで，さまざまな場合がある．両眼性の症例では高度な外斜視を示し（図3），さらに重症のものでは，両眼ともに外転位で固定したWEBINO（wall-eyed bilateral internuclear ophthalmoplegia）症候群を呈することがある（図4）．

2 外眼部所見

眼位は程度が軽いものでは正位だが，内転ができなくなることから外斜視を呈することが多い．両眼性の場合は，大斜視角の外斜視を呈する．また，臨床所見は，①片眼の内転制限，②反対眼の外転時の単眼性眼振，③輻湊可能，が特徴である．ただし，解離性眼振は衝動性運動時の初動で出現し，すぐに減衰するため見逃さないよう注意が必要である．また，病初期には輻湊時の内転運動が出にくいこともある．

3 確定診断に必要な検査

眼位・眼球運動検査を行い，片眼の内転制限，反対眼の外転時の単眼性眼振，輻湊を確認する．重症筋無力症との鑑別のため採血（抗アセチルコリンレセプター抗体），テンシロンテストを行う．また，病変部位の特定のために，頭部MRIを行う．

4 鑑別すべき疾患

・重症筋無力症（偽MLF症候群）
・動眼神経麻痺
・間欠性外斜視

5 治療方針

原疾患の治療を優先して行い，発症後6ヵ月は自然軽快を期待して経過観察を行う．多発性硬化症では，平均3ヵ月程度で多くは自然軽快すると報告されている．外斜視が残存した場合は，内直筋短縮はほとんど無効なため，外直筋大量後転を行う．

(岡本真奈)

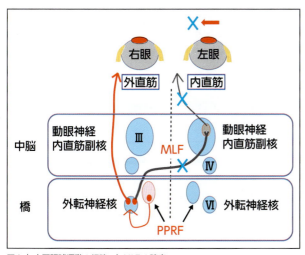

図1 | 水平眼球運動の経路：左MLFの障害
左のMLFが障害されるとPPRFからのパルスが動眼神経核に伝わらないため、左眼の内転ができない．PPRFから同側の外転神経核へはパルスが伝わるため、右眼の外転は可能である．

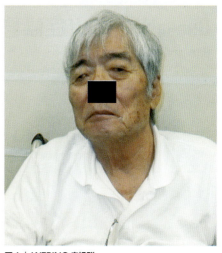

図4 | WEBINO症候群
自由頭位．左眼が優位眼のため，右へのface turnを認める．

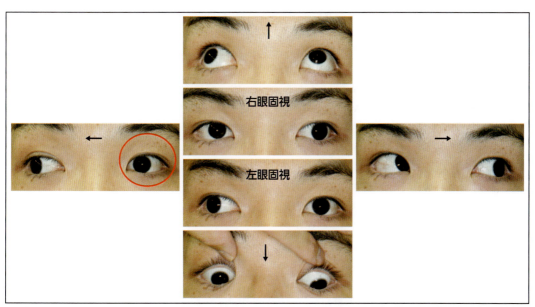

図2 | 左MLF症候群
正面視では固視眼で外斜視の角度が異なる．右方視時に左眼の内転制限を認める．上下方向には眼球運動制限を認めない．

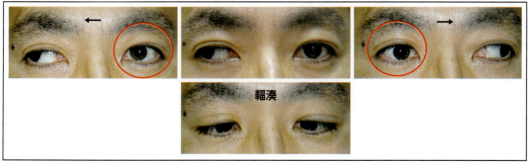

図3 | 両MLF症候群
両眼の内転制限を認めるが，輻湊は可能である．

5-1)-(3)

One-and-a-half症候群
One-and-a-half syndrome

診断のポイント				
観察のポイント				
重要度	観察目的	観察点	所見	参照図
★★★	眼球運動の確認	眼球運動	一側の外転のみ可能	図1
★★	有無の確認	輻湊	あり	
★		顔面神経麻痺	閉瞼不全, 流涙	
検査所見				
重要度	観察目的	検査項目	所見	参照図
★★	病変部位の特定	MRI	橋被蓋梗塞など	
★★	鑑別	採血	抗アセチルコリンレセプター抗体などが陰性	

鑑別が必要な疾患		
鑑別疾患	鑑別のポイント	掲載頁
重症筋無力症	日内変動・疲労現象の有無	374頁
フィッシャー症候群	先行感染の有無	362頁

1 疾患の定義

One-and-a-half症候群は1967年にFisherにより，患側へは両眼が動かず(one)，健側へは片眼が動かない(half)という特異的な症候から命名された水平性共同性眼球運動障害で，橋被蓋において内側縦束(MLF)に加え傍正中橋網様体(PPRF)または外転神経核が同時に障害されることにより生じる病態である(図1)．病因としては，橋被蓋梗塞などの脳血管病変が最も多く，若年者では多発性硬化症が原因となることが多い．頻度は少ないが，腫瘍(橋膠腫，転移性)や炎症，結核結節が原因となる場合もある．

片側への側方注視麻痺と対側のMLF症候群が合併して，結果的に病変側の眼球は左右ともに動かず，対側の外転のみが可能といった特異的な症状を呈する(図2)．時に対側眼に外転時の単眼性眼振を見ることがあり，多くの場合で輻湊は可能である．外斜視による複視が主訴となることが多いが，核上性眼球運動障害であるため複視を訴えないこともある．急性期の片眼性MLF症候群の16％程度に見られる．また，めまいやふらつきなどの脳幹神経症状も伴う．同側の顔面神経麻痺を伴うこともあり，兎眼にも注意が必要である(Eight-and-a-half症候群)．

2 外眼部所見

眼位は正面視では，外斜視(paralytic pontine exotropia)を伴うことが多い．臨床所見は，①片側への水平注視麻痺，②対側の外転のみ可能で外転時の単眼性眼振(解離性眼振)，③輻湊可能，④垂直眼球運動は保たれる，が特徴である．また，顔面神経麻痺を合併している場合は，閉瞼不全や流涙を伴うことがある．

3 確定診断に必要な検査

眼位・眼球運動検査を行い，特異的な眼球運動制限の有無を確認する．重症筋無力症，フィッシャー症候群との鑑別のため採血(抗アセチルコリンレセプター抗体，抗GQ1b抗体)，テンシロンテストを行う．また，病変部位の特定のために，頭部MRIを行う．

4 鑑別すべき疾患

・重症筋無力症
・フィッシャー症候群

5 治療方針

原疾患の治療を優先して行い，発症後6ヵ月は自然軽快を期待して経過観察を行う．その後，正面視で斜視による複視残存例では外眼筋手術として，後転術を中心に手術計画を立てる．

(岡本真奈)

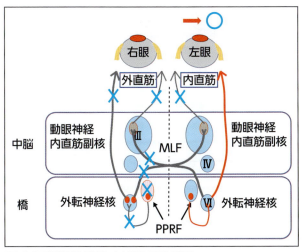

図1 | 水平眼球運動の経路：右MLFとPPRFの障害
右のMLFが障害されるとPPRFからのパルスが動眼神経核に伝わらないため，右眼の内転ができない．また，右のPPRFが障害されると同側の外転神経核と対側の内直筋を制御する対側の動眼神経核にパルスが伝わらず，右眼の外転と左眼の内転が不能となり，左眼の外転のみが可能となる．

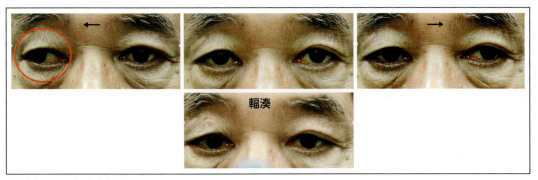

図2 | 左one-and-a-half症候群
水平眼球運動は右眼の外転のみが可能である．輻湊は可能である．

5-1)-(4)

斜偏位
Skew deviation, Ocular tilt reaction

診断のポイント			
観察のポイント			
重要度	観察される所見	観察のポイント	参照図
★★★	斜偏位	片眼の上転と対側眼の下転	図1a
★★★	Ocular tilt reaction	橋下部での交叉前に病変があれば病変と同側，交叉後に病変があれば病変と対側に傾斜する	図1b
★★★	共同性回旋性眼振	上転眼は内旋し，下転眼は外旋する	図1c

鑑別が必要な疾患		
鑑別疾患	鑑別のポイント	掲載頁
滑車神経麻痺	Parks 3 step test，眼底写真	368頁

1 疾患の定義

　斜偏位は後天性に眼球の上下偏位を呈する症候である．斜偏位はocular tilt reactionの3つの症候の一つで，頭部傾斜，共同性回旋性眼振，斜偏位がocular tilt reactionの3つの症候である．ocular tilt reactionは前庭系入力の不均衡により発症する．卵形嚢・垂直半器官からの入力は，同側の前庭神経核を経由し，橋下部で交叉して対側の内側縦束を上行し，カハル間質核に至る．

2 外眼部所見

　斜偏位は片眼の上転と対側眼の下転を呈する(図1a)．ocular tilt reactionの頭部傾斜は卵形嚢・垂直半器官から交叉前に病変があれば病変と同側に，交叉後からカハル間質核に病変があれば病変と対側に傾斜する(図1b)．ocular tilt reactionの共同性回旋性眼振は上転眼では内旋，下転眼では外旋を呈する(図1c)．

3 確定診断に必要な検査

　頭部画像検査．

4 鑑別すべき疾患

　原疾患として脳幹部血管障害，脳腫瘍，多発性硬化症などを考える．

　頭部傾斜から片側の滑車神経麻痺との鑑別が必要になるが，滑車神経麻痺はParks 3 step testに従い鑑別する．Parks 3 step testは，1) 第1眼位でどちらの眼が上斜視か，2) 側方視で上下斜視が大きくなるのは右眼か左眼か，3) 頭部傾斜で上下斜視が大きくなるのは右眼か左眼か，の3ステップからなる．右滑車神経麻痺であれば，すべてのステップで右眼となる．また，眼底写真はocular tilt reactionと滑車神経麻痺の鑑別に有用で，片側の滑車神経麻痺では上転眼のみ外旋する．

5 治療方針

　原疾患の治療方針に従う．

(植木智志)

［参考文献］

1. 大橋　勉：斜偏位(skew deviation)とocular tilt reaction．若倉雅登(編)：新図説臨床眼科講座8 神経眼科．メジカルビュー社，東京，122-123，1999

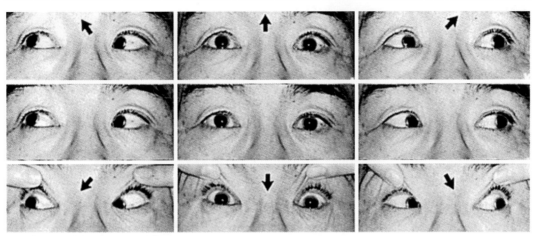

図1a｜右片側中脳出血に見られた左方向 ocular tilt reaction
垂直方向眼球運動は著明に障害されていたが，水平眼球運動はよく保たれている．眼位は右上斜視が見られた．
(大橋　勉：斜偏位 (skew deviation) と ocular tilt reaction. 若倉雅登 (編)：新図説臨床眼科講座 8 神経眼科．メジカルビュー社，東京，123，1999　図4より)

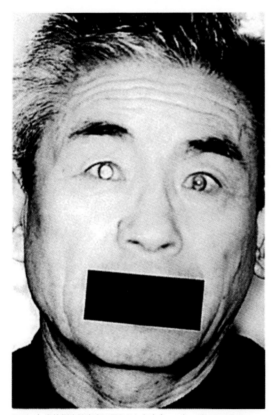

図1b｜右片側中脳出血に見られた左方向 ocular tilt reaction
左方向への首の傾斜が見られた．
(大橋　勉：斜偏位 (skew deviation) と ocular tilt reaction. 若倉雅登 (編)：新図説臨床眼科講座 8 神経眼科．メジカルビュー社，東京，123，1999　図4より)

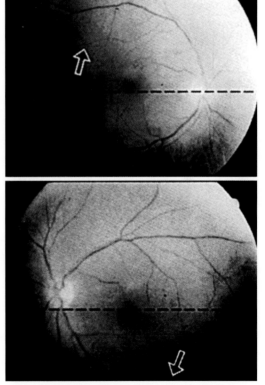

図1c｜右片側中脳出血に見られた左方向 ocular tilt reaction
右眼の内旋，左眼の外旋が見られている．
(大橋　勉：斜偏位 (skew deviation) と ocular tilt reaction. 若倉雅登 (編)：新図説臨床眼科講座 8 神経眼科．メジカルビュー社，東京，123，1999　図4より)

5-1)-(5)

フィッシャー症候群
Fisher syndrome

診断のポイント		
観察のポイント		
重要度	観察される所見	観察のポイント
★★★	全外眼筋麻痺	まれには罹患筋が1つの症例も
★	核間麻痺, one-and-a-half 症候群	
★	パリノー症候群	
★	近見反応けいれん	
★	開散麻痺	
★	眼瞼下垂	片側性も両側性もある
★	上眼瞼後退	10%未満
★	内眼筋麻痺	対光反射消失や瞳孔散大
★	顔面神経麻痺	
★	視神経炎	視力視野障害の有無, RAPD陽性か否か, 視神経乳頭腫脹の有無

1 疾患の定義

フィッシャー症候群は,外眼筋麻痺,運動失調,腱反射消失(または低下)を3主徴とする疾患であるが,3主徴が揃わない症例も多く,それぞれの徴候の程度もさまざまである.あらゆる年齢層に発症し得る.男女比はおよそ2：1である.先行感染が見られることがあるが,ワクチン接種後や全身性エリテマトーデスの症例に発症することがある.

2 外眼部所見

外眼筋麻痺は典型症例では全外眼筋麻痺であるが(図1),稀には罹患筋が一つである症例も存在する.核間麻痺, one-and-a-half症候群,パリノー症候群,近見反応けいれん,開散麻痺が見られることもある.眼瞼下垂が見られることがあるが,片側性も両側性もあり得る.上眼瞼後退が10%未満の症例で見られることがある.対光反射消失や瞳孔散大が(瞳孔括約筋の障害による内眼筋麻痺)見られることがある.顔面神経麻痺を合併することがある.外眼部所見ではないが,フィッシャー症候群に伴い視神経炎の発症が見られることがある.

3 確定診断に必要な検査

臨床徴候のほかに,筋電図の異常所見と髄液検査における蛋白細胞乖離が診断の補助となる.急性期では血清抗GQ1b抗体が約8割の症例で検出される.GQ1bは眼運動神経に含まれるガングリオシドで,*Campylobacter jejuni* のリポオリゴ糖が,GQ1bなどのガングリオシドと共通する構造を持つため,*Campylobacter jejuni* の感染により抗GQ1b抗体が産生されフィッシャー症候群を引き起こすと考えられている.

4 鑑別すべき疾患

ウェルニッケ脳症,脳幹梗塞や脳幹出血,ボツリヌス中毒,多発性硬化症,重症筋無力症などが鑑別すべき疾患に挙げられる.

5 治療方針

多くの症例で症状・所見の回復が見られ,予後は良好な疾患である.治療方法の選択肢としては免疫グロブリン大量療法,血漿交換療法などがある.

(植木智志)

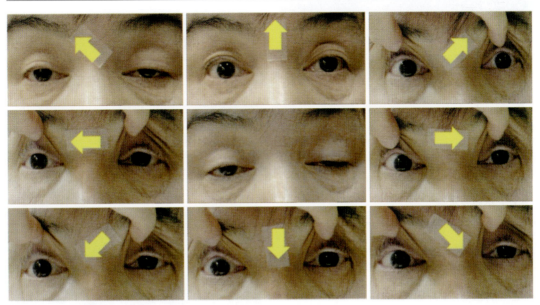

図1｜フィッシャー症候群の9方向眼位
軽度の両眼瞼下垂と全方向への眼球運動制限が見られる.
（三村　治：Fisher（Miller Fisher症候群）．三村　治：神経眼科学を学ぶ人のために, 第2版, 医学書院, 東京, 177-179, 2017　177　図4-25より）

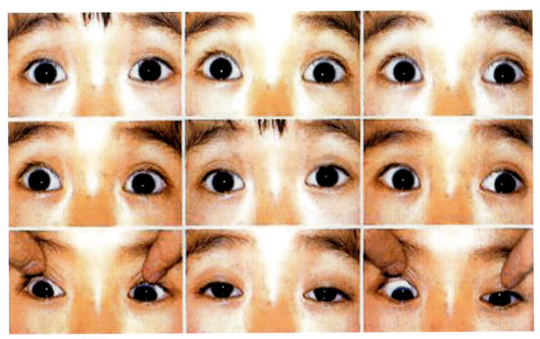

図2｜フィッシャー症候群
7歳男児. 2週間前に咳が出て嘔吐した. その3日後に両眼眼瞼下垂を生じ, 近くの小児専門病院に1週間入院したが改善しないので来院した. 両眼瞼が下垂し, 眼位は正位であるが, 眼球運動は全方向に障害されている.
（久保田伸枝先生のご厚意による）

5-1)-(6)

中脳背側症候群
Dorsal midbrain syndrome
パリノー症候群
Parinaud syndrome

診断のポイント		
観察のポイント		
重要度	観察される所見	観察のポイント
★★★	上方注視麻痺	滑動性追従眼球運動よりも衝動性眼球運動が障害されやすい
★★★	輻湊後退眼振	上方を注視させた時に誘発されやすい
★★★	上眼瞼後退	両側性である
★★	Light-near dissociation	対光反射は鈍いが近見視標注視で瞳孔が収縮する
★★	ベル現象，人形の眼現象	保持される

1 疾患の定義

上方注視麻痺，輻湊後退眼振，上眼瞼後退を伴うものを中脳背側症候群またはパリノー症候群という．中脳背側の後交連の障害による．

2 外眼部所見

上方注視麻痺(図1)は，滑動性追従性眼球運動よりも衝動性眼球運動が障害されやすい．輻湊後退眼振は上方を注視させた時に誘発されやすい．患者の側方から観察すると，輻湊に伴い眼球が後退し奥に引っ込むように見える．上眼瞼後退は両側性である．症例によってはlight-near dissociationが見られる．light-near dissociationでは，瞳孔の対光反射は鈍いが，近見視標の注視を促した際に瞳孔が収縮する．後交連には前庭眼反射に関わる神経線維は走行していないため，中脳背側症候群の症例ではベル現象や人形の眼現象は保持される．そのため，上方注視麻痺にベル現象や人形の眼現象の障害を伴っている症例では，後交連の他の障害部位を考える．

3 確定診断に必要な検査

頭部画像検査．

4 鑑別すべき疾患

中脳背側の後交連を障害し得る原疾患として，脳幹梗塞の他に松果体腫瘍などを考える必要がある．

5 治療方針

原疾患の治療方針に従う．

(植木智志)

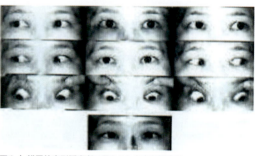

図1 | 松果体奇形腫患者で見られた上方注視麻痺
(三村　治先生のご厚意による)

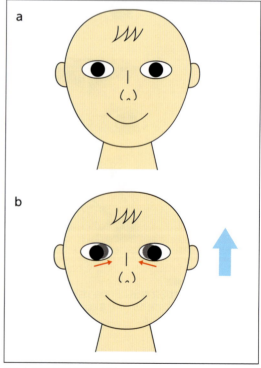

図2 | 中脳背側症候群の症候
上方注視麻痺，輻湊後退眼振，上眼瞼後退を伴うものを中脳背側症候群またはパリノー症候群という．a：両側性の上眼瞼後退．b：上方注視を指示した際の(青矢印)，両眼の上転制限と輻湊が痙攣性に見られる輻湊後退眼振．

5-1)-(7)
進行性核上性麻痺
Progressive supranuclear palsy; PSP

診断のポイント
観察のポイント

重要度	観察される所見	観察のポイント
★★★	核上性注視麻痺	下方視の眼球運動障害が始めに見られることが多い
★★★	人形の眼現象	初期には見られるが，進行に伴い見られなくなる
★	Square-wave jerks	開眼固視時に見られる異常眼球運動
★	眼瞼けいれん，開瞼失行	瞬目テストを行う

1 | 疾患の定義

進行性核上性麻痺の臨床的特徴は，核上性注視麻痺，易転倒性，パーキンソニズム，認知症などである．初発症状として易転倒性が見られることが多い．中年期以降の男性に多く発症する．異常リン酸化タウ蛋白が神経細胞およびグリア細胞内に蓄積するタウオパチーと呼ばれる疾患群の一つで，病理組織学的には淡蒼球，視床下核，小脳歯状核，赤核，黒質，脳幹被蓋の神経細胞が脱落する．

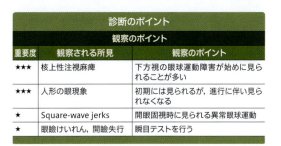

図1 | 進行性核上性麻痺例
正面視だけでなく左右注視時にも眼球はやや上転する．
(三村 治先生のご厚意による)

2 | 外眼部所見

核上性注視麻痺は発症から3年程度経過した頃から見られる．下方視の眼球運動障害が始めに見られることが多い．その後，進行性に眼球運動は障害され，最終的には垂直方向のみならず水平方向の眼球運動も障害される．初期には人形の眼現象は見られるが，進行に伴い見られなくなる．

その他の所見としては，square-wave jerksが見られることがある．また，眼瞼けいれんや開瞼失行が見られることがある．

● 進行性核上性麻痺の診断基準

1. 主要項目
(1) 40歳以降で発症することが多く，また緩徐進行性である．
(2) 主要症候
 ① 垂直性核上性眼球運動障害 (初期には垂直性衝動性眼球運動の緩徐化であるが，進行するにつれ上下方向への注視麻痺が顕著になってくる)
 ② 発症早期 (おおむね1～2年以内) から姿勢の不安定さや，易転倒性 (すくみ足，立直り反射障害，突進現象) が目立つ．
 ③ 無動あるいは筋強剛があり，四肢末梢よりも体幹部や頸部に目立つ．
(3) 除外項目
 ① レボドパが著効 (パーキンソン病の除外)
 ② 初期から高度の自律神経障害の存在 (多系統萎縮症の除外)
 ③ 顕著な多発ニューロパチー (末梢神経障害による運動障害や眼球運動障害の除外)
 ④ 肢節運動失行，皮質性感覚障害，他人の手徴候，神経症状の著しい左右差の存在 (大脳基底核変性症の除外)
 ⑤ 脳血管障害，脳炎，外傷など明らかな原因による疾患
(4) 診断のカテゴリー
次の3条件を満たすものを進行性核上性麻痺と診断する．
 ① (1)を満たす．
 ② (2)の2項目以上がある．
 ③ (3)を満たす (他の疾患を除外できる．)．

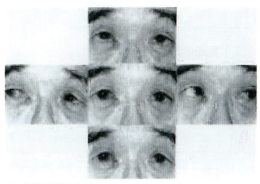

図2 | 核上性注視麻痺
進行性核上性麻痺の臨床的特徴は，核上性注視麻痺，易転倒性，パーキンソニズム，認知症などである．a：下方視を指示した際の(青矢印)，下方注視麻痺．進行性核上性麻痺では下方視の眼球運動障害が始めにみられることが多い．b：顎上げに伴う人形の眼現象により下方視ができることを示している．進行性核上性麻痺の初期では人形の眼現象は保持される．

3 | 確定診断に必要な検査

別表の診断基準に従い，診断を行う．

4 | 鑑別すべき疾患

初発症状がパーキンソン病に似ているため，パーキンソン病が鑑別診断に挙がるが，進行性核上性麻痺では安静時振戦は稀で，歩行時の易転倒性が特徴である．

5 | 治療方針

根治的治療方法はなく，対症療法としてパーキンソニズムに対してレボドパ投与などを行う．

眼瞼けいれん・開瞼失行に対してA型ボツリヌス毒素注射を行うことがある．

(植木智志)

5-1)-(8)

眼振
Nystagmus

診断のポイント

観察のポイント				
重要度	観察目的	観察点	所見	参照図
★★★	種類の確定	揺れの状態	水平，上下，回旋	
★★★	種類の確定	頭位異常	一定か変化するか	図1a, 2

検査所見				
重要度	観察目的	観察点	所見	参照図
★★★	種類の確定	ENG	波形の状態	図1b
★★★	中枢性疾患の有無	頭部MRIなど	小脳，脳幹の病変	

鑑別が必要な疾患

鑑別疾患	鑑別のポイント
神経膠腫glioma	腫瘍の有無
眼球運動振動現象	ENG波形の状態を見る

1 疾患の定義

眼振は，両眼または片眼が左右，上下，回旋性に揺れるもので，振子眼振と律動眼振がある.

眼振の種類を表1に示す.（広義の）先天眼振は，中枢の画像診断などでは異常所見は見られない. 後天眼振は，小脳，脳幹，末梢前庭神経の障害で生じる.

2 外眼部所見

（広義の）先天眼振のうち乳児眼振は，左右に揺れる水平性の眼振である. 眼振が最も弱まり見やすくなる位置，いわゆる"静止位"が正面にない場合は，その位置で見ようとするため頭位異常（図1a）を示す. また，静止位が左右に周期的に移動するものを先天周期交代性眼振というが，その場合は顔回しが一定せず，周期的に左右に変わる（図2）. 潜伏眼振は，片眼を遮閉した時に誘発される眼振で，点頭発作spasmus nutansは，片眼のみの振子眼振と頭部のうなずき（頭振head nodding）を特徴とする.

後天眼振は，水平だけではなく上下や回旋性の眼振を示すものも多い. 解離性眼振は，MLF症候群で患眼の内転不全とともに見られる，健眼の外転時の耳側向きの律動眼振である. また，ブルンス眼振は小脳橋角部の聴神経鞘腫で見られる眼振で，患側へは大振幅で小頻度の，健側へは小振幅で大頻度の律動眼振が見られる.

3 確定診断に必要な検査

電気眼振検査（ENG）で，各種眼振の確定診断をする. たとえば，律動眼振は急速相と緩徐相を持っているが，乳児眼振症候群の緩徐相は徐々に速度が増す"速度増加型"で，潜伏眼振や顕性潜伏眼振では徐々に速度が減る"速度減少型"を示す.

後天眼振の場合は，頭部MRI画像などで小脳や脳幹などの中枢性疾患の有無を検索する.

4 鑑別すべき疾患

先天眼振は，上述のごとく中枢に異常所見は見られないが，片眼のみが揺れる点頭発作を見た時は，視神経や視交叉部の神経膠腫gliomaなどでも同じように片眼のみが揺れることがあるので，必ず頭部MRIによる精査で異常がないことを確認しておく必要がある.

5 治療方針

乳児眼振で，静止位が正面になく，顔回しなどの頭位異常がある場合は，プリズム眼鏡の装用や静止位移動手術（アンダーソン法，ケステンバウム法，後藤法など）を行う. また，眼振の減弱を目的とした手術（水平4直筋大量後転術など）も行われる.

（林　孝雄）

● 表1 眼振の種類

生理的眼振
1 終末位眼振
2 視運動性眼振
3 温度眼振
4 回転眼振

病的眼振
（広義の）先天眼振
1 乳児眼振（狭義の先天眼振）　乳児眼振症候群
2 先天周期交代性眼振
3 潜伏眼振
4 顕性潜伏眼振
5 眼振阻止症候群 nystagmus blockage syndrome
6 点頭発作 spasmus nutans
後天眼振
1 輻湊後退眼振
2 解離性眼振（MLF症候群）
3 ブルンス眼振
4 上向き眼振
5 下向き眼振
6 後天周期交代性眼振
7 シーソー眼振
8 （末梢）前庭眼振

症例1｜乳児眼振（左方静止位）

2歳男児

主訴：生後3ヵ月頃から目が揺れている．

既往：25週6日，846gで出生．未熟児網膜症で光凝固治療を受けた．

経過：半年ごとの経過観察により，右方への顔回しの自然改善が見られなかったことから，7歳の時点で左方静止位に対するケステンバウム手術（短縮，後転ともすべて7mmずつ）を施行した．

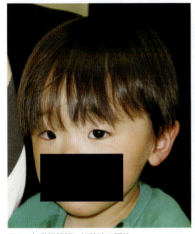

図1a｜乳児眼振　初診時の頭位
左方静止位のため，顔を右に回して左方視で見ている．眼位は正位．

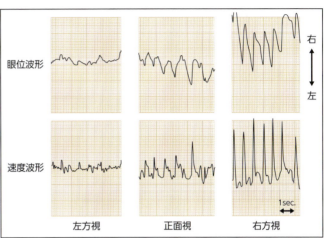

図1b｜乳児眼振　眼振電図（右眼）
正面視で右向きの律動眼振を認め，右方視で振幅も頻度も増強している．左方視では律動眼振が見られず，左方静止位であることがわかる．

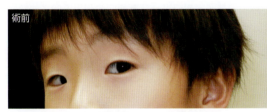
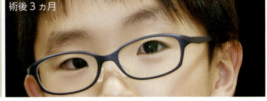

図1c｜乳児眼振　術前後の頭位
7歳で，ケステンバウム手術を施行し，術後3ヵ月では頭位異常の軽快が見られている．

症例2｜先天周期交代性眼振

4歳4ヵ月男児

主訴：生後3ヵ月から目が揺れている（初診は1歳7ヵ月）

既往：36週，2,202gで出生．成長，発達は異常なし．

経過：初診時，顔を左に回し右方視で見ていたが，診察中に徐々に顔回しが正面から右に変化することがあったため先天周期交代性眼振を疑い，3ヵ月毎の経過観察となった．図2の4歳4ヵ月時の視力は，静止しているところで見ると左右とも0.9で，その半年後には両眼とも1.0となっていた．

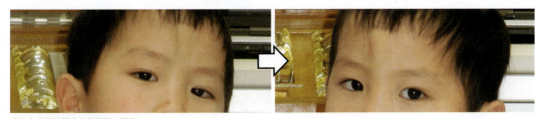

図2｜先天周期交代性眼振　頭位
最初，右方静止位で顔を右に回して見ていたが，静止位が右から左に移動するにつれて，次第に顔回しが右へと変化していった．

5-2)-(1)

眼球運動神経麻痺(動眼神経麻痺,滑車神経麻痺,外転神経麻痺)

Ocular motor nerve palsies (Oculomotor palsy, Trochlear palsy, Abducens palsy)

診断のポイント				
観察のポイント				
重要度	観察目的	観察点	所見	参照図
★★	自然頭位(両眼視している自然な状態で観察)	顔回し(左右どちらへ回しているか)	(反対側の)動眼神経麻痺,滑車神経麻痺,(同側の)外転神経麻痺	図2b,4b
★		顎上げ顎ひき	眼瞼下垂,上転制限滑車神経麻痺	
★★★		頭部傾斜	滑車神経麻痺	図2a
★★	瞳孔	対光反射,瞳孔不同	動眼神経麻痺	図1
★	眼瞼	眼瞼下垂	動眼神経麻痺	図1,2a
検査所見				
重要度	観察目的	観察点	所見	参照図
★★★	頭部画像診断(急性発症は緊急で)	脳動脈瘤脳圧亢進	動眼神経麻痺外転神経麻痺(左右差はあるが両側性)	

鑑別が必要な疾患			
鑑別疾患	鑑別のポイント	主要症状	掲載頁
重症筋無力症(MG)	夕方に悪化,神経支配に合わない	8割に眼瞼下垂合併.易疲労性による程度の変動.	374頁
甲状腺眼症	朝に悪化,眼瞼腫脹	多くは外上転が最も不良	236頁
機械的斜視	神経支配に合わない	制限方向への運動時に眼圧上昇,牽引試験の抵抗	

1 疾患の定義

　動眼・滑車・外転神経核および神経の異常によって，各神経が支配する外眼筋，上眼瞼挙筋や虹彩毛様体筋が麻痺する．動眼神経麻痺では内直筋，上直筋，下直筋，下斜筋の麻痺により内転，上転，下転が制限されて多くは外斜視となり，各筋の麻痺の程度によって上下・回旋偏位を伴う．また，上眼瞼挙筋は動眼神経上枝の支配を受け，障害されると眼瞼下垂を起こす(図1，2a)．さらに，動眼神経線維の背側に位置する瞳孔線維が障害されると散瞳による羞明や調節障害を起こす．稀ではあるが，片側の動眼神経核自体が障害されると，支配を受けている両側の眼瞼下垂と対側の上直筋麻痺をきたす．それに対して，滑車神経は上斜筋，外転神経は外直筋のみを支配するため，眼運動神経麻痺による麻痺性斜視では滑車神経麻痺と上斜筋麻痺，外転神経麻痺と外直筋麻痺は同義になる．滑車神経麻痺では，上斜筋の麻痺による内下転制限によって患眼の上斜視と外方回旋偏位を生じ，代償性に健側への頭部傾斜を呈する．一般的に，先天性麻痺性斜視は自覚症状がないことが多く，後天性では複視を訴えることが多い．ただし，眼瞼下垂を合併している，片眼の視力が極端に不良，両眼視機能が低いなどの場合には後天性でも複視を自覚しないことや，代償頭位をとらないことがある．逆に，後天性の滑車神経麻痺は，一見斜視に見えない場合でも回旋性複視を自覚していることがある．特に外傷などによる両側性滑車神経麻痺では，上下の偏位が相殺された結果，強い回旋偏位が見逃されることがある．また，外転神経は外直筋のみを支配するため，外転神経麻痺の結果は内斜視となる(図3)．外転神経麻痺は，脳腫瘍そのものや髄液還流障害による頭蓋内圧亢進が原因となるため，特に両側性では視神経乳頭腫脹(図4a，b)の有無を確認する必要がある．

2 外眼部所見

　両眼視している場合は，左右の視線のずれが最小になる方向に無意識に顔を向ける代償頭位をとる．単一の神経麻痺の場合は麻痺筋の作用方向に前額面が向く．自然頭位では目立たないこともあるが，頭位異常を正すと眼球運動障害による眼位異常が見られる．動眼神経麻痺の完全型では眼瞼下垂と瞳孔散大を伴う(図1，2a)．

3 確定診断に必要な検査

　まず，眼球運動検査で麻痺の有無を確認する．麻痺の原因は先天性，外傷，腫瘍，血管性，感染性，糖尿病性などがある．発症が急性か緩徐か，日内変動，随伴症状の有無を確認して検査を絞り込む．腫瘍や脳血管障害が疑われる場合は頭部画像診断を行う．また，血液検査で糖尿病や自己免疫疾患を鑑別する．

4 鑑別すべき疾患

　神経筋接合部疾患(重症筋無力症)，筋原性斜視(甲状腺眼症など)，機械的斜視(眼窩骨折，眼窩腫瘍など)，先天性(デュアン症候群)，感覚性(廃用性)斜視，共同性斜視の代償不全．

5 治療方針

　プリズムや遮閉膜など光学的治療，斜視手術，眼瞼手術．

(清水有紀子)

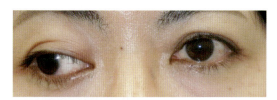

図1 | 右動眼神経麻痺の外眼部
右眼瞼下垂により重瞼の幅が広くなっている．眼球運動制限による外下斜視．右の瞳孔は散大している．

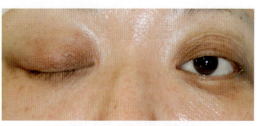

図2a | 脳動脈瘤破裂による右動眼神経麻痺外眼部所見
数日前からの複視と受診当日からの眼瞼下垂を訴えて，徒歩で眼科受診した症例．完全な動眼神経麻痺による眼瞼下垂があり，左眼単眼視となっているため代償頭位はない．眼瞼を挙上すると外転位で瞳孔も散大していた．

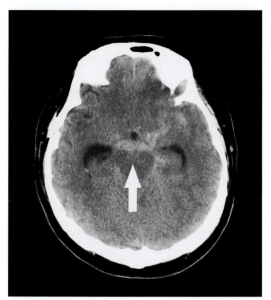

図2b | 頭部CT水平断
頭痛の訴えもあり，頭部CTで鞍上槽にクモ膜下出血によるヒトデ状の高吸収域（矢印）が見られた．内頸動脈瘤破裂が原因と判明し，同日，脳神経外科で手術となった．

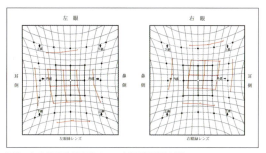

図2c | 右滑車神経麻痺のヘス赤緑試験（別症例）
右眼の内下転に制限があり，外方回旋も見られる．

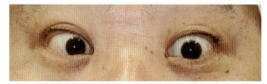

図3 | 頭蓋内圧亢進症による外転神経麻痺
感染性髄膜炎症例の第一眼位．左眼固視のために右内斜視になっているが，頭蓋内圧亢進により両外転神経麻痺を生じている．

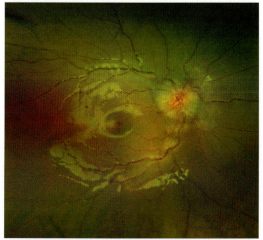

図4a | 小児脳腫瘍による両外転神経麻痺眼底所見
視神経乳頭は隆起して，境界不鮮明で発赤し，うっ血乳頭が見られる．頭痛，嘔気を伴った．

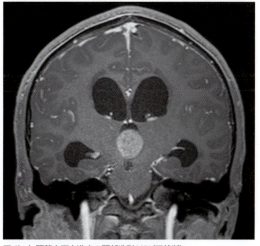

図4b | 頭蓋内圧亢進症の頭部造影MRI（冠状断）
松果体部の腫瘍が中脳水道を閉塞して脳室が拡大している．頭蓋内圧亢進により両外転神経麻痺，内斜視をきたしていた．

5-2)-(2)-①

海綿静脈洞症候群
Cavernous sinus syndrome
トロサ・ハント症候群
Tolosa-Hunt syndrome ; THS
有痛性外眼筋麻痺
Painful ophthalmoplegia

1 | 疾患の定義

　海綿静脈洞は中頭蓋窩の前方で，トルコ鞍や蝶形骨洞の両側に位置する．内部を内頸動脈と外転神経が通過し，その内部の外側壁に沿って動眼神経，滑車神経，三叉神経第1，2枝（眼神経，上顎神経），交感神経が走行する．海綿静脈洞は硬膜に囲まれた小さな空間に知覚神経と運動神経が走行する特殊な部位である．その構造上，海綿静脈洞の占拠性病変や感染，炎症などによって内部の神経が障害されると，さまざまな症状が起こる．特に眼球運動障害を含む複合神経麻痺を生じた状態を海綿静脈洞症候群と呼ぶ（図1a）．原因は腫瘍が最多で，他に血管性，トロサ・ハント症候群（THS），外傷，手術後，感染症，炎症などによる．病因となる腫瘍は解剖学的に接する下垂体腺腫，髄膜腫（図2），鼻咽頭癌のほかに転移性腫瘍，リンパ腫など多様である．血管性では動脈瘤，頸動脈解離および頸動脈海綿静脈洞瘻，感染症では副鼻腔炎の波及によるムコール症や真菌症，肥厚性硬膜炎などの炎症が原因となる．

　原疾患による症状として，頸動脈海綿静脈洞瘻では上強膜静脈圧の上昇によって，静脈洞から眼窩へ血液の逆流が起こり，高眼圧やシャント部由来の拍動性耳鳴を生じることがある（図3）．また，肉芽腫性炎症によるTHSは，一つ以上の眼運動神経麻痺に，通常，片側の激しい眼窩深部痛を伴うが，ステロイドの全身投与が著効する．THSの疼痛は麻痺と同側の眉毛および眼球付近に生じ，疼痛と麻痺の出現する間隔は，同時～2週間以内が多い．THSは，画像所見で原因が特定できず，ステロイド治療への反応による治療的診断となることもあるが，感染症（特に真菌）に対してステロイド治療を行うと，急激に悪化することがあるので鑑別が重要となる．

診断のポイント

観察のポイント

重要度	観察目的	観察点	所見	参照図
★★★	自然頭位と外眼部所見	頭位異常と眼球突出の有無	代償頭位があれば眼球運動障害を疑う	
★★★	眼球運動障害と眼瞼下垂の有無	両眼むき運動および単眼ひき運動（9方向）	動眼，滑車，外転神経の障害を確認	
★★	三叉神経障害の確認	①角膜知覚の低下 ②眼周囲の感覚低下や疼痛	①第1枝障害 ②第2枝障害（あれば海綿静脈洞症候群）	
★	ホルネル症候群の有無（瞳孔不同，瞼裂変化）	交感神経麻痺による中等度縮瞳，ミュラー筋麻痺による眼瞼下垂	外転神経麻痺に合併＝海綿静脈洞部の障害	

検査所見

重要度	観察目的	所見	判定	参照図
★★★	頭部眼窩部脂肪抑制MRI（造影）	海綿静脈洞部の病変．THSは2/3で静脈洞腫大	腫瘍，炎症の診断	図2，4a
★★	MRA，血管造影	動脈瘤，硬膜動脈静脈洞瘻や上眼静脈拡張	血管性の診断	図4b

鑑別が必要な疾患

鑑別疾患	鑑別のポイント	主要症状	掲載頁
脳動脈瘤破裂	強い頭痛が突発	動眼神経麻痺単独が多い	
特発性眼窩炎症	筋の炎症による運動制限	疼痛，眼筋眼窩の炎症超急性発症	270頁
甲状腺眼症	甲状腺関連抗体，既往	日内変動，内転は保たれることが多い	236頁
眼窩周囲蜂巣炎	眼窩隔膜の前方に限局	眼瞼腫脹，圧痛，発赤+，麻痺なし	264頁
糖尿病性微小循環障害による麻痺	単神経麻痺	急性発症，数日は悪化や疼痛を伴うことがある	
副鼻腔嚢胞	副鼻腔炎既往，手術歴	疼痛，鼻閉	248頁

2 | 外眼部所見

　動眼，滑車，外転神経の一つ以上の麻痺症状（頭位異常，眼位異常，眼瞼下垂）．感染，炎症や静脈洞の圧上昇および腫瘍によって，結膜浮腫，充血，眼球突出（図1b）が起こる．頸動脈静脈洞瘻では拍動性の眼球突出が起こりうる．

3 | 確定診断に必要な検査

　三叉神経障害の評価による障害部位の診断．MRI（造影）/MRAによる海綿静脈洞病変（占拠性，血管性，肉芽腫性炎症）の確認．CTによる骨折や骨破壊像の確認．血管造影．血液検査（炎症反応，感染症，自己免疫性疾患の抗体）．生検．ステロイド投与による治療的診断（TSH）．

4 | 鑑別すべき疾患

　特発性眼窩炎症，眼窩周囲蜂巣炎，甲状腺眼症，副鼻腔嚢胞，ほかに腫瘍や血管病変，髄膜炎，サル

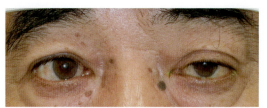

図1a｜悪性リンパ腫による左海綿静脈洞症候群外眼部所見
内斜視，左眼瞼下垂および眼球突出がある．左眼は外転を主とした全方向の運動制限があるが，左眼固視のために右内斜視になっている．頬部の感覚異常を伴い，海綿静脈洞症候群と診断された．

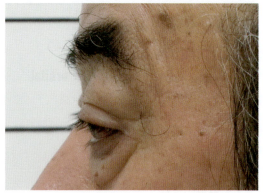

図1b｜同症例を左側から観察した所見
篩骨洞から蝶形骨洞に充満する巨大なリンパ腫が，複合神経麻痺の原因となっている．眼窩内に浸潤し，眼瞼腫脹，眼球突出をきたしているが，視神経障害は生じていない．

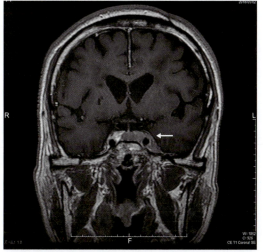

図2｜左海綿静脈洞部髄膜腫の頭部MRI（冠状断）
左海綿静脈洞内に，内頸動脈を取り囲むように内部がほぼ均一な腫瘍がある．

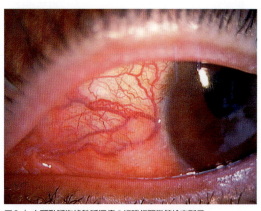

図3｜内頸動脈海綿静脈洞瘻の細隙灯顕微鏡検査所見
内頸動脈から海綿静脈洞に流入した血液により圧上昇が起こり，顔面の血管系に逆流して，上強膜血管と結膜表層血管の角膜輪部での吻合が拡張している．

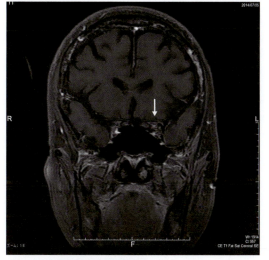

図4a｜左海綿静脈洞部硬膜動静脈瘻
頭部MRI冠状断．対側に比べて海綿静脈洞部が拡張している．

コイドーシスや糖尿病など．

5 治療方針

原疾患の治療，炎症の場合は慎重にステロイド投与．

（清水有紀子）

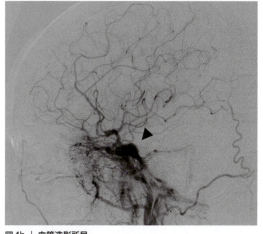

図4b｜血管造影所見
動脈相でシャントにより海綿静脈洞が造影されている．血管内コイル塞栓治療後は造影されなくなった．

5-2)-(2)-②

眼窩先端部症候群
（上眼窩裂症候群）

Orbital apex syndrome, Superior orbital
fissure syndrome

診断のポイント

観察のポイント

重要度	観察目的	観察点	所見	参照図
★★★	RAPD	暗室で光源を左右の瞳孔に交互に照射する	視神経障害を反映する	

検査所見

重要度	観察目的	所見	参照図
★★★	視力，CFF，視野，色覚検査	視力良好でも異常があれば眼窩先端部症候群を疑う	
★★★	頭部眼窩部脂肪抑制 MRI（造影）	眼窩先端部の脂肪や外眼筋に炎症所見	図1b，3

CFF：限界フリッカ値，RAPD：相対的求心性瞳孔障害

鑑別が必要な疾患

鑑別疾患	鑑別のポイント	主要症状	掲載頁
重症筋無力症	易疲労性	症状の日内変動	374頁
眼窩腫瘍	圧排による眼球偏位	神経支配に合わない運動障害	250頁
機械的斜視	外傷，手術歴の確認	眼球運動時痛	
ミラー・フィッシャー症候群	髄液蛋白細胞解離，抗GQ1b抗体，腱反射消失，運動失調	両側全外眼筋麻痺，眼瞼下垂，散瞳	362頁

1 疾患の定義

外眼筋に分布する動眼神経，滑車神経，外転神経と三叉神経第1枝（眼神経）の分枝は，眼窩深部から上眼窩裂を通って頭蓋内へ入る．また，視神経は上眼窩裂の鼻側に隣接する視神経管を通る．これらの上眼窩裂を通る複数の神経麻痺や視神経障害が同時期に見られる場合には，神経の走行が集中する上眼窩裂から眼窩先端部の異常が原因と考えられる（図1a）．炎症，感染，腫瘍の浸潤，外傷や手術による障害，血管性病変などのさまざまな原因によって，その部位を通過する神経に障害が起こる．病変の範囲が大きいと複数の神経麻痺が同時に初発症状となるが，単一の神経麻痺で発症した後に，病変の拡大に伴って複数の神経麻痺をきたすこともある．臨床症状として，視力低下，視野障害，対光反応異常，限界フリッカ値低下が見られる場合は，上眼窩裂に隣接する視神経管（図2）にも異常が波及しており，眼窩先端部症候群と診断する．つまり，眼球運動障害を含む複合麻痺である上眼窩裂症候群に，視神経障害を伴うと眼窩先端部症候群となる．さらに，眼窩先端部から頭蓋内に入った先の海綿静脈洞には，三叉神経第2枝（上顎神経）が走行する．上眼窩裂症候群に，この三叉神経第2枝の障害を示す口周囲の知覚異常が伴えば，病変は眼窩先端部を超えて広がっていることがわかり，海綿静脈洞症候群と診断できる．このように，上眼窩裂，眼窩先端部，海綿静脈洞は解剖学的に連続していて，病変の伸展によって神経が障害されると，診断が変化する一連の症候群と考えることができる．画像診断の発達によって微細な局在も確認できるようになったが，実際の神経障害の評価はその機能を評価する臨床所見が重要である．

2 外眼部所見

動眼，滑車，外転神経の一つ以上の麻痺症状（頭位異常，眼位異常，眼瞼下垂）．患側の眼瞼腫脹，眼球突出，結膜充血を伴うことがある．眼窩先端部症候群（両側を除く）ではRAPD（相対的求心性瞳孔障害）陽性．

3 確定診断に必要な検査

頭部画像診断，視神経障害の評価，三叉神経障害の評価．

4 鑑別すべき疾患

神経筋接合部疾患（重症筋無力症），筋原性斜視（甲状腺眼症，進行性外眼筋麻痺など），機械的斜視（眼窩骨折，頭頸部手術後，眼科手術後，眼窩腫瘍など），先天性（デュアン症候群），ミラー・フィッシャー症候群．

5 治療方針

原疾患の治療，炎症の場合は慎重にステロイド投与．

（清水有紀子）

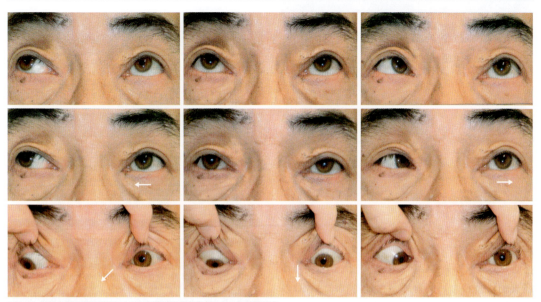

図1a｜特発性肥厚性硬膜炎による左眼窩先端部症候群の9方向眼位検査
左眼は動眼・滑車・外転神経麻痺により，内転，下転，内下転，外転が制限されている(矢印)．視神経障害もあり，眼窩先端部症候群と診断された．

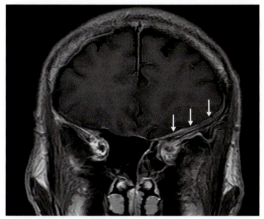

図1b｜頭部造影MRI（冠状断）
左眼窩先端部上方の頭蓋底に沿って，肥厚した硬膜が高信号に写る(矢印)．強い頭痛を伴ったが，ステロイドパルス療法後，速やかに改善した．

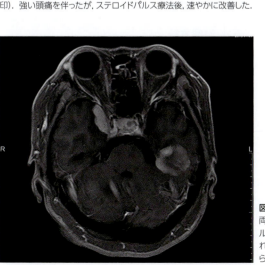

図2｜左眼窩骨模型
上眼窩裂(矢印)は長さ約22mmで，幅は非常に短い．鼻側に視神経管(矢頭)が隣接していて，同時に障害されうる位置関係がわかる．

図3｜頭部造影MRI（水平断）
両側眼窩先端部および左側頭葉の一部が造影されている．髄液にアスペルギルス抗原が検出され，真菌性髄膜炎に続発した肥厚性硬膜炎と診断された．その後，両眼の眼球運動障害が悪化し，両眼窩先端部症候群と考えられた．

5-3)-(1)

重症筋無力症
Myasthenia gravis ; MG

診断のポイント

観察のポイント

重要度	観察目的	観察点	所見	参照図
★★★	眼瞼易疲労性試験	上方視1分以上で眼瞼下垂が誘発	感度80%, 特異度63%	図1
★★★	アイスパック試験	冷却2分で眼瞼が2mm以上挙上, 5分で眼球運動の改善	感度80〜92%, 特異度25〜100%	図1

検査所見

重要度	観察目的	観察点	所見	参照図
★★★	抗ACh-R抗体	陽性:全身型80%, 眼筋型50%	陽性であれば診断確定	
★	抗MuSK抗体	陽性:全身型5〜10%	抗ACh-R陰性例に1回のみ保険適応	
★★	エドロホニウム塩化物(テンシロン)試験	静脈注射で眼瞼下垂や複視が改善	不整脈, 嘔気, 嘔吐などの危険性がある	

鑑別が必要な疾患

鑑別疾患	鑑別のポイント	主要症状	掲載頁
甲状腺眼症	起床時に症状が強い, 眼瞼腫脹はあるが下垂はない	MGとの合併がある	236頁
慢性進行性外眼筋麻痺	発症が緩徐. 変動のない左右対称の眼瞼下垂	眼瞼下垂と眼球運動障害がMGと共通	388頁
動眼神経麻痺, ホルネル症候群	変動や易疲労性なし, 瞳孔異常あり	同上	58頁

1 疾患の定義

重症筋無力症(MG)は神経筋接合部のシナプス後膜上の分子に対する臓器特異的自己免疫疾患で, 骨格筋の筋力低下を主症状とする. したがって, 神経支配に合わない筋麻痺が生じる(図2). MGの原因となる自己抗体として抗アセチルコリン受容体(ACh-R)抗体, 抗筋特異的受容体型チロシンキナーゼ(MuSK: muscle-specific receptor tyrosine kinase)抗体が判明しているが, 眼筋型では陽性率は高くないため, 陰性の症例では理学的生理学的所見から診断する. MGの特徴的な症状は運動の反復や持続により筋力が低下すること(易疲労性), 症状が夕方に増悪すること(日内変動), 日によって変動すること(日差変動)などである. 眼症状の頻度が最も高く, 初発症状の71.9%が眼瞼下垂, 47.3%が複視であるが, 眼症状で発症した後に全身型に進展する例も多い. 全身型では胸腺腫の合併が多く, 合併例では摘出が治療として優先される. 全身型の他の症状は, 四肢や頸筋の筋力低下, 構音障害, 嚥下障害を生じ, 重症例では呼吸障害をきたし, 人工呼吸器による挿管管理が必要となることもある. MGには, 同じ自己免疫疾患である甲状腺眼症の合併も多く, 夕方に悪化するMGと矛盾して, 朝の不調を訴える場合は甲状腺関連抗体を確認する.

2 外眼部所見

変動を伴う眼瞼下垂と眼球運動障害による斜視を認める. 眼球運動障害は眼球運動神経障害による麻痺性斜視に似ることもあり, 診断には注意が必要である. 逆に神経支配に合わない斜視を見た場合は, 必ずMGを念頭に置いて鑑別を進める必要がある.

3 確定診断に必要な検査

眼球運動障害があり, 抗ACh-R抗体または抗MuSK抗体が陽性であればMGと診断できる. ほかに眼瞼の易疲労性試験, アイスパック試験, 塩酸エドロホニウム(テンシロン)試験, 筋電図検査の所見が診断基準に含まれる.

4 鑑別すべき疾患

眼筋麻痺をきたす疾患はすべて鑑別の対象になる. ランバート・イートン筋無力症候群, 甲状腺機能亢進症, ミトコンドリア脳筋症, 慢性進行性外眼筋麻痺, フィッシャー症候群などは神経支配に合わない点が共通する.

5 治療方針

眼筋型では, まずコリンエステラーゼ阻害薬を開始し, 効果不十分の場合は, ステロイド薬および免疫抑制薬の全身投与. 全身型の重症例は血漿交換や呼吸器管理を要することがある. 抗アセチルコリン受容体抗体値の高いものや全身型は, 脳神経内科による管理が望ましい.

(清水有紀子)

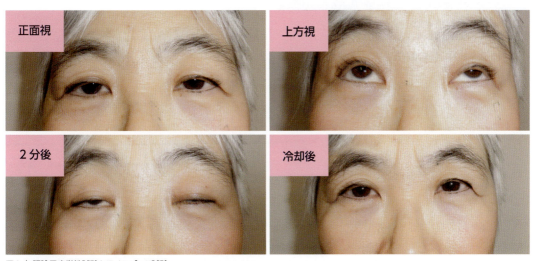

図1 | 眼瞼易疲労性試験とアイスパック試験
上から①(正面視)瞼裂高は左がやや低いが,眉毛の挙上は軽度.②(上方視直後)右側は挙上できるが,左側は不十分.③(上方注視2分後正面視)両側眼瞼下垂が誘発され,眉毛を挙上しても開瞼できない.易疲労性陽性.④(アイスパックで2分冷却後正面視)瞼裂高は2mm以上増加し,アイスパック試験陽性.

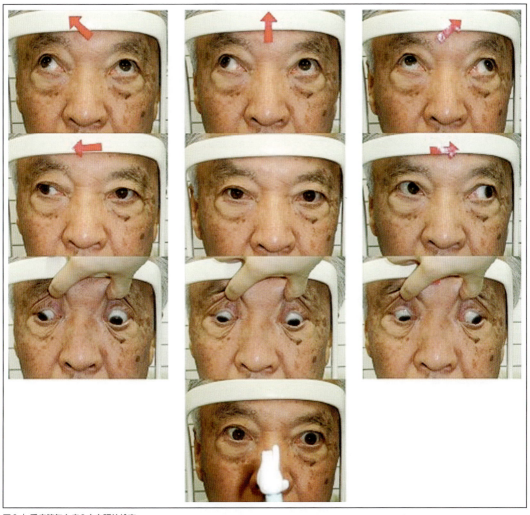

図2 | 重症筋無力症9方向眼位検査
両眼の内転制限と輻湊不全.下転は可能で神経支配に合わない眼球運動障害.

5-4)-(1)

甲状腺眼症
Thyroid ophthalmopathy

診断のポイント

観察のポイント

重要度	観察目的	観察点	所見	参照図
★★★	有無の確認	自己免疫性甲状腺疾患	抗TSHレセプター抗体が陽性（TRAbよりTSAbが眼症とは相関）	
★★★	眼球運動	眼球運動障害の方向	肥大筋の伸展障害	図1〜5
★★	有無	眼瞼所見	上眼瞼後退や眼瞼腫脹を伴う	図1, 4, 5
★★	有無	眼球突出	眼球突出が見られる	図3
★★★	筋肥大の有無	MRI	下＞内＞上＞外直筋紡錘状の筋肥大	図1〜5
★★★	眼位による眼圧の変動	自然眼位と正面視での眼圧測定	正面視で眼圧上昇	図5

検査所見

重要度	観察目的	観察点	所見	参照図
★★★	血液検査	抗TSHレセプター抗体	TSAb and/orTRAb陽性	
★★★	9方向眼位ヘス赤緑試験	眼球運動複視の有無	眼球運動障害複視	図1〜5
★★	視診	眼瞼	上眼瞼後退, 眼瞼腫脹	図1, 4, 5
★★	Herter眼球突出度計	眼球突出の有無	17mm以上, 左右差2mm以上	図3
★★★	MRI	外眼筋, 脂肪織	外眼筋肥大, 脂肪織腫大	図1〜5

鑑別が必要な疾患

鑑別疾患	鑑別ポイント	掲載頁
IgG4関連眼疾患	眼球運動は障害筋の収縮障害, ぽてっとした眼瞼腫脹 画像所見（筋付着部から見られる外眼筋肥大, 外側に凸の涙腺腫大, 眼窩下神経の腫大）, 血清IgG4上昇	384頁
特発性眼窩筋炎	眼球運動は障害筋の収縮障害, 眼窩部痛, 亜急性発症	270頁
重症筋無力症	眼瞼下垂, 夕方に悪化する日内変動, 抗ACH-R抗体陽性	374頁
麻痺性の斜視	急性発症, 眼球運動は麻痺筋の収縮障害	342頁

1 疾患の定義

　甲状腺眼症（眼症）は自己免疫性甲状腺疾患（バセドウ病が80〜90％，その他，甲状腺機能正常や低下のバセドウ病や橋本病）に伴って見られる眼窩組織の炎症性疾患である．①自己免疫性甲状腺疾患＋②特徴的な眼症状and/or③画像診断にて眼球突出や外眼筋の肥大などが見られる場合には甲状腺眼症と診断する．②または③はあるが，①が診断できない場合は甲状腺眼症疑いとなる．

　甲状腺疾患の発症後から1年以内に眼症状が現れる症例が多いが，数年後に発症する症例や，眼症が先行する症例も見られる．甲状腺疾患の経過と眼症が並行して悪化するわけではないため，眼症診断時期に甲状腺機能異常が見つからない場合もあるが，甲状腺自己抗体は陽性となる症例がほとんどである．

　甲状腺眼症による眼球運動障害は，外眼筋の炎症性肥大により起こる．初期の炎症では眼球運動障害は見られないが，筋肥大の進行や線維化により肥大筋の伸展が制限され，眼球運動障害が起こる．よってダクションテストが陽性となる．麻痺性の眼球運動障害とは異なり，急性発症ではなく徐々に進行するので，周辺のみの運動障害や頭位による代償を行っている場合には複視に気づかない症例も散見される．

2 外眼部所見

　甲状腺眼症の所見である眼瞼腫脹(症例2, 4, 5)，上眼瞼後退，眼球突出(症例3)が見られる症例もある．

　眼球運動障害は患者の症状としては複視として現れる．複視の訴えは両眼の眼球運動障害の差によるため，片眼例か，両眼例か，単筋の障害か，複数筋の障害かにより複雑な運動障害をきたす．眼症の外眼筋肥大の頻度は，下直筋＞内直筋＞上直筋＞外直筋の順に多い．つまり，眼球運動障害は，下直筋肥大による上転障害の頻度が最も多い．次に内直筋肥大による外転障害，上直筋肥大による下転障害と続き，外直筋肥大による内転障害は稀である．片眼の単筋肥大による複視は自覚症状が早くから現れる（症例1, 2, 3）．片眼の複数筋肥大も複視の訴えが強く見られる（症例4）．一方で両眼性の筋肥大においては，左右の運動障害の差が少ない症例では複視の訴えが少ない（症例5）．つまり複視の症状と球後病変の重症度とは一致しないので注意が必要である．

　自験例では検査にて複視があり，自覚症状で複視を訴えた症例は片眼例では82.7％，両眼例では73.6％であった．つまり複視の訴えがなくても，

症例1 | 右下直筋肥大による上転障害

44歳女性

主訴：ピントが合いにくい

経過：27歳発症．バセドウ病の2回目の再発3ヵ月後から眼症状が出現．

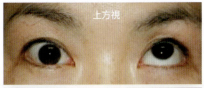
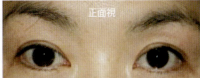
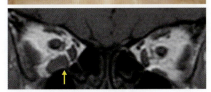

図1 | 右下直筋肥大による上転障害
正面視では複視はなく，眼瞼の異常も見られない．上方視で右上転制限があり，複視が見られる．MRIでは右下直筋肥大（矢印）が見られる．上方での複視は顎上げの頭位により代償できるため，自覚症状として気づきにくいことも多い．

症例2 | 右上直筋肥大による下転障害

53歳女性

主訴：手元が二重に見える

経過：10年以上前に発症したバセドウ病で，寛解増悪を繰り返しているうちに，下方視で複視が出現．

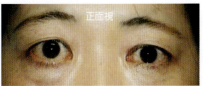
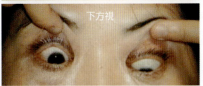
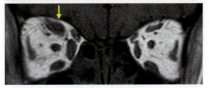

図2 | 右上直筋肥大による下転障害
正面視では複視はないが，下方視で右眼の下転障害があり，複視が見られる．MRIでは右上直筋が肥大（矢印）している．上直筋肥大の頻度は多くはないが，下方視での複視は病初期から複視の自覚症状が見られるので，早い時期に診断されることが多い．

症例3 | 左下直筋の肥大による上転障害

41歳男性

主訴：左の眼球突出と複視

経過：コンタクト健診で左眼の眼球突出を指摘され，3ヵ月前に複視が出てきたため，内科受診し，バセドウ病と甲状腺癌と診断．1ヵ月前に甲状腺全摘術を受けるも眼症状改善せず，紹介受診．

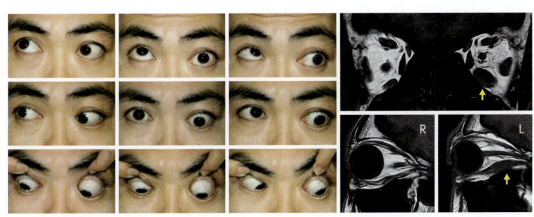

図3 | 左下直筋の肥大による上転障害
正面視で左下転位にあり，下方視以外での複視を訴える．左の眼球突出（右14mm，左19mm）が見られる．MRIでは左下直筋の肥大（矢印）が見られる．MRIは冠状断で撮影することが多いが，筋の走行に沿った断面で撮影すると肥大がわかりやすい．

症例4 | 右下内直筋肥大による上外転障害

42歳女性
主訴：複視
経過：全身症状よりバセドウ病と診断され，治療開始した．甲状腺機能は正常になったが，数ヵ月後より眼瞼腫脹や複視を自覚し，眼科受診．初診時TSAb 400%（正常180%未満）．

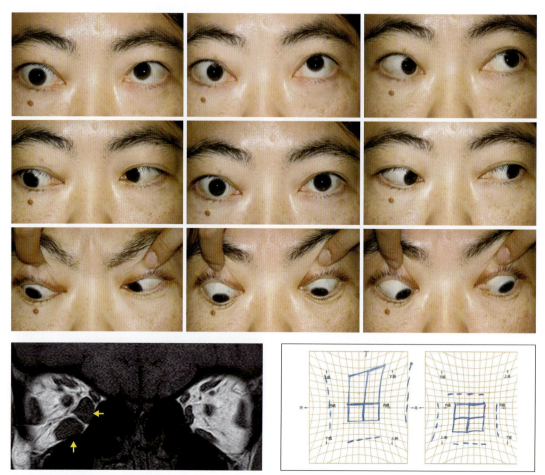

図4 | 右下内直筋肥大による上外転障害
下方視では単一視があるが，右下内直筋肥大（矢印）による上外転障害が見られる．眼瞼腫脹もある．片眼例では眼球運動の左右差が強いため（ヘス赤緑試験参照），複視の自覚が強く見られる．

片眼ずつの眼球運動範囲の確認や，周辺視まで指標を移動して複視の有無を確認する必要がある．

また，アプラネーションで眼圧を測定すると，眼球偏位のある症例では正面視するために球後圧が上がるので，高眼圧をきたすことがある．自然眼位で測ると眼圧は低くなるので，外眼筋肥大の有無を調べるきっかけになる．

3 | 確定診断に必要な検査

甲状腺機能異常が見られることが多く，甲状腺自己抗体であるTRAb（TSHレセプター抗体）やTSAb（甲状腺刺激抗体）が陽性となる．甲状腺眼症の発症や重症度には，TRAbよりTSAbのほうが相関が見られる．

MRIやCTにて，外眼筋の肥大の有無を確認する．外眼筋の炎症を判定するにはMRIのほうが有用で

症例5 | 両眼複数筋肥大による運動障害

75歳男性
主訴：複視
経過：2年前にバセドウ病と診断，10ヵ月前より眼瞼腫脹が出現し，経過観察中に眼圧が28mmHgまで上昇したため，緑内障点眼薬投与中．2ヵ月前より複視の自覚があり，紹介受診．初診時TSAb 2,854％（正常180％未満），喫煙あり（20本／日×40年）．

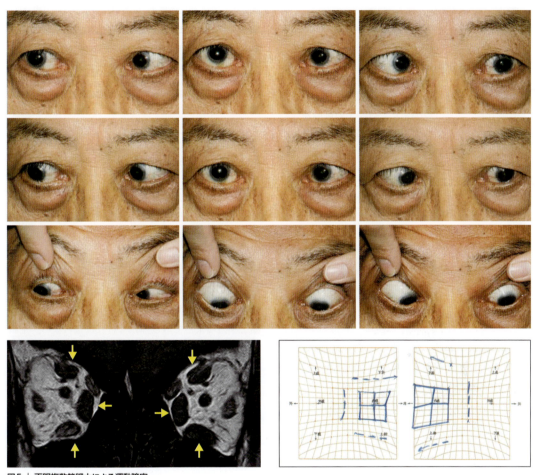

図5｜両眼複数筋肥大による運動障害
正面で内斜視があり，左右の複視の自覚がある．MRIにて両眼上下内直筋の肥大（矢印）があるが，上下方向の運動障害は左右差が少ないため（ヘス赤緑試験参照），複視の訴えはない．

ある．T1強調画像と筋の炎症を見るための脂肪抑制T2強調画像を撮影する．すべての筋が撮影できるので冠状断が基本であるが，上下直筋を見るには矢状断，内外直筋を見るには水平断のほうが筋の走行に沿った撮影ができるため，肥大がわかりやすい．

4 | 鑑別すべき疾患

IgG4関連眼疾患，特発性眼窩筋炎，重症筋無力症，麻痺性斜視．

5 | 治療方針

MRIにて外眼筋の炎症が見られる活動期には，ステロイドや放射線による消炎治療，消炎後に眼球運動障害が残存する場合には，斜視手術を行う．

（神前あい）

5-4)-(2)

ブラウン症候群
Brown syndrome

診断のポイント				
眼球運動観察のポイント				
重要度	観察目的	観察点	所見	参照図
★★★	有無の確認	内転時の上転	内転時の上転制限	図1a, 1b
★★★		ひっぱり試験	内上転方向に機械的運動制限	図1a
★★		外転時の上転	正常	図1a
★★		内転時の下転	正常	図1a, 1b
★		上転制限	時にあり	図1a
★		内転時のdownshoot	時にあり	図1a

鑑別が必要な疾患	
鑑別疾患	鑑別のポイント
下斜筋麻痺	ひっぱり試験における機械的運動制限の有無

1 疾患の定義

　本症は，内転時に機械的上転制限を生じる稀な眼球運動障害である．原因としては，上斜筋腱を囲むテノン嚢の腫脹による滑車の通過障害，上斜筋腱の短縮，滑車付近における腱周囲の嚢胞等が挙げられており，本症が単一の要因によって生じるものではないことを示唆している．以前は上斜筋腱症候群と呼ばれていたが，このようにさまざまな要因が混在するため，今ではブラウン症候群の呼称が一般的である．片眼性のことが多いが，両眼性のものも約10％存在する．性差および左右差はないと考えられる．先天性と後天性のものがある．

2 外眼部所見

　図1aに両眼ブラウン症候群の9方向眼位所見を示す．内転時に上転制限があるが，下転は全く制限されない．外転時には全く上転制限はない．その他の症状として，第1眼位からの軽度の上転制限，内転時のdownshoot，瞼裂開大，第1眼位での下斜視，頭位異常等が見られることがある．図1bは同じ症例のヘス赤緑試験所見である．両眼に内上転不全と，それに伴う外上転の過動がある．正面視と下向きでは上下ずれがない．

3 確定診断に必要な検査

　内転時に上転できないので，一見下斜筋麻痺のように見えるが，ひっぱり試験における内上転方向への機械的運動制限の存在によって，単なる眼筋麻痺とは明確に区別できる．

4 鑑別すべき疾患

　内転時に上転不全をきたす疾患として下斜筋麻痺があり，眼球運動を見ただけでは区別しにくい．

5 治療方針

　小児の先天性ブラウン症候群では経過観察中に自然軽快する例があるが，成人の場合は，第1眼位での複視や頭位異常が多いため，上斜筋周囲組織の拘縮を手術によって取り除かなければならない．上斜筋腱の延長術あるいは切腱術が有効であるが，術後に上斜筋麻痺や外回旋偏位を合併することがある．

（横山　連）

［参考文献］

1. Brown HW: Isolated inferior oblique paralysis. Analysis of 97 cases. Trans Am Ophthalmol Soc 55: 415-454, 1957
2. Wilson ME, et al: Brown's syndrome. Surv Ophthalmol 34: 153-172, 1989
3. Sprunger DT, et al: Surgical results in Brown Syndrome. J Pedatr Ophthalmol Strabismus 28: 164-167, 1991
4. Wright KW: Superior oblique silicone expander for Brown's syndrome and superior oblique overaction. J Pediatr Ophthalmol Strabismus 28: 101-107, 1991

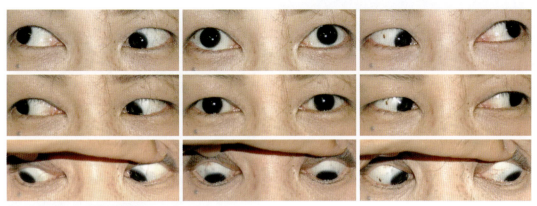

図1a ｜ 両眼ブラウン症候群眼位所見

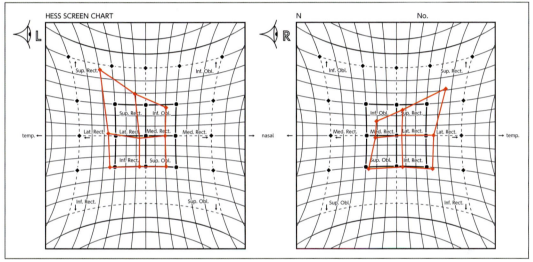

図1b ｜ 同じ症例のヘス赤緑試験所見

5-4)-(3)

強度近視性内斜視
Highly myopic strabismus

診断のポイント

観察のポイント

重要度	観察目的	観察点	所見	参照図
★★★	有無の確認	強度近視の存在	眼軸長28〜35mm	
★★★		眼球運動	外転と上転制限	

MRI所見

重要度	観察目的	観察点	所見	参照図
★★★	有無の確認	眼球と外眼筋の位置関係	眼球の後半部が筋円錐外に脱臼	図1, 2
★★		外直筋の位置	下方に偏位	図1, 3
★		上直筋の位置	鼻側に偏位	図1, 2

鑑別が必要な疾患

鑑別疾患	鑑別のポイント	掲載頁
強度近視を伴う共同性内斜視	MRIで眼球脱臼がない	382頁
V型内斜視	MRIで眼球脱臼がない	
Sagging eye syndrome	強度近視がない	386頁

1 疾患の定義

病的強度近視によって眼軸が延長した場合，一部の症例で，眼球の後半部が上直筋と外直筋の間から筋円錐外に脱臼し，特有の眼球運動制限を呈する．一般に外転と上転方向に機械的運動制限が生じ，内斜視と下斜視を呈することが多い．眼軸長は平均32mmに達し，28〜35mmの間に分布する．

2 外眼部所見

最も重症なものは固定内斜視となり，眼球は内下転位に固定され，他の方向に全く動かない．逆に軽症例では，外転制限や上転制限が明らかでなく，共同性内斜視と区別がつきにくい．大多数の症例は両者の中間型の所見を示し，外転はできるが正中を越えないものや，正中を越えて外転可能ではあるが，視診上明らかな外転制限をきたすものが多い．

3 確定診断に必要な検査

確定診断には眼窩MRIが不可欠である．図1に両眼性強度近視性斜視の冠状断MRIを示す．外直筋が眼球の下方まで偏位し，眼球の後半部が上外直筋の間から筋円錐外に脱臼している．画像上はっきり描出されるのは各直筋の筋腹だけで，より前方の付着部付近は直筋が強膜に密着しているため画像上判別できないので，図には含まれていない．病的近視によって眼軸が延長した眼球は上直筋と外直筋に挟まれているため，眼球は内下転位に固定され，内下斜視を呈する．近視性固定内斜視の典型例である．

図2は図1の右眼のMRI像から作成した三次元再構築像である．眼球と外眼筋との位置関係がより明確にわかる．筋円錐外に脱臼した眼球に押されて，上直筋は鼻側へ，外直筋は下方へ偏位している．下直筋は眼球の後半部を下から支えているため，眼球は上転することができない．同様に上直筋は眼球の外転を妨げている．

図3は別の症例の水平断MRIである．左は内直筋を含む断面で，右はそれより6mm下方の外直筋を含む断面である．この症例では外直筋が大きく下方偏位しているため，両直筋が同一平面に存在しないことがわかる．本症の発症機序の発見につながった重要な所見であるが，今では冠状断MRIだけで確定診断が可能である．

4 鑑別すべき疾患

強度近視に合併した内斜視のすべてが鑑別対象となる．共同性内斜視が偶然強度近視と合併する場合もある．また強度近視性内斜視はV型内斜視となることが多いので，通常のV型内斜視との区別が必要である．強度近視を伴わないsagging eye syndromeという疾患でも同様の眼球運動障害をきたすことがある．

5 治療方針

第一選択は手術である．上外直筋の筋腹を縫合糸で結合することにより，本症の眼位・眼球運動は改善する．特に中等度から軽度の症例では，術後に立体視を回復する症例もめずらしくない．

（横山　連）

[参考文献]

1. 太田通孝ほか：日眼会誌 99：980-985, 1995
2. Herzau V, et al: Klin Monatsbl Augenheilkd 208: 33-36, 1996
3. Krzizok TH, et al: Arch Ophthalmol 115: 1019-1027, 1997
4. Yamaguchi M, et al: Am J Ophthalmol 149: 341-346, 2010

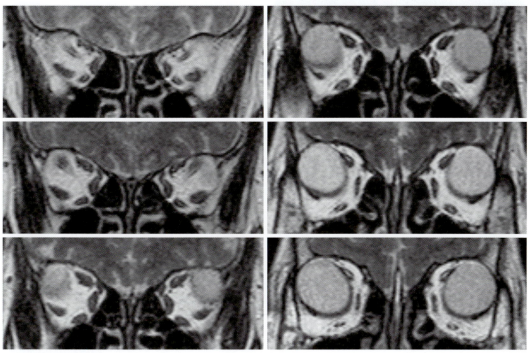

図1｜MRI所見（冠状断）
眼窩の奥から前方に向かって，3mmスライスで左上から右下に向かって並べている．

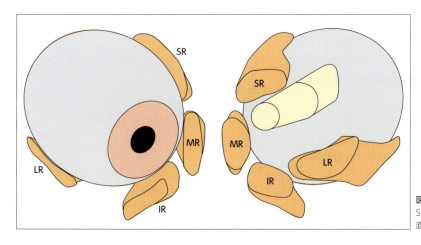

図2｜三次元再構築画像
SR：上直筋．LR：外直筋．MR：内直筋．IR：下直筋．

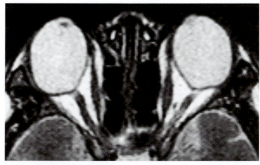

図3a｜MRI所見（水平断）
内直筋を含む平面．

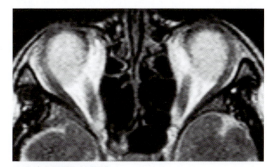

図3b｜MRI所見（水平断）
外直筋を含む平面で，左図より2スライス（6mm）下方．

5-4)-(4)

眼窩炎症(特発性，IgG4関連)

Idiopathic orbital inflammation, IgG4-related ophthalmic disease

診断のポイント				
観察のポイント				
重要度	観察目的	観察点	所見	参照図
★	有無の確認	涙腺	涙腺腫大	図1a
検査所見				
重要度	観察目的	観察点	所見	参照図
★★★	MRI	炎症性腫大の有無	涙腺腫大 三叉神経腫大 外眼筋腫大	図1c，d
★★★	血液検査	血清IgG4	＞135mg/dL	
★★★	生検	病理組織学的検査	リンパ球，形質細胞浸潤 線維化，IgG4細胞増殖	

鑑別が必要な疾患		
鑑別疾患	鑑別のポイント	掲載頁
眼窩蜂巣炎	CT/MRIにて副鼻腔炎の存在 涙腺，三叉神経，外眼筋に特異的炎症なし	264頁
甲状腺眼症	甲状腺関連抗体価高値 MRIにて外眼筋の筋腹肥厚所見 特異的眼症状(ダルリンプル徴候，グレーフェ徴候)	376頁
眼窩筋炎 眼窩内腫瘍	高IgG4血症を認めない MRI(単純・造影)で腫瘍特異的所見 原発巣の検索(転移性腫瘍)	268頁

1 疾患の定義

特発性眼窩炎症(眼窩炎性偽腫瘍)は眼窩および眼付属器の原因不明の良性・非感染性の炎症性疾患と定義され，眼窩腫瘍の10～18%を占めると報告されている．発生部位によって外眼筋炎，涙嚢炎，視神経周囲炎，後部強膜炎，眼窩先端部炎などを呈するため，その臨床症状はさまざまである．

また，IgG4関連疾患は，IgG4陽性形質細胞の浸潤によりさまざまな臓器に腫大や腫瘤の形成をきたす原因不明の疾患である．IgG4関連疾患は両側対称性の涙腺および唾液腺の腫大を特徴とする，これまでにミクリッツ病として知られてきた病態と同一であることが判明し，日本眼腫瘍学会により，IgG4関連疾患に見られる眼病変の病名はIgG4関連眼疾患 IgG4-related ophthalmic diseaseとして統一された．

2 外眼部所見

典型例では両側涙腺の対称的な腫大を認める．

3 確定診断に必要な検査

血液検査：高IgG4血症を認める．

MRI：画像所見で涙腺腫大，三叉神経腫大，外眼筋腫大のほか，さまざまな眼組織に腫瘤，腫大，肥厚性病変が見られる(図1c)．

生検：病理組織学的に著明なリンパ球と形質細胞の浸潤が見られ，時に線維化が見られる．

4 鑑別すべき疾患

眼窩蜂巣炎，甲状腺眼症，眼窩筋炎，眼窩内腫瘍．

5 治療方針

ステロイド全身投与が一般的である．

(髙鍬広章)

［参考文献］

1. Goto H, et al: Diagnostic criteria for IgG4-related ophthalmic disease. Jpn J Ophthalmol. In press.
2. Birch-Hirschfeld A: Zur Diagnostik und Pathologic der Orbital-tumoren. Ber Dtsch Ophthalmol Ges 32: 127-135, 1905

症例1 | IgG4関連眼疾患

70歳男性
主訴：両側眼球突出
既往：上咽頭原発悪性リンパ腫，食道癌
経過：両側の眼球突出を主訴に近医受診，MRIで眼窩内腫瘍疑いにて紹介．
MRI上，眼窩下神経腫大，血清IgG4高値（636mg/dL），腫瘍性病変の生検にてリンパ球や形質細胞の浸潤増加，免疫染色でIgG4＞500個/HPF，IgG4/IgG＞80％であり，IgG4関連眼疾患と診断した．
（初診時視力検査所見）
RV＝0.3p（0.7×S＋2.00D：C-1.25D Ax80）
LV＝0.5（1.2×S＋2.25D：C-2.00D Ax90）
視神経症による視力低下をきたしていたためメチルプレドニゾロン500mg/日×3日を投与したところ，両眼窩内の腫瘍性病変は縮小し，視力は回復した．
（ステロイドパルス後視力検査所見）
RV＝1.0p（1.2×S＋1.25D：C-1.25D Ax80）
LV＝0.7p（1.2×S＋2.00D：C-2.00D Ax90）

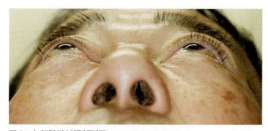

図1a | 初診時外眼部所見
両眼球突出を認める．

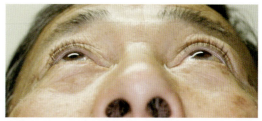

図1b | ステロイドパルス後
眼球突出は改善している．

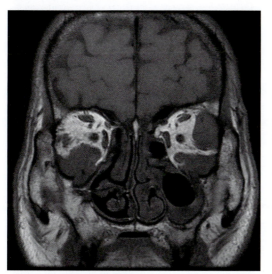

図1c | 初診時MRI（T1強調画像）
両側眼窩内に腫瘤性病変を認める．

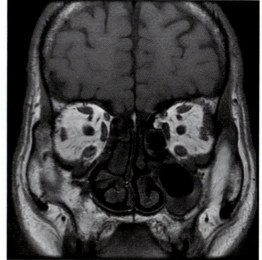

図1d | ステロイドパルス後MRI（T1強調画像）
腫瘤は縮小している．

5-4)-(5)

Sagging eye syndrome

1 | 疾患の定義

2009年RutarとDemerは眼窩プーリーの加齢性変化で発症する疾患をsagging eye syndromeと提唱した. 眼窩プーリーは, 眼球赤道部のテノン嚢内に存在するスリーブ状の組織で, 外眼筋をリング状に取り囲み, 外眼筋の機能的起始部として働く. 眼窩プーリーは, コラーゲンを多く含み解剖学的にも脆弱な, 外直筋-上直筋(LR-SR)バンドと外直筋プーリーが加齢性に障害される. LR-SRバンドが障害されると伸展・断裂・欠損を, 外直筋プーリーが障害されると下方変位(sagging)を呈する. 外直筋プーリーの変化が左右同等なら, 近方は斜位, 遠方は内斜視となる遠見内斜視age-related distance esotropia (ARDE)を認める. 外直筋プーリーの変化に左右差を認める場合は外方回旋を伴う小角度の上斜視cyclovertical strabismus (CVS)を認める. 1/3の症例はARDE型, 残りの2/3はCVS型である.

2 | 外眼部所見

加齢性の眼付属器の変性sagging like faceを認める. 腱膜性眼瞼下垂, 重瞼線の挙上, baggy lid (だぼついた眼瞼), superior sulcus deformity (上眼瞼のくぼみ・変形). また, 眼瞼下垂症手術, フェイスリフトなど眼周囲手術の既往にも注意が必要である.

3 | 確定診断に必要な検査

交代プリズム遮閉試験: ARDE型では, 近方は斜位, 遠方は内斜視を認める. CVS型では, 小角度の上下斜視を認める.

眼球運動検査: 軽度から中等度の眼球上転障害を認める. 水平眼球運動の障害は認めない. 衝動性眼球運動は正常である.

自覚的回旋角度測定, マドックスダブルロッド(MDR)など: CVS型では外方回旋変位を認める. 多くの症例で上斜視眼に比べ, 下斜視眼の回旋変位が大きい.

他覚的回旋角度測定, 眼底検査など: 自覚回旋と同様に外方回旋変位を認める.

眼窩MRI: 視神経と強膜接合部から3〜6mm前方のスライスを確認する. LR-SRバンドの伸展・断裂・欠損, 外直筋プーリーの下方変位を認める.

4 | 鑑別すべき疾患

・固定内斜視, 強度近視性内斜視
・上斜筋麻痺

5 | 治療方針

保存的治療は, プリズム眼鏡である. 根治術は斜視手術のみである. ChaudhuriとDemerraの既報によると, ARDE型を治療する際, 内直筋後転術は通常の倍量の矯正量が必要と報告がある. すなわち, 20Δが矯正目標なら40Δの手術計画が必要と報告している. なお, 外直筋短縮術は通常の矯正量で効果が出ることも報告している.

(後関利明)

[参考文献]

1. Rutar T, et al: J AAPOS 13: 36-44, 2009
2. Chaudhuri Z, et al: JAMA Ophthalmol 131: 619-625, 2013
3. Chaudhuri Z, et al: Arch Ophthalmol 130: 1280-1284,

診断のポイント

観察のポイント

重要度	観察点	所見	参照図
★★★	年齢	高齢者	図1a
★★★	sagging like face	腱膜性眼瞼下垂, 重瞼線の挙上, baggy lid, superior sulcus deformity	図1a
★★★	外傷歴, 眼周囲手術歴	眼外傷や眼周囲手術(眼瞼下垂, フェイスリフトなど)の問診は重要となる	

検査所見

重要度	観察点	所見	参照図
★★★	交代プリズム遮閉試験	ARDE型 遠見内斜視, CVS型 小角度の上下斜視	
★★★	眼球運動検査	軽—中等度上転障害	
★★★		衝動性眼球運動は正常	
★★★	回旋角度測定	外方回旋偏位	
★★★	眼窩MRI	LR-SRバンドの伸展・断裂・欠損, 外直筋プーリーの下方変位	図1c, d

鑑別が必要な疾患

鑑別疾患	鑑別ポイント	掲載頁
固定内斜視	強度近視, 外転障害あり, 眼窩MRIにて上直筋-外直筋間に眼球の脱臼を認め, 外直筋と眼球が接触している	344頁
強度近視性内斜視	強度近視, 眼窩MRIにて眼球容積と眼窩容積の不一致がある	382頁

症例1 | sagging eye syndrome

85歳男性
主訴：遠方での複視，近方では複視はない
既往歴：両眼　白内障手術後
経過：70歳代から遠方での複視を自覚，近医にてプリズム眼鏡で経過観察を行っていたが，徐々に複視の悪化を認めた．

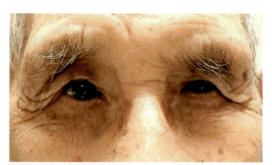

図1a | Sagging like face
腱膜性眼瞼下垂，baggy lid, superior sulcus deformity（上眼部のくぼみ・変形）が目立つ．

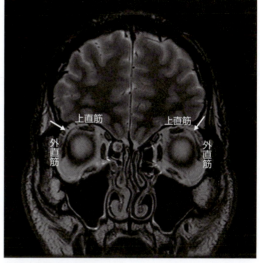

図1b | 眼窩MRI（正常者）
外眼筋の位置異常がなく，外直筋プーリーと上直筋プーリーを連合するLR-SRバンド（矢印）の形状は正常．

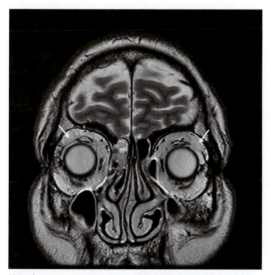

図1c | sagging eye syndrome遠見内斜視（ARDE型）
右LR-SRバンド（矢印）は伸展，左LR-SRバンド（矢印）は断裂を認める．両外直筋は左右差なく下方偏位（sag）している．

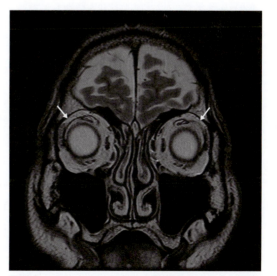

図1d | sagging eye syndrome上下回旋斜視（CVS型）
右LR-SRバンド（矢印）は正常，左LR-SRバンド（矢印）は一部消失を認める．左外直筋の下方偏位（sag）を認める．眼窩プーリーの左右差があるため，左下斜視を呈する．

2012
4. Kawai M, et al: Jpn J Ophthalmol 62: 659-666, 2018
5. 後関利明：日本の眼科87：1330-1335, 2016

5-4)-(6)

慢性進行性外眼筋麻痺
Chronic progressive external ophthalmoplegia ; CPEO

診断のポイント				
観察のポイント				
重要度	観察目的	観察点	所見	参照図
★★★	眼瞼下垂の有無	眼瞼	眼瞼下垂	図1
★★★	眼位異常の有無	眼位	外斜視	図1
★★	眼球運動障害の有無	眼球運動	進行により全方向への眼球運動障害	
検査所見				
重要度	観察目的	観察点	所見	参照図
★★★	DNA障害の有無	遺伝子解析	ミトコンドリアDNAや核DNAの異常	
★★★	有無の確定	骨格筋の筋線維	ragged-red fiber	

鑑別が必要な疾患		
鑑別疾患	鑑別のポイント	掲載頁
重症筋無力症	症状の動揺の有無	374頁

1 疾患の定義

ミトコンドリアの異常により，全身の筋力低下や筋緊張低下などを生じる遺伝子病をミトコンドリアミオパチーと呼ぶ．

慢性進行性外眼筋麻痺（CPEO）は，MELAS（mitochondrial myopathy, encephalopathy, lactic acidosis and stroke-like episodes：ミトコンドリア脳筋症，乳酸アシドーシス，脳卒中様発作症候群）とMERRF（myoclonus epilepsy associated with ragged-red fibers：赤色ボロ線維を伴ったミオクローヌスてんかん症候群）とともに，ミトコンドリアミオパチーの一型である．

慢性進行性外眼筋麻痺は外眼筋麻痺と眼瞼下垂をきたし，MELASは脳卒中様発作を，MERRFはミオクローヌスてんかんや小脳症状を特徴とする．

これらは，核DNAやミトコンドリアDNAの異常により，酸化的リン酸化に必要な酵素蛋白が欠如し，ミトコンドリアを多く含む組織での酸化過程が障害されるため，筋力低下や筋緊張低下などが生じてくる．

慢性進行性外眼筋麻痺，網膜色素変性症，心伝導障害を三主徴とする疾患をKearns-Sayre症候群という．

2 外眼部所見

慢性進行性外眼筋麻痺では，眼瞼下垂が片眼性から両眼性へと徐々に進行（図1a）する．第一眼位では外斜視が見られることが多い（図1b）が，眼瞼下垂も高度であるためか複視の訴えはほとんどない．眼球運動障害は徐々に進行し，やがて全方向へ障害される．

3 確定診断に必要な検査

筋生検：骨格筋を生検し，Gomoriのtrichrome染色変法で，筋線維やその周囲に集積したミトコンドリアの濃染，ragged-red fiberの有無を調べる．raggedとは"ボロボロの"という意味である．

遺伝子解析：ミトコンドリアDNAの質的，量的異常やミトコンドリア関連分子をコードする核DNAの病的変異を調べる．

4 鑑別すべき疾患

重症筋無力症：眼瞼下垂や外斜視，眼球運動障害が見られ，慢性進行性外眼筋麻痺に類似の症状を呈する．重症筋無力症は易疲労性で，大きく開瞼を促しても徐々に眼瞼が下がってきたり，日内変動が見られたりする．

重症筋無力症の原因は神経筋接合部での刺激伝達の障害であるので，抗コリンエステラーゼ薬に反応して，症状の改善が見られるが，慢性進行性外眼筋麻痺では改善が見られない．また，冷却テスト（冷たいタオルなどを15分ほど眼瞼に当てる試験）を行うと，重症筋無力症の眼瞼下垂のみが改善を示す，といのも鑑別の手がかりとなる．

5 治療方針

斜視や眼瞼下垂に対する手術を行う．眼球運動障害は改善されないので，斜視の場合は，第一眼位での矯正（図1c）が目的となる．

（林　孝雄）

症例1｜慢性進行性外眼筋麻痺

44歳女性
主訴：数年前からの眼瞼下垂と外斜視
既往歴：1年前，他院でミトコンドリア脳筋症と診断された．
経過：初診時，両眼の眼瞼下垂と第一眼位では右眼外上斜視が見られ，眼球運動は両眼の内転，右眼の下転，左眼の上転が制限されていた．右眼の内直筋短縮9mmと外直筋後転5mmを施行し，術後1年での第一眼位では正位となっており，複視の自覚はない．

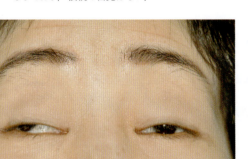

図1a｜慢性進行性外眼筋麻痺　初診時 第一眼位
−30°，R/L15°の右眼外上斜視を認める．

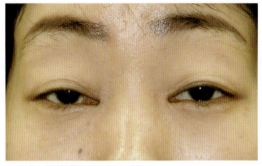

図1c｜慢性進行性外眼筋麻痺　術後1年
右眼の内直筋短縮9mmと外直筋後転5mmを施行し，第一眼位では正位．

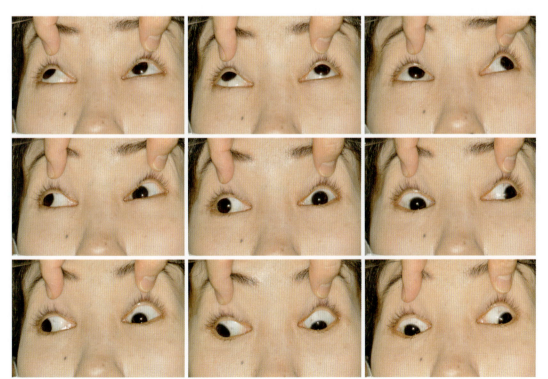

図1b｜慢性進行性外眼筋麻痺　初診時 9方向むき眼位
両眼の内転，右眼の下転，左眼の上転制限を認める．

和文索引

あ

アイスパックテスト　60
アスペルギルス　266
アセチルコリン受容体　60
アトピー性皮膚炎　106
アトピー素因　106
アペール症候群　239
アルカリ外傷　28
アルカリ外傷後lash ptosis　21

い

医原性出血　284
異常涙点　190
異所性睫毛　44
異所性涙腺　182
遺伝性血管浮腫　94
易疲労性　374
イボ　152

う

ウェゲナー肉芽腫　214
ヴォルフリング腺　4
打ち上げ花火状　172
上目づかい　324
運動性融像の不全　330
運動麻痺　342

え

液体窒素による冷凍凝固　152
エクリン汗腺　2, 166
遠見内斜視　386
塩酸フェニレフリン点眼　58

お

黄色腫　158
黄色板症　158
黄色ブドウ球菌　264
横紋筋肉腫　260
大型弱視鏡　326

か

オーダーメイド義眼　294
オルブライト症候群　242

ガードナー症候群　164
外眼筋炎　270
外眼筋線維症　338, 352
外眼筋の位置関係　304
外眼筋の炎症性肥大　376
外眼筋麻痺　362
外眼部マダニ刺症　118
開瞼失行症　68
外斜位　308
外傷性視神経萎縮　282
外傷性視神経症　282
外傷性表皮囊胞　164
外旋　304
回旋運動　304
回旋斜位　308
回旋斜視　326
外直筋プーリー　386
外転　304
外転障害　334
外転神経　372
外転神経核　350
外転神経麻痺　368
外麦粒腫　82
外反症　46
外方回旋斜位　326
海綿状血管腫　256
海綿静脈洞血栓　244
海綿静脈洞症候群　56, 370
海綿静脈洞部硬膜動静脈瘻　246
解離性眼振　366
化学熱傷　28
下眼瞼牽引筋腱膜　2
下眼瞼内反症　19
角化棘細胞腫　154
核間麻痺　356
角質囊腫　162
角膜上皮幹細胞疲労症　122
角膜前部眼輪筋　8
角膜熱傷　122
下斜位　308

下斜視　304
火傷　122
過剰涙小管　190
家族性高コレステロール血症
　158
下直筋　304
滑車神経　372
滑車神経核　350
滑車神経麻痺　368
下転　304
可動性義眼台　294
ガドリニウムアレルギー　226
化膿性炎症性皮膚疾患　108
カフェオレ斑　160, 242, 262
カポジ水痘様発疹症　106
カラレット　114
ガリウムシンチグラフィ　250
カリフラワー状　150
加齢眼瞼外反　32
加齢眼瞼内反　18
加齢性眼瞼下垂　52
加齢性上眼瞼内反　26, 27
眼位のずれ　308
眼窩MALTリンパ腫　253
眼窩悪性リンパ腫　253
眼窩アスペルギルス症　267
眼窩炎性偽腫瘍　384
眼窩隔壁前蜂巣炎　200
眼窩隔膜　2
眼窩下神経溝　224
眼窩下壁開放型骨折　276
眼窩下壁骨折　278
眼窩気腫　284
眼窩筋炎　268
眼窩金属異物　290
眼角眼瞼炎　92
感覚性内斜視　318
眼窩減圧術　238
眼窩骨折　124
眼窩出血　284
眼窩上切痕　224
眼窩真菌炎　266
眼窩先端部症候群　284, 350,
　372
眼窩内圧上昇　260

眼窩内下壁開放型骨折 280
眼窩内義眼台 228
眼窩内壁骨折 274
眼窩びまん性大細胞型リンパ腫 253
眼窩プーリー 386
眼窩部打撲傷 125
眼窩部打撲創 125
眼窩部涙腺 224
眼窩壁骨折 226, 274
眼窩蜂巣炎 200
眼窩ムコール症 267
眼窩木片異物 288
汗管腫 166
眼球運動神経麻痺 368
眼球陥凹 274, 276, 280
眼球後退 334
眼球穿孔 290
眼球突出 236, 258, 376
眼球内容の脱出 286
眼の共同運動 304
眼の水平・垂直運動 305
眼球破裂 124, 286
間欠性外斜視 320
間欠性の流涙 178
眼瞼異物 134
眼瞼縁 114
眼瞼下垂 128, 368
眼瞼挙筋の断裂 128
眼瞼欠損 130
眼瞼結膜扁平上皮癌 173
眼瞼後退 80, 236
眼瞼耳側・鼻側牽引テスト 32
眼瞼腫脹 260, 376
眼瞼植被術後の眼瞼外反症 36
眼瞼清拭 88
眼瞼創傷 126
眼瞼の構造 2
眼瞼瘢痕 132
眼瞼皮膚萎縮 46
眼瞼皮膚弛緩症 66
眼瞼浮腫 94, 246
眼瞼ヘルペス 110
眼瞼リンパ浮腫 96
眼軸長 230
眼振 366
癌真珠 173
眼振阻止症候群 311
汗腺 82
感染性海綿静脈洞血栓症 244

眼表面扁平上皮腫瘍 172
眼部帯状ヘルペス 112
顔面神経麻痺 40
顔面ポートワイン斑 156
間葉細胞系母斑 146
眼輪筋 2
眼瞼天疱瘡 14

キーンズ・セイアー症候群 62
機械性眼瞼外反 37
機械性眼瞼下垂 64
機械性眼瞼内反 22
義眼 294
偽眼瞼下垂 66, 324
義眼台 294
義眼台脱出 300
義眼台摘出術 300
義眼台露出 300
義眼脱出 298
基底細胞(上皮)腫 168
木村病 272
逆性マーカスガン症候群 70
逆内眼角贅皮 8, 48
丘疹 158
急性内斜視 346
急性涙囊炎 200
共同性輻湊性内斜視 346
共同偏視 354
強度近視性内斜視 382
強膜内陥術 292
強膜露出 80
鏡面形成(ニボー) 258
挙筋機能検査 66
魚鱗癬 46
筋生検 386
筋特異的受容体型チロシンキナーゼ 60
筋麻痺 374

クインケ浮腫 94
屈折性調節性内斜視 312
クラウゼ腺 4
クラッチ眼鏡 72
グラディエント法 314
クリムスキープリズム試験 310
クルーゾン症候群 239

グレーフェ徴候 80
クロイツフェルト・ヤコブ病感染 300

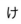

蛍光色素消失試験 184
頸動脈海綿静脈洞瘻 246, 350
血管系母斑 146
血管腫 226
血管性浮腫 94
血管内治療 246
血性流涙 216
ケラトアカントーマ 154
牽引靱帯 20
瞼縁角膜反射間距離 6
限界フリッカ値 282
瞼球癒着 14
瞼結膜 2
原発性微小斜視 332
原発性稗粒腫 162
原発性リンパ浮腫 96
原発性涙囊腫瘍 216
瞼板 2
瞼板筋(ミュラー筋) 2
瞼裂狭小 48, 334

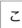

抗アセチルコリンレセプター抗体 354, 356, 374
口蓋骨 224
抗筋特異的受容体型チロシンキナーゼ 374
虹彩小結節 262
虹彩脱出 286
恒常性外斜視 322
甲状腺眼症 236, 376
甲状腺関連抗体 374
交代性上斜位 330
交代プリズム遮閉試験 386
後天眼振 366
高度近視性内斜視 344
後部眼瞼炎 100
ゴールデンハー症候群 10
骨格筋の筋力低下 374
固定内斜視 344, 382
コロボーマ 10
コロボーマ合併小眼球 230
コンタクト眼瞼下垂 54

細菌性眼角眼瞼炎　93
細菌性眼窩蜂巣炎　264
再発翼状片　15
逆さまつげ　44
サルコイドーシス　214
三叉神経第1枝　372
蚕食性潰瘍　168
霰粒腫　84

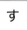

シェーグレン症候群　44, 210
シェリントンの法則　304
自覚的回旋角度測定　386
色素残留試験　184, 186
篩骨　224
視神経管骨折　282
視神経膠腫　160, 262
視神経乳頭腫脹　368
脂腺癌　170
脂肪肉芽腫　84
斜位　308
雀卵斑様色素症　262
斜頸　324
斜視手術の切開法　304
遮閉試験　324
遮閉-遮閉除去試験　308, 320, 330
斜偏位　360
シャルコー徴候　74
重瞼術後縫合糸脱出　140
重症筋無力症　60, 374
術後内斜視　318
腫瘍シンチグラフィ　250
主涙点　190
シュワルツ-ヤンペル症候群　48
瞬目　4
瞬目過多　6, 72
瞬目減少　6
瞬目テスト　74
上顎骨　224
上顎神経　372
上眼窩裂症候群　372
小眼球　230
上眼瞼挙筋　2
上眼瞼挙筋機能　50
上眼瞼挙筋機能検査　6

上眼瞼溝深化　52
上下斜視　324
上下瘢痕性眼瞼内反症　21
症候群性頭蓋縫合早期癒着症　239
上斜位　308
上斜筋腱症候群　380
上斜視　304
上直筋　304
上転　304
上皮細胞系母斑　146
上方注視麻痺　364
睫毛ケジラミ症　116
睫毛重生　42, 44
睫毛内反症　17
睫毛乱生　42, 44
脂漏性角化症　148, 150, 151
脂漏性眼瞼縁炎　90
神経原生眼瞼下垂　56
神経鞘腫　226
神経線維腫　262
神経線維腫症1型　160, 262
神経痛様の痛み　112
神経提起源細胞系母斑　146
神経皮膚症候群　156
進行性核上性麻痺　365
尋常性疣贅　152
真性小眼球　230
新生児涙嚢炎　205
真皮内母斑　146
蕁麻疹　94
蕁麻疹を伴う血管性浮腫　95

随意性瞬目　4
水平眼球運動　354, 356
水平共同性眼球運動障害　358
髄膜腫　370
スクラッチテスト　104
スタージ・ウェーバー症候群　156
スティーブンス・ジョンソン症候群　14, 20, 28, 44, 45

せ

生理的兎眼　78
節外性B細胞リンパ腫　253
接合部(境界)母斑　146

線維性骨異形　242
先天眼瞼外反　30
先天眼瞼下垂　50
先天眼瞼内反　16
先天眼振　366
先天周期交代性眼振　366
先天睫毛内反　9
先天性外涙嚢瘻　192
先天性眼瞼欠損　10
先天性索状眼瞼縁癒着症　12
先天性小眼球症　294
先天性の外転神経麻痺　336
先天性の顔面神経麻痺　336
先天性無眼球症　294
先天性涙道炎　206
先天内斜視　310
先天鼻涙管閉塞　184, 188, 194, 205
先天鼻涙管閉塞開放　205
先天涙点閉鎖　184
先天涙嚢ヘルニア　188
前頭骨　224
潜伏眼球　234
潜伏眼振　366

相対的瞳孔求心路障害　258, 282
総涙小管閉塞　210
続発性内斜視　318
続発性稗粒腫　162
続発性鼻涙管狭窄・閉塞　214
側方注視麻痺　354
ソフトコンタクトレンズ　134

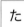

ダーモスコピー　152
第一第二鰓弓症候群　10
代償頭位　342, 368
帯状ヘルペス眼瞼炎　112
ダウン症　34
ダクションテスト　376
多形腺腫　226
多発性ケラトアカントーマ　46
打撲痕　282
打撲傷　124
打撲創　124
ダルリンプル徴候　80

炭酸ガスレーザによる焼灼 166
単純先天眼瞼下垂(狭義の先天眼瞼下垂) 50
単純ヘルペスウイルス 40
単純ヘルペスウイルス眼瞼炎 110
丹毒 108

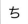

遅延型過敏反応 104
チック症 4
中脳背側症候群 364
蝶形骨 224
蝶形骨小翼 224
蝶形骨大翼 224
調節性輻湊 312
調節麻痺下屈折試験 312, 316

ツァイス腺 2, 82, 170
通水テスト 212

て

テープテスト 66
デブリードマン 126
デュアン症候群 334, 352
点眼薬アレルギーに伴う眼角眼瞼炎 93
電気眼振検査 366
点状表層角膜炎 16
テンシロンテスト 60, 354
伝染性軟属腫 153
伝染性軟属腫ウイルス 153
点頭発作 366

と

頭位異常 334
頭蓋顎顔面骨形成不全 239
頭蓋内軟膜血管腫 156
動眼神経 372
動眼神経核 350
動眼神経麻痺 368
動眼神経麻痺性眼瞼下垂 56
頭振 366
兎眼 46, 78
特発性眼窩炎症 268, 270, 384

ドライアイ 72, 178
トラコーマ 15, 20
トロサ・ハント症候群 350, 370
鈍的外傷 124

な

内眼角稗粒腫 163
内眼角贅皮 8
内斜位 308
内斜視 8
内旋 304
内側縦束 350, 354
内側縦束症候群 356
内束縦束吻側間質核 350
内転 304
内転障害 334
内麦粒腫 82
内方回転斜位 326
軟部好酸性肉芽腫症 272

に

ニキビダニ 88
肉芽腫性炎症 84
二次性微小斜視 332
二次性リンパ浮腫 96
二重焦点眼鏡 314
乳癌の眼窩内転移による眼瞼下垂 65
乳児眼振 366
乳児内斜視 310

ね

粘膜関連リンパ組織型節外性濾胞辺縁帯リンパ腫 253
粘膜類天疱瘡 44
粘膜類天疱瘡に伴う異所性睫毛 45

の

膿性嚢胞 248

は

パーキンソン病 365
ハードコンタクトレンズ 54,

134
拍動性眼球突出 246, 370
麦粒腫 82
橋本病 376
バセドウ病 376
パッチテスト 37, 104
ハッチンソンの法則 112
花火外傷 122
波面収差計 180
パリノー症候群 364
瘢痕性眼瞼外反 34
瘢痕性眼瞼内反 20, 28
反射性瞬目 4

ひ

皮角 151
光による傷害 120
非屈折性調節性内斜視 314
鼻骨上顎縫合 144
皮脂腺 82
非症候群性頭蓋縫合早期癒着症 239
微小斜視 332
非侵襲的マイボグラフィ 100
ひっぱり試験 380
ヒト乳頭腫ウイルス 152
鼻内視鏡検査 180
皮膚乳頭腫 150
飛沫細胞 158
皮様嚢腫 144
表皮嚢胞 164
稗粒腫 162
鼻涙管狭窄・閉塞 212
鼻涙管原基 192
ヒルシュベルク試験 310
ヒルシュベルク法 320
ピンチ(Pinch)テスト 22, 32, 37

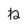

フィッシャー症候群 362
フィラー 136
フォン・レックリングハウゼン病 160, 262
負荷瞬目テスト 72
吹き抜け骨折 274
複合母斑 146
伏在眼球 234

副鼻腔炎　244
副鼻腔炎の眼窩内進展　249
副鼻腔粘液嚢胞　248
副涙腺　2
副涙点　190
ブジー(拡張器)　294
ブジーテスト　66
二重まぶた手術　140
ブドウ球菌性眼瞼炎　114
部分調節性内斜視　316
フュージャーI法　124
プラーク　172
ブラウン症候群　380
振子眼振　366
プリズム眼鏡　320, 324
プリズム遮閉試験　310, 324
ブルンス眼振　366
分泌型ムチン　178
分離性上下偏位　330
粉瘤　164

ヘス赤緑試験　64, 274, 278, 304, 342
ヘテロフォリア法　314
ヘリングの法則　6, 80, 304
ヘルテル眼球突出計検査　22, 64
片眼遮閉後に発症する急性共同性内斜視　346
片側顔面けいれん　76
扁平上皮癌　172

ほ

傍正中橋網様体　350
ボツリヌス毒素注射　68, 72
母斑細胞性母斑　146
ポリアクリルアミド　138
ポリープ状毛細血管腫　86
ホルネル症候群　58
ボレリア感染症　118
本態性眼瞼けいれん　72
本態性乳児内斜視　310

ま

マーカスガン下顎眼瞼連合運動症候群　70
マーカスガン現象　338

マーカスガン現象陽性先天性眼瞼下垂　71
マーカスガン症候群　70
マイバム　102
マイボーム腺　2, 42, 44, 82, 170
マイボーム腺機能不全(MGD)　90, 100, 115
マイラゲル　292
膜性鼻涙管　212
麻痺症状　370
麻痺性眼瞼外反　40
麻痺性斜視　342
麻痺性兎眼　78
慢性進行性外眼筋麻痺　62, 386
慢性涙嚢炎　23, 202

み

ミクリッツ病　384
みずイボ　153
三田式万能計　236
ミトコンドリア遺伝子　62
ミトコンドリアミオパチー脳筋症　386
ミュア・トール症候群　164, 170
ミュラー筋機能不全　58

む

無眼球　228
ムコール　266

め

メージュ症候群　72
メビウス症候群　336
メルケル細胞癌　174
メルケル細胞ポリオーマウイルス　174

も

毛細血管奇形　156
毛嚢虫性眼瞼縁炎　88
毛包虫　88
網膜異常対応　332
網膜剥離用のバックル素材　292
戻り運動　332

モル腺　2, 82
モントゴメリー腺　170

薬剤性眼瞼けいれん　74
薬剤性眼瞼皮膚炎　104
ヤング・シンプソン症候群　48

有棘細胞癌　154
有痛性外眼筋麻痺　370

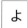

抑制暗転　332

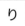

リッシュ結節　160
律動眼振　366
流涙症に伴う眼角眼瞼炎　93
両眼単一視野　278
両眼単一視領域　274
両側涙嚢ヘルニア　195
リンパ管腫　258

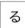

涙液　178
涙液層破壊時間　180
涙液メニスカス　178, 188, 212
涙液メニスカス形成不全　32
涙液メニスカス高の上昇　214
涙液メニスカス高の測定　180
涙管洗浄針　208
涙管チューブ挿入術　208
涙管通水検査　178, 184, 186, 208
涙骨　224
涙三角高　210
涙小管炎　196
涙小管形成手術　218
涙小管欠損　186
涙小管再建　198
涙小管断裂　218
涙小管嚢胞　198
涙小管閉塞　210
涙石　214

涙腺炎　270
涙腺腺様囊胞癌　252
涙腺多形腺腫　251
涙腺脱臼　98
涙腺部木村病　273
涙腺部腫瘍　250
涙点開口度分類　208
涙点欠損　186
涙点プラグ　196
涙点プラグ迷入　220
涙点母斑　147
涙道異物　220

涙道狭窄・閉鎖　208
涙道再建術　206
涙道造影検査　212
涙道内視鏡検査　179, 180, 212
涙道内腫瘍　216
涙道瘻炎　206
涙乳頭　208
涙囊移行上皮乳頭腫　217
涙囊炎　200, 212
涙囊周囲蜂巣炎　200
涙囊腫瘍　217
涙囊鼻腔吻合術（DCR）　202

涙囊ヘルニア　194

れ

裂傷　126
連鎖球菌　264

ろ

瘻孔　192
瘻孔炎　192
老人性疣贅　148

欧文索引

A

Abducens palsy 368
Aberrant eyelashes 44
AC/A比 314
AC/A比測定 314
accessory punctum 190
acetylcholine receptor(AChR)
　60
acute dacryocystitis 200
acute esotropia 346
age-related distance esotropia
　(ARDE) 386
age-related ectropion 32
angle gamma abnormality 340
angular blepharitis 92
ankyloblepharon filiforme
　adnatum(AFA) 12
Ann Arbor 分類 253
anophthalmos 228
apraxia of lid opening(ALO)
　68
atheroma 164
atopic dermatitis(AD) 106
A-V pattern strabismus
　syndrome 328
avulsion of levator muscle
　128

B

baggy eyelid 2
basal cell carcimoma(BCC)
　168
basal cell epithelioma(BCE)
　168
Bielschowsky 頭部傾斜試験
　330
Bielschowsky型 346
blepharophimosis 48
blepharoptosis 128
blunt trauma 124
Brown syndrome 380
binocular single vision(BSV)
　274

C

canalicular 198
canalicular obstruction(CO)
　210
canaliculitis 196
canaliculocele 198
canaliculops 198
canaliculus rupture 218
cancer pearl 173
carotid-cavernous fistula(CCF)
　246, 350
cavernous hemangioma 256
cavernous sinus syndrome
　370
cavernous sinus thrombosis
　(CST) 244
chalazion 84
check valve型 200
chronic dacryocystitis 202
chronic progressive external
　ophthalmoplegia(CPEO)
　62, 386
cicatricial entropion 20, 28,
　34
cicatrix of eyelid 132
common warts 152
compound nevs 146
congenital blepharoptosis 50
congenital canalicular agenesis
　186
congenital cranial dysinnervation
　disorders(CCDDs) 352
congenital dacryocystocele
　194
congenital ectropion 16, 30
congenital esotropia 310
congenital eyelid coloboma
　10
congenital fibrosis of the extra
　ocular muscles 338
congenital lacrimal fistula 192
congenital nasolacrimal duct

obstriction/stenosis 188
congenital punctal agenesis
　186
congenital punctal atresia 184
consecutive esotropia 318
constant exotropia 322
contact lens-induced ptosis 54
convergent strabismus fixus
　344
cover-uncover test(CUT) 308
critical flicker frequency(CFF)
　282
cryptophthalmos 症候群 234
cutaneous horn 151
cutaneous papilloma 150
cyclotropia 326

D

demdex folliculorum 88
demodex brevis 88
demodex-related marginal
　blepharitis 86
deposits after triamcinolone
　injection 142
dermoid cyst 144
digital eversion test 21
dislocation of lacrimal gland
　98
dissociated vertical deviation
　(DVD) 330
distichiasis 42
Dorsal midbrain syndrome
　364
drug-induced blepharitis 104
Duane retraction syndrome
　(DRS) 334
deepening of upper eyelid sulus
　(DUES) 52
drug-induced blepharospasm
　74

E

ectopic lacrimal gland tissue

182
eight-and-a-half症候群 358
epicanshus inversus 48
epicanthus 8
epicanthus inversus 8
epidermal inclusion cyst 164
erysipelas 108
essential blepharospasm 72
essential infantile esotropia 310
euryblepharon 30
exposure of suture after blepharoplasty 140
eyelid defec 130
eyelid disrtaction test 40
eyelid lymphedema 96
eyelid skin atrophy 46
eyelid wounds 126

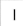

facial palsy 40
fibrous dysplasia 242
Fisher syndrome 362
floppy eyelid syndrome 24
foam cells 158
foreign baby in lacrimal passage 220
Foville 症候群 354
freckling 160, 262
fungal orbital infection 266

GVHD 14

H

hemangioma 226
hemifacial spasm 76
hereditary angioedema (HAE) 94
herpes simplex virus blepharitis 110
highly myopic strabismus 382
hordeolum 82
Horner syndrome 58
human papilloma virus (HPV) 152

I

idiopathic orbital inflammation 270, 384
IgG4-related ophthalmic disease 384
infantile esotropia 310
infection of congenital lacrimal fistula 206
inferomedial orbital strut 280
intermittent exotropia 320
intradermal nevus 146
intraorbital wooden foreign body (IOFB) 288
involutional entropion of the upper eyelid 26
irriated seborrheic keratosis 148

Jankovic 評価スケール 75
junctionalnevus 146

Kearns-Sayre syndrome 386
keratoacanthoma 154
Kimura's disease 272
Kuhnt-Szymanowski法 40

lacerations 126
lacrimal gland epithelial tumors 250
lacrimal tumor 216
lagophthalmos 78
lash ptosis 24
lateral gaze palsy 354
lateral hooding 66
lateral tension test 40
lateral transorbital canthopexy 法 40
levator function (LF) 6, 52
lid retraction 80
light-near dissociation 364
lipid-laden histiocytes 158
lash ptosis rating (LRP) 24

lymphangioma 258

Marcus Gunn jaw-winking syndrome 70
margin reflex distance (MRD) 6, 50, 52
marginal entropion 42
mechanical blepharoptosis 64
mechanical ectropion 22, 37
medial longitudinal fasciculus (MLF) 350, 354, 356
medial orbital wall 274
meibomian gland dysfunction (MGD) 100
Meige syndrome 72
Merkel cell carcinoma 174
microphthalmos 230
micro-reflux test 202, 205, 212
microtropia 332
Millard-Gubler syndrome 354
millum 162
Möbius syndrome 336
molluscum contagiosum 153
mucocele 248
muscle-specific receptor tyrosine kinase (MuSK) 60
myasthenia gravis (MG) 60, 374

nanophthalmos 230
Nasolacrimal obstruction (NLDO) 212
Nasolacrimal stenosis (NLDS) 212
Neonatal dacryocystitis 205
Neurofi broma 262
neurofi bromatosis 1 (NF1) 160, 262
Neurogenic blepharoptosis 56
Nevocellular nevus 146
Nonrefractive accommodative esotropia 314

ocular counter-rolling reflex 350
ocular surface squamous neoplasia (OSSN) 172
ocular tilt reaction 360
oculomotor palsy 368
one-and-a-half症候群 358
optic canal fracture 282
optic glioma 160
orbital apex syndrome 372
orbital cellulitis, bacterial 264
orbital diffuse large B cell lymphoma 253
orbital emphysema 284
orbital fissure syndrome 372
orbital floor (blowout) fracture 276
orbital floor and medial wall fractures 280
orbital fracture 274
orbital hemorrhage 284
orbital implant exposure 300
orbital MALT lymphoma 253
orbital myositis (OM) 268
orthophoria 308
osteitis fibrosa 242

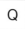

painful ophthalmoplegia 370
palpebral edema 94
palpebral foreign body 134, 140
papule 158
paralytic ectropion 40
paralytic squint 342
paralytic strabismus 342
paramedian pontine reticular formation (PPRF) 350, 354
Parinaud syndrome 364
parks 3 step test 360
partially accommodative esotropia (PAE) 316
phoria 308
phthiriasis palpebrarum 116
pinch test 66
pleomorphic adenoma 226

preseptal orbicularis muscle 8
pseudoptosis 66
ptosis as oculomotor nerve palsy 56
punctal stenosis and atresia 208
pyocele 248
pyogenic granuloma 86

Quincke's edema 94

refractive accommodative esotropia 312
relative afferent pupillary defect (RAPD) 282
rhabdomyosarcoma 260
rodent ulcer 168
rostral interstitial nucleus of medial longitudinal fasciculus (riMLF) 350
relaxed skin tension line 132
rupture of globe 286

S

sagging eye syndrome 386
schwannoma 226
sebaceous cell cacrcinoma 170
seborrheic blepharitis 90
seborrheic keratosis 148
senile entropion 18
senile ptosis 52
senile wart 148
sensory deviation esotropia 318
skew deviation 360
skin tag 150
spasmus nutans 366
squamous cell carcinoma 172
square-wave jerks 365
staphylococcal blepharitis 114
sexually transmitted disease (STD) 116
Sturge-Weber syndrome 156
symblepharon 14

syndromic craniosynostosis 239
syringoma 166

tear meniscus height 198
thermal burn 122
thyroid eye disease (TED) 236
thyroid-associated ophthalmopathy (TAO) 236
tick infestation of the eyelid 118
Tolosa-Hunt syndrome 56, 370
trap-door fracture 278
traumatic epidermal cyst 164
traumatic optic atrophy 282
traumatic optic neuropathy (TON) 282
trichiasis 42
trochlear palsy 368

unfitted artificial eye 298
upshoot downshoot 334

varicella zoster virus blepharitis 112
verrca vulgaris 152
vertical heterotropia 324
vertical traction test 40
von Recklinghausen disease 160

wall-eyed bilateral internuclear ophthalmoplegia (WEBINO) 症候群 356
wrinkle line 132

xanthelasma 158
xanthoma 158

眼疾患アトラスシリーズ
第3巻　外眼部アトラス

2019 年 10 月 25 日発行　　　　　　　　　第 1 版第 1 刷　Ⓒ

監　修　大鹿哲郎
　　　　おお しか てつ ろう

編　集　野田実香
　　　　の だ み か

　　　　渡辺彰英
　　　　わた なべ あき ひで

発行者　渡辺嘉之

発行所　株式会社　総合医学社

　　　　〒101-0061　東京都千代田区神田三崎町 1-1-4
　　　　電話 03-3219-2920　FAX 03-3219-0410
　　　　URL：https://www.sogo-igaku.co.jp

Printed in Japan　　　　　　　　　　　　シナノ印刷株式会社
ISBN978-4-88378-687-9

・本書に掲載する著作物の複製権・翻訳権・上映権・譲渡権・公衆送信権（送信可能化
　権を含む）は株式会社総合医学社が保有します．
・ **JCOPY** ＜（社）出版者著作権管理機構 委託出版物＞
　本書を無断で複製する行為（コピー，スキャン，デジタルデータ化など）は，「私的
　使用のための複製」など著作権法上の限られた例外を除き禁じられています．大学，
　病院，企業などにおいて，業務上使用する目的（診療，研究活動を含む）で上記の行
　為を行うことは，その使用範囲が内部的であっても，私的利用には該当せず，違法で
　す．また私的使用に該当する場合であっても，代行業者等の第三者に依頼して上記の
　行為を行うことは違法となります．複写される場合は，そのつど事前に， **JCOPY**
　（社）出版者著作権管理機構（電話　03-5244-5088，FAX　03-5244-5089，e-mail：
　info@jcopy.or.jp）の許諾を得てください．